DIE PATHOGENESE DES DIABETES MELLITUS

DIE ENDOKRINE REGULATION DES FETTSTOFFWECHSELS

ZWÖLFTES SYMPOSION
DER DEUTSCHEN GESELLSCHAFT FÜR ENDOKRINOLOGIE
ZUGLEICH ZWEITE JAHRESTAGUNG
DER DEUTSCHEN DIABETES-GESELLSCHAFT
IN WIESBADEN VOM 21. BIS 23. APRIL 1966

SCHRIFTLEITUNG

PROFESSOR DR. ERICH KLEIN

LEITENDER CHEFARZT DER STÄDT. KRANKENANSTALTEN
UND CHEFARZT DER 1. MED. ABTEILUNG, BIELEFELD

MIT 166 ABBILDUNGEN

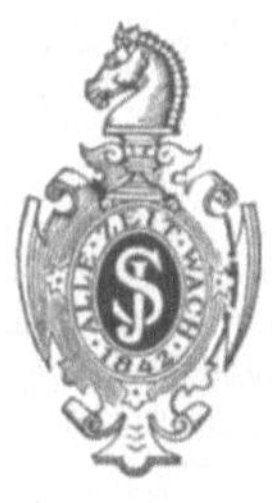

SPRINGER-VERLAG

BERLIN · HEIDELBERG · NEW YORK

1967

ISBN 978-3-540-03996-9   ISBN 978-3-642-86329-5 (eBook)
DOI 10.1007/978-3-642-86329-5

Titel-Nr. 6778

DEUTSCHE GESELLSCHAFT FÜR ENDOKRINOLOGIE

Präsident der Gesellschaft und Vorsitzender des 12. Symposions:

Professor Dr. K. Oberdisse, Düsseldorf

Vorstand der Gesellschaft: Professor Dr. Dr. R. Ammon, Homburg/Saar

Professor Dr. R. Elert, Düsseldorf

Professor Dr. E. Klein, Bielefeld

Professor Dr. Dr. A. Loeser, Münster

Professor Dr. E. Tonutti, Bonn

Inhaltsverzeichnis

Keimdrüsen, Keimdrüsenhormone, Antiandrogene

Hypophyse und Hypophysenhormone

Schilddrüse, endokrine Ophthalmopathie

Nebenschilddrüsen

Alphabetisches Verzeichnis der Vortragenden und Diskussionsredner

AMMON, J., Dr. med., Abteilung für klinische Endokrinologie der I. Med. Klinik der Universität Frankfurt

BABLIK, CH., Dr. med., I. Med. Abteilung, Wilhelminen-Hospital, Wien (Österreich)

BAHNER, F., Prof. Dr., Abteilung für klinische Endokrinologie der Med. Universitäts-Klinik, Heidelberg

BERGMAN, S., Dr. med., Bakteriologisches Institut der Universität Umea (Schweden)

BERINGER, A., Dr. med., I. Med. Universitäts-Klinik Wien (Österreich)

BERSWORDT-WALLRABE, R. VON, Dr. med., Hauptlaboratorium der Schering AG. Berlin-N, Müllerstraße 170—172

BETHGE, H., Dr. med., II. Med. Universitäts-Klinik Düsseldorf

BIERICH, J. R., Prof. Dr., Kinderklinik der Universität, Hamburg-Eppendorf, Martinistraße 52

BOETTCHER, M., Dr. med., Med. Universitäts-Klinik Göttingen

BOTTERMANN, P., Dr. med., II. Med. Universitäts-Klinik, München

BRAUNS, M. TH., Dr. med., II. Med. Universitäts-Klinik Düsseldorf

BREMER, B., Dr. med., Med. Universitäts-Klinik Göttingen

BREUER, H., Prof. Dr., Chemisches Laboratorium der Chirurgischen Universitäts-Klinik Bonn

BUBENHEIMER, P., Dr. med., Pharmakologisches Institut der Universität Göttingen

CARLSON, L. A., M. D., Department of internal Medicine, Karolinska sjukhuset, Stockholm (Schweden)

COLLISCHONN, P., Dr. med., St. Markus-Krankenhaus Frankfurt (Main)

CREUTZFELDT, W., Prof. Dr., Med. Universitäts-Klinik Göttingen

DAHM, K., Dr. med., Chemisches Laboratorium der chirurgischen Universitäts-Klinik Bonn

DAMBACHER, M., Dr. med., II. Med. Universitäts-Klinik München

DAWEKE, H., Doz. Dr. med., II. Med. Universitäts-Klinik Düsseldorf

DIECKHUES, B., Dr. med., Universitäts-Augenklinik Münster

DIETERLE, P., Dr. med., II. Med. Universitäts-Klinik München

DITSCHUNEIT, H., Doz. Dr. med., Abteilung für klinische Endokrinologie der I. Med. Klinik der Universität Frankfurt

DOMÉNICO, A., Dr. med., Hauptlaboratorium der Schering-AG. Berlin-N, Müllerstraße 170 bis 172

ELERT, R., Prof. Dr., Universitäts-Frauenklinik Düsseldorf

EMRICH, D., Doz. Dr. med., Med. Universitäts-Klinik Göttingen

EYMER, K. P., Dr. med., II. Med. Universitäts-Klinik München

FRAHM, H., Doz. Dr. med., I. Med. Universitäts-Klinik Hamburg

FRANKSON, I. R. M., M. D., Ph. D., Department of experimental Medicine, University of Brüssel (Belgien)

FRERICHS, H., Dr. med., Med. Universitäts-Klinik Göttingen

GEPTS, W., Prof., Laboratoire d'Anatomie pathologique de l' Université Libre de Bruxelles et Fondation Médicale Rheine Elisabeth, Bruxelles (Belgien)

GEYER, G., Doz. Dr. med., I. Med. Universitäts-Klinik Wien (Österreich)

GLAUBITT, D., Dr. med., I. Med. Universitäts-Klinik Hamburg

GRÖSCHEL-STEWART, U., Dr. med., Abteilung für klinische Endokrinologie der I. Med. Klinik der Universität Frankfurt

GROTE, S., Dr. med., Med. Universitäts-Klinik Göttingen

HACHMEISTER, U., Dr. med., Pathologisches Institut der Universität Hamburg

HAMMERL, H., Dr. med., I. Med. Abteilung, Wilhelminen-Hospital, Wien (Österreich)

HAUN, G., Dr. med., Med. Universitäts-Klinik Göttingen

HARANT, H., Dr. med., Med. Universitäts-Klinik Erlangen

HASSELBLATT, A., Doz. Dr. med., Pharmakologisches Institut der Universität Göttingen

HERRMANN, M., Doz. Dr. med., Anatomisches Institut der Universität Bonn
HOCHHEUSER, W., Dr. med., II. Med. Universitäts-Klinik München
HOFMANN, G. G., Dr. med., II. Med. Universitäts-Klinik München
HOLLWICH, F., Prof. Dr., Universitäts-Augenklinik Münster
HORN, K., Dr. med., II. Med. Universitäts-Klinik München
HORSTER, F. A., Doz. Dr. med., II. Med. Universitäts-Klinik Düsseldorf.

JAHNKE, K., Prof. Dr., II. Med. Universitäts-Klinik Düsseldorf
JEANRENAUD, B., Dr., Institut für klinische Biochemie der Universität Genf (Schweiz)
JELLINGHAUS, W., Dr. med., II. Med. Universitäts-Klinik Düsseldorf
JÜNEMANN, G., Dr. med., Universitäts-Augenklinik Münster
KAISER, E., Dr. med., Universitäts-Frauenklinik Düsseldorf
KHALIL, A., Dr. med., Anatomisches Institut der Universität Bonn
KIRBERGER, E., Dr. med., St. Markus-Krankenhaus Frankfurt (Main)
KLEIN, E., Prof. Dr., Städt. Krankenanstalten Bielefeld
KLIPPEL, H. G., Dr. med., I. Med. Universitäts-Klinik Hamburg
KNAPPSTEIN, T., Dr. med., Institut für Hygiene, Abteilung für experimentelle Endokrinologie
  an der Universität Homburg (Saar)
KNICK, B., Prof. Dr., II. Med. Universitäts-Klinik Mainz
KÖHNLEIN, G. G., Dr. med., Med. Universitäts-Klinik Erlangen
KOPERA, H., Dr. med., Universitäts-Frauenklinik Düsseldorf
KOPETZ, K., Doz. Dr. med., II. Med. Universitäts-Klinik München
KRACHT, J., Prof. Dr., Pathologisches Institut der Universität Hamburg
KRAMER, M., Dr., Schering AG., Berlin, Müllerstraße 170—172
LACKAS, M., Dr. med., I. Med. Universitäts-Klinik Homburg (Saar)
LASCHET, L., Dr. med., Pfälzische Nervenklinik Landau, Psycho-endokrinologische Abteilung
LASCHET, U., Frau Dr. med., Pfälzische Nervenklinik Landau, Psycho-endokrinologische
  Abteilung
LANGE, H. J., Dr. med., II. Med. Universitäts-Klinik Mainz
LEMMER, B., Dr. med., Abteilung für klinische Endokrinologie an der I. Med. Universitäts-
  Klinik Frankfurt (Main)
LIEBERMEISTER, H., Dr. med., II. Med. Universitäts-Klinik Düsseldorf

MALAISSE, W., M. D., Department of experimental Medicine, University of Brüssels (Belgien)
MARCO, J., Dr. med., Abteilung für klinische Endokrinologie an der I. Med. Universitäts-
  Klinik Frankfurt (Main)
MEHNERT, H., Priv.-Doz. Dr. med., III. Med. Abteilung des Krankenhauses München-Schwa-
  bing, München 23, Kölner Platz
MELANI, F., Dr. med., Abteilung für klinische Endokrinologie der I. Med. Klinik der Universi-
  tät Frankfurt (Main)
MEUSERS, P., Dr. med., Anatomisches Institut der Universität Bonn
MINNE, H., Dr. med., Abteilung für klinische Endokrinologie an der I. Med. Universitäts-
  Klinik Frankfurt (Main)
MÜTING, D., Prof. Dr., I. Med. Universitäts-Klinik Homburg (Saar)
NAGY, S., Dr. med., Universitäts-Kinderklinik, Debrecen (Ungarn)
NAHMER, D. v. D., Dr. med., II. Med. Universitäts-Klinik Düsseldorf
NEUMANN, F., Dr. med., Hauptlaboratorium der Schering AG., Berlin-N., Müllerstraße 170
  bis 172
NIEMCZYK, H., Dr. med., II. Med. Universitäts-Klinik Mainz
NIERMANN, H., Doz. Dr. med., Universitäts-Hautklinik Münster.
NOLTING, S., Dr. med., Universitäts-Hautklinik Münster
NOWAKOWSKI, H., Prof. Dr., II. Med. Universitäts-Klinik Hamburg
OBERDISSE, K., Prof. Dr., II. Med. Universitäts-Klinik Düsseldorf
OERTEL, G. W., Doz. Dr. med., Institut für Hygiene, Abteilung für experimentelle Endo-
  krinologie an der Universität Homburg (Saar)
OVERZIER, C., Prof. Dr., II. Med. Universitäts-Klinik Mainz
PÉTER, F., Dr. med., Universitäts-Kinderklinik, Debrecen (Ungarn)
PFEIFFER, E. F., Prof. Dr., Abteilung für klinische Endokrinologie der I. Med. Klinik
  der Universität Frankfurt (Main)

PICHLER, O., Dr. med., I. Med. Abteilung, Wilhelminen-Hospital, Wien (Österreich)

PLÖSSL, R. G. N., Dr. med., Med. Universitäts-Klinik Erlangen

QUABBE, H. J., Dr. med., Berlin 19, Spandauer Damm 130

RANDLE, P. J., Prof., Department of Biochemistry, University of Bristol, England

RAUSCH,-STROOMANN, J. G., Doz. Dr. med., I. Med. Universitäts-Klinik Hamburg

REIKOWSKI, H., Dr. med., I. Med. Universitäts-Klinik Homburg (Saar)

REINWEIN, D., Doz. Dr. med., II. Med. Universitäts-Klinik Düsseldorf

REISERT, P. M., Doz. Dr. med., Med. Universitäts-Klinik Göttingen

REITALU, J., Dr. med., Genetisches Institut der Universität Lund (Schweden)

RENOLD, A. E., Prof. Dr., Institut de Biochimie clinique, Université de Genève (Schweiz)

RETIENE, K., Dr. med., Abteilung für klinische Endokrinologie der I. Med. Universitäts-Klinik Frankfurt (Main)

RINDFLEISCH, H., Dr. med., Med. Universitäts-Klinik Göttingen

RINDT, W., Dr. med., Institut für Hygiene, Abteilung für experimentelle Endokrinologie an der Universität Homburg (Saar)

ROTHER, F., Dr. med., II. Med. Universitäts-Klinik Mainz

RÜENAUVER, R., Dr. med., II. Med. Universitäts-Klinik Düsseldorf

RWADI, N., Dr. med., St. Markus-Krankenhaus Frankfurt (Main)

SCHENETTEN, F., Prof. Dr., Berlin 12, Schlüterstraße 35

SCHILLING, W., Dr. med., II. Med. Universitäts-Klinik Düsseldorf

SCHIMMELPFENNIG, K., Dr. med., II. Med. Universitäts-Klinik der freien Universität Berlin

SCHLEUSENER, H., Dr. med., II. Med. Universitäts-Klinik der freien Universität Berlin

SCHLEYPEN, K., Dr. med., II. Med. Universitäts-Klinik München

SCHMID, E., Dr. med., Med. Universitäts-Klinik Erlangen

SCHMIDT-ELMENDORFF, H., Dr. med., Universitäts-Frauenklinik Düsseldorf

SCHWABE, U., Dr. med., Pharmakologisches Institut der Universität Göttingen

SCHWARZ, K., Prof. Dr., II. Med. Universitäts-Klinik München

SCHWEINITZ, H. A. VON, Dr. med., II. Med. Universitäts-Klinik Düsseldorf

SCHÖFFLING, K., Prof. Dr. med., Abteilung für klinische Endokrinologie der I. Med. Universitäts-Klinik Frankfurt (Main)

SCHULZ, G., Dr. med., Abteilung für klinische Endokrinologie der I. Med. Universitäts-Klinik Frankfurt (Main)

SAKAMOTO, N., Dr. med., Med. Universitäts-Klinik Göttingen

SCRIBA, P. C., Dr. med., II. Med. Universitäts-Klinik München

SEVERIDT, E., Dr. med., Med. Universitäts-Klinik Göttingen

SIEDEK, H., Prof. Dr. med., I. Med. Abteilung, Wilhelminen-Hospital, Wien (Österreich)

SÖLING, H. D., Doz. Dr. med., Med. Universitäts-Klinik Göttingen

STAUFFACHER, W., Dr. med., Institut für klinische Biochemie der Universität Genf (Schweiz)

STRATMANN, F. W., Dr. med., Stuttgart-Berg, Diabetikerheim „Haus Berg"

STUDLAR, M., Dr. med., I. Med. Abteilung, Wilhelminen-Hospital, Wien (Österreich)

TAUTZ, N. G., Dr. med., Med. Universitäts-Klinik Erlangen

TELLER, W., Doz. Dr. med., Universitäts-Kinderklinik Marburg (Lahn)

TELIB, M., Dr. med., Abteilung für klnische Endokrinologie der I. Med. Klinik der Universität Frankfurt (Main)

THALER, H., Dr. med., I. Med. Universitäts-Klinik Wien (Österreich)

TIMM, G., Dr. med., Med. Universitäts-Klinik Erlangen

TRAGEL, K. H., Dr. med., I. Med. Universitäts-Klinik Wien (Österreich)

TREIBER, L., Dr. med., Institut für Hygiene, Abteilung für experimentelle Endokrinologie an der Universität Homburg (Saar)

VITTALI, H. P., Dr. med., II. Med. Universitäts-Klinik München

WALDHÄUSL, W., Dr. med., I. Universitäts-Klinik Wien (Österreich)

WEINAND, K. Dr. med., Institut für Hygiene, Abteilung für experimentelle Endokrinoiloge an der Universität Homburg (Saar)

WEINGES, K. S., Doz. Dr. med., II. Med. Universitäts-Klinik Homburg (Saar)

WESTERMANN, E., Prof. Dr., Pharmakologisches Institut der Universität Frankfurt (Main)

WIELAND, O., Prof. Dr., Klinisch-chemisches Institut des Städt. Krankenhauses München-Schwabing

WILLMS, B., Dr. med., Med. Universitäts-Klinik Göttingen
WINKELMANN, W., Dr. med., II. Med. Universitäts-Klinik Düsseldorf
WINKLER, G., Dr. med., Med. Universitäts-Poliklinik, Heidelberg, Endokrinologische Abteilung
ZAHLTEN, H., Dr. med., Med. Universitäts-Klinik Göttingen
ZAHN, H., Prof. Dr., Deutsches Wollforschungsinstitut an der Technischen Hochschule Aachen
ZERSSEN, D. VON, Dr. med., Psychiatrische und neurologische Universitäts-Klinik Heidelberg
ZICHA, L., Doz. Dr. med., Med. Universitäts-Klinik Erlangen
ZIEGLER, R., Dr. med., Abteilung für klinische Endokrinologie an der I. Med. Universitäts-Klinik Frankfurt (Main)
ZIMMERMANN, H., Prof. Dr., II. Med. Universitäts-Klinik Düsseldorf

Donnerstag, den 21. April 1966

Eröffnungsansprache des Vorsitzenden

K. Oberdisse (Düsseldorf)

Meine Damen und Herren!

Es ist mir eine große Freude und Ehre, Sie zu der gemeinsamen Tagung der Deutschen Gesellschaft für Endokrinologie und der Deutschen Diabetes-Gesellschaft, die in diesem Jahr im Rahmen des Internistenkongresses stattfindet, begrüßen zu dürfen. Unser Willkommensgruß gilt ganz besonders den Herren Referenten und Vortragenden, insbesondere den Herren aus Belgien, England, der Schweiz und Schweden, die sich bereit erklärt haben, durch ihre Referate zum Gelingen dieser Tagung beizutragen.

Sehr herzlich muß ich mich auch bei dem Vorsitzenden der Deutschen Gesellschaft für innere Medizin, Herrn Kollegen Bodechtel, dafür bedanken, daß er uns für den heutigen Vormittag Gastrecht gewährte, so daß wir die Möglichkeit haben, unsere Probleme vor dem großen Hörerkreis der Internisten darzulegen.

Beide Gesellschaften haben sich aus dem Gesamtgebiet der inneren Medizin scheinbar abgetrennt. Daß sie sich in Wirklichkeit als Teilbestand der inneren Medizin fühlen, brauche ich kaum zu betonen. Dies beweist unter anderem auch die heutige Sitzung.

Während aber die Deutsche Gesellschaft für Endokrinologie den Kinderschuhen längst entwachsen ist, ist die Deutsche Diabetes-Gesellschaft noch jung. Zum zweiten Mal stellt sie sich heute der Öffentlichkeit vor. Sie ist aus dem Deutschen Diabetes-Komitee hervorgegangen, das seinerzeit als eine Arbeitsgemeinschaft der Deutschen Gesellschaft für innere Medizin entstand. Als sich aber eine Europäische Gesellschaft für Diabetologie konstituierte, ergab sich durch das Vorhandensein zahlreicher nationaler Diabetes-Gesellschaften die Notwendigkeit, eine Deutsche Diabetes-Gesellschaft zu gründen, sozusagen von selbst.

Beide Gesellschaften haben einen Preis für wissenschaftliche Nachwuchskräfte zu verleihen: Die Deutsche Gesellschaft für Endokrinologie den Schoeller-Junkmann-Preis, den die Firma Schering AG gestiftet hat. Dieser soll im nächsten Jahr erstmals verliehen werden. Auf den Förderungspreis der Deutschen Diabetes-Gesellschaft, den Ferdinand Bertram-Preis, komme ich noch zurück.

Seit unserer letzten Tagung hat uns der Tod einige unserer Mitglieder genommen, deren Verlust wir auf das schmerzlichste beklagen.

Am 15. Februar starb in Paris Selmar Aschheim im Alter von 87 Jahren. Er war Ehrenmitglied der Deutschen Gesellschaft für Endokrinologie und einer der großen Endokrinologen Deutschlands. Seit dem Jahre 1912 arbeitete er als Histopathologe im Laboratorium der Universitäts-Frauenklinik der Berliner Charité. Nach längerer gemeinsamer Arbeit mit Zondek berichtete er 1927 erstmals auf dem 20. Kongreß der Deutschen Gesellschaft für Gynäkologie in Bonn über eine überaus wichtige Entdeckung, nämlich das Vorkommen großer Mengen von Hypophysenvorderlappenhormon im Harn sehr bald nach der Konzeption, wodurch die frühzeitige Erkennung der Gravidität ermöglicht wurde. Später entdeckte er den hohen Anstieg von Follikelhormonen während der letzten Schwangerschaftsmonate im Harn und entwickelte Extraktionsverfahren, die Butenandt später die Kristallisation des Oestron ermöglichten.

Wie so viele bedeutende Gelehrte mußte er 1935 emigrieren. Später wurde er in Paris Forschungsdirektor am Centre national de la recherche scientifique.

Aschheim sind alle wissenschaftlichen Ehren zuteil geworden, die man einem großen Forscher erweisen kann. Er war vielfacher Ehrendoktor und Ehrenmitglied deutscher, englischer, französischer und amerikanischer Gesellschaften. Die Endokrinologie hat in ihm einen ihrer Meister verloren.

Am 25. Juli 1965 starb, ebenfalls hochbetagt, Walter Schoeller, ebenfalls Ehrenmitglied unserer Gesellschaft. Obwohl er sich als wissenschaftlicher Leiter der Laboratorien der Schering AG in Berlin von 1923 bis 1945 große Verdienste u. a. in der Pharmakologie der Sulfonamide und der Diuretika und in der Verwendung von Röntgenkontrastmitteln erworben hat, bleibt auch sein Name vor allem mit den großen endokrinologischen Entdeckungen auf dem Gebiet der Sexualhormone verbunden. Als es in den 20er Jahren noch keine brauchbaren Standardisierungsmethoden und keine Möglichkeit zur Gewinnung von Ausgangsprodukten für die Sexualhormone gab, schuf er, basierend auf den Untersuchungen von Allen und Doisy sowie von Aschheim und Zondek, die Voraussetzungen, um die Konstitution dieser Hormone aufzuklären. Er organisierte im größten Stil das Sammeln des Harns trächtiger Stuten, gewann so große Mengen von Ausgangsmaterial und ermöglichte es auf diese Weise Butenandt und in England Marrian, die Konstitution aufzuklären und dem Kliniker die Sexualhormone zur Verwendung am Krankenbett in die Hände zu geben. Auch an der Entdeckung des Corpus-luteum-Hormons und des männlichen Sexualhormons ist er an hervorragender Stelle beteiligt.

Wir verlieren in Walter Schoeller nicht nur einen der Pioniere der endokrinologischen Forschung, sondern auch einen uneigennützigen Förderer des wissenschaftlichen Nachwuchses. Der von der Schering AG gestiftete Förderungspreis hat deshalb von der Deutschen Gesellschaft für Endokrinologie die Bezeichnung Schoeller-Junkmann-Preis erhalten, wobei auch die Verdienste von Junkmann, der zu unserer Freude heute anwesend ist, gewürdigt werden sollen.

Einen schweren Verlust hat die Diabetologie durch den so plötzlichen Tod von Gerhard Mohnike erlitten. Er starb im Alter von 48 Jahren unerwartet in Berlin im März 1966. Wie Ihnen allen bekannt ist, leitete er zuletzt das von Gerhard Katsch gegründete Diabetesforschungsinstitut in Karlsburg bei Greifswald. Nach dem Tode von Gerhard Katsch war es ihm vergönnt, die wissenschaftliche Arbeit dieses Institutes weiterhin mit wahrhaftem Leben zu erfüllen. In seinem wissenschaftlichen Werk hat er sich mit fast allen Disziplinen der Diabetologie befaßt, so mit dem Diabetes als Regulationskrankheit, mit den Fragen der Gravidität diabetischer Frauen, mit dem diabetischen Spätsyndrom und mit dem Wirkungsmechanismus der Sulfonylharnstoffe und der Biguanide. Ganz besonders lag ihm als Schüler von Katsch die Bearbeitung sozialmedizinischer Fragen am Herzen. Gerhard Mohnike gehörte zu den Mitbegründern des Deutschen Diabetes-Komitee und der Deutschen Diabetes-Gesellschaft. Seine ideenreichen Vorträge und seine stets wache Teilnahme an allen Diskussionen werden wir nicht vergessen.

Gestatten Sie mir nun noch einige Worte zu den Themata unserer gemeinsamen Sitzungen:

Der heutige Tag befaßt sich mit einer Reihe besonders aktueller Probleme, die das engere Gebiet des Diabetes mellitus betreffen und erkennen lassen, wie sehr dieses Forschungsgebiet in Fluß gekommen ist.

Die Deutsche Gesellschaft für innere Medizin hat in den letzten 42 Jahren den Diabetes mellitus zwar in unzähligen Einzelvorträgen, aber nur zweimal als Hauptthema behandelt. Im Jahre 1924 wurden unter dem Vorsitz von MATTHES in einem Hauptreferat von MINKOWSKI verständlicherweise die ersten Erfahrungen mit der Insulintherapie behandelt. Die Theorie der Insulinwirkung sowie neue diätetische Probleme, die sich aus der Insulinanwendung ergaben, waren damals besonders aktuell. Danach erschien der Diabetes erst wieder unter dem Vorsitz von BÜRGER 1951 im Rahmen des Hauptthemas „Endokrine Regulationsstörung". Damals standen im Mittelpunkt ein Referat von GRAFE über den Diabetes mellitus als endokrine Regulationsstörung, stark beeinflußt durch die experimentellen Untersuchungen von HOUSSAY, LUKENS und YOUNG über Einfluß der Hypophyse und der Nebennierenrinde und die klinischen Erörterungen von KATSCH, BARTEL-HEIMER u. a. Auch die besonderen Verhältnisse in der Schwangerschaft, die Spätgefäßschäden, die morphologischen Veränderungen am Inselapparat rückten damals in den Vordergrund.

Die 50er Jahre brachten dann eine außerordentliche Aktivierung der wissenschaftlichen Arbeit, eingeleitet schon 1944 durch die Untersuchungen von JANBON und LOUBATIÈRES über die Thiadiazole, 1955 durch FRANKE und FUCHS durch die Einführung des Carbutamid und später des Tolbutamid in die Therapie des Diabetes. Dies bedeutete nicht nur eine wesentliche Bereicherung der Therapie; es begannen auch erfolgreiche Untersuchungen über den Wirkungsmechanismus dieser Stoffe, wobei neue Einblicke in den Sekretionsmechanismus des Insulins gewonnen wurden. Sie sind heute noch nicht abgeschlossen.

Der zweite wesentliche Fortschritt war die Möglichkeit, das Insulin im Blut nachzuweisen. Während wir bis 1952 im wesentlichen auf die unempfindlichen biologischen in vivo-Methoden angewiesen waren, gelang es GROEN 1952, eine sehr viel bessere in vitro-Methode einzuführen. Er benutzte die Glucoseaufnahme am isolierten Rattenzwerchfell.

1958 erkannte RENOLD in Boston das Fettgewebe als außerordentlich empfindliches Substrat für den Insulinnachweis und baute darauf eine neue Methode der Insulinbestimmung auf.

Schließlich führten 1959 YALOW und BERSON die radioimmunologische Methode des Insulinnachweises ein.

Auf Grund dieser Pionierarbeit war es möglich, wesentlich tiefere Einblicke in die Pathogenese des Diabetes zu tun, über die Herr RENOLD heute berichten wird.

Daraus entwickelte sich auch das große Arbeitsgebiet der Immunologie des Insulins, als man die Antigeneigenschaften der von den Schlachttieren gewonnenen Fremdinsuline erkannte, die Neigung zu Antikörperbildung gegenüber dem Insulin und die damit verbundene, oft so schwer zu beherrschende Insulinresistenz. Über diese Fragen werden Herr PFEIFFER und Herr FRANCKSON berichten.

Von nicht nur theoretischer, sondern bald vielleicht auch praktischer Bedeutung sind die vielversprechenden Versuche einer künstlichen Synthese des Insulins, die in Aachen, Pittsbourgh und Shanghai in Angriff genommen wurden. Sie werden darüber in einem Referat von Herrn ZAHN hören.

Schließlich wird Ihnen Herr GEPTS über neuere morphologische Erkenntnisse am Inselapparat des Menschen berichten.

Das Thema des 2. Tages, die endokrine Regulation des Fettstoffwechsels, hängt mit dem Thema des 1. Tages eng zusammen. Von der organbezogenen Endokrinologie haben wir uns damit getrennt.

Ketose, Hyperlipämie und Fettsucht waren beim Diabetes mellitus zwar klinisch wohlbekannte Dinge. Die inneren Zusammenhänge stellten aber ein ungelöstes Problem dar. Der Blick war zu sehr auf Kohlenhydratstoffwechsel, Blutzucker und Leber gerichtet. Die Eigentümlichkeiten des Fettstoffwechsels wurden zu wenig beachtet.

Die neuen Impulse gingen von zwei Forschern aus, die beide aus Deutschland stammen und die erkannten, daß das Fettgewebe keineswegs ein träges, sondern vielmehr ein höchst aktives Stoffwechselorgan ist.

Ich meine HAUSBERGER, früher in Erlangen, jetzt in Philadelphia, der die Abhängigkeit des Fettstoffwechsels von der Innervation erkannte, und WERTHEIMER, vormals in Halle, der in den Jahren 1948 bis 1954 nachwies, daß das Fettgewebe imstande ist, Fettsäuren aus Glucose zu synthetisieren.

Eine weitere wichtige Etappe waren die Arbeiten von DOLE sowie GORDON und CHERKES, die 1956 eine Methode zum Nachweis der freien Fettsäuren entwickelten und erkannten, daß sie vom Fettgewebe freigesetzt werden und daß sie eine größere Bedeutung im Energiestoffwechsel haben als die Glucose.

RENOLD stellte dann 1958, wie erwähnt, endgültig die Verbindung zwischen Kohlenhydrat- und Fettstoffwechsel her, als er erkannte, daß das Fettgewebe außerordentlich sensibel gegenüber dem Insulin ist und daß der Angriffspunkt des Insulins vorwiegend im Fettgewebe zu suchen ist.

Damit wurden unsere pathogenetischen Vorstellungen vom Diabetes in ein völlig neues Licht gerückt.

Fettsynthese, Fettspeicherung und Fettspaltung, ihre endokrine und pharmakologische Beeinflussung, besonders auch im Hinblick auf die Insulinwirkung, sind die Themen des morgigen Vormittags.

In diesen Zusammenhang gehört auch der potentielle oder Prädiabetes, über den Herr JAHNKE heute berichten wird, eine Phase in der Entwicklung des Diabetes, in dem der Glucosestoffwechsel definitionsgemäß noch normal verläuft, während sich Störungen im Fettstoffwechsel, in der Insulinsekretion oder -bindung schon anbahnen.

Ich komme nun zur Verleihung des Ferdinand Bertram-Preises, den die Firma C. F. Boehringer & Söhne, Mannheim-Waldhof, der wir den Anstoß zur oralen Therapie des Diabetes verdanken, gestiftet hat. Er wird alle 2 Jahre an einen jungen Wissenschaftler vergeben, der sich Verdienste auf dem Gebiet der Diabetesforschung erworben hat. Der Preis soll es ihm ermöglichen, eine Zeitlang an einer auswärtigen Klinik oder an einem auswärtigen Institut zu arbeiten und so seinen wissenschaftlichen Horizont zu erweitern.

Die Auswahl der Bewerber wurde dem Deutschen Diabetes-Komitee, jetzt der Deutschen Diabetes-Gesellschaft, übertragen.

Die Wahl des dazu gebildeten Ausschusses ist in diesem Jahr auf

Herrn Privatdozenten Dr. H. D. SÖLING,

Medizinische Universitätsklinik, Göttingen,

gefallen. Nach Ansicht des Ausschusses hat Herr SÖLING in den letzten Jahren im Rahmen einer Gruppenarbeit die Diabetesforschung in wesentlichen Punkten gefördert. Ich brauche hier seine Arbeit nicht ausführlich zu würdigen; ihr Schwerpunkt liegt in den Beziehungen zwischen Kohlenhydrat- und Fettstoffwechsel, einem Problem, das in der Diabetesforschung der ganzen Welt als besonders wichtig und aktuell angesehen wird.

Sie haben, lieber Herr SÖLING, diese Auszeichnung in hohem Maße verdient. Ich gratuliere Ihnen herzlich und bin überzeugt, daß diese Auszeichnung Ihnen neue Impulse für Ihre weitere wissenschaftliche Arbeit geben wird.

Ich darf Sie nun bitten, uns Ihre Bertram-Vorlesung zu halten mit dem Thema: „Zur Autonomie des Ketonkörperstoffwechsels".

Zur Autonomie des Ketonkörperstoffwechsels

H.-D. Söling

Aus dem Biochem. Laboratorium (Doz. Dr. H. D. Söling) der Med. Universitätsklinik Göttingen
(Prof. Dr. W. Creutzfeldt)

Mit 8 Abbildungen

Wir können bei unserer Betrachtung davon ausgehen, daß bei Säugetieren die Ketonkörperbildung so gut wie ausschließlich in der Leber abläuft, wenn man von der Gruppe der Wiederkäuer einmal absieht. Bestimmend für die Höhe des Ketonkörperspiegels im Extracellularraum ist das Verhältnis zwischen Ketonkörperbildung in der Leber und Verbrauch von Ketonkörpern in den peripheren Organen.

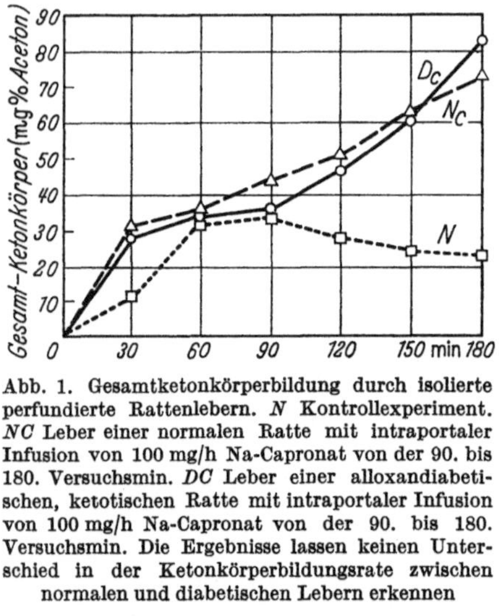

Verantwortlich für das Ausmaß der Ketonkörperbildung ist nach Ansicht der meisten Autoren die Größe des Angebotes an unveresterten Fettsäuren aus dem Fettgewebe an die Leber. In Übereinstimmung mit Scow und Chernick fanden wir keine signifikante Mehrbildung von Ketonkörpern durch isolierte perfundierte Lebern von diabetischen ketotischen Ratten im Vergleich zu Lebern normaler Ratten, wenn das Angebot an langkettigen Fettsäuren gleich war. Auch ließ sich ein Effekt von Insulin auf die Ketonkörperbildungsrate nicht nachweisen. Die intraportale Infusion einer kurzkettigen Fettsäure, nämlich von Natrium-Capronat ergab gleichfalls keine vermehrte Ketonkörperbildung durch isolierte Lebern von diabetischen Ratten (s. Abb. 1). Dem entspricht, daß die Kinetik der Aufnahme unveresterter Fettsäuren keine Unterschiede zwischen Lebern von normalen und diabetischen Ratten erkennen läßt.

Die genannten experimentellen Untersuchungen scheinen den Schluß zu rechtfertigen, daß das Ausmaß der Ketonkörperbildung in der Leber ausschließlich vom Angebot an unveresterten Fettsäuren bestimmt wird, während es von anderen Faktoren unabhängig, also autonom ist. Die Richtigkeit dieser von uns wie auch von anderen vertretenen Vorstellung wird aber in Frage gestellt, wenn man sie auf die Zuckerkrankheit des Menschen anwendet: es läßt sich nämlich zeigen, daß eine vergleichbare Erhöhung des Spiegels der unveresterten Fettsäuren beim jugendlichen Insulinmangeldiabetiker zu einem wesentlich stärkeren Anstieg der Keton-

Abb. 1. Gesamtketonkörperbildung durch isolierte perfundierte Rattenlebern. *N* Kontrollexperiment. *NC* Leber einer normalen Ratte mit intraportaler Infusion von 100 mg/h Na-Capronat von der 90. bis 180. Versuchsmin. *DC* Leber einer alloxandiabetischen, ketotischen Ratte mit intraportaler Infusion von 100 mg/h Na-Capronat von der 90. bis 180. Versuchsmin. Die Ergebnisse lassen keinen Unterschied in der Ketonkörperbildungsrate zwischen normalen und diabetischen Lebern erkennen

körperkonzentration im Serum führt als bei Normalpersonen, Fettsüchtigen oder insulinunabhängigen Altersdiabetikern. Über Untersuchungen, die wir in dieser Richtung durchgeführt haben, wird Herr Dr. WILLMS morgen berichten.

Die absolut und relativ stärkere Zunahme der Ketonkörperkonzentration im Serum von jugendlichen Insulinmangeldiabetikern läßt sich aber theoretisch nicht nur mit einer verstärkten Ketogenese in der Leber, sondern auch mit einer verzögerten Utilisation der Ketonkörper in den peripheren Organen erklären. Damit sind wir bei der Frage angelangt, ob die peripheren Organe bei konstantem

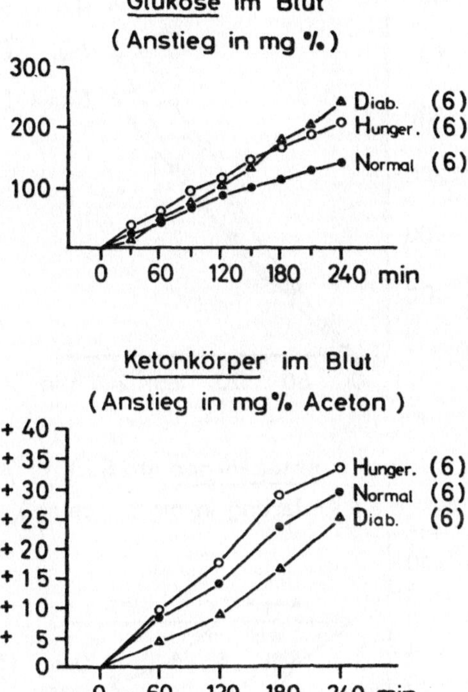

Abb. 2. Änderungen der Glucosekonzentration und der Gesamtketonkörperkonzentration im Blut eviscerierter, nephrektomierter Ratten bei intravenöser Infusion von 550 mg/kg/h (Normal und Diab.) bzw. 650 mg/kg/h (Hungertiere) Glucose und 384 mg/kg/h (Normal und Diab.) bzw. 330 mg/kg/h (Hungertiere) Na-Acetoacetat

Ketonkörperangebot unter verschiedenen Bedingungen unterschiedliche Mengen von Ketonkörpern aufnehmen können, oder ob die Ketonkörperutilisation lediglich vom Ketonkörperangebot abhängt, im übrigen aber autonom ist.

Diese Frage ist besonders mit Hinblick auf die Entstehungsursache der diabetischen Ketose gestellt worden. CHAIKOFF und SOSKIN sahen nach Acetoacetatinjektion am eviscerierten diabetischen Hund keine Verzögerung des Ketonkörperkonzentrationsabfalls im Blut im Vergleich zu eviscerierten, normalen Hunden. Hier ist aber daran zu erinnern, daß schließlich ein normaler eviscerierter Hund ein pankreatektomierter Hund, also ein diabetischer Hund ist, so daß es sich bei den Hundeversuchen von CHAIKOFF und SOSKIN lediglich um den Vergleich zwischen einem akuten und einem chronischen Diabetes handelt.

Nachdem Scow und CHERNICK an pankreatektomierten Ratten nach Aceto-acetat- bzw. Beta-Hydroxybutyratinjektion den Konzentrationsabfall der Ketonkörper durch Gabe von Insulin beschleunigen konnten, haben wir dieses Problem an eviscerierten nephrektomierten Ratten untersucht. Es handelt sich bei dieser Präparation also in erster Linie um ein lebendes Fett-Muskelpräparat. Wir infundierten über 4 Std Glucose und Na-Acetoacetat in einer Dosierung, die zu einem

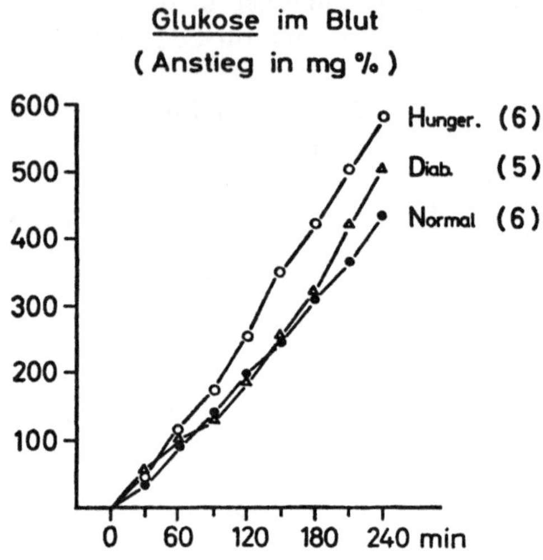

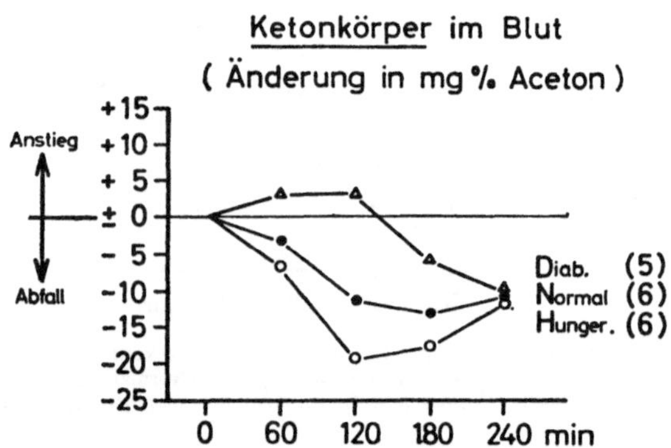

Abb. 3. Änderungen der Glucosekonzentration und der Gesamtketonkörperkonzentration im Blut eviscerierter, nephrektomierter Ratten bei Verdoppelung der zugeführten Glucosemenge (1100 mg/kg/Std bei normalen und diabetischen Ratten, 1300 mg/kg/Std bei hungernden Ratten). Die infundierte Na-Acetoacetatmenge blieb wie in Legende zu Abb. 2 angegeben. Signifikante Steigerung der Aufnahme von Acetoacetat durch die Gewebe als Folge des gesteigerten Glucoseangebotes

kontinuierlichen Anstieg der Blutkonzentrationen von Glucose und Gesamtketonkörpern führte (s. Abb. 2). Wurde die infundierte Glucosemenge verdoppelt bei unveränderter Acetoacetatmenge, so kam es statt eines Anstiegs zu einem Abfall der Ketonkörperkonzentration unter die Ausgangswerte (s. Abb. 3).

Diese Untersuchungen zeigen klar, daß die Ketonkörperutilisation der peripheren Gewebe nicht ausschließlich vom Ketonkörperangebot abhängt, sondern durch ein vermehrtes Glucoseangebot gesteigert werden kann. Wir haben in neueren Experimenten zu klären versucht, an welchen Geweben dieser Glucose-effekt zustande kommt. Wir inkubierten Rattennebenhodenfettgewebe und Diaphragmata mit D, L-Beta-Hydroxybutyrat (5 mM) und Glucose (11,1 mM) mit und ohne Zusatz von Insulin (2,5 mU/ml). Insulin führte zu einer signifikanten Steigerung der Beta-Hydroxybutyrataufnahme durch das Fettgewebe, nicht dagegen durch das Diaphragma, also durch Muskelgewebe (s. Abb. 4). Der gleiche Effekt war zu beobachten, wenn Fettgewebe und Diaphragma bei konstanter Beta-Hydroxybutyratkonzentration (10 mM), aber unterschiedlichen Glucose-konzentrationen ohne Insulinzusatz inkubiert wurde. Die Erhöhung der Glucose-konzentration von 5,55 auf 22,20 mM bewirkte am Fettgewebe ebenfalls eine signifikante Steigerung der Beta-Hydroxybutyrataufnahme, nicht dagegen am

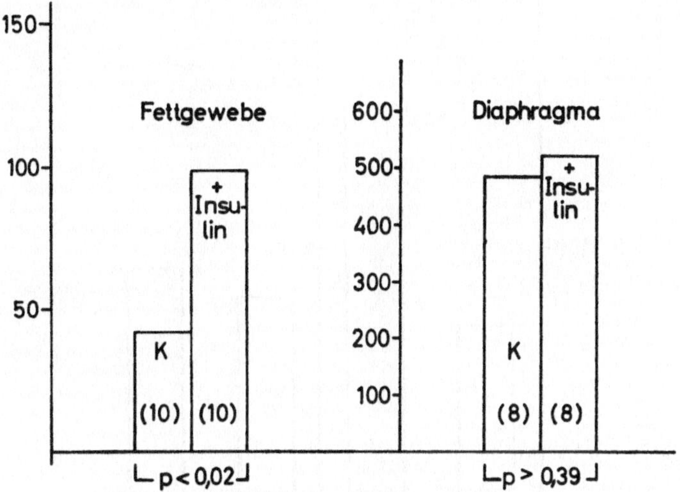

Abb. 4. Steigerung der Aufnahme von Beta-Hydroxybutyrat durch das isolierte Rattennebenhoden-Fettgewebe unter dem Einfluß von Insulin (2,5 m U/ml). Fehlender Effekt auf die Beta-Hydroxybutyrataufnahme durch Muskelgewebe (Rattendiaphragma)

Muskel (s. Abb. 5). Das gleiche konnten wir feststellen, wenn wir bei einer Medium-konzentration von 10 mM Acetoacetat mit unterschiedlicher Glucosekonzentration inkubierten. Die Erhöhung der Glucosekonzentration bewirkte auch hier eine signifikante Steigerung der Acetoacetataufnahme am Fettgewebe, nicht dagegen am Muskelgewebe.

Die Beobachtungen zeigen, daß der von uns am eviscerierten Tier festgestellte Glucoseeffekt auf die Ketonkörperutilisation in erster Linie in das Fettgewebe zu lokalisieren ist.

WILLIAMSON und KREBS hatten bereits früher festgestellt, daß die Aceto-acetatutilisation durch isoliert durchströmte Rattenherzen Glucose- und Insulin-unabhängig erfolgt und die Glucoseoxydation durch Acetoacetat gehemmt wird. Selbstverständlich ist der Herzmuskel nicht unbedingt repräsentativ für die gesamte Muskulatur. Dennoch läßt sich der Befund von WILLIAMSON und KREBS auch am Diaphragma nachweisen: zwar wurde in unseren Versuchen die Glucose-aufnahme des Diaphragmas nicht signifikant durch die Anwesenheit der Keton-körper reduziert, und auch der Insulineffekt auf die Glucoseaufnahme blieb unbe-einflußt. Dafür nahm aber der Anteil der aufgenommenen Glucose, der als Lactat

und Pyruvat wieder abgegeben wurde, zu, d. h. es trat in Anwesenheit von Acetoacetat eine Hemmung der Endoxydation von Glucose ein. Am Fettgewebe kam es
dagegen in Anwesenheit von Ketonkörpern zu keiner meßbaren Steigerung des als
Lactat und Pyruvat erscheinenden Anteils der aufgenommenen Glucose (s. Abb. 6).
Das bedeutet, daß die Endoxydation von Glucose am Fettgewebe im Unterschied
zum Muskel durch Ketonkörper nicht gehemmt wird. Neuerdings ist von HANSON
festgestellt worden, daß die durch Insulin stimulierte direkte Glucoseoxydation
am Fettgewebe durch in vitro-Zusatz von Ketonkörpern sogar gesteigert wird.
Dies haben wir experimentell bestätigen können (s. Abb. 7). Aber auch ohne

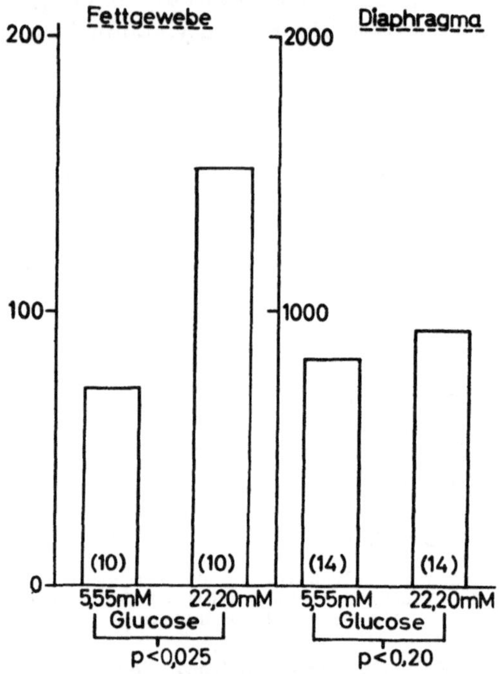

Abb. 5. Signifikante Steigerung der Beta-Hydroxybutyrataufnahme durch isoliertes Rattennebenhoden-Fettgewebe bei Erhöhung der Glucosekonzentration im Medium

Insulinzusatz konnten wir eine signifikante Steigerung der direkten Glucoseoxydation durch Ketonkörperzusatz erzielen.

Auf welche Weise Ketonkörperzusatz die direkte Glucoseoxydation stimuliert,
wird zur Zeit von uns untersucht. Wir stellten fest, daß Acetat in ähnlicher Weise
wie Ketonkörper die Glucoseoxydation stimuliert, und zwar mit und ohne Insulinzusatz (s. Abb. 7). Möglicherweise wird am Fettgewebe das Ausmaß der Glucoseoxydation durch die Geschwindigkeit der Fettsäuresynthese bestimmt. Bei Inkubation von Fettgewebe mit Glucose, die am C_1-Atom C^{14}- und H^3-markiert war,
beobachteten wir nämlich nach Zusatz von Acetat zum Medium im gleichen
Maße einen gesteigerten Einbau von H_3-Aktivität in den Fettsäureanteil der Fett-
gewebslipide wie die Bildung von $C^{14}O_2$ zunahm.

Die Gesamtheit der erwähnten Untersuchungen zeigt, daß es eine nur vom
Ketonkörperangebot abhängige, also eine autonome Ketonkörperutilisation nicht
gibt, jedenfalls nicht am Fettgewebe.

Die Utilisation der in der Leber gebildeten Ketonkörper erfolgt aber nicht nur im Fettgewebe und in der Muskulatur. Auch die Leber kann unter geeigneten

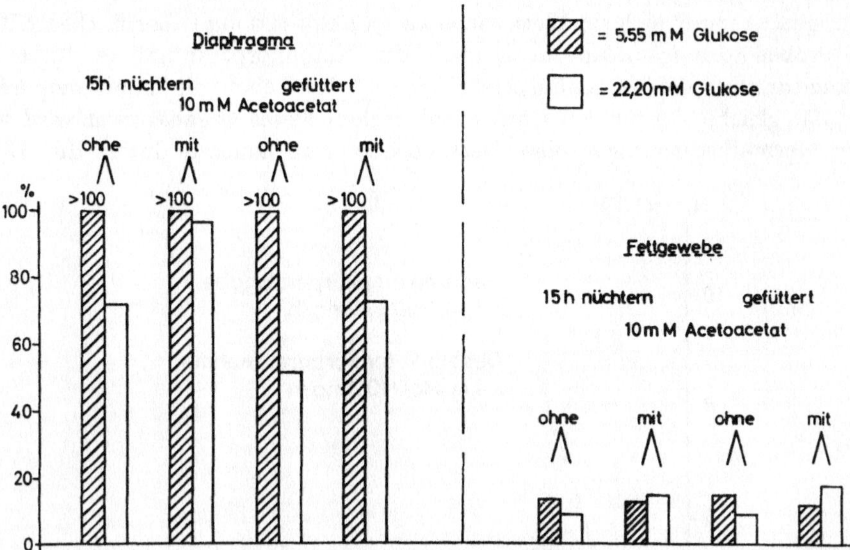

Abb. 6. Wirkung von Acetoacetat auf den als Lactat + Pyruvat wieder abgegebenen Anteil an der aufgenommenen Glucosemenge. Bei niedriger Glucosekonzentration (5,55 mM) ist die abgegebene Menge an Lactat und Pyruvat durch die Muskulatur (Diaphragma) größer als der aufgenommenen Glucosemenge entspricht, was auf die bei dieser Glucosekonzentration stattfindende Glykogenolyse zurückzuführen ist. Bei Steigerung der Glucosekonzentration auf das Vierfache (22,20 mM) sinkt der prozentuale Anteil an der aufgenommenen Glucose, der als Lactat + Pyruvat wieder abgegeben wird. Bei Anwesenheit von Acetoacetat bleibt aber der als Lactat + Pyruvat abgegebene Anteil der aufgenommenen Glucose wesentlich größer als ohne Acetoacetat, d. h. die Endoxydation der aus Glucose entstehenden C_3-Bruchstücke über den Tricarbonsäurecyclus wird durch Acetoacetat gehemmt. Ein ähnlicher Effekt von Acetoacetat auf die Glucoseutilisation wird am Fettgewebe unter gleichen Bedingungen nicht nachweisbar

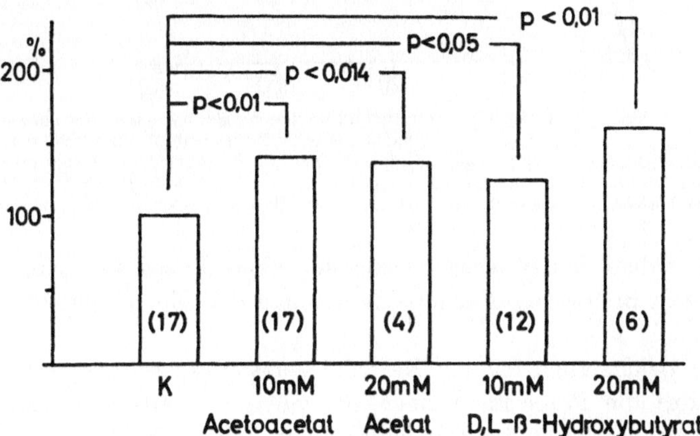

Abb. 7. Steigerung des Insulineffektes auf die $C^{14}O_2$-Bildung aus C_1^{14}-Glucose durch Acetoacetat, Beta-Hydroxybutyrat und Acetat am isolierten Rattennebenhoden-Fettgewebe (K Kontrollen = 100%)

experimentellen Bedingungen beachtliche Mengen von Ketonkörpern aufnehmen. Bietet man isolierten perfundierten Lebern nur eine begrenzte Menge unveresterter Fettsäuren an, so hört die Ketonkörperabgabe nach einiger Zeit auf. Statt dessen setzt eine Aufnahme der im Perfusionsmedium befindlichen Ketonkörper ein (s. Abb. 8). Dieser Befund ist auch von WIELAND erhoben worden. Berechnet man näherungsweise das Ausmaß der Ketonkörperaufnahme unter diesen Bedingungen, so ergibt sich ein Wert von etwa 1,4 μMol/100 mg Leber/h. Dieser Wert liegt größenordnungsmäßig im Bereich der Ketonkörperaufnahme durch die Muskulatur. Für den Ketonkörperstoffwechsel der Leber gilt damit möglicherweise das gleiche wie für den Glucosestoffwechsel dieses Organs: zwar wird man unter Normalbedingungen eine Nettoabgabe von Glucose durch die Leber

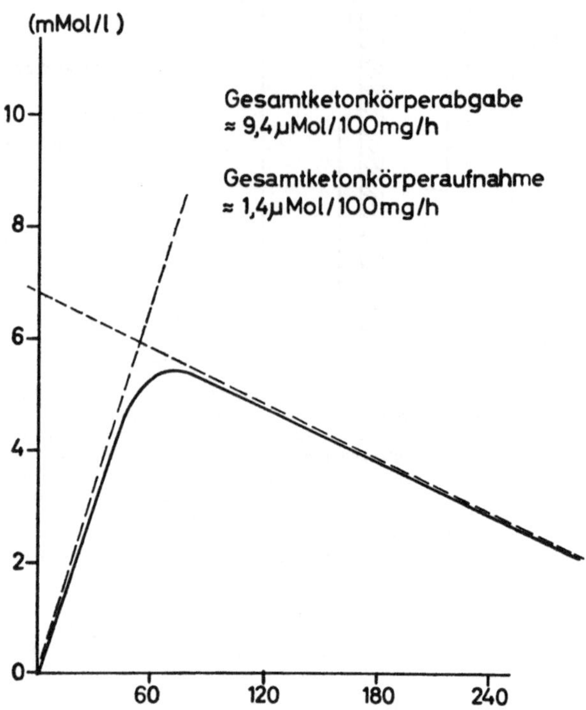

Abb. 8. Änderung der Gesamtketonkörperkonzentration im Medium bei Perfusion isolierter Lebern von normalen, 20 Std nüchternen Ratten (idealisierte Mittelwertskurve aus zehn Experimenten). Bis zur 90. min ist eine Nettoabgabe von Ketonkörpern nachweisbar. Während dieser 90 min findet eine Aufnahme von unveresterten Fettsäuren, die aus dem Albumin des Perfusionsmediums stammen, statt. Nach Aufnahme aller im Medium vorhandenen langkettigen Fettsäuren setzt in der zweiten Versuchshälfte eine Nettoaufnahme von Ketonkörpern ein

feststellen, trotzdem findet aber gleichzeitig eine Glucoseaufnahme statt, die unter geeigneten Bedingungen sogar das Ausmaß der Glucoseabgabe übersteigen kann.

Wenn das gleiche auch für den Ketonkörperstoffwechsel der Leber gilt, dann stellt sich sofort die Frage nach einer möglichen Regulation dieses Vorganges. Darauf einzugehen erlaubt die Zeit leider nicht. Ich hoffe aber klargemacht zu haben, daß man bei Untersuchungen der Ketonkörperutilisation auch an eine mögliche Bedeutung der Leber denken sollte.

Literatur

CHAIKOFF, J. L., and S. SOSKIN: Amer. J. Physiol. 87, 58 (1928).
HANSON, R. W.: Arch. Biochem. 109, 98 (1965).

Scow, R. O., and S. S. Chernick: Recent Progr. Hormone Res. 16, 497 (1960).
Söling, H. D., H. J. Garlepp und W. Creutzfeldt: Biochim. biophys. Acta (Amst.) 100, 530 (1965).
Söling, H. D., R. Kattermann, H. Schmidt und P. Kneer: Biochim. biophys. Acta (Amst.) 115, 1 (1966).
Wieland, O.: Pers. Mitteilung.
Williamson, J. R., and H. A. Krebs: Biochem. J. 80, 540 (1961).

Struktur und Synthese von Insulin

H. Zahn

Aus dem Deutschen Wollforschungsinstitut an der Technischen Hochschule Aachen

Mit 11 Abbildungen

Referat

1. Insulin als erstes synthetisiertes Protein

Der erste klinisch verwertbare, insulinreiche Pankreasextrakt wurde 1921/22 von Banting und Best (*1*) gewonnen. Die Reindarstellung des Insulins in kristalliner Form gelang allerdings erst 5 Jahre später Abel (*2*). Die chemische Struktur des Hormons war lange umstritten, Wintersteiner, du Vigneaud und Jensen (*3*) charakterisierten es schließlich als reines Protein. Man brauchte 25 Jahre, um die Größe des Moleküls zu bestimmen (*4*); diese Arbeiten waren deshalb so schwierig, weil Insulin wie zahlreiche andere Proteine in Lösungen verschiedenartige Aggregate bildet. Wie das einzelne Insulinmolekül chemisch aufgebaut ist, zeigte 1955 Sanger (*5*) in einer großartigen, über 10 Jahre währenden Arbeit.

Das Insulin, ein bicyclisches System mit 20 und 85 Ringgliedern, entsteht durch Verknüpfung zweier Polypeptidketten über drei Cystinreste (Abb. 1). Die Peptidketten sind unterschiedlich lang, eine, die sog. A-Kette, enthält 21, die B-Kette dagegen 30 Aminosäurereste. Schon vor Beginn der Strukturuntersuchungen war man bei Insulinen aus verschiedenartigen Species auf unterschiedliche Aminosäurenzusammensetzungen gestoßen. Zunächst standen nur Insuline verschiedener höherer Säugetiere zur Verfügung (Rind, Schaf, Schwein, Pferd, Wal). Sanger u. Mitarb. zeigten, daß deren Insuline stets in der Aminosäurenzusammensetzung des zwanziggliedrigen Ringes variierten. Beim Humaninsulin wurde dann auch eine zusätzliche Veränderung am Carboxylende der B-Kette gefunden. Heute sind über 20 Insuline in ihrer Struktur bekannt (*6*). Es zeigte sich, daß die Lage der Cystinreste zueinander stets gleich ist, die meisten anderen Aminosäurereste sind aber variierbar. Auch die Kettenlänge kann jeweils um ein oder zwei Aminosäurereste schwanken. Erwartungsgemäß unterscheiden sich die Insuline der Fische und Vögel mehr von dem des Menschen, als die von Walen und höheren Säugern. Der in erster Linie durch die drei Disulfidbrücken bestimmte räumliche Aufbau des Hormons ist für seine Funktion sicherlich sehr wichtig. Wird eine der drei Brücken gesprengt, so wird das Insulinmolekül wirkungslos. Zur Spaltung der Disulfidklammern eignen sich z. B. Thioglykolsäure, Mercaptoäthanol und Natriumsulfit, die dabei anfallenden separaten Polypeptidketten sind biologisch unwirksam.

Über 30 Jahre suchte man nach Mitteln und Wegen, das Hormon aus chemisch verändertem Insulin wieder zu regenerieren. Später konzentrierten sich diese Arbeiten darauf, die getrennten Polypeptidketten des Insulins wieder in der richtigen Anordnung zu vereinigen, d. h. Insulin zu resynthetisieren. Dieser Arbeitsrichtung war lange Zeit kein echter Erfolg beschieden.

Erst 1960 fanden Prof. Tsou (*7*) in Shanghai und Prof. Dixon (*8*) in Toronto unabhängig voneinander einen Weg, um aus den vorher vollständig getrennten Ketten des Insulins wieder das Hormon, und zwar in einer Ausbeute von 1 bis 2%, maximal aber 10% zu erhalten. Die Autoren erkannten natürlich sofort die Bedeutung ihrer Entdeckung für die Totalsynthese des Insulins:

„However even with the present yield, it can be said that if chemically synthesized A and B chain were available in mgm. amounts it should be possible to obtain insulin by the above methode and thereby provide the terminal step in the total synthesis of a protein with biological activity (*8*)."

Nun lag es an den Peptidchemikern, die beiden Polypeptidketten des Insulins einzeln aufzubauen, um sie dann nach dem Vorbild der Resynthese zu vollsynthetischem Insulin zu vereinen. Die zu erwartende niedrige Ausbeute war zwar unbefriedigend, aber prinzipiell belanglos. Etwa zehn Laboratorien wagten sich an das gewaltige Unternehmen, Insulin synthetisch aufzubauen.

Drei haben es geschafft, wobei jedes einen originellen Teilerfolg aufzuweisen hatte. Der Arbeitskreis von Prof. Katsoyannis (*9a*) konnte 1963 als erster die Synthese einer ganzen Insulinkette und ein halbsynthetisches Insulin aus einer synthetischen und einer natürlichen Kette, die Aachener Gruppe (*10*) 1963 die Synthese des ganzen Insulins und die chinesischen Gruppen (*11*) in Shanghai und Peking 1965 die Reindarstellung künstlichen Insulins in kristalliner Form aus synthetischem Material publizieren. Die Synthese von Insulin aus den von Katsoyannis (*9*) dargestellten Ketten beschrieb Dixon 1964 (*12*). 1965/1966 berichtete Katsoyannis über die Synthese von Humaninsulin. Diese Entwicklung möchte ich nun bis zum heutigen Stand der Forschung kurz zusammenfassen:

Zunächst sei darauf hingewiesen, daß alle drei Arbeitsgruppen unabhängig voneinander das gleiche Syntheseprinzip verwirklichten. Dabei war der Weg über die Einzelketten natürlich durch die kanadischen (*8*) und chinesischen (*7*)

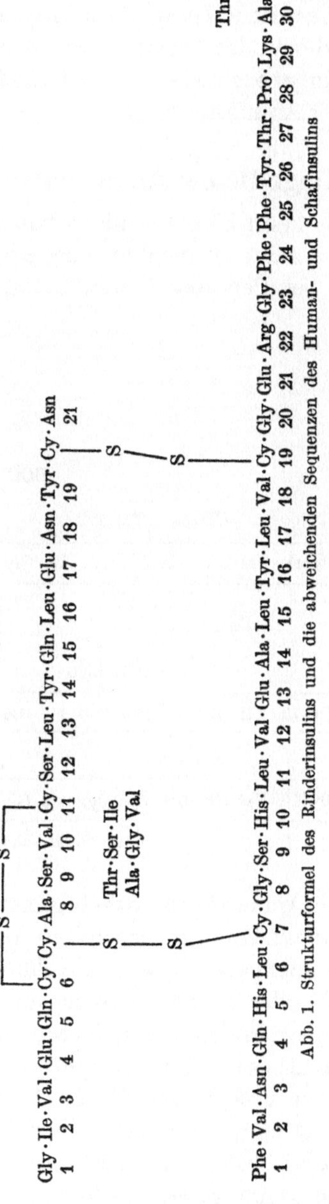

Abb. 1. Strukturformel des Rinderinsulins und die abweichenden Sequenzen des Human- und Schafinsulins

Insulinresynthesen vorgezeichnet. Die Wahl der Schutzgruppen und der Kondensationsmethoden war insbesondere durch DU VIGNEAUDS Erfahrungen bei der Oxytocinsynthese beeinflußt. Die Tatsache, daß die amerikanisch-kanadische und die deutsche Gruppe Schafinsulin, die chinesische Rinderinsulin und wiederum die amerikanische Humaninsulin synthetisierten, zwang nicht zu wesentlichen Unterschieden in der Arbeitsweise. Wie Abb. 1 zeigt, unterscheidet sich das Humaninsulin, ebenso wie das Rinderinsulin, vom Schafinsulin nur durch den Austausch einiger Aminosäurereste.

2. Einige Bemerkungen zu den Methoden der gegenwärtigen Synthesen

Es kann hier nun nicht beschrieben werden, wie die Synthesen der Insulinketten im einzelnen chemisch-präparativ durchgeführt wurden. Grundsätzlich wird bei Peptidsynthesen so vorgegangen, daß man die jeweiligen Bausteine,

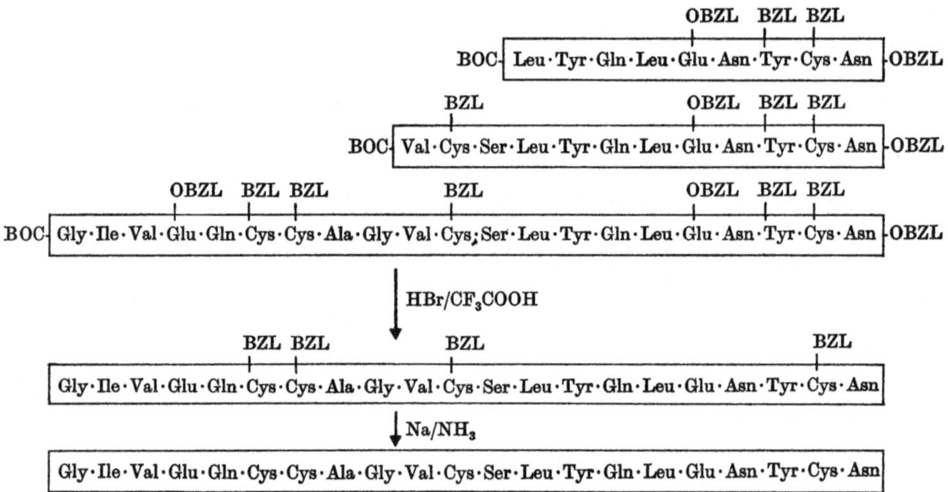

Abb. 2. Schema einer Synthese der A-Kette des Schafinsulins

Alpha-Aminosäuren, durch geeignete Substitutionen in kupplungsfähige Derivate überführt. Zwei so vorbereitete Bausteine werden dann zu einem Dipeptid-Derivat zusammengefügt, das nach chemischer Modifizierung wieder mit einem Aminosäure- oder Peptid-Derivat verknüpft werden kann. Große Peptidketten setzt man gewöhnlich aus kleineren Fragmenten zusammen, wie es das Beispiel einer Neusynthese (*14*) der A-Kette des Schafinsulins (Abb. 2) zeigt. Ein aus drei Teilstücken zusammengefügtes Nonapeptid-Derivat wurde mit einem Tripeptid-Derivat zum geschützten Dodekapeptid verlängert, dieses wiederum mit einem aus zwei Teilstücken erhaltenen Nonapeptid-Derivat zur geschützten Insulin-A-Kette kondensiert. Nach Entfernung aller temporären Blockierungen in zwei Reaktionsstufen lag dann die isolierte A-Kette des Schafinsulins vor. Zum Vergleich sei eine Synthese der A-Kette des Humaninsulins (*15*) gezeigt (Abb. 3); dabei wurde in der gleichen Position A 9 wie beim Schafinsulin gekuppelt. Geringe Abweichungen vom ersten Schema mußten teils wegen der veränderten Aminosäurenzusammensetzung erfolgen, teils sind es Versuche, neue Ideen auf ihre

Realisierbarkeit zu überprüfen. Zwischen den beiden Synthesen gibt es jedoch keinen prinzipiellen Unterschied in der Methode. Die Synthesen der Insulin-B-Ketten erfolgten in den verschiedenen Arbeitskreisen jeweils aus vier bis fünf Teilstücken.

Die Vereinigung des synthetischen Kettenmaterials zum Insulin gelang in Amerika und China über die Buntesalzketten. Wir benutzten in Aachen eine andere Methode (Abb. 4): Wir nahmen die Abspaltung der Schutzgruppen nicht getrennt an den einzelnen Ketten vor, sondern behandelten ein Gemisch von A- und B-Kette mit Natrium in flüssigem Ammoniak, oxydierten dann sofort die reduzierten Ketten im Gemisch in geeigneter Lösung und kamen ohne großen Aufwand und ohne Zwischenreinigungen zu einem etwa 1%igen synthetischen Insulin.

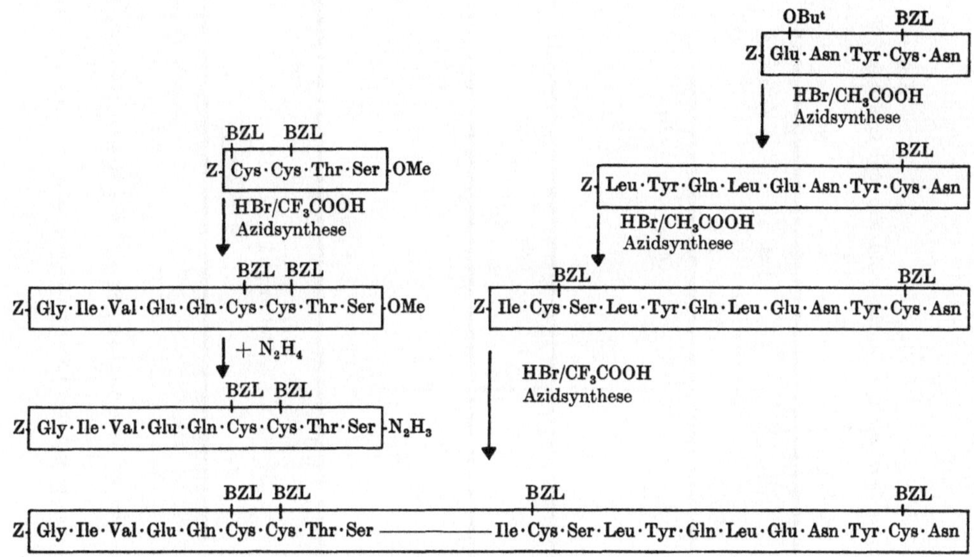

Abb. 3. Schema einer Synthese der A-Kette des Humaninsulins

Die biologische Charakterisierung unseres Materials erfolgte unabhängig in mehreren Laboratorien; zuerst durch den Pfeifferschen Arbeitskreis in Frankfurt. Bei der ersten Synthese war zu wenig Material angefallen, um daraus reines, kristallines Insulin zu isolieren. Die nach dem Schema der Abb. 2 neu synthetisierte Schafinsulin-A-Kette führte dagegen in Verbindung mit natürlicher B-Kette zu vollaktivem, kristallinem Material, (Abb. 5). Derzeit sind meine Mitarbeiter mit der Isolierung reinen Insulins aus vollsynthetischem Material beschäftigt. Wenn wir dies ebenso erreicht haben werden, wie unsere chinesischen Kollegen es beim Rinderinsulin schon vorgemacht haben, könnten wir uns als Chemiker eigentlich vom Insulin zurückziehen. Das mag manchen verwundern, der glaubt, daß wir Insulin synthetisieren, um billigeres oder besseres Material als Ersatz für das natürliche Hormon zu gewinnen. Dies ist aber primär Aufgabe der pharmazeutischen Industrie. Uns als Naturstoffchemiker interessiert die Lösung dreier großer Probleme: Isolierung, Konstitutionsermittlung und strukturbeweisende Totalsynthese einer in Organismen vorkommenden Substanz. Die Abwandlung

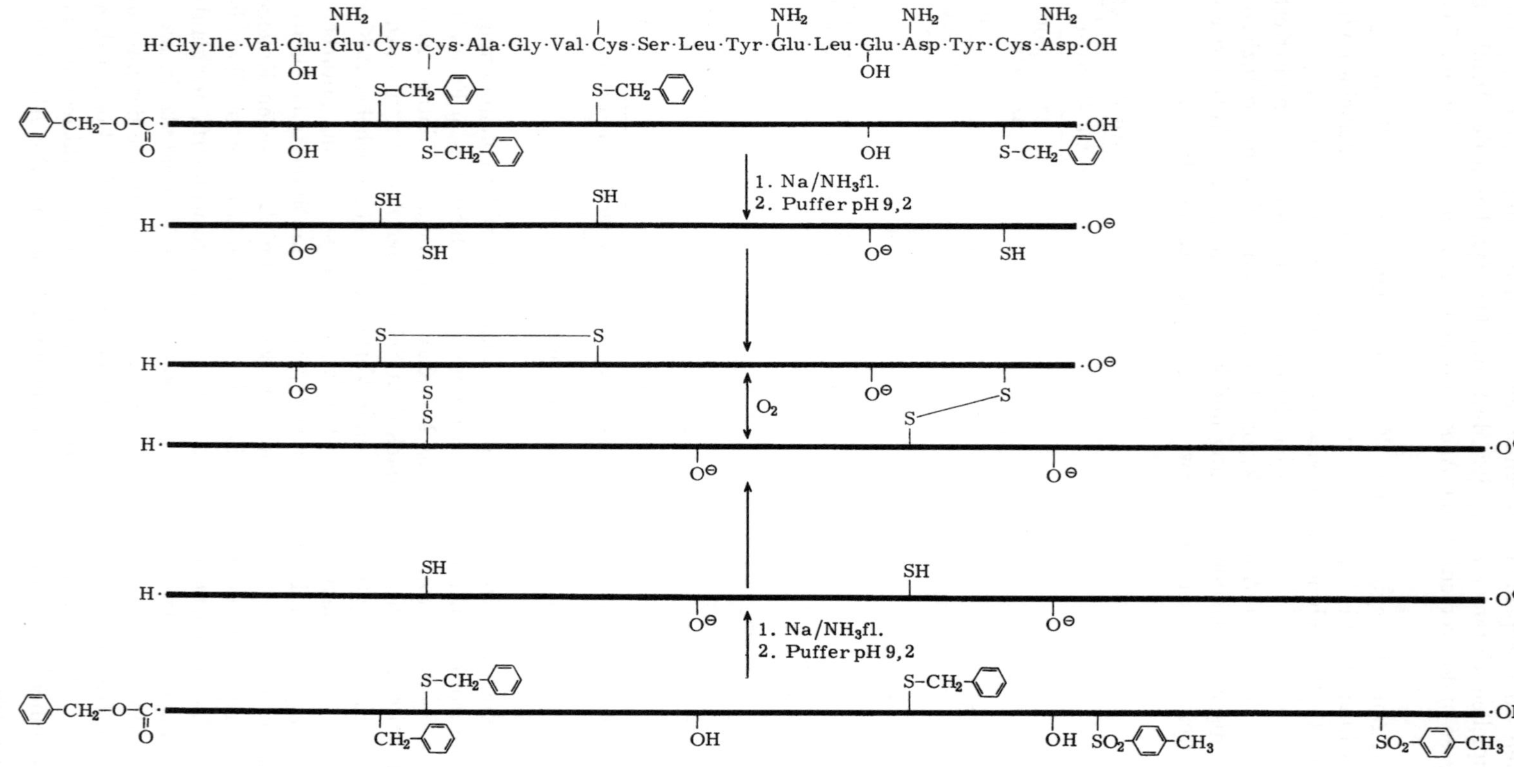

Abb. 4. Von den geschützten Ketten des Schafinsulins wurden die Schutzgruppen durch Natrium in flüssigem Ammoniak abgespalten, die Ketten dann oxydativ zu Insulin vereinigt

eines Hormons, die Synthese von Analogen usw. ist sicherlich für Biochemiker, Mediziner und Pharmakologen interessant, aber eigentlich nicht unser Problem.

Wir haben bei der Beschäftigung mit dem Insulin manche biochemischen und medizinischen Probleme kennengelernt und wissen, daß die Kollegen der entsprechenden Richtungen an unseren Arbeiten sehr interessiert sind. Darum

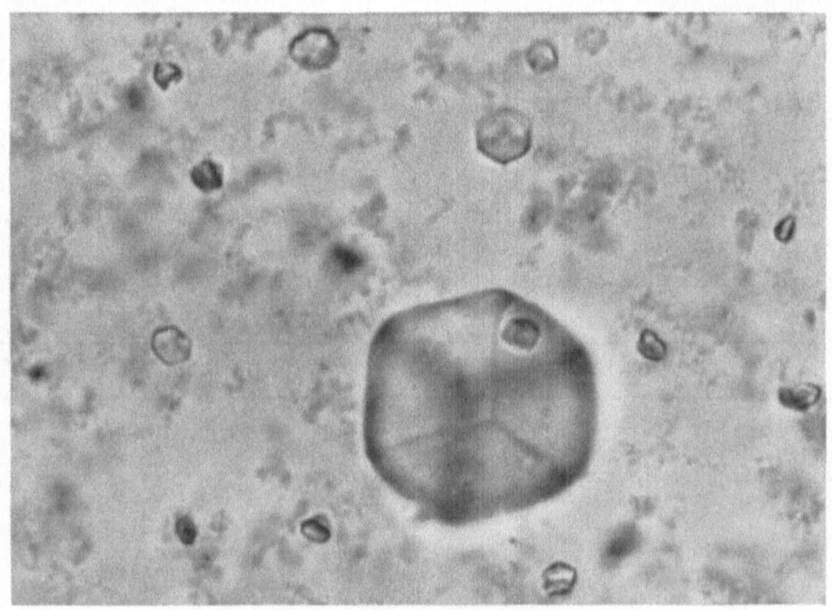

Abb. 5. Kristalle von halbsynthetischem Schafinsulin

$$A(SSO_3Na)_4 \quad \xrightarrow{DNP-Gly-OSu} \quad DNP-Gly-[A(SSO_3Na)_4]$$

I, II, III

$$A(SSO_3Na)_4 \xrightarrow{\ \ NPS-\overset{*}{Gly}-OSu\ \ } NPS-\overset{*}{Gly}-[A(SSO_3Na)_4]$$

$DNP = O_2N-$ (NO₂-Phenyl) gelb, stabil

$NPS = $ (NO₂-Phenyl)$-S-$ gelb, abspaltbar

$\overset{*}{Gly} = Glycin-C^{14}$ 5 m C/m Mol

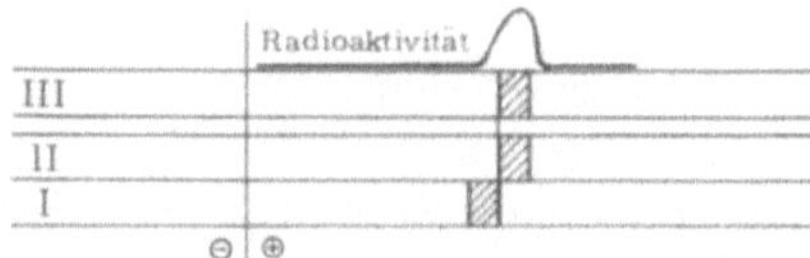

Abb. 6. Das Tetra-S-sulfonat natürlicher Rinderinsulin-A-Kette (I) wurde mit o-Nitrophenylsulfenyl-C¹⁴-glycin-N-hydroxysuccinimidester an der Aminogruppe acyliert (II). Das Produkt ist elektrophoretisch einheitlich und unterscheidet sich nicht von dem entsprechenden Dinitrophenylderivat. Nach Abspaltung der NPS-Gruppe durch sehr verdünnte Säuren kann mit der Kette spezifisch markiertes Insulin dargestellt werden

versuchen wir nun, unsere Synthese soweit auszubauen, daß mit ihrer Hilfe auch zusätzliche Fragestellungen beantwortet werden können. Ich erwähne nur das Problem der antigenen Bereiche im Insulin, die Frage nach der Beziehung zwischen Struktur und Wirkung und den immer noch ungeklärten Wirkungsmechanismus des Hormons. Es wird also weiter geforscht, aber mit veränderten Schwerpunkten. Ein Beispiel dafür ist die Synthese von Insulin-Derivaten mit spezifischer C^{14}-Markierung (17) (Abb. 6).

3. Das Problem der Ausbeuten bei der Synthese der Ketten und ihrer Kombination

Eine Prüfung der bisher erzielten Ausbeuten bei synthetischen Insulinen (Tab. 1) zeigt, daß diese noch viel zu niedrig sind. Es ist notwendig, eine ganz neue Synthesestrategie zu entwickeln, wenn Insulinfragmente, Analoge usw. in Mengen dargestellt werden sollen, die eine klinische Prüfung ermöglichen.

Tabelle 1. *Ausbeute bei der Totalsynthese von Insulinen in* %

	Schaf 1963	Rind 1965	Mensch 1966
Synthese der geschützten A-Kette	2,9	?	?
Synthese der geschützten B-Kette	7,0	$\sim$ 0,3	?
Behandlung mit Na (NH$_3$) und oxydative Kettenverknüpfung	0,8	—	—
Behandlung mit Na (NH$_3$) und Darstellung der Buntesalzketten	—	20—30	?
Verknüpfung der Buntesalzketten	—	2,5	2
Total-Ausbeute	0,5	?	?

Wo liegen nun die Schwierigkeiten im einzelnen ? Zunächst muß eine neuartige Schutzgruppenkombination für die Kettensynthese gefunden werden. Die bisher übliche und notwendige Abspaltung der Thiolschutzgruppen durch Natrium in flüssigem Ammoniak führt zwangsläufig zu weitgehendem Abbau der synthetischen Ketten. Erfolgversprechende Arbeiten mit neuen Schwefelschutzgruppen führte unlängst Prof. Zervas (18) in Athen durch. Auch wir arbeiten seit Jahren an diesem Problem; es ist jedoch sehr schwierig und noch nicht in befriedigender Weise gelöst. Zur Zeit prüfen wir ein Syntheseprinzip auf seine Realisierbarkeit, indem wir versuchen, zunächst einmal die B-Kette des Insulins doppelsträngig als symmetrisches Cystinpeptid aufzubauen. Bisher durchgeführte Experimente lieferten überraschend gute Ergebnisse. Um die Löslichkeit der dabei jeweils mit verdoppeltem Molgewicht anfallenden Peptide zu verbessern, decken wir fast alle funktionellen Seitengruppen der Polypeptidketten mit Schutzgruppen ab. Diese Maßnahmen sollen nach der Deblockierung zu höheren Ausbeuten an intakten Ketten führen.

Für die Synthese der Ketten bietet sich jetzt eine ganz neuartige Methode an, die von Prof. Merrifield (19) von der Rockefeller University entwickelt wurde. Merrifield benutzt einen hochpolymeren Träger, mit dem die C-terminale Aminosäure des zu synthetisierenden Peptids für die Dauer der ganzen Kettensynthese durch eine covalente chemische Bindung verknüpft bleibt. Dann werden die folgenden Aminosäuren Schritt für Schritt ankondensiert und schließlich das fertige Peptid acidolytisch vom Träger abgelöst (Abb. 7). Bei dieser Methode

gibt es keine Löslichkeitsprobleme und keine verlustreichen Zwischenreinigungen.
Die Ausbeuten sind bei den bisher so synthetisierten Peptidhormonen ausgezeichnet. Es kann daher vorausgesagt werden, daß man mit der Merrifieldschen
Peptidsynthese am Festkörper Insulinketten schnell und in hoher Ausbeute wird
gewinnen können.

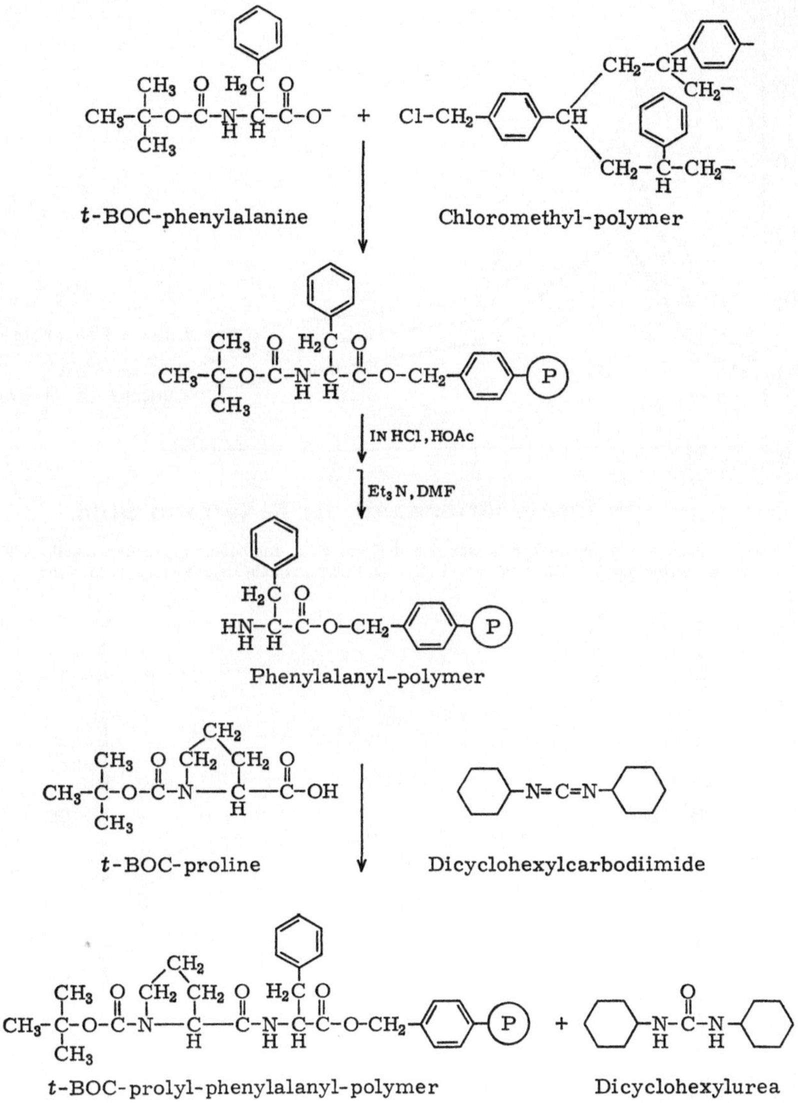

t-BOC-phenylalanine   Chloromethyl-polymer

IN HCl, HOAc

Et$_3$N, DMF

Phenylalanyl-polymer

t-BOC-proline   Dicyclohexylcarbodiimide

t-BOC-prolyl-phenylalanyl-polymer   Dicyclohexylurea

Abb. 7. Schema der Peptidsynthese am polymeren Träger. Das fertige Peptid wird durch Bromwasserstoff in
Trifluoressigsäure vom Harz abgespalten. [Nach MARSHALL, G. R., and R. B. MERRIFIELD: Biochemistry **4**, 2394
(1965)]

Der nächste Schritt muß dann die Ausbeuteerhöhung bei der Kettenverknüp-
fung sein. Dabei wurden in den letzten Jahren ausgezeichnete Fortschritte erzielt.
Unsere chinesischen Kollegen (*20*) entwickelten eine Methode, die bei der Ketten-
verknüpfung bis zu 50% Insulin liefert.

Davon unabhängig konnten wir in Aachen einen Weg finden, der zunächst ebenfalls bis zu 50% Insulinausbeute brachte. Während man bisher die Ketten erst vereinigte und dann mit Luft oxydierte und dabei ein Gemisch vieler Proteine

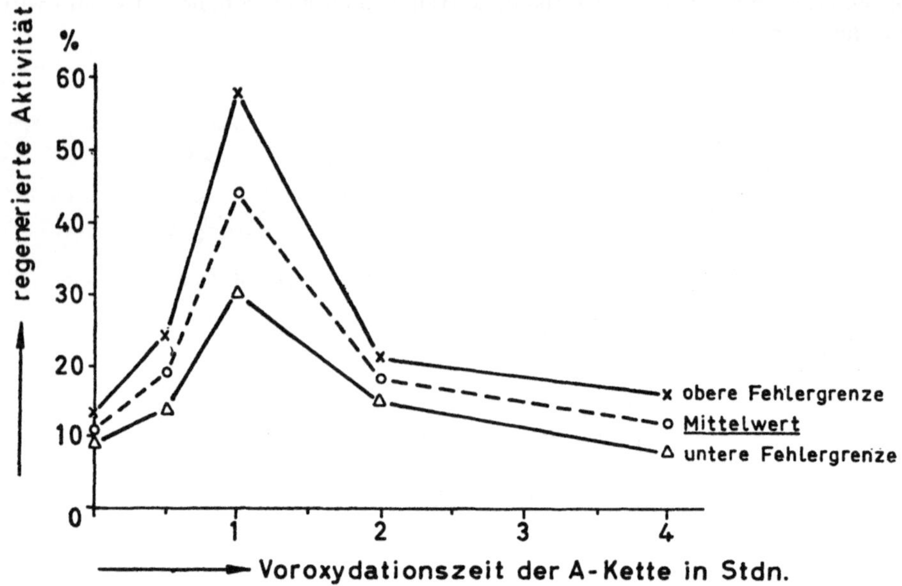

Abb. 8. Präoxydationsmethode. Wenn bei Zusatz der B-Kette 50% der SH-Gruppen der Insulin-A-Kette (in diesem Beispiel nach 1 Std) oxydiert sind, wird eine maximale Insulinausbeute erreicht

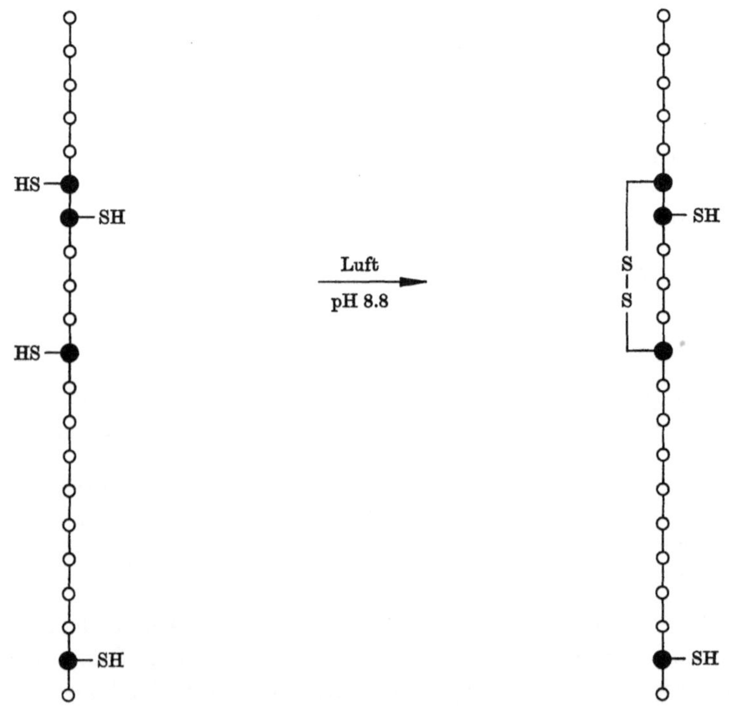

Abb. 9. Vermutete Hauptreaktion bei der partiellen Oxydation der Insulin-A-Kette

erhielt, oxydierten wir zunächst die A-Kette, und zwar so lange, bis 50% der ursprünglich vorhandenen SH-Gruppen in Disulfide übergeführt waren (Abb. 8). Dann wurde die B-Kette in der Thiolform zugefügt und die Oxydation vervollständigt. Dieser Taktik liegt eine einfache Überlegung zugrunde. Man kann davon ausgehen, daß bei der Präoxydation der A-Kette bevorzugt der als relativ stabil bekannte 20gliedrige Disulfidring A 6 bis A 11 entsteht (Abb. 9). Wird diese Verbindung dann mit der B-Kette verknüpft, so können von zwölf möglichen Insulinisomeren nur noch zwei, nämlich natives Insulin und das Isomere mit antiparallelen Ketten (Abb. 10) entstehen. Allerdings treten auch bei dieser Reaktion Nebenprodukte in Form von Polymeren der A- und B-Kette auf. Um deren Bildung zu erschweren, wurde nun die präoxydierte A-Kette nicht oxydativ mit der B-Kette verbunden,

Tabelle 2. *Die asymmetrische Synthese von Insulin aus reduzierter A-Kette und Buntesalz-B-Kette*

ohne Präoxydation der A-Kette	mit Präoxydation der A-Kette
pH 4,8: $0,6 \cdot 10^{-3}\%$	
pH 5,5: $0,3 \cdot 10^{-3}\%$	pH 6,4: 5,4%
pH 6,5: $0,18 \cdot 10^{-3}\%$	pH 9,0: 25—40%
pH 7,5: 2,0%	maximal 70%
pH 9,0: 3,0%	

Die Angaben der Insulinaktivität beziehen sich auf 27 I.E./mg $\triangleq$ 100%

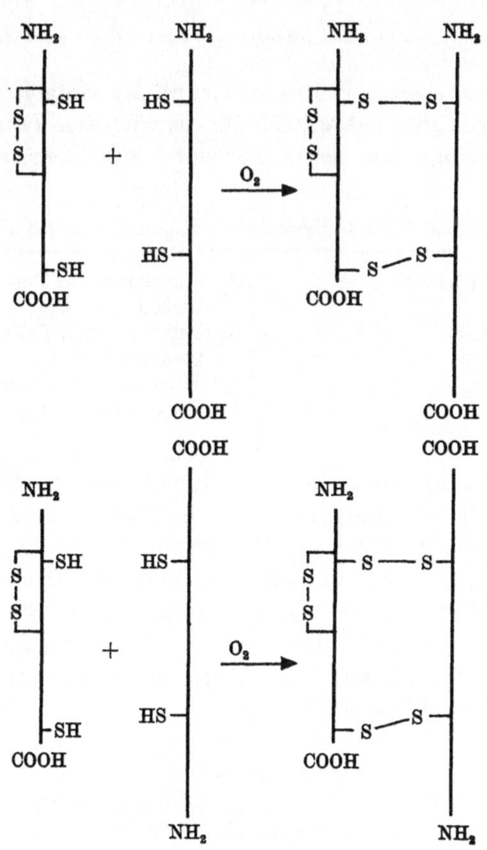

Abb. 10. Die Kombination präoxydierter Insulin-A-Kette mit B-Kette führt zu zwei Isomeren, von denen eines natives Insulin ist

sondern mit deren Bis-S-sulfonat unter Sauerstoffausschluß umgesetzt (Abb. 11). Jetzt sollten nur noch natives und „antiparalleles" Insulin entstehen. Da die Bildung des nativen Hormons offensichtlich bevorzugt ist, erzielten wir mit diesem Verfahren Ausbeuten bis zu 70% (22) (Tab. 2). Die Isolierung reinen,

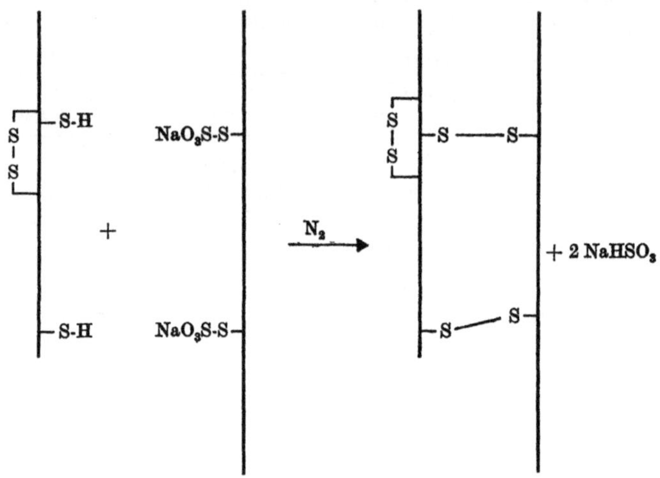

Abb. 11. Reaktion von präoxydierter Insulin-A-Kette mit dem Bis-S-sulfonat der B-Kette

kristallinen Insulins aus solchen Präparaten ist relativ einfach. Eine optimistische Betrachtung der dargelegten Fakten läßt für die nächsten Jahre bei der Insulinsynthese eine Steigerung der Gesamtausbeute auf mehr als 10% erwarten (Tab. 3).

Tabelle 3. *Neue Methode der Totalsynthese von Insulin*

Synthese der geschützten Ketten	nach Merrifield an Polystyrol Ausbeute $\sim$ 50%
Deblockieren der Ketten	nach Schwyzer und Zervas ? Ausbeute > 50% ?
Vereinigung der Ketten	Präoxydationsmethode Ausbeute 40—70%

Ich danke allen, die zu dem bisher Erreichten beitrugen, das sind die Förderer dieser Arbeiten und meine Mitarbeiter: Dr. D. Brandenburg, Dr. H. Klostermeyer, Dr. T. Okuda, E. Fölsche, B. Gutte, W. Danho, E. Drechsel, G. Schmidt, J. Dahlmans. Nicht zuletzt aber auch die Herren Prof. Dr. E. F. Pfeiffer, Dr. H. Ditschuneit, Dr. J. Ammon, Prof. H. Clauser, Dr. Ch. Gloxhuber, Privatdozent Dr. H. Otto und Dr. K. Brunfeldt, die unsere Substanzen biologisch untersuchten. Dem Herrn Präsidenten dieser Versammlung danke ich für seine freundliche Einladung.

Literatur

1) Banting, F. G., and C. H. Best: J. Lab. clin. Med. 7, 251 (1922).
2) Abel, J. J.: Proc. nat. Acad. Sci. (Wash.) 12, 132 (1926).
3) Wintersteiner, O., V. du Vigneaud, and H. Jensen: J. Pharmacol. exp. Ther. 32, 397 (1928).

4) FREDERICQ, E., and H. NEURATH: J. Amer. chem. Soc. **72**, 2684 (1950).

5) RYLE, A. P., F. SANGER, L. F. SMITH, and R. KITAI: Biochem. J. **60**, 541 (1955).

6) SMITH, L. F.: Amer. J. Med. **40**, 662 (1966).

7) DU, Y.-c., Y.-s. ZHANG, Z.-x. LU, and C.-l. TSOU: Sci. Sinica (Peking) **10**, 84 (1961).

8) DIXON, G. H., and A. C. WARDLAW: Nature (Lond.) **188**, 721 (1960).

9) a) KATSOYANNIS, P. G., A. TOMETSKO, and K. FUKUDA: J. Amer. chem. Soc. **85**, 2863 (1963). — b) —, K. FUKUDA, A. TOMETSKO, K. SUZUKI, and M. TILAK: J. Amer. Soc. **86**, 930 (1964).

10) MEIENHOFER, J., E. SCHNABEL, H. BREMER, O. BRINKHOFF, R. ZABEL, W. SROKA, H. KLOSTERMEYER, D. BRANDENBURG, T. OKUDA und H. ZAHN: Z. Naturforsch. **18 b**, 1120 (1963).

11) KUNG, Y.-t., Y.-c. DU, W.-t. HUANG, C.-c. CHEN, L.-t. KE, S.-c. HU, R.-q. JIANG, S.-q. CHU, C.-i NIU, J.-z. HSU, W.-c. CHANG, L.-l. CHENG, H.-s. LI, Y. WANG, T.-p. LOH, A.-h. CHI, C.-h. LI, P.-t. SHI, Y.-h. YIE, K.-l. TANG, and C.-y. HSING: Sci. Sinica (Peking) **14**, 1710 (1965).

12) DIXON, G. H.: Excerpta med. (Amst.) Int. Congr. Ser. **83**, 1207 (1964).

13) KATSOYANNIS, P. G., A. TOMETSKO, and C. ZALUT: J. Amer. chem. Soc. **88**, 166 (1966).

14) ZAHN, H., W. DANHO und B. GUTTE: Z. Naturforsch. **21b**, 763 (1966).

15) — u. E. FÖLSCHE, vorgetragen durch H. ZAHN: Sixth Pan American Congress of Endocrinology, Mexico City, 10.—15. Okt. 1965. Excerpta med. (Amst.) (Im Druck).

16) —, O. BRINKHOFF, J. MEIENHOFER, E. F. PFEIFFER, H. DITSCHUNEIT und CH. GLOXHUBER: Z. Naturforsch. **20 b**, 666 (1965).

17) BRANDENBURG, D.: Unveröff. Versuche.

18) ZERVAS, L., I. PHOTAKI, A. COSMATOS, and D. BOROVAS: J. Amer. chem. Soc. **87**, 4922 (1965).

19) MERRIFIELD, R. B.: J. org. Chem. **29**, 3100 (1964).

20) DU, Y.-c., R.-q. JIANG, and C.-l. TSOU: Sci. Sinica (Peking) **14**, 229 (1965).

21) Diplomarbeit B. GUTTE, T. H. Aachen 1964; ZAHN, H., B. GUTTE, E. F. PFEIFFER und J. AMMON: Justus Liebigs Ann. Chem. **691**, 225 (1966).

22) PFEIFFER, E. F.: Vortrag Societé d'Endocrinologie, Paris 3. 3. 1966.

Die Immunologie des Insulins

E. F. Pfeiffer*

Aus der Abteilung für Klinische Endokrinologie (Prof. Dr. E. F. Pfeiffer)
der I. Med. Klinik (Prof. Dr. F. Hoff)
der Johann Wolfgang Goethe-Universität und der Stadt Frankfurt am Main

Referat

1. Einleitung

In den letzten Jahren hat die Immunologie des Insulins eine überraschende
Bedeutung gewonnen. Eine große Zahl bisher unerklärlicher Phänomene lassen
sich nunmehr verstehen. Wir müssen sie nicht mehr als isolierte Erscheinungen
der Antigenwirkung des Insulins ansehen. Sie finden ihren Platz in dem großen
Gebäude der modernen Immunbiologie.

2. Die Antigenität der Insuline

a) Betrachten wir zunächst die antigenen Eigenschaften der Insuline, wobei
der Plural absichtlich gebraucht wird. Hier können wir als Ursache ihrer antigenen
Wirkung die sog. Verunreinigung der extrahierten Pankreasgewebe mit Gewebs-
eiweißen ebenso ausschließen, wie die als unphysiologisch angesehene subcutane
Injektion, die Beigabe bestimmter Substanzen zur Anregung der Antikörperbildung im Tierexperiment (Freunds Adjuvans) oder die der möglicherweise analog
wirkenden Verzögerungssubstanzen der modernen Depotinsuline. Nach eigener
Erfahrung kann es bei Geisteskranken bereits 8 Tage nach Beginn der intravenösen
Insulinschocktherapie mit kristallisiertem Altinsulin zum Auftreten insulin-
bindender und -neutralisierender Antikörper kommen (Morcos et al., 1965).

b) Aber auch die nähere Kenntnis der Primärstruktur der Insuline verschiedener Species brachte nicht weiter. Die meisten Säugetierinsuline unterscheiden sich, wie wir gehört haben, durch verschiedene Aminosäuren in Position 8
bis 10 der A-Kette, gelegentlich hinsichtlich der terminalen Aminosäure 30 der
B-Kette. Das nur in einer Aminosäurenposition (Aminosäure 30 der C-Terminale
der B-Kette) vom menschlichen differente Schweineinsulin regt beim Menschen die
Antikörperbildung in schwächerem Maße an als das in drei Aminosäuren der
A-Kette abweichende Rinderinsulin. Die trotzdem auch dem Schweineinsulin
eigene Antigenität galt daher als Beweis dafür, daß auch ein nur zu 6% differentes
Eiweiß genügend Antigendeterminanten aufweise, um Antikörperbildung hervor-
zurufen.

Schon dieser Schluß stand im Gegensatz zu der Vorstellung, daß die meist in
stärkerem Grade differente A-Kette die Antigenität bedinge. Hierauf wiesen vor

*) Die diesem Vortrag zugrunde liegenden eigenen Untersuchungen erfolgten mit Unter-
stützung der Deutschen Forschungsgemeinschaft, Bad Godesberg

allem Untersuchungen mit sog. hybriden Insulinen hin, bei denen man die Insuline des Kabeljaus und des Rindes in ihre jeweiligen A- und B-Ketten gespalten und dann nach Kettentausch wieder rekombiniert hatte (WILSON und DIXON, 1961), (WILSON, DIXON und WARDLAW, 1962). Die Antigenität mußte im wesentlichen der A-Kette zugeschrieben werden, da ein erheblicher Überschuß an Antiserum gegen Rinderinsulin nötig war, um das Kabeljauinsulin oder das hybride Insulin, bei dem die A-Kette vom Kabeljauinsulin gestellt wurde, zu neutralisieren (DIXON, 1964).

Diese Beobachtungen haben nicht nur das faszinierende Gebiet der vergleichenden Biochemie auch der Insulinforschung eröffnet. Sie haben auch in beispielhafter Weise die Doppelnatur des Proteinhormons Insulin genutzt, das sowohl ein Antigen als auch eine biologisch wirksame Substanz ist. In ähnlicher Weise wie bei der immunologischen Hemmung der biologischen Wirkung eines Enzyms hat sich auch in der Insulinforschung immer mehr die Technik eingebürgert, nach biologischer Messung der Insulinaktivität am isolierten Säugetiergewebe die Beeinträchtigung seiner biologischen Wirkung durch ein spezifisches Antiserum als Maß für seine immunologische Reaktivität in demselben Versuchsansatz zu benutzen. Immunologische Determinanten und biologische Zentren sind jedoch nicht immer voneinander zu trennen. Von einer molekularen Topographie der beiden Aktivitäten des Hormonmoleküls sind wir sogar noch weit entfernt. Auch scheint es kaum statthaft, die Bindung von Insulin an seinen Antikörper bei der radioimmunologischen Messung mit der immunologischen Hemmung des Insulineffektes am isolierten Fett- oder Muskelgewebe zu identifizieren (PFEIFFER, 1966 a u. b). Lassen Sie mich dies an einigen Beispielen erläutern, zumal wir uns bisher damit begnügen müssen, die für jedes System offenbar andersartigen Befunde zu registrieren:

So wurden Insuline, die biologisch etwa in demselben Ausmaß pro mg Protein mit Säugetiergewebe reagieren, immunologisch aber Differenzen aufweisen (WILSON und DIXON, 1961), auch noch in primitiveren Species gefunden, wie z. B. bei Cottus scorpius und Myxine glutinosa (FALKMER und WILSON, 1965). Sie waren bei der homologen Species immer in geringeren Dosen wirksam als Rinder- oder Kabeljauinsulin. Auch hochaktive Antiseren gegen Meerschweinchen- oder Pferdeinsulin konnten bei den primitiven Fischen in vivo keine Hyperglykämien durch Neutralisierung des zirkulierenden Fischinsulins hervorrufen.

Auf der anderen Seite konnten AMMON, MELANI und STEWART in unserem Laboratorium aus der Proteindrüse und dem sog. Hepatopankreas von Schnecken Insulinaktivitäten extrahieren, die am epididymalen Fettanhang der Ratte durch ein Meerschweinchen-Antiserum gegen Schweineinsulin sogar im Äquivalenzbereich zu inhibieren waren; darüber hinaus bestand eine beinahe komplette Identität von Insulin-like-activity und immunologisch meßbarem Insulin. Im Vergleich zu dem immunologisch so verschiedenartigen Verhalten der Insuline der Knochenfische von FALKMER ist dies erstaunlich. Es läßt nur den Schluß zu, daß die Insuline der zu den noch primitiveren Tunicaten gehörenden Schnecken sowohl biologisch als auch immunologisch den Insulinen von Säugetieren weitgehend gleichen.

Im Gegensatz hierzu waren bei ektopischer Insulinproduktion des Menschen, d. h. bei extrapankreatischen Malignomen sowie Metastasen maligner Inselzelltumoren, oft erhebliche Insulinaktivitäten im Serum der Kranken nachzuweisen oder aus den Extrakten der Tumoren zu gewinnen. In vitro waren sie quantitativ hemmbar. Eine Relation zu dem immunologisch meßbaren Insulin (IMI) bestand hier jedoch nicht (Samols, 1964; Volpe et al., 1965; Pfeiffer, 1966 b). Zwischen den aus einer Lebermetastase eines Inselzellcarcinoms extrahierten ILA- und IMI-Werten findet sich ein Mißverhältnis bis um das Zehnfache (Pfeiffer nnd Beyer, 1966).

Besonders deutlich wurde die fehlende Korrelation von immunologischer Hemmung der biologischen Insulinaktivität und immunchemischer Messung des Hormons bei Untersuchungen der Seren von Houssay-Hunden, bei denen sowohl Hypophyse als auch Pankreas entfernt worden waren. Es ist heute sicher, daß die auch nach Pankreatektomien noch persistierende Insulinwirkung von Serum und Serumextrakten von Houssay-Hunden in vitro am Fettgewebe in durchaus normalem Ausmaß durch ein Antiserum inhibiert werden kann, während dasselbe Antiserum in vitro kein immunologisch meßbares Insulin bestimmt. Injiziert man das gleiche Antiserum den pankreaslosen Hunden in vivo, so verändert sich ihr Blutzucker nicht; nur bei den intakten Kontrollen kommt es infolge Neutralisierung des zirkulierenden Plasmainsulins zum Blutzuckeranstieg. Darüber hinaus liegen in Gestalt chemisch veränderter oder verkürzter oder substituierter Insuline schon so viele Beispiele einer vollständig aufgehobenen biologischen bei erhaltener immunologischer Aktivität vor (Lowell und Franklin, 1949; Talmage und Cann, 1961; Yalow und Berson, 1961), daß der Gleichsetzung von immunologischer Hemmung der Insulinaktivität und immunchemischer Messung (Sönksen et al., 1965) die Grundlage entzogen ist.

c) Tatsächlich ist die Rolle der Primärstruktur immer mehr in den Hintergrund getreten. Trennt man vom Schweineinsulin die vom Humaninsulin differente terminale Aminosäure Alanin der B-Kette ab, so reagiert es immer noch voll mit einem menschlichen Antiserum gegen Schweineinsulin (Berson und Yalow, 1963). In gleicher Weise kann ein menschliches Anti-Insulinserum zwischen den völlig identischen Insulinen von Schwein und Wal unterscheiden (Berson und Yalow, 1961). Schließlich gleichen sich nach Entfernung der C-Terminale der B-Kette die Insuline von Schwein, Kaninchen und Mensch vollkommen. Sie rufen trotzdem bei wechselseitiger Sensibilisierung Antikörperbildung hervor (Lockwood und Prout, 1962). Die Antigenität muß somit in Teilen der Insulinmoleküle lokalisiert sein, die hinsichtlich der Aminosäuresequenz völlig identisch sind.

Es ließ sich ferner bei Schweinen, Meerschweinchen, Rindern und Schafen durch Behandlung mit dem jeweils homologen, unveränderten Insulin, und zwar sowohl mit als auch ohne Verwendung von Adjuvatien oder Verzögerungsstoffen, Antikörperbildung gegen Insulin hervorrufen (Lockwood und Prout, 1962; Brunfeldt und Deckert, 1964; Fenton et al., 1963; Renold et al., 1963/65). Dies gilt auch für den Menschen (Deckert, 1965). Zwei menschliche Zuckerkranke wiesen allein nach Behandlung mit kristallisiertem human Insulin insulinbindende Antikörper im Serum auf.

Hieraus ergibt sich, daß bei der Extraktion und Reinigung des Pankreasinsulins Veränderungen der zwei- oder dreidimensionalen Struktur auftreten müssen, die das Hormon von dem im Blute zirkulierenden endogenen unterscheiden und körperfremd wirken lassen. Die Alternative ist die, daß das endogene, im

Blute zirkulierende Plasmainsulin, sei es durch Komplexbildung oder Koppelung an bestimmte Transportproteine, per se von dem Pankreasinsulin als solchem, d. h. dem extrahierten und dem in der B-Zelle präformierten, differiert.

Auf diese Möglichkeit wies Moloney bereits 1962 an Hand von Beobachtungen an sensibilisierten Mäusen hin. Sie wurde erneut durch die eigentümlichen mononucleären und lymphocytären Zellinfiltrate mit periinsulärer Anhäufung nahe gelegt, die Renold u. Mitarb. (1963/65) in den Pankreata von Kälbern und Schafen nach Sensibilisierung mit homologen Insulinen, Toreson u. Mitarb. (1964) in den Bauchspeicheldrüsen von Kaninchen nach Immunisierung mit Rinderinsulin, Lacy und Wright (1965) in den Pankreata von Ratten nach Injektion eines Meerschweinchen-Anti-Rinderinsulins beobachteten. Die starke celluläre Komponente läßt an eine primäre oder sekundäre verzögerte allergische Reaktion denken, wie sie durch immunologisch kompetente Zellen hervorgerufen wird. In der Tat haben ähnliche Befunde in den Bauchspeicheldrüsen verstorbener diabetischer Kinder Herrn Gepts, der uns diese Bilder gleich zeigen wird, an die Möglichkeit der Autosensibilisierung der jugendlichen Diabetiker gegen ihr auf irgend eine Weise freigesetztes Pankreasinsulin, etwa nach dem Modus der Autoimmun-Thyreoiditis, denken lassen.

Erlauben Sie mir, diesen Punkt bis zur Besprechung der Insulinantikörper zurückzustellen, und jetzt nur die antigenetische Kapazität der Insuline als allgemeine Gesetzmäßigkeit hervorzuheben. Das niedrige Molekulargewicht des Hormons und seine nur gering variierte Primärstruktur erklären hinreichend seine oft nur schwache Antigenität. Differenzen der Primärstruktur sind jedoch nur bedingt von Bedeutung. Veränderungen der Sekundär- oder Tertiärstruktur sind nicht minder wichtig; ebenso der bisher noch nicht endgültig bewiesene Unterschied zwischen homologem Plasma- und Pankreasinsulin. Diese Möglichkeit mahnt zur Zurückhaltung gegenüber der heute aktuellen Hoffnung, daß synthetische Insuline, die exakt der Primär-Tertiärstruktur des menschlichen Pankreashormons nachgeformt sind, keine Antigenität mehr aufweisen werden. Unter Umständen wird es notwendig sein, in irgendeiner Weise ein dem menschlichen *Plasma*insulin analoges Hormon zu kopieren.

Die Insulinantikörper

Von den Insulinantikörpern hatten wir zur Charakterisierung der Antigenität der Insuline schon sprechen müssen. Die Vielzahl der verwandten Nachweismethoden ist schlechthin verwirrend. „Allergische" Nachweise ordnet man am besten allein den Fällen zu, bei denen eine Hautallergie gegen Insulin bestand. Im allgemeinen fallen diese Reaktionen bei reiner Insulinresistenz negativ aus und lassen einen Unterschied zwischen „allergischen" und insulinneutralisierenden Antikörpern erkennen.

Natürlich wurde immer wieder gefragt, ob diese so verschiedenen Reaktionen durch *einen* Antikörper oder durch jeweils verschiedene hervorgerufen werden würden. Diese Frage hat auch die allgemeine Immunbiologie noch nicht beantworten können. Immunglobuline ganz verschiedener Größe und Konzentration können mit *einem* Antigen die gleiche Reaktion hervorrufen.

Trotzdem hätte die Heterogenität der gegen das eine Antigeninsulin gebildete Antikörper schon früher erkannt werden müssen. Man hätte nur daran denken sollen, daß

a) die Antikörperproduktion unter Species-spezifischer Kontrolle steht. Offenbar sind allein Meerschweinchen in der Lage, Insulinantikörper zu bilden, die sowohl hämagglutinieren und Komplement binden als auch präzipitieren und Insulin neutralisieren. Schafe, Pferde, Kaninchen und Menschen sind dagegen nur zu einer unvollständigen Antikörperbildung fähig (MOLONEY und GOLDSMITH, 1957; ARQUILLA, PTACEK und LOOSLI, 1962; WRIGHT et al., 1963; MANN, 1965).

b) die Antikörperproduktion von dem genetischen Substrat reguliert wird. Über die allen Antikörpern gemeinsamen verschiedenen Antigenbindungsstellen hinaus scheinen einzelne Individuen mehrere antigenetische Determinanten des Insulins zu empfinden und mit multipler Antikörperproduktion zu beantworten (ARQUILLA und FINN, 1963).

In der Tat lassen sich oft bei demselben Individuum die verschiedenen Antikörpertypen, nebeneinander oder nacheinander auftretend, beobachten. Ein charakteristischer Fall unserer Ambulanz soll dies erläutern (FEDERLIN et al., 1966):

So mußte bei einer über 8 Jahre mit Rastinon behandelten Altersdiabetikerin wegen Sekundärversagens die Insulintherapie mit Rinderinsulin aufgenommen werden. Bereits einige Tage nach den ersten Injektionen kam es zu schmerzhaften Infiltraten mit einem Maximum der Ausbildung 24 Std nach der Injektion, d. h. der typischen, cellulär bedingten allergischen Spätreaktion der Haut. Im Intracutantest konnte der verzögerte Typ der Überempfindlichkeitsreaktion spezifisch gegen Rinderinsulin nachgewiesen werden. Mit Hilfe einer Säule aus silikonisierten Glasperlen (GARVIN, 1961; RABINOVITZ, 1964) haben Herr FEDERLIN und Herr HEINEMANN dann die Lymphocyten und Granulocyten des strömenden Blutes unserer Kranken getrennt. Auf dem Höhepunkt der verzögerten Allergie banden etwa 60% der Lymphocyten spezifisch fluoresceinmarkiertes Rinderinsulin. Die Lymphocyten insulinbehandelter Diabetiker ohne Hautallergie zeigten dagegen keine oder nur geringe Insulinfixation.

Die Fähigkeit immunologisch kompetenter Zellen, Insulin zu binden, ließ sich auch noch auf andere Weise zeigen. So konnten meine Mitarbeiter zusammen mit Frau Dr. GIGLI von der Frankfurter Hautklinik das von NELSON (1953) beschriebene Phänomen der sog. Immunadhärenz dadurch demonstrieren, daß sie die sensibilisierten Lymphocyten der Patienten mit menschlichen Erythrocyten der Blutgruppe 0 Rh, dem verantwortlichen Insulin sowie Meerschweinchenkomplement zusammenbrachten. Die Existenz von Antigen-Antikörperkomplexen in der Mischung war damit bewiesen. Zwischen der quantitativen Immunfluorescenz der Lymphocyten und der positiven Immunadhärenz bestand bei dieser und anderen Patienten mit verzögerter Insulinallergie eine Korrelation.

Nach Wechsel von Rinder- auf Schweineinsulin ging die Zahl der insulinbindenden Lymphocyten zurück; ebenso verschwanden Intensität und Häufigkeit der Hauterscheinungen. Erst anschließend kam es dann bei einigen unserer Kranken, genau wie bei den Fällen von KERP aus der Freiburger Klinik (KERP et al., 1965), zur Freisetzung humoraler und insulinneutralisierender Antikörper mit klinischer Insulinresistenz als Folge. So zeigte unser Fall auf dem Höhepunkt der verzögerten Insulinallergie und einem Maximum an cellulärer Insulinfixation nur eine normale Insulinbindungskapazität des Serums von 20 E/l; erst 14 Tage später wurden nach Rückgang der verzögerten Insulinüberempfindlichkeit Werte von 10 E/l bei gleichzeitig angestiegenem Insulinbedarf gemessen.

Die Reihenfolge von primär verzögerter, cellulär bedingter Hautallergie und sekundär humoral verursachter Insulinresistenz entspricht nicht nur der klinisch erkennbaren Biographie der Insulinresistenz, wie sie besonders oft bei unter-brochener und wiederaufgenommener Insulinbehandlung festzustellen ist. Sie wurde in anderer Form auch im Tierexperiment nach Immunisierung mit kleinsten Eiweißquantitäten gesehen (DIENES und SCHOENHEIT, 1927; JONES und MOTE, 1934). Offenbar können beide Typen von Immunreaktionen nicht selten neben-einander weiter bestehen, wobei die verzögerte Reaktion nur dadurch von der sofortigen überdeckt wird, daß die humoralen Antikörper ihr Antigen bereits vor dem Kontakt mit den sensibilisierten Zellen binden (CHASE, 1965). So werden Mischtypen von sofortiger und verzögerter Insulinallergie bei Diabetikern recht häufig beobachtet; das gleichzeitige Auftreten von Insulinallergie und -resistenz läßt sich, wenn man nur darauf achtet, sogar bei etwa einem Drittel aller insulin-resistenten Diabetiker registrieren (DAVIDSON und EDDLEMAN, 1950; SHIPP et al., 1961; KERP et al., 1965).

Von der Grundlagenforschung der Immunbiologie wurde die Antikörper-produktion sogar einzelner Lymphocyten oder Plasmazellen in vitro in den letzten 5 Jahren immer wieder gezeigt (DUTTON, 1961; BANAY, VAZQUEZ und DIXON, 1962; NOSSAL und MAKELA, 1962; ATTARDI et al., 1964; NOSSAL et al., 1964; JERNE und NORDIN, 1963; vgl. HARRIS und HARRIS, 1960; HARRIS, 1965). Wir wissen, daß nicht nur verschiedene immunologisch kompetente Zellen verschiede-ner Typen von Antikörpern gegen ein chemisch reines Antigen bilden (LAPRESLE, 1955), sondern sogar die einzelne Zelle nacheinander die großmolekularen 19 bis 15 s- und dann erst die kleinmolekularen 7 s-gamma-Immunglobulin (NOSSAL et al., 1964).

Bei der Antikörperbildung gegen Insuline konnte zwar in vitro noch nicht der Augenblick erfaßt werden, in dem die immunologisch kompetenten Zellen humorale Antikörper ausstoßen, und damit den Übergang von der verzögerten cellulären in die sofortige humorale Allergie bis schließlich zur immunologisch bedingten Insulinresistenz einleiten. Wir können nur auf die physikalischen Unterschiede zwischen den allergischen Antikörpern, den sog. Reaginen, und den insulinneutralisierenden hinweisen (LOWELL, 1942; LOVELESS und CANN, 1953). So waren die Reagine den großmolekularen Beta-2-M- bzw. Beta-2-A-Gamma-Globulinen zuzuordnen, die insulinbindenden und -neutralisierenden den 7 s-Gamma-Immunglobulinen (HEREMANS und VAERMAN, 1962; YAGI et al., 1962; SAMOLS und JONES, 1965). Es ist zu hoffen, daß schon bald in vitro gezeigt werden wird, wie auch einzelne Lymphocyten oder Monocyten insulinsensibilisierter Tiere und Menschen nacheinander diese verschiedenen Immunglobuline produ-zieren, und sich die so verwirrende Heterogenität der Insulinantikörper auf die multiple Antikörperproduktion *derselben* Zelle gegen *dasselbe* Antigen zurück-führen läßt.

Hinreichend geklärt sind jedoch heute bereits die biologischen, immunologischen und physikalischen Eigenschaften des Serumantikörper, die die immunologische

Insulinresistenz verursachen. Die vollständige oder partielle Neutralisierung der biologischen Wirkung von kristallisiertem Pankreas- und endogenem Plasmainsulin durch ein menschliches oder tierisches Insulinantiserum oder die Gamma-Globulinfraktion der Serumproteine in vivo gehört, wie gesagt, heute ebenso zu den Spezifitätsnachweisen von Insulin wie die Hemmung der stimulierenden Wirkung des Hormons auf Aufnahme und Umsatz von Glucose durch das isolierte Rattendiaphragma oder Nebenhodenfettgewebe in vitro. Trotz aller Anstrengung ist es aber weder uns (Pfeiffer und Ditschuneit, 1962) noch anderen gelungen, eine exakte Beziehung zwischen der Hemmwirkung des Serums eines insulinresistenten Diabetikers und seinem exogenen Insulinbedarf herzustellen. Die gleiche Einschränkung gilt für den Versuch, die Stärke einer der klassischen immunologischen Antikörpernachweise mit dem Insulinbedarf in Beziehung zu setzen. Mit der Hämagglutinationsreaktion scheiterten Moinat sowie Arquilla und Stavitsky schon vor einigen Jahren. Die im Prinzip sehr empfindliche passive cutane Anaphylaxiereaktion lieferte bei uns — im Gegensatz zu Oakly et al., (1959) — kein besseres Resultat.

Die einzige Beziehung zwischen dem Insulinbedarf eines Insulinresistenten und einer physikalischen Methode des Antikörpernachweises lieferte die Bestimmung der maximalen Insulinbindungskapazität eines Antiserums. Durch rigorose Verwertung der damals nur wenigen Spezialisten wirklich vertrauten physikalisch-chemischen Grundlagen der Antigen-Antikörperreaktionen, d. h. dem Massenwirkungsgesetz, haben Berson, Yalow und ihre Kollegen bereits 1956 diese Berechnung möglich gemacht. Bestimmt man die Konzentration eines freien Antigens sowie des Antigen-Antikörperkomplexes in einer Mischung, dann kann man mathematisch oder graphisch die Beziehung zwischen freiem und gebundenen Antigen erfassen. Die Heterogenität oder Bivalenz eines Antikörpers, die durch seine Struktur gegeben ist, drückt sich als Exponentialfunktion des Verhältnisses von $F:B$ aus, während eine Reaktion erster Ordnung eine lineare Beziehung erben müßte. Diese Beziehung gilt für alle Antigen-Antikörpersysteme.

Durch Markierung des Insulins mit radioaktivem Jod und Verwendung der Chromatoelektrophorese machten Berson und Yalow den löslichen und reversiblen Antigen-Antikörperkomplex sichtbar. Sie konnten damit den Antikörper bei den Gamma-Immunglobulinen lokalisieren, Thermadynamik und Kinetik der Antigen-Antikörperreaktion demonstrieren, Antikörpervalenzen, maximale Insulinbindungskapazität und Reversibilität der Antigenbindung berechnen, und darüber hinaus die erste zuverlässige Methode zur immunchemischen Messung eines jeden genügend reinen Proteins oder Proteohormons in biologischen Flüssigkeiten entwickeln (Berson und Yalow, 1960).

Die Prinzipien dieser Technik sind heute allgemein bekannt. Zwar treten auch bei Diabetikern mit niedrigem Insulinbedarf Insulinantikörper auf (vgl. Weiger und Colwell, 1956; Burrow, Peters und Lowell, 1957; Kalant, Gomberg und Schuchert, 1958). Sie fehlen lediglich bei Stoffwechselgesunden und Diabetikern, die niemals Insulin erhalten hatten. Die Bindungskapazitäten der Seren dieser Diabetiker mit niedrigem Insulinbedarf lagen jedoch regelmäßig unter denen der Zuckerkranken, die mit hohen Insulindosen behandelt werden mußten.

Im allgemeinen kann man das Verhältnis $B:F$, d. h. die Bindungskapazität eines Antiserums sowohl durch Zusatz des therapeutisch verwandten und antigenetisch wirkenden tierischen Insulins als auch mit Hilfe anderer heterologer Insuline, ja sogar von menschlichem Insulin, ermitteln. Die Insuline kompetieren wechselseitig um die Antikörperbindungsstellen und werden von dem Antikörper im gleichen Verhältnis ausgetauscht. Auf der anderen Seite lassen sie kaum die Frage entscheiden, ob der Kranke noch endogenes Insulin produziert. Allein GRODSKY (1965) konnte mit Hilfe eines spezifisch nur mit menschlichem Insulin reagierenden Antiserums bei menschlichen Diabetikern enorme Mengen des an den Antikörper gebundenen endogenen Hormons auch nach Absetzen des exogenen Insulins messen. Bei einer kleinen Zahl der mit Rinderinsulin sensibilisierten Kaninchen kam es sogar zu einem permanenten Diabetes.

Die Pathogenese dieses funktionellen Autoimmundiabetes läßt sich auf zweierlei Weise erklären: Entweder verschob sich die Gleichgewichtskonstante zwischen freiem Antigen und freiem Antikörper auf der einen und Antigen-Antikörperkomplexen auf der anderen Seite ganz in Richtung auf den Komplex und schuf ein derart starkes Insulindefizit, daß die Nachschubproduktion der Inselzellen nicht mehr ausreichte. Oder aber der Antikörper übersprang die Strukturdifferenzen zwischen heterologen und körpereigenem Insulin und griff sogar das Pankreasinsulin in den Langerhansschen Inseln an. Diese Möglichkeit existiert prinzipiell auch für das Meerschweinchen, dessen Insulin sich sogar in 18 Aminosäurepositionen von dem des Schweines unterscheidet (L. F. SMITH, 1965). So konnte FEDERLIN bei uns mit dem fluoresceierenden Antiserum eines gegen Rinderinsulin sensibilisierten Meerschweinchens positive Anfärbungen des Pankreasinsulins in den Inseln der Tiere beobachten. Die Meerschweinchen waren selbst nicht zuckerkrank, der Antikörper gegen Rinderinsulin hatte ihr Plasmainsulin offenbar nicht attackiert. Im Hinblick auf die celluläre „Insulitis" nach homologer und heterologer Insulinsensibilisierung ist es allerdings beachtlich, daß auch die immunologisch kompetenten Lymphocyten dieser Meerschweinchen markiertes Rinderinsulin an ihrer Oberfläche fixierten.

Man könnte sich beinahe vorstellen, daß humorale und celluläre Antikörper nach Insulinimmunisierung ihr Antigen, nämlich das *pankreatische* Insulin schlechthin, gewissermaßen in situ aufsuchen, nachdem das injizierte Hormon im Blute durch Bindung an andere Antikörper schon ihrem Zugriff entzogen wurde. Die Klärung dieses Problems ist Teil eines Programms, das von Genf und Frankfurt gemeinsam bearbeitet wird.

Wie man allerdings die „Insulitis" der diabetischen Kinder von LE COMPTE (1962) und GEPTS (1965) erklären soll, wissen wir nicht. Wenn man hier an eine autoallergische Pathogenese denkt, — und man wird uns gewiß keine allzu große Zurückhaltung gegenüber dem Phänomen der Autoallergie allgemein vorwerfen können (PFEIFFER, 1962) —, dann sollte man auch einen spontan auftretenden, insulinbindenden Antikörper bei diesen Kindern nachweisen können. Bisher wurden solche Antikörper nur nach exogener Insulinbehandlung registriert.

Injiziert man insulinresistenten Diabetikern kleine Mengen von [131]J-Insulin, so werden sie schnell von den Gamma-Globulinen gebunden und lassen sich länger im Blute nachweisen als bei unbehandelten Vergleichspersonen (BERSON et al., 1965). Man erklärt diese verlängerte Halbwertzeit damit, daß die Insulin-Antikörperkomplexe nur verzögert aus dem Kreislauf in den Extracapillärraum abwandern und auch im Gewebe nur verzögert abgebaut werden (BERSON et al.,

1959). Tatsächlich lassen sich bei Insulinresistenten in der Regel erhöhte Insulinaktivitäten im Serum messen. Dies erklärt sich damit, daß bei der Verdünnung des Serums, wie sie zur Messung der Insulinaktivitäten in vitro notwendig ist, das freie Insulin von seinem Antikörper abgespalten und zellaktiv wird. Wird das Serum von Insulinresistenten vor der Prüfung der biologischen Insulinaktivität extrahiert, so lassen sich mitunter sogar 100fach höhere Aktivitäten bestimmen (Steinke und Soeldner, 1965). Hier hat der Extraktionsprozeß dann noch eine größere Menge des Hormons in Freiheit gesetzt.

Abspaltungen des Insulins von seinem Antikörper kommen im Zuge der Reversibilität der Insulinbindung jedoch auch in vivo im Blute der Kranken vor und verursachen schwerste, vornehmlich nächtliche Hypoglykämien.

Therapeutisch kommt man oft mit relativ kleinen Dosen Decortin zum Ziel. Man soll jedoch nicht immer zuerst zu den Steroiden greifen. Bei Altersdiabetikern lohnt zunächst immer ein Versuch mit Sulfonylharnstoffen. Wird noch endogenes Insulin mobilisiert, so besteht die Chance, daß der gegen das Rinder- oder Schweineinsulin gebildete Antikörper sich nicht gegen Humaninsulin richtet, und der Patient allein mit oralen Antidiabetika, zumindest für eine gewisse Zeit, auskommen kann. Als nächstes wechsle man von Rinder- auf Schweineinsulin. Bei einem Teil der Diabetiker wirkt das Schweineinsulin weniger antigenetisch und ein Rückgang des Insulinbedarfs tritt ein.

Da, wie gesagt, ein Antikörper gegen Schweineinsulin auch dann noch das Hormon bindet, wenn das vom Humaninsulin differente terminale Alanin aus der B-Kette abgetrennt wird, haben sich desalaninierte Schweineinsuline bei Insulinresistenz nicht bewährt. Anders steht es mit einem sulfatierten, d. h. in Position 30 der B-Kette mit Sulfat veresterten Schweineinsulin, das von Moloney inauguriert wurde. Es läßt mitunter erhebliche Insulinquantitäten einsparen. Derartige Substitutionen sollten noch weiter versucht werden.

Besteht eine Acidose, so ist die intravenöse Injektion oder Infusion von Insulin — bis zu 500 E pro Dosis bei mehreren 1000 E Tagesbedarf, über 24 Std verteilt — angebracht (vgl. Daweke, 1963). Die schon an sich insulinantagonistisch wirkende Acidose wird durch vorübergehende Neutralisierung der Antikörper schnell beherrscht. Bei gleichzeitig vorhandener Hautallergie sollte man sich vor der Gefahr der allerdings seltenen generalisierten anaphylaktischen Reaktion durch Zusatz eines der gebräuchlichen Antihistaminika zu der Infusionslösung schützen. Bei Hautallergien sind Antihistaminika überhaupt von Wert. Man mische 0,1 ml eines der meist 10 bis 100 mg/ml Lösung enthaltenen Präparate mit der subcutan gegebenen Insulindosis.

Schließlich ist der antiallergische Effekt der Glucocorticoide (bis zu 50 mg Prednison täglich) einzusetzen. Die Erhöhung des Blutzuckers, welche die Steroide bewirken, ist weitaus geringer als der Hemmeffekt auf die Antikörperproduktion, die schließlich die Insulindosis verringern läßt.

Fast alle Kranken mit immunologisch bedingter Insulinresistenz können so schließlich unter Kontrolle gebracht werden. Mitunter versagen jedoch alle Maßnahmen. Lassen Sie mich diesen Abschnitt über die Therapie mit der Schilderung eines derartigen Falles beschließen:

Es handelte sich um eine 27jährige Diabetikerin, die wir eben wegen der Schwere ihrer Insulinresistenz seit einigen Jahren bei uns als medizinisch-technische

Assistentin beschäftigen. Ich verdanke ihrer Hilfe einen großen Teil der Befunde, die ich Ihnen demonstriert habe. Nach etwa 20jähriger Diabetesdauer kam es im Verlaufe des Jahres 1964 zu einer Insulinresistenz mit ständig steigendem Insulinbedarf. Bei einem Insulinbedarf von täglich 2500 E wies sie eine Insulinbindungskapazität im Serum von 320 E/l auf. Nachdem alle Verfahren, die wir besprochen haben, keinen Effekt zeitigten, entschlossen wir uns 1965 zur Radiohypophysektomie. Da ständige Kontrollen des gesamten Hormonhaushaltes nach dem ersten Eingriff keine vollständige Ausschaltung der Vorderlappenfunktion ergeben hatten, wurde die Yttriumeinlage nunmehr mit vollem Erfolg wiederholt. Ende 1965 glaubten wir, gewonnen zu haben. Der Insulinbedarf lag bei 100 E täglich und die Insulinbindungskapazität war auf 25 E/l abgefallen. Im April 1966 benötigte die junge Dame täglich wieder bis zu 6000 E Insulin, und außer totalem Fasten läßt sich auf keine andere Weise die Insulindosis reduzieren[1].

Diese Fälle sind gewiß Ausnahmen. Die wirtschaftliche und auch klinische Bedeutung der Antikörperbildung gegen Insulin allgemein ist jedoch erheblich. Gehen wir davon aus, daß der Insulinbedarf eines pankreaslosen Menschen kaum mehr als 40 E beträgt, dann müssen alle höheren täglichen Insulindosen auf die Neutralisierung durch Antikörper zurückgeführt werden. Von 1089 insulinbehandelten Diabetikern unserer Diabetikerambulanz ist das bei dem weitaus größeren Teil der Fall.

Trotzdem möchte ich meinen, daß die wissenschaftliche Nutzung der Insulinantikörper zur Lösung von Problemen der Pathogenese und der Behandlung der Zuckerkrankheit allgemein viel größer ist als die Kenntnis ihrer Bedeutung für die Insulinresistenz. Ich verweise allein auf die Möglichkeit, mit Hilfe von Insulinantikörpern das Insulin im Blute der Zuckerkranken messen zu können. Die Erörterung besonders des Vergleiches von biologischer und immunologischer Bestimmung des Plasmainsulins beim Diabetes würde jedoch einen weiteren Vortrag fordern. Lassen Sie mich damit schließlich, an zwei Beispielen nicht alltäglicher Art den Wert der Verwendung von Insulinantikörpern für die Forschung zu zeigen.

So konnten wir, zusammen mit FEDERLIN, mit Hilfe eines fluoresceinmarkierten Antiserums gegen Insulin am Pankreasgewebe einer Patientin mit Insulom zeigen, daß das Insulin der normal gebliebenen Inseln in situ mit dem Antikörper reagierte, das Insulin des Adenomgewebes dagegen nicht. Das Insulominsulin muß damit von dem gewöhnlichen Pankreasinsulin verschieden sein. Bisher hatten wir nur auf das unterschiedliche Verhalten von Insulinaktivität und immunologisch meßbarem Insulin im Extrakt eines metastasierenden Inselcarcinoms hinweisen können.

Eine gute Übereinstimmung herrschte dagegen bei der vergleichenden Messung biologischer und immunologischer Aktivitäten separierter (reduzierter) und wieder vereinigter (oxydierter) Insulinketten, wie sie uns von Prof. ZAHN, Aachen, zur Verfügung gestellt wurden. Die enge Übereinstimmung der jeweiligen Meßwerte läßt erkennen, daß die Kombination der Ketten exakt zur Kopie der biologischen und immunologischen Struktur der Determinanten des zur Sensibilisierung der Meerschweinchen verwandten natürlichen Insulins geführt haben mußte. Nach allem, was wir über die antigenen Eigenschaften der Insuline gesagt haben,

---

[1] *Anmerkung bei der Korrektur:* Das junge Mädchen ist inzwischen in einem auch mit mehreren 10 000 E Insulin nicht beeinflußbaren Coma diabeticum verstorben.

scheint hiermit der Nachbau auch der Sekundär- und Tertiärstruktur gelungen zu sein.

Auf dem Wege zu einem antigenfreien synthetischen Humaninsulin, auf das wir trotz allem noch hoffen, und das einen Vortrag wie den heutigen in Zukunft vielleicht überflüssig machen wird, ist die Verwendung beider Techniken von Wert.

Zusammenfassung

Im Gegensatz zu früheren Auffassungen rufen alle bisher bekannten Insuline (heterologe und homologe) auch in chemisch reiner Form bei Säugetieren und auch bei Menschen Antikörperbildung hervor. Die Unterschiede der antigenetischen Kapazität sind mehr quantitativer als qualitativer Natur. Neben dem niedrigen Molekulargewicht des Hormons und der zwischen den einzelnen Species in der Regel nur gering variierte Primärstruktur (Aminosäurensequenz) spielen Veränderungen der Sekundär- oder Tertiärstruktur, vielleicht auch Unterschiede zwischen Plasma- und Pankreasinsulin, eine Rolle. Sie können unter Umständen auch durch die Entwicklung synthetischer Humaninsuline nicht überwunden werden.

Die Insulinantikörper lassen sich als „allergische" hautsensibilisierende Antikörper mit Hilfe verschiedener Anaphylaxie-Reaktionen, als insulinbindende und -neutralisierende Antikörper nur bedingt mit einer der klassischen serologischen Reaktionen, mittels Nachweis ihrer insulinneutralisierenden Wirkung in vivo und in vitro sowie schließlich auf Grund ihrer physikalischen Bindung an Immunglobuline nachweisen. Die Heterogenität der gegen ein Antigen gebildeten Antikörper ist hervorzuheben. Sie beruht auf der speciesbedingten und individualgenetischen Kontrolle der Antikörperproduktion. Multiple Antikörper können bei demselben Individuum, nacheinander oder nebeneinander, auftreten. Fortlaufende Prüfungen der Hautreaktionen, Nachweise der Insulinfixation an immunologisch kompetenten weißen Blutzellen, vorwiegend den Lymphocyten, und die Messung der maximalen Insulinbindungskapazität des Serums können dazu verhelfen, auch in der Klinik bei insulinbehandelten Diabetikern den Übergang von der verzögerten, cellulär bedingten über die sofortige, humorale Hautallergie bis in die ebenfalls humorale immunologische Insulinresistenz zu verfolgen. Die bei Insulinresistenten mitunter beobachteten Hypoglykämien lassen sich auf Dissoziationen von freiem Insulin von dem Insulin-Insulinantikörperkomplex zurückführen. Therapeutisch können durch Wechsel der verwandten Insuline, Mobilisation körpereigenen Insulins durch Sulfonylharnstoffe, sulfatiertes Schweineinsulin sowie schließlich durch Glucocorticoide fast alle Fälle von Insulinresistenz beherrscht werden. Ausnahmen kommen vor.

Die wirtschaftliche und klinische Bedeutung der Insulinantikörper als Ursache der Insulinresistenz ist erheblich. Noch größer ist die wissenschaftliche Nutzung der Insulinantikörper zur immunchemischen Bestimmung des Plasmainsulins, zur fluorescenzimmunologischen Demonstration struktureller Unterschiede zwischen Tumor- und normalem Pankreasinsulin sowie schließlich zur vergleichenden Prüfung der biologischen und immunologischen Insulinaktivitäten und -konzentrationen synthetischer Insuline.

Literatur

AMMON, J., F. MELANI und U. GRÖSCHEL-STEWART: Nachweis von immunologisch hemmbarer Insulinaktivität bei Schnecken (Helix pomatia L). 2. Tgg. Dtsch. Diab. Ges., Wiesbaden 1966.

ARQUILLA, E. R., J. D. ALEXANDER, D. PTACEK, and S. LOOSLI: Studies on Insulin Neutralization by Antisera from Various Species I. Methodology and Assay of Insulin with Intact Anesthetized Rats. Diabetes, 1962, II, No. 5, 412.

—, and J. FINN: Insulin Antibody Variations in Rabbits and Guinea Pigs and Multiple Antigenetic Determinants of Insulin. J. exp. Med. 118, 55 (1963).

ATTARDI, G., M. COHN, J. HOSIBATA, and E. S. LENNOX: Antibody formation by rabbit lymph node cells I.—IV. J. Immunol. 92, 335, 346, 356, 372 (1964).

BANEY, R. N., J. J. VAZQUEZ, and F. J. DIXON: Cellular proliferation in relation to antibody synthesis. Proc. Soc. exp. Biol. (N. Y.) 109, 1 (1962).

BERSON, S. A., and R. S. YALOW: Insulinantigonists, Insulinantibodies and Insulinresistance. Amer. J. Med. 30, 155 (1958).

— — Species-specificity of human anti-beef, anti-pork insulin serum. J. clin. Invest. 38, 2017 (1959).

— — Quantitative aspects of the reaction between insulin and insulin-binding antibody. J. clin. Invest. 39, 1996 (1960).

— — Antigens in Insulin: Determinants of specificity of porcine insulin in man. Science 159, 844 (1963).

— —, A. BAUMAN, M. A. ROTHSCHILD, and K. NEWERLY: Metabolism of Insulin — I^{131} in man. J. clin. Invest. 35, 170 (1956).

BRUNFELDT, K., and T. DECKERT: The antigenetic properties of pig insulin. Acta endocr. (Kbh.) 47, 353 (1964).

BURROWS, B. A., TH. PETERS, and F. C. LOWELL: Physical Binding of Insulin by Globulins of Insulin-Resistant Subjects. J. clin. Invest. 36, I, 393 (1957).

CHASE, M. W.: Delayed sensitivity. Med. Clin. N. Amer. 1965, 1613.

DAVIDSON, J. K., and E. E. EDDLEMAN: Insulin resistance; review of literature and report of case associated with carcinoma of pancreas. Arch. intern. Med. 1950, 86, 727.

DECKERT, T.: Autoimmunity and Diabetes. Abstr. Coll. on Immunology of Insulin, London, Sept. 1965.

DIENES, u. SCHOENHEIT (1927) zit. bei: DIENES, L.: The first manifestation of the developing hypersensitiveness. Proc. Soc. exp. Biol. (N. Y.) 28, 75 (1930).

DIXON, G. H.: Recombination of insulin A and B chains, hybrid insulins and synthetic insulin. Proc. 2nd. Intern. Congr. Endocrinol. London 1964, Int. Congr. Ser. Nr. 83, p. 1207, Exerpta med. (Amst.).

DUTTON, R. W.: Importance of cell division for antibody production in an in vitro system. Nature (Lond.) 192, 462 (1961).

FALKMER, S., and S. WILSON: Comparative immunology of insulin. Abstr. Coll. on Immunology of Insulin. London, Sept. 1965.

FEDERLIN, K., G. HEINEMANN, I. GIGLI und H. DITSCHUNEIT: Antigenbindung durch zirkulierende Leukozyten bei der verzögerten lokalen Insulinallergie. Dtsch. med. Wschr. 1966.

FENTON, E. L., C. B. MANN, G. G. POPE, and G. H. SMITH: The Production of Circulating Auto-Antibodies to Guinea-Pig Insulin. Abstr. Program Autumn Meeting of Med. a. Scient. Sect. of Brit. Diab. Assoc., 1963.

GARVIN, J. E.: Factors affecting the adhesiveness of human leucocytes and platelets in vitro. J. exp. Med. 114, 51 (1961).

GEPTS, W.: Pathologic Anatomy of the Pancreas in Juvenile Diabetes Mellitus. Diabetes, 14, 619 (1965).

GRODSKY, G. M.: Production of auto-antibodies to insulin in man and rabbits. Diabetes, 14, 396 (1965).

HARRIS, T. N.: Cellular Sources of Antibody: A review of recent developments. Med. Clin. N. Amer. 49, No. 6, 1517 (1965).

—, and S. HARRIS: Cellular Sources of Antibody: A review of current literature. Amer. N. Y. Acad. Sci. 86, 948 (1960).

HEREMANS, J. F., and J. P. VAERMAN: β-2A-Globulin as a possible carrier of allergic reaginic activity. Nature (Lond) **193**, 1091 (1962).

HUGHES-JONES, N. C.: Nature of the reactions between antigen and antibody. Brit. med. Bull. **19**, 171 (1963).

JERNE, N. E., and A. A. NORDIN: Plaque formation in agar by single antibody producing cells. Science **140**, 405 (1963).

JONES, T. D., and J. R. MOTE: Phases of foreign protein sensitization in human beings. New Engl. J. Med. **210**, 120 (1934).

KALANT, N., C. GOMBERG, and R. SCHREIBER: The effect of insulin binding antibodies on insulin sensitivity. Lancet **1958**, II, 614.

KERP, L., S. STEINHILBER, F. KIELING und W. CREUTZFELDT: Klinische und experimentelle Untersuchungen zur Insulinallergie und Insulinresistenz. Dtsch. med. Wschr. **90**, 806 (1965).

LACY, P. E., and P. H. WRIGHT: Allergic interstitial pancreatitis in rats injected with guinea pig anti-insulin serum. Diabetes **14**, 634 (1965).

LAPRESLE, C.: Etude de la dégradation de la serumalbumine humaine par un extrait de rate du lapin. II. Mise en évidence de trois groupements spécifiques différents dans le motif antigenique de l'albumine humaine et de trois anticorps correspondants dans le serum de lapin antialbumine humaine. Ann. Inst. Pasteur **89**, 654 (1955).

LE COMPTE, P. M.: „Insulitis" in early juvenile diabetes. Arch Path. **66**, 450 (1958).

LOCKWOOD, D. H., and T. E. PROUT: Isoantibodies to insulin. Clin. Res. **10**, 401 (1962).

LOVELESS, M. H., and J. R. CANN: Distribution of allergic and blocking activity in human serum protein fractionated by electrophoretic convection. Science **17**, 105 (1953).

LOWELL, F. C.: Evidence for the existence of low antibodies for crystalline insulin. Proc. Soc. exp. Biol. (N. Y.) **49**, 167 (1942).

LOWELL, F., and W. FRANKLIN: Induced insulin resistance in rabbit. J. clin. Invest. **28**, 199 (1949).

MANN, CAROLINE, B.: Studies on the neutralization of guinea-pig insulin by antibodies to insulin produced in the same species. Abstr. Coll. on Immunol. of Insulin, London, Sept. 1955.

MOLONEY, P. J.: Endogenous and pancreatic insulins. Ciba Found. Coll. Endocrinol., Vol. 14, p. 169. Immunoassay of Hormones. WOLSTENHOLME, G. E. W., and M. P. COMERON. Ed. London: Churchill 1962.

—, and M. COVAL: Antigenicity of insulin: Diabetes induced by specific antibodies. Biochem. J. **59**, 179 (1955).

MORCOS, R. H., S. ABD EL NABY, H. DITSCHUNEIT und E. F. PFEIFFER: Über die Ursache der Insulinresistenz bei der Insulinschocktherapie in der Psychiatrie. Med. Klin. **60**, 1073, 1078 (1965).

NELSON, R. A. jr.: The immun-adherence phenomenon: An immunologically specific reaction between microorganisms and erythrocytes leading to enhanced phagocytosis. Science **118**, 733 (1953).

NOSSAL, G. J. V., and O. MAKELA: Kinetic studies on the incidence of cells appearing to form two antibodies. J. Immunol. **88**, 604 (1962).

—, A. SZENBERG, G. L. ADA, and C. M. AUSTIN: Single cell studies on 19 S antibody production. J. exp. Med. **119**, 485 (1964).

OAKLEY, G. W.: Disk. Bem. in Immunology of Insulin. London, Sept. 1965.

PFEIFFER, E. F.: Lack of correlation between immunologic neutralization of biologic action and antigenetic reactivity of certain proteic hormones (insulin, ACTH). In: Euratom-Symposium über „Problems connected with the preparation and use of labelled proteins in Tracer studies", Pisa, 17.—19. 1. 1966. J. labelled comp. (In press).

— Acquisitions récentes concernant l'immunologie de l'insuline. Société d'Endocrinologie, Faculté des Sciences, Université de Paris 3. März 1966. (Ann. Endocr. (Paris) (Im Druck).

—, u. J. BEYER: Die Hypoglycämien. In Handbuch des Diabetes mellitus, Pathophysiologie und Klinik, Bd. II. E. F. PFEIFFER. Herausg. München: J. F. Lehmanns Verl. 1966. (Im Druck).

—, u. H. DITSCHUNEIT: Aktuelle Probleme der Diabetestherapie. Dtsch. med. Wschr. **87**, 2290 (1962).

RABINOWITZ, Y.: Separation of lymphocytes, polymorphonuclear leucocytes on glass columns including tissue observations. Blood **23**, 811 (1964).

RENOLD, A. E.: Immunologic response to homologous and heterologous insulin in cattle and in sheep. Evidence for immune insulinitis in cattle and possibly in sheep. Coll. on Immunol. of Insulin. London, Sept. 1965.

—, J. STEINKE, J. S. SOELDNER, R. E. SMITH, and H. N. ANTONIADES: Immunologic response of heifers to the administration of porcine and bovine (homologous) insulin. J. clin. Invest. **42**, 969 (1963).

SAMOLS, E., and V. JONES: Insulin resistance, and the relationship of human antibodies to insulin when measured by three different methods. 1. Jahresversammlung Europ. Ges. Diabetesforschung. Montecatini, 20.—22. IV. 1965, Abstr. Nr. 16.

SHIPP, J. C., R. O. RUSSELL, J. STEINKE, M. L. MITCHELL, and W. B. HADLEY: Insulin Resistance with High Levels of Circulating Insulin-like Activity Demonstrable in Vitro and in Vivo. Diabetes, **10**, 1 (1961).

SKOM, H. H., and D. W. TALMAGE: Nonprecipitating Insulin Antibodies. J. clin. Invest. **37**, I. 783 (1958).

— — The Role of Nonprecipitating Insulin Antibodies in Diabetes. J. clin. Invest. **37**, I. 797 (1958).

SMITH, L. F.: Diskussionsbem. anl. Coll. on Immunology of Insulin. London, Sept. 1965 (Im Druck).

SÖNKSEN, P. H., J. P. ELLIS, and C. LOWY: Plasmainsulin: A correlation between bioassay and immunoassay. Brit. med. J. **5455**, 209 (1965).

STEINKE, J., and J. S. SOELDNER: Insulin resistance; Differentiation into two types by measurement of serum Insulin-like activity in vitro. Diabetes, **14**, 432 (1965).

TORESON, W. E., R. FELDMAN, J. C. LEE, and G. M. GRODSKY: Pathology of diabetes mellitus produced in rabbits by means of immunisation with beef insulin. Amer. J. clin. Path. (Abstr.) **42**, 531 (1964).

VOLPE, R., J. EVANS, D. W. CLARKE, N. FORBATH, and R. EHRLICH: Evidence favoring the sarcomatous origin of an insulinlike substance in a case of fibrosarcoma with hypoglycemia. Amer. J. Med. **38**, 540 (1965).

WEIGER, R. W., and A. R. COLWELL: The inhibition of insulin action by serum gamma globulin. Clin. Res. Proc. **4**, 123 (1956).

WILSON, S., and G. H. DIXON: A Comparison of cod and bovine insulins. Nature (Lond.) **191**, 876 (1961).

— —, and A. C. WARDLAW: Resynthesis of cod insulin from its polypeptide chains and the preparation of cod-ox „hybrid" insulins. Biochim. biophys. Acta (Amst.) **62**, 483 (1962).

YAGI, Y., P. MAIER, and D. PRESSMAN: Two different anti-insulin antibodies in guinea pig antisera. J. Immunol. **89**, 442 (1962).

YALOW, R. S., and S. A. BERSON: Immunologic aspects of insulin. Amer. J. Med., **31**, 882 (1961).

Morphologie des Inselapparates beim Diabetes des Menschen

W. Gepts

Laboratoire d'Anatomie pathologique de l'Université Libre de Bruxelles - (Hôpital Brugmann) et Fondation Médicale Reine Elisabezh - Brüssel - Belgien

Referat

Durch die biochemischen sowie biologischen Studien der letzten Jahre kommt man immer mehr zur Überzeugung, daß der menschliche Diabetes einer kongenitalen metabolischen Störung entspricht, für deren Auslösung die anatomischen Abweichungen der Langerhansschen Inseln keine primäre Rolle spielen. Trotz des kongenitalen Ursprungs dieses metabolischen Fehlers, tritt der Diabetes fast nie seit der Geburt auf, im Gegenteil aber oft erst spät im Laufe des Lebens. Seinem Erscheinen geht eine mehr oder weniger lange Phase voran, während welcher keine Störung des Kohlenhydratstoffwechsels wahrzunehmen ist, aber wohl eine erhöhte Insulinaktivität des Serums. Dieses läßt annehmen, daß während der prädiabetischen Phase ein extrapankreatischer Faktor die Insulinwirkung hemmt und die B-Zellen einer Überstimulierung unterwirft.

Viele Diabetologen sind heutzutage der Meinung, daß die Widerstandsmöglichkeit des Inselgewebes gegen den extrapankreatischen diabetogenen Faktor den klinischen Anfang der Krankheit bedinge. In unserem Referat werden wir prüfen, inwiefern die modernen Angaben der Inselpathologie mit diesem Schema vereinbar sind. Wir werden auch versuchen, den Zusammenhang zu finden zwischen den klinisch-biologischen Eigenschaften des Diabetes im Laufe seiner Entwicklung einerseits und der Pathologie des Inselgewebes andererseits.

1. Morphologie des Inselapparates während der prädiabetischen Phase

Unter prädiabetischer Phase verstehen wir den Lebensabschnitt, welcher bei Patienten, die genetisch bestimmt sind, Diabetiker zu werden, dem klinischen Anfang der Krankheit vorangeht. Der Zustand des Inselgewebes während dieser Phase ist nicht bekannt.

Durch die Bereitwilligkeit von Dr. R. E. Scully und Dr. Ph. M. Le Compte (Boston) konnten wir kürzlich das Pankreas eines Patienten untersuchen, welcher genetisch prädiabetisch war und an einer idiopathischen Kardiomyopathie starb. Dieses Pankreas zeigte eine bedeutende Makropolynesie. Leider hat die minderwertige Konservierung keine genaue cytologische Beobachtung zugelassen. Wenn diese Makropolynesie sich jedoch noch bei weiteren ähnlichen Fällen bestätigen ließe, so wäre sie der Beweis einer Inselüberstimulierung während der prädiabetischen Phase.

Die Inselhypertrophie stimmt vollkommen überein mit der erhöhten Insulinaktivität des Serums, welche zahlreiche Forscher bei den Prädiabetikern beob-

achteten. Sie würde dann auch den endgültigen Beweis liefern daß eine Inselhypo-
plasie nicht die Ursache des menschlichen Diabetes ist.

2. Morphologie des Inselapparates am klinischen Anfang des jugendlichen Diabetes

Mac Lean und Ogilvie (1959) beobachteten, daß die Langerhansschen Inseln bei
akuten jugendlichen Diabetikern oft groß sind und daß die Gesamtmasse des Inselgewebes nur wenig unter dem Wert der Nichtdiabetiker liegt. Sie schließen
daraus, daß das Inselgewebe zu Beginn der klinischen Krankheitsmanifestation
sozusagen normal ist.

Unsere persönlichen Beobachtungen (Gepts 1965), bestätigen nur teilweise,
die der schottischen Autoren. Im Pankreas von 22 jugendlichen Diabetikern,
welche weniger als 6 Monate nach den ersten Zeichen der Krankheit starben,
fanden wir große Inseln sowie eine mäßige Verminderung des gesamten Inselgewebes. Eine cytologische Studie, welche Mac Lean und Ogilvie nicht unternahmen,
offenbarte jedoch, daß die meisten Inseln bei den jugendlichen Diabetikern aus
kleinen undifferenzierten Zellen bestehen, und daß sie keine oder nur wenige
B-Zellen enthalten. Die Anzahl der B-Zellen liegt meistens niedriger als 10% des
Wertes gleichaltriger Nichtdiabetiker. Im Gegenteil zu Mac Lean und Ogilvie
(1959), glauben wir also, daß das Inselgewebe schon bei der klinischen Auslösung
der Krankheit stark geschädigt ist.

Die erhöhte Seruminsulinaktivität vieler jugendlicher Diabetiker in diesem
Stadium ist demnach nicht Ausdruck eines normalen Inselgewebes. Sie ist
das Ergebnis einer maximalen Überaktivität der restlichen B-Zellen. Das
cytologische Bild dieser Zellen bringt deutliche Beweise für eine sekretorische
Hyperaktivität: die Zellen sind groß, vollständig entgranuliert; ihr Kern ist
hypertrophisch, das Cytoplasma enthält große Mengen Ribonucleinsäure als
Hinweis auf eine erhöhte Proteinsynthese.

Bei zahlreichen juvenilen Diabetikern können inflammatorische Infiltrate um
und in den Inseln gefunden werden. Diese Infiltrate welche von Meyenburg
(1940) als Insulitis bezeichnet hat, werden klassisch als Seltenheit betrachtet.
Unsere persönlichen Beobachtungen (Gepts, 1965) stimmen damit nicht überein.
Wir trafen sie bei 15 unter 22 jugendlichen Diabetikern, welche innerhalb von
6 Monaten nach dem klinischen Beginn der Krankheit starben. Sie werden niemals
bei chronischen Formen des jugendlichen Diabetes noch bei Altersdiabetikern gefunden. Meistens greifen diese Infiltrate nur eine kleine Anzahl Inseln an. Sie
bestehen aus Lymphocyten und Histiocyten.

3. Morphologie des Inselapparates bei den chronischen jugendlichen Diabetikern

Im Pankreas der meisten jugendlichen Diabetiker, bei denen die Krankheit
schon seit mehr als einem Jahr besteht, fehlen die B-Zellen vollständig. In diesen
Fällen weist das Pankreas Inseln von verschiedenen Größen auf. Meistens sind die
Inseln klein und bestehen nur aus kleinen, atrophischen und ganz undifferenzierten
Zellen. Bei wenigen der jugendlichen Diabetiker sind die B-Zellen noch anwesend, wenn auch in viel geringerer Zahl als bei den gleichaltrigen Nichtdiabetikern.

Das fast vollständige Verschwinden der B-Zellen bei den meisten jugendlichen Diabetikern stimmt gut mit den klinischen und biologischen Kennzeichen der Krankheit bei diesen Patienten überein. Sie können Insulin nicht entbehren und benötigen oft hohe Dosen. Das Serum dieser Patienten enthält oft nur minimale Quantitäten Insulin.

4. Morphologie des Inselapparates bei den Altersdiabetikern

Zwei Studien (Mac Lean und Ogilvie, 1955; Gepts, 1957) kamen zur gleichen Folgerung, daß nämlich bei den Altersdiabetikern die Gesamtmasse des Inselgewebes nur mäßig vermindert ist.

Ferner bestand ein Übergewicht der A-Zellen in den Inseln dieser Diabetiker. Dieses Übergewicht entspricht nicht einer wirklichen Hyperplasie der A-Zellen, deren Gesamtmasse nicht erhöht ist. Sie entspringt einer quasi ständigen Verminderung der Anzahl B-Zellen, deren Wert nur 40 bis 50% von dem gleichaltriger Nichtdiabetiker beträgt.

Im Gegenteil, zu dem was wir bei den akuten jugendlichen Diabetikern beschrieben, zeigen die B-Zellen bei den Altersdiabetikern nur mäßige Hypersekretionszeichen. Bei einer kleinen Anzahl dieser Diabetiker fehlen diese Zeichen sogar vollständig. Die verhältnismäßig große Anzahl B-Zellen steht im Einklang mit den biologischen Befunden, welche bei den Altersdiabetikern eine beinahe normale Insulinaktivität des Serums aufweisen.

Bei den Altersdiabetikern findet man im Inselstroma oft Fibrose und Hyalinose. Diese Veränderungen sind jedoch nicht spezifisch. Sie werden auch, aber weniger häufig, bei Nichtdiabetikern gefunden.

Diskussion

Wie kann man die Pathologie des menschlichen Diabetes im Lichte der neuesten histologischen Studien auffassen?

Es ist sehr unwahrscheinlich, daß eine kongenitale anatomische Abweichung der Langerhansschen Inseln die primäre Ursache des Diabetes wäre. Biologische und morphologische Anzeichen stützen die Hypothese, daß ein noch schlecht präzisierter Faktor welchen Herr Dr. A. Renold besprechen wird, die periphere Wirksamkeit des Insulins hemmt. Dadurch würde das Inselgewebe einer längeren Hyperstimulierung unterworfen. Bei den jugendlichen Diabetikern führt diese Hyperstimulierung nach einiger Zeit zur Schädigung des Inselgewebes. Die B-Zellen werden immer seltener und sind beim klinischen Ausbruch der Krankheit schon größtenteils verschwunden. Durch eine bedeutende Hyperaktivität versuchen die erhaltenen B-Zellen das Gleichgewicht zu bewahren. Nach einer meist kurzen Evolution verschwinden sie schließlich vollständig und lassen an ihrer Statt nur undifferenzierte, wahrscheinlich vollkommen unaktive Zellen übrig. Der Zerstörungsmechanismus der B-Zellen ist noch nicht geklärt. Die häufig bei jugendlichen Diabetikern vorkommende hydropische Umwandlung dieser Zellen wurde lange als eine Erschöpfung angesehen. Lazarus und Volk (1962) zeigten aber, daß sie oft nur eine Glykogenüberlastung darstellt ohne Schädigung der Zellorganellen. Die Anwesenheit von Entzündungsinfiltraten inner- und außerhalb der Inseln hat während der letzten Jahre zur Hypothese einer immun-pathologischen Schädigung geführt.

Ein immunologischer Angriff ist jedoch nicht die einzige mögliche Ursache dieser Infiltrate. Diese könnten auch durch eine direkte Infektion (Virus) verursacht sein. Weiterhin könnten sie einer aseptischen Entzündung entsprechen zufolge der Zerstörung der Inselzellen durch einen toxischen Faktor oder zufolge ihrer Hyperaktivität.

Die experimentelle Wiedergabe der Insulitisschäden bei Tieren durch immunologische Wege (LACY u. Mitarb., 1963; RENOLD u. Mitarb., 1964; TORESON u. Mitarb., 1964) spricht für die Immunitätshypothese. Die Übereinstimmung der experimentellen Insulitis mit der des menschlichen jugendlichen Diabetes genügt jedoch nicht um entscheidend den immunpathologischen Ursprung der letzten zu befestigen.

Bei den Altersdiabetikern ist die Inselschädigung bei weitem nicht so ausgeprägt. Bei diesen Patienten bleibt eine verhältnismäßig hohe Anzahl B-Zellen bestehen. Trotz der Hyperglykämie dieser Patienten, weisen ihre B-Zellen oft nur wenige oder keine Hyperaktivitätszeichen auf. Die Feststellung von PFEIFFER u. Mitarb. (1959) und von YALOW und BERSON (1961) verdient im Verband hier mit erwähnt zu werden. Diese Autoren stellten eine Insulinsekretionsstarre bei den Altersdiabetikern fest. Die Insulinantwort auf eine Glucoseüberlastung ist bei diesen Patienten langsamer als bei Nichtdiabetikern. Die Ursache dieser Sekretionsträgheit wurde bisher noch nicht erfaßt. Zu ihrer Erklärung wurden zwei Hypothesen vorgeschlagen.

Für MOSCHCOWITZ (1951), LIEBEGOTT (1959), LAZARUS und VOLK (1962) wäre sie das Ergebnis der Inselstromaschädigung (Fibrose, Hyalinose) zufolge der Arteriosklerose, welche bei den Altersdiabetikern besonders ausgeprägt ist. Diese Hypothese erklärt nicht auf befriedigende Weise warum in anderen Fällen bedeutender Arteriosklerose (wie z. B. bei Hypertonikern) kein Diabetes besteht.

Die Zweite Hypothese ist die einer Anomalie des Enzymmechanismus, welcher in den B-Zellen die Synthese und die Insulinabgabe beaufsichtigt. Bis jetzt ist es schwer, diese Hypothese zu kontrollieren, da technische Schwierigkeiten eine gründliche biochemische Studie des Inselgewebes beim Menschen sehr mühsam machen. Einige vorbereitende Beobachtungen stützen die Hypothese einer enzymatischen Anomalie. Bei vielen Altersdiabetikern zeigen die Inseln oft eine niedrigere Aktivität der sauren Phosphatase (GEPTS, 1964). Bei Patienten mit einem insulinsezernierenden Tumor zeigen die Inseln außerhalb des Tumors und durch diese zum Ruhestand gebracht, dieselbe Aktivitätsverminderung der sauren Phosphatase (GEPTS, unveröffentlichte Beobachtung). Es ist nun aber gut bekannt, daß bei diesen Patienten die Hyperglykämiekurve oft Diabetes vortäuscht. Bei Neugeborenen ist die saure Phosphataseaktivität der B-Zellen auch schwach. In diesem Alter enthält das Serum weniger Insulin als beim Erwachsenen. Eingehendere Studien werden noch nötig sein um die Ursache der Sekretionsstarre der B-Zellen beim Altersdiabetiker zu erklären.

Die jetzt meist angenommene Hypothese, nach welcher der klinische Ausbruch des Diabetes bedingt wäre durch den Widerstand des Inselgewebes gegen einen extrapankreatischen diabetogenen Faktor, gilt nur für die jugendlichen Diabetiker. Bei den Altersdiabetikern tritt die Hyperglykämie in einem Stadium auf, in welchem die B-Zellen noch verhältnismäßig zahlreich sind und fähig scheinen, die Glykämie zu normalisieren. Die bisher noch unerklärte Sekretionsstarre der B-Zellen spielt wahrscheinlich eine bedeutende Rolle in der Hyperglykämie der Altersdiabetiker. Unsere heutigen Kenntnisse erlauben nicht zu entscheiden, ob die Sekretionsstarre einen kongenitalen Fehler darstellt oder ein Anpassen der B-Zellen an eine chronische Hyperstimulierung durch den extrapankreatischen diabetogenen Faktor.

Literatur

Ferner, H.: Das Inselsystem des Pankreas. Stuttgart: Thieme 1952.

Gepts, W.: Contribution à l'étude morphologique des ilots de Langerhans au cours du diabète. Ann. Soc. roy. Sci. méd. nat. Brux. **10**, 5 (1957).

— Enzyme histochemistry and thin sections of the islets of Langerhans in human diabetes mellitus. Report at the 5th Meeting of the International Diabetes Federation, Toronto 1964 — Excerpta med. — International Congress Series n° **74**, 128 (1964).

— Pathologic Anatomy of the Pancreas in Juvenile Diabetes Mellitus. Diabetes **14**, 619 (1965).

Lacy, P. E., P. H. Wright, and J. L. Silverman: Eosinophilic infiltration in the pancreas of rats injected with anti-insulin serum. Fed. Proc. **22**, 60 (1963).

Lazarus, S. S., and B. W. Volk: The pancreas in human and experimental Diabetes, p. 107. New York: Grune & Stratton 1962.

Liebegott, G.: In Aussprache zu den Referaten. Verh. dtsch. Ges. Path. **1959**, 106.

MacLean, N., and R. F. Ogilvie: Observations on the pancreatic tissue of young diabetic subjects. Diabetes 8, 83 (1959).

Moschcowitz, E.: Relationship of hyperplastic Arteriosclerosis to Diabetes Mellitus. Ann. intern. Med. **34**, 1137 (1951).

Pfeiffer, E. F., H. Ditschuneit und R. Ziegler: Über die Bestimmung von Insulin im Blute am epididymalen Fettanhang der Ratte mit Hilfe markierter Glucose. Klin. Wschr. **39**, 415 (1961).

Renold, A. E., J. S. Soeldner, and J. Steinke: Immunologic studies with homologous and heterologous pancreatic insulin in the cow. Ciba Foundation Colloquia. Vol. 15. Aetiology of diabetes mellitus and its complications, p. 122. Edited by Cameron, M. P., and M. O'Connor. London: J. and A. Churchill 1964.

von Meyenburg, H.: Über „Insulitis" bei Diabetes. Schweiz. med. Wschr. 21, 5541 (1940).

Yalow, R. S., and S. A. Berson: Immunoassay of Plasma Insulin in Man. Diabetes **10**, 339 (1961).

Zur Pathogenese des Diabetes mellitus*

A. E. Renold

Institut de Biochimie Clinique, Université de Genève, Schweiz

Mit 4 Abbildungen

Referat

Vor bald 45 Jahren erzielten Banting und Best im Sommer 1921 die ersten pankreatischen Extrakte, die im pankreaslosen Hunde sich als hypoglykämisch erwiesen, und entdeckten damit das Insulin. Aus dieser Beobachtung, und aus der vorangegangenen Beobachtung von Minkowski und von Mering, daß Pankreatektomie beim Hunde zu einem dem menschlichen Diabetes ähnlichen Syndrom führt, entstand die allgemein anerkannte Hypothese, daß die Pathogenese des Diabetes mellitus auf einen Mangel an Insulin zurückzuführen sei. Auch heute zweifeln wir nicht daran, daß eine absolute oder relative Insulinkarenz bei der Pathogenese des diabetischen Zustandes eine führende Rolle spielt, wir fragen uns aber auch, und vor allem, worauf diese Karenz zurückzuführen ist.

Hierbei ist es wohl zweckmäßig, den Insulin-abhängigen Jugenddiabetes vom Insulin-unabhängigen Reifediabetes zu unterscheiden, da uns Wrenshall und seine Mitarbeiter in Toronto (1) bereits 1952 darauf aufmerksam gemacht haben, daß die Insulinreserven beim Jugenddiabetes wohl auf nahezu null absinken, daß sie beim Reifediabetes aber häufig im Bereiche der Norm zu messen sind.

1. Immunbedingte Pathogenese des jugendlichen Diabetes mellitus

Es sei mir vielleicht vorerst erlaubt, einen persönlichen Standpunkt zu vertreten — den Jugenddiabetes betreffend — einen Standpunkt der an die Berichte von Pfeiffer (2) und von Gepts (3) anklingt: Nur beim Jugenddiabetiker, und zwar nur während der allerersten Monate der Krankheit, werden in den Langerhansschen Inseln lymphocytäre Infiltrate vorgefunden, die um die Jahrhundertwende beschrieben wurden, und denen von Meyenburg den Namen Insulitis verliehen hat (4, 5, 6). Wie Pfeiffer es schon erwähnte, gelang es uns zuerst bei Rindern, eine experimentelle Insulitis hervorzurufen, und zwar durch Immunisation mit sowohl arteigenem, als auch mit artfremden Insulin, über viele Monate hinweg (7, 8). Diese Beobachtung, also die experimentelle Erzeugung einer immunbedingten Insulitis, ist nicht auf Rinder beschränkt; sie läßt sich auch beim Schaf nachweisen wo wir ebenfalls, ganz wie beim Rind, mit Leichtigkeit die Bildung zirkulierender Antikörper hervorrufen konnten, die sowohl arteigenes wie auch artfremdes Insulin binden (9). Wichtiger jedoch als diese zirkulierenden

* Die Arbeiten des Institut de Biochimie Clinique werden durch den Schweizerischen Nationalfonds zur Förderung der wissenschaftlichen Forschung (Kredit Nr. 3618) und die Emil Barell-Stiftung zur Förderung der medizinisch-wissenschaftlichen Forschung unterstützt.

Antikörper sind wohl in diesem Fall zellgebundene, oder zellproduzierte Antikörper, die vielleicht die Fixierung der Lymphocyten in der Gegend der Insulin-
Produktionsstätte, also den Langerhansschen Inseln, zu erklären vermöchten.

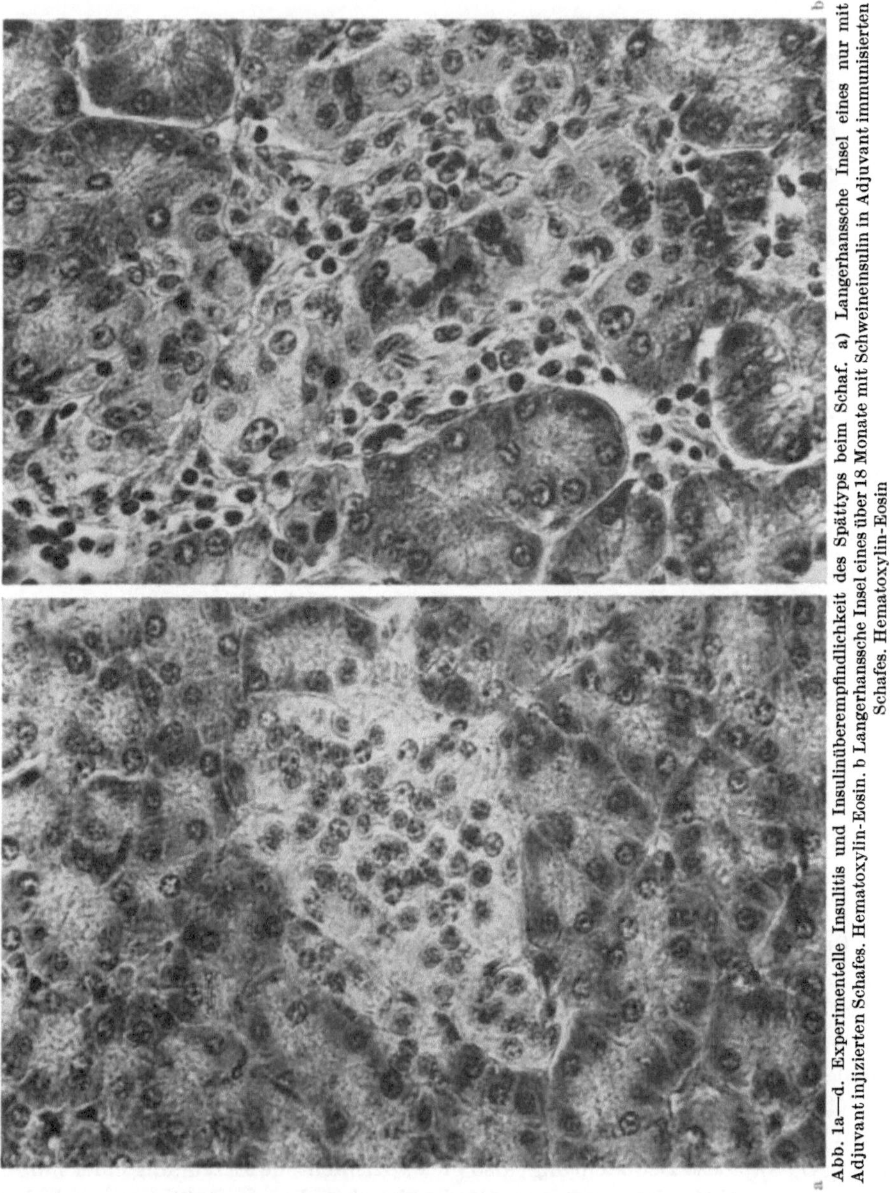

Abb. 1a—d. Experimentelle Insulitis und Insulinüberempfindlichkeit des Spättyps beim Schaf. a) Langerhanssche Insel eines nur mit Adjuvant injizierten Schafes. Hematoxylin-Eosin. b Langerhanssche Insel eines über 18 Monate mit Schweineinsulin in Adjuvant immunisierten Schafes. Hematoxylin-Eosin

Wir sind denn auch mit besonderem Interesse bei den immunisierten Schafen der
Tatsache begegnet, daß neben den insulären Infiltraten auch eine Immunreaktion
vom Spättyp auf Insulin zustande kommt (Abb. 1).

Ohne vorläufig irgendwie in der Lage zu sein, eine etwaige insuläre Reaktion
des Autoimmuntyps beim Menschen zu erwarten, zwingen uns doch solche Beob-

achtungen dazu, uns auch mit dieser pathogenetischen Möglichkeit auseinanderzusetzen. Dieser pathogenetische Werdegang ließe sich am ehesten bei Diabetikern
des Jugendtyps erwarten, weil ja gerade bei diesen im Frühstadium die Insulitis

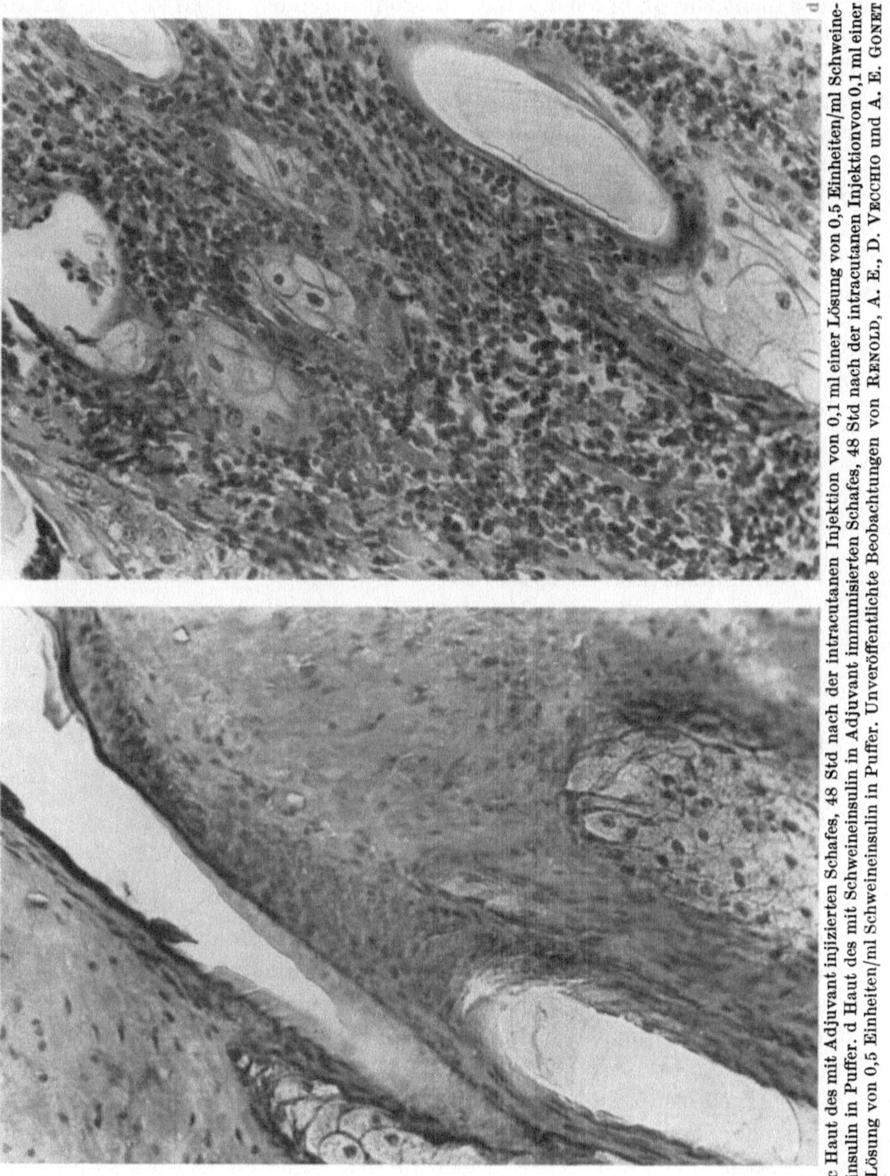

c Haut des mit Adjuvant injizierten Schafes, 48 Std nach der intracutanen Injektion von 0,1 ml einer Lösung von 0,5 Einheiten/ml Schweineinsulin in Puffer. d Haut des mit Schweineinsulin in Adjuvant immunisierten Schafes, 48 Std nach der intracutanen Injektion von 0,1 ml einer Lösung von 0,5 Einheiten/ml Schweineinsulin in Puffer. Unveröffentlichte Beobachtungen von Renold, A. E., D. Vecchio und A. E. Gonet

beschrieben wurde, und weil auch der spätere Verlauf demjenigen bei anderen
vielleicht autoimmun entzündlich bedingten Endokrinopathien entspricht:
Atrophie und Verschwinden des betroffenen endokrinen Gewebes, wie dies etwa
bei idiopatischem Myxödem oder bei nichtinfektiöser Atrophie der Nebennierenrinde vermutet wird.

2. Pathogenetische Bedeutung
eines durch Insulin-Unterempfindlichkeit gezeichneten Zustandes

Die weit häufigere Form des Diabetes Mellitus aber ist der Reifediabetes, bei dem es nicht zur Atrophie der Insulin-produzierenden Zellen kommt, wie dies aus histologischen Betrachtungen und auch aus den schon erwähnten Befunden von Wrenshall (1) hervorgeht. Schon 1 Jahr früher, 1951, hatten Lawrence und Bornstein (10) ebenfalls darauf hingewiesen, daß beim Reifediabetes die Insulinähnliche Wirkung des Blutserums nicht vermindert ist, ein Befund der mehrmals mit anderen biologischen Testsystemen, so z. B. am Rattendiaphragma, bestätigt wurde. Ich erwähne hier noch die 1960 mit Steinke erhobenen Befunde am Epididymalfett der Ratte, die ebenfalls darauf hinweisen, daß die Insulin-ähnliche Aktivität des Serums unbehandelter Diabetiker nicht nur nicht unter, sondern sogar — im Kollektivum — über der Norm liegt (11). Biologische Meßmethoden

Tabelle 1. *Mögliche Ursachen der Insulin-Unterempfindlichkeit*

I. Humoral — Hormonal: Hypophyse (STH, ACTH ....)
                             Nebennierenrinde
                             Nebennierenmark
                             ....

— Stoffwechselbedingt: Freie Fettsäuren
                             Ketonkörper
                             ....

— Antikörper

— Unbekannt: (meist Hypophysenabhängig):
                             Synalbumin (? B-Kette des Insulins)
                             Transport-Protein ?
                             Andere

II. Verminderte Permeabilität der Capillaren

                   ? Verdickte Basalmembran

III. Zellgebundene Insulinresistenz

stoßen allerdings oft, und oft mit Recht, auf Mißtrauen, und diese Sachlage wurde deshalb recht eigentlich erst dann allgemein akzeptiert, als Yalow und Berson, ebenfalls 1960 (12) mit Hilfe einer immunochemischen Methode darstellten, daß beim Patienten mit Reifediabetes das immunologisch meßbare Seruminsulin nicht unter der Norm liegt, ja sogar daß es nach Traubenzuckergabe zwar verlangsamt, aber dann bedeutend erhöht im Blut erscheint. Da diese Hyperinsulinämie nicht zu Hypoglykämie führt, läßt sich aus der Beobachtung nur eines folgern: nämlich, daß mit der Hyperinsulinämie zusammen ein Zustand von Insulin-Unterempfindlichkeit besteht. Dies ist die unabwendbare Fragestellung mit der wir uns heute befassen müssen, da es sich vielleicht hier um den primären oder doch wenigstens um einen, dem primären Defekt näheren pathogenetischen Faktor handeln könnte.

Welches sind nun die möglichen Ursachen dieser Insulin-Unterempfindlichkeit ? Im großen und ganzen werden diese Ursachen heute in drei Gegenden gesucht: *humoral*, also im zirkulierenden Blut, in der *Capillarwand*, oder *in der Zelle* selbst. Die größte Beachtung finden wohl heute humorale, und zwar hormonale Faktoren, was ja auch nicht weiter verwunderlich ist, da der ganze Begriff der unterschiedlichen Insulinempfindlichkeit auf die Beobachtungen von HOUSSAY (*13*) und von YOUNG (*14*), Ende der 20er und Anfang der 30er Jahre, bei hypophysektomierten oder bei mit Hypophyseextrakten injizierten Tieren, zurückgeht. In Betracht kommen denn auch hypophysäre Hormone, oder Hormone des Nebennierenmarkes oder der Nebennierenrinde. Daß diese endokrinen Drüsen beim Zustandekommen der Insulin-Unterempfindlichkeit irgendwie mitspielen, scheint wohl gesichert, doch scheint sehr viel weniger gesichert, daß die Hormone selbst, die von diesen Drüsen sezerniert werden, die direkten Ursachen der Unterempfindlichkeit darstellen.

Hormone oder andere humorale Faktoren können auch eine *Stoffwechselbedingte* Insulin-Unterempfindlichkeit hervorrufen, wie dies vor allem RANDLE (*15*) für freie Fettsäuren und Ketonkörper hervorgehoben hat. Daß Insulin-Antikörper in Frage kommen, ist selbstverständlich, aber solche sind bisher bei nicht mit Insulin behandelten Diabetikern nicht mit Sicherheit festgestellt worden.

Großes Interesse gilt zur Zeit humoralen Faktoren noch unbekannter Art, die ebenfalls Hypophysen-abhängig zu sein scheinen, und zu denen das von VALLANCE-OWEN beschriebene Synalbumin (*16*) oder gewisse mehr oder weniger „klebrige" Transportproteine gehören würden (*17*). Mein Mitarbeiter YOUNG, der sich schon seit Jahren mit dem Problem des humoralen Insulin-Antagonismus abgibt, verficht sogar die interessante These, daß es sich bei diesem Antagonismus um einen generell gültigen Regulationsfaktor handelt, der jeweils die größere oder kleinere Tendenz zur direkten Verbrennung von Kohlenhydrat im Muskel oder aber zu dessen Stapelung als Reservematerial im Fett zu regeln hat. Er konnte z. B. nachweisen, daß die Insulinempfindlichkeit des isolierten Rattenherzens im Sommer regelmäßig größer ist als im Winter, und daß es sich hierbei um einen photoperiodischen, hypothalamisch bedingten humoralen Effekt handelt (*18*).

Wir kommen nun zu den Faktoren deren Substrat die *Capillarwand* oder die Zelle selbst wäre. Neuerdings ist verschiedentlich darauf hingewiesen worden, daß eine wesentliche Komponente der diabetischen Angiopathie, nämlich die Verdickung der Basalmembran der Capillaren, vielleicht nicht Folge, sondern unter Umständen Ursache der diabetischen Stoffwechselstörungen überhaupt darstellen könnte. Eine Reihe von Autoren, worunter besonders SIPERSTEIN (*19, 20*) haben darauf hingewiesen, daß die Verdickung der Basalmembran der Capillarwand, bei genetisch prädisponierten sog. potentiellen Diabetikern mit sehr viel größerer Häufigkeit zu finden ist, als bei gleichaltrigen Kontrollpersonen. Es ist dies eine sicher als wesentlich zu betrachtende Möglichkeit, die wir zur Kenntnis nehmen, und deren Weiterentwicklung wir mit besonderem Interesse entgegensehen.

Auf die Möglichkeit einer besonders stark ausgebildeten *zellgebundenen Insulinresistenz* deuten die Beobachtungen meines Mitarbeiters STAUFFACHER, der bei gewissen Mäusestämmen, bei denen Diabetes mit Fettsucht gekoppelt ist, eine auf den Muskel beschränkte und sehr deutliche Resistenz gegen Insulin gefunden hat. In der von STAUFFACHER benutzten Versuchsanordnung wird dem zu untersuchenden Versuchstier eine geringe Menge Insulin, zusammen mit einer Spur radioaktiv markierter Glucose intraperitoneal injiziert. Die Insulindosis ist so gewählt, daß sie nicht dazu genügt den Blutzucker zu senken oder andere auf den ganzen Organismus verbreitete Wirkungen zu entfalten, aber ausreicht um die an die Peritonealhöhle angrenzenden Gewebe zu beeinflussen, wie dies zuerst von Rafaelsen (*21, 22*) nachgewiesen wurde. Nach einer Wartezeit von 1 Std. wird die Verarbeitung der Glucose zu Glykogen im Zwerchfell und zu Glykogen oder Fett im peritonealen Fettgewebe gemessen. Abb. 2 enthält vorerst den Beweis

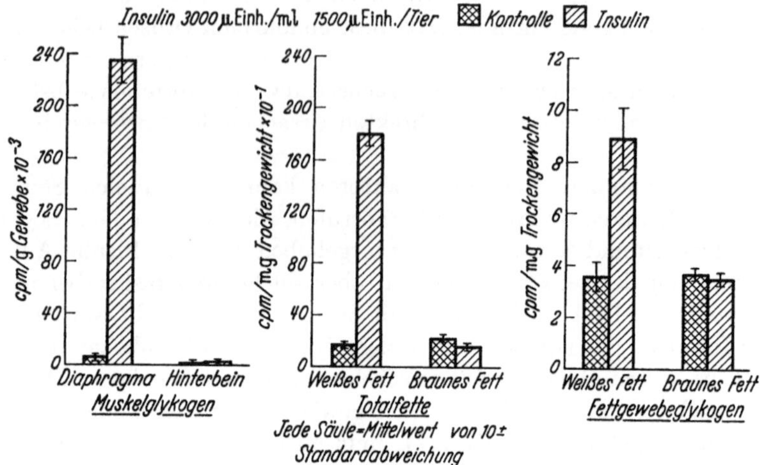

Abb. 2. Intraperitoneale Injektion von radioaktiv markierter Glucose und niedrigen Insulindosen: Vergleich der Insulinwirkung auf extraperitoneale und an das Peritoneum grenzende Muskel- und Fettgewebe. Daten von Stauffacher et al. (*23*)

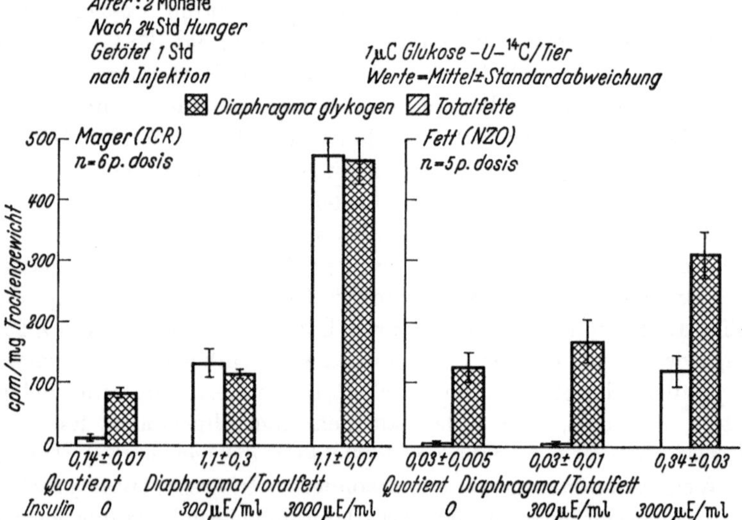

Abb. 3. Intraperitoneale Injektion von radioaktiv markierter Glucose und niedrigen Insulindosen bei nichtfettsüchtigen (ICR) und fettsüchtigen (NZO) Mäusen. Daten von Stauffacher et al. (*23*)

dafür, daß die intraperitoneal injizierten kleinsten Mengen von Insulin nur peritoneale Gewebe beeinflussen: wir sehen, links, daß in Gegenwart von Insulin sehr viel mehr Radioaktivität in das Zwerchfellglykogen eingebaut wird, während in anderen Muskeln, hier durch die Muskeln der hinteren Extremität dargestellt, keine derartige Wirkung zustandekommt. Ebenso sehen wir in der mittleren Partie der Abbildung, daß eine sehr frappante Insulinwirkung auf die Ablagerung von Fett in peritoneales Fettgewebe zustandekommt, daß diese Wirkung sich aber nicht auf peritonealfernes Fett, hier interskapuläres Fett, erstreckt.

In Abb. 3 wird die Verarbeitung von markierter Glucose zu Fett im intraperitonealen Fettgewebe (schraffierte Säulen) mit der Verarbeitung zu Glykogen im Zwerchfell (weiße Säulen) verglichen. Die linken drei Säulenpaare beziehen sich auf Kontrolltiere ohne Tendenz zu Diabetes und Fettsucht, die rechten drei Säulenpaare auf Versuche bei Tieren mit der als „Neuseeland-Obes" bezeichneten Anomalie die zu Fettsucht und Hyperglykämie neigen. Es läßt sich sofort erkennen, daß die schraffierten Säulen, also diejenigen die sich auf Fettgewebe beziehen, in beiden Mäusegruppen ungefähr gleich hoch sind, während die weißen Säulen, die sich auf das Muskelgewebe beziehen, auf einen sehr viel geringeren Stoffwechsel der Glucose zu Glykogen im Zwerchfell deuten und auf eine sehr deutliche Insulin-Unterempfindlichkeit in der zu Fettsucht und Hyperglykämie neigenden Gruppe (23).

3. Spontandiabetes beim Tier:
mögliche Modelle der diabetischen Pathogenese beim Menschen

Somit haben wir nun ein mir besonders am Herzen liegendes Thema angebrochen, dasjenige der Benutzung zum Erforschen der Pathogenese des Diabetes mellitus beim Menschen, von Tieren mit Spontandiabetes, die uns als wirkliche

Tabelle 2. *Spontandiabetes bei Kleintieren in Laborzucht (1966)*

	Diabetes	Adipositas	Inseln	ILA* oder IRI**
Mäuse				
1. Obes-Gelb (*24, 25*)	+	+	+	
2. Obes-Bar Harbor (*26, 27*)	++	++	++	++
3. Obes-Neuseeland (*28, 29*)	+	++	++	++
4. Adipös-Schottland (*30*)	+	++		
5. Diabetisch-Japan (KK) (*31*)	++	+	+	
6. Diabetisch-Bar Harbor (*32*)	+++	+		
7. C_3Hf × I-Wellesley (*33, 34*)	+	+	+++	++
8. Stachelmaus (*35*)	++	++	+++	++
Ratten				
9. Fatty-Waltham (*36*)	( )	++		
10. Sandratte (*37, 38*)	++	+	±	++
Hamster				
11. Chinesischer Hamster (*39, 40*)	+++	( )		

* ILA = Insulin-like activity; Insulin-ähnliche biologische Aktivität
** IRI = Immuno-reactive Insulin; Immun-reaktives Insulin

Modellversuche der Natur der genutzte Zufall manchmal zur Verfügung stellt. Wie aus Tab. 2 ersichtlich ist, gibt es heute elf bekannte Kleintierstämme die in Laborzucht einen Spontandiabetes aufweisen. Auffallend ist hier, daß bei fast allen („elf" ausgenommen) Diabetes mit Fettsucht verbunden ist. Auffallend ist ebenfalls, daß bei vielen dieser Tiere Diabetes und Adipositas mit einer Hyperplasie der Langerhansschen Inseln einhergehen, wobei sich nachweisen läßt, daß ganz besonders die Insulin-produzierenden B-Zellen an dieser Hyperplasie beteiligt sind. Dies läßt sich auch besonders daraus ableiten, daß in solchen Pankreata sehr viel mehr Insulin enthalten ist, als bei Kontrolltieren. Da wo im Serum ebenfalls biologische oder immunologische Insulinaktivität gemessen wurde, besteht eine gute Konkordanz zwischen der Hyperplasie der Inseln und erhöhten Werten an Seruminsulin. Es handelt sich also nicht etwa um „Inselkröpfe", sondern um aktiv sezernierendes Gewebe.

Ein extrem interessantes Tier ist das in Tab. 2 mit „7" bezeichnete, das die F-1-Generation der Kreuzung von zwei reinen Inzuchtstämmen darstellt (*33, 34*).

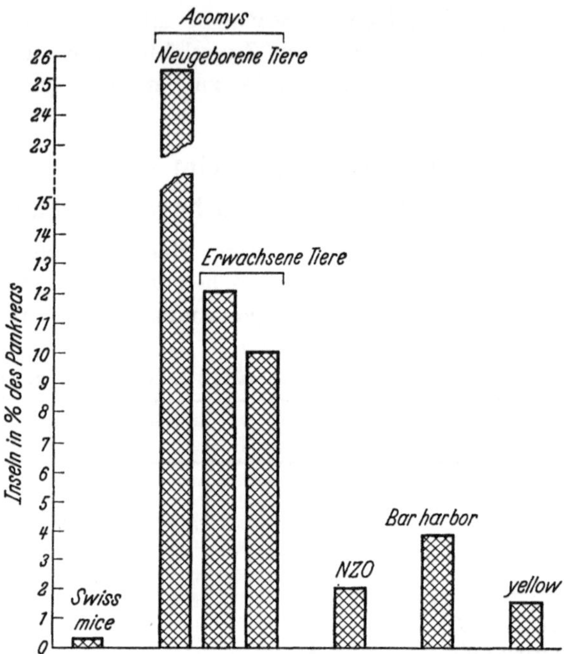

Abb. 4. Anteil (in Prozent) der Langerhansschen Inseln am Gewicht des Pankreas bei verschiedenen Mäusestämmen: *Swiss mice* = normale Albinomäuse; *Acomys* = Stachelmaus; *NZO* = Obes-Neuseeland; *Bar Harbor* = Obes-Bar Harbor; *yellow* = Obes-gelb. Daten von GONET et al. (*35*)

Während beide Elternstämme nicht zu Fettsucht oder Diabetes neigen, findet man bei einem hohen Prozentsatz der Produkte ihrer Kreuzung eine extreme Hyperplasie der Inselzellen, die sogar zuerst als Tumoren gedeutet wurde. Selbst diese Tiere mit ihren enormen Insulinreserven, neigen zu Fettsucht und zu Diabetes. Es kann wohl kaum ein besseres Beispiel dafür geben, daß es tatsächlich biologische Situationen gibt bei denen selbst reichlich angebotenes endogenes Insulin nicht wirksam ist!

Ich möchte noch kurz eine weitere Maus erwähnen, in der Tabelle mit „8" bezeichnet: Acomys Cahirinus, die Stachelmaus, die im südöstlichen Mittelmeerraum und Ostafrika zu Hause ist. Sie wurde zufällig durch meinen Mitarbeiter GONET (*35*) entdeckt. Wie aus Abb. 4 ersichtlich, ist die Inselhyperplasie besonders eindrücklich: bei diesen Tieren bilden die hauptsächlich aus B-Zellen bestehenden Inseln bis zu 25% des Pankreas, während bei der Maus der normale endokrine

Pankreasanteil selten 1% übersteigt! Aber auch hier, bei diesem extremen Reichtum an Insulin-produzierendem Gewebe, finden wir häufig Diabetes, dessen Auftreten zuerst mit völliger Entgranulierung, später mit extremer hydropischer Degeneration einhergeht. Wenn wir genauer verstehen könnten, warum Tiere, wie die Stachelmaus, trotz enormer Insulinreserve so Insulin-unterempfindlich werden, daß dennoch diabetische Degeneration eintritt, so würden wir sicher auch etwas dabei lernen, das uns beim besseren Verstehen des menschlichen Reifediabetes zugute käme!

Eines noch: Tiere wie die Stachelmaus sind auch deshalb von besonderem wissenschaftlichen Interesse, weil wir das morphologische Substrat der enormen Hyperplasie der Insulin-produzierenden Zellen verfolgen können. Und so interessiert uns denn auch besonders, daß PICTET, vom histologischen Institut Professor Rouillers, mit dem Elektronenmikroskop bei der Stachelmaus reichlich Zellen nachweisen konnte, die zweifelsohne *Übergangsformen von exokrinem und endokrinem Typ* darstellen (*41*)!

Noch einige Bemerkungen zum diabetischen Hamster („11" in Tab. 2) und zu der in Laborzucht oft adipös und diabetischen Sandratte („10" in Tab. 2). Vom chinesischen Hamster, den YERGANIAN zuerst beschrieb (*39*), lernen wir, daß nicht nur die Genetik des menschlichen Diabetes, sondern auch die Genetik gewisser Formen des Spontandiabetes bei Tieren, noch viel Ungewisses birgt. Bei diesen Hamstern tritt Diabetes gehäuft auf bei Inzucht von Diabetes-behafteten Stämmen. YERGANIAN berichtete jedoch, daß in gewissen Stammbäumen einer Generation mit fast 100%igem Auftreten des Diabetes, bei Bruder-Schwester-Kreuzung zweier diabetischer Geschwister, Diabetes bei deren Abkömmlingen wieder *weniger* gehäuft auftritt (*40*)! Dies deutet auf eine auch beim menschlichen Diabetes langsam in den Vordergrund rückende Komplikation: das durchaus mögliche plurigenetische Wesen der diabetischen Disposition.

Die Sandratte hingegen lehrt uns, daß Diabetes bei diesem Wüstentier nur dann auftritt, wenn es unter Laboratoriumsbedingungen sehr viel calorienreicher ernährt wird als dies in der natürlichen Umgebung der Fall sein kann, wo sich die Sandratte hauptsächlich von wasserarmen und elektrolytreichen Kakteen ernährt. Hier wird also die diabetische Disposition nur durch das Verpflanzen in andere Umweltsbedingungen dargestellt, ganz wie dies vielleicht auch beim Menschen der Fall ist. Sowohl bei Indianerstämmen in den Vereinigten Staaten (*42*) wie besonders bei umgesiedelten Indern nach der Gegend von Durban, Natal, Südafrika (*43*), sind ganz enorme Zunahmen der Häufigkeit des Diabetes beschrieben worden, Zunahmen, die wohl am wahrscheinlichsten auf die geänderten Lebensbedingungen, mit Abnahme der physischen Aktivität und Zunahme der Calorien, vielleicht auch des Rohrzuckers in der Nahrung zurückzuführen sind.

Ich möchte diese Betrachtung zur Pathogenese des Diabetes mellitus nicht verlassen ohne noch auf den so besonders eleganten Gedankengang von NEEL (*44*) zu verweisen, der seine 1962 erschienene Arbeit wie folgt betitelt: „*Diabetes Mellitus: ein sparsamer Genotyp, der durch Fortschritt zum Nachteil wird?*" Er vertritt in dieser Arbeit die These, daß Diabetes mellitus unter den bis vor kurzem herrschenden Bedingungen des menschlichen Lebens: jagend und gejagt, vielleicht einen Vorteil darstellte, da der zu Diabetes neigende auch zur besonders raschen und vollkommenen Stapelung der Calorien in Form von Fett neigte und sich somit bei langen Zeiten des Fastens eines Vorteils erfreute. Der Gedankengang ist nicht zu beweisen, ist aber von ungewöhnlicher Bedeutung, da er ja tatsächlich die Frage stellt, ob es sich beim *Alters*diabetes wirklich um eine Krankheit handelt oder nur um einen Zustand, der noch bis vor kurzem als innerhalb der Streuungsbreite der Norm zu bezeichnen war, und der erst heute beim Fortschreiten der Zivilisation, sich als krankhaft entpuppt. Allerdings hat LABHART kürzlich darauf hingewiesen, daß der Neelsche Gedankengang fast besser auf Adipositas als auf Diabetes paßt (*45*).

4. Insulin-Sekretionsstarre

Wir sind in diesen Betrachtungen mehr auf die Insulin-Unterempfindlichkeit und auf die bei Spontandiabetes im Laboratoriumstier so häufige Hyperplasie der Langerhansschen Inseln eingegangen. Wesentlich ist aber wohl auch der Begriff einer *Sekretionsstarre*, wie ihn GEPTS (*3*) bereits erwähnte, und wie er besonders von PFEIFFER (*46*) und auch von YALOW und BERSON (*12*) geprägt wurde. Dieser Begriff stellt die frühe Verzögerung der fast sofortigen Reaktion der Insulinsekretion auf stimulierende Einflüsse in den Vordergrund. Worauf diese Sekretionsstarre beruhen würde, ist bisher unbekannt, wenn auch LACY (*47*) vorgeschlagen hat, daß vielleicht eine ähnliche Permeabilitätsstörung der Capillaren, wie sie vielleicht in der Peripherie den Zutritt des Hormons zu den Insulin-empfindlichen Geweben herabsetzt, in den Inseln selbst den Übertritt von Insulin aus den Zellen in den Blutstrom verzögern könnte.

Wie können wir *zusammenfassen* ?

1. Zur Pathogenese des Diabetes mellitus ist immer noch zu bejahen, daß schwerer Jugenddiabetes im Verschwinden aller Insulinreserven endet.

2. Es handelt sich hier jedoch nur um das Endstadium einer bei jedem Diabetiker mehr oder weniger langen pathogenetischen Entwicklung, deren Ursache uns unbekannt bleibt.

3. Es ist nicht ausgeschlossen, daß beim Jugenddiabetes genetisch bedingte Autoimmunfaktoren mitspielen.

4. Besonders beim Reifediabetes besteht lange eine jedenfalls nicht verminderte, oft sogar vermehrte Insulinreserve im Pankreas und im Blut. Diese deuten somit auf das Bestehen einer *relativen* Insulinresistenz.

5. Jede befriedigende pathogenetische Erklärung wird diese relative Insulinresistenz erklären müssen und uns verstehen lassen, warum — beim Menschen wie auch beim spontandiabetischen Tier — Diabetes so oft mit Fettsucht gekoppelt ist.

6. Die Genetik der Veranlagung zum menschlichen Diabetes — wie auch diejenige des Spontandiabetes bei Tieren — ist sehr wahrscheinlich komplexer als bisher angenommen.

7. Wir fragen noch: hat diese Wandlung unserer pathogenetischen Vorstellungen praktische Folgen ?

Ich glaube, wir müssen ja antworten im allgemeinen Sinn, denn diese Wandlung spornt uns dazu an, weiter und noch angestrengter zu suchen, um vielleicht den wichtigsten aller therapeutischen Schlüssel zu finden: den der *Vorbeugung*, des Verhinderns des Diabetikerwerden.

Die Frage ist aber auch, im spezielleren Sinn, zu verneinen, denn es ergeben sich vorerst keine therapeutischen Konsequenzen mit Ausnahme derjenigen, die *Diät* weiterhin und noch fester in der Therapeutik und der schon heute möglichen teilweisen Vorbeugung zu verankern.

Literatur

1) WRENSHALL, G. A., A. BOGOCH, and R. C. RITCHIE: Extractable insulin of pancreas. Diabetes 1, 87 (1952).

2) PFEIFFER, E.: Dieses Symposium, Seite 26.

3) GEPTS, W.: Dieses Symposium, Seite 40.

4) v. MEYENBURG, H.: Über Insulitis bei Diabetes. Schweiz. med. Wschr. **70**, 554 (1940).

5) LeCOMPTE, P. M.: Insulitis in early diabetes. Arch. Path. **66**, 450 (1958).

6) GEPTS, W.: In Fortschritte der Diabetesforschung, S. 133. Stuttgart: Thieme 1963.

7) RENOLD, A. E., J. S. SOELDNER, and J. STEINKE: Immunological studies with homologous and heterologous pancreatic insulin in the cow. Ciba Foundation Colloquia on Endocrinology. Diabetes **15**, 122 (1963).

8) LeCOMPTE, P. M., J. STEINKE, J. S. SOELDNER, and A. E. RENOLD: Changes in the islets of Langerhans in cows injected with heterologous and homologous insulin. Diabetes **15**, 586 (1966).

9) RENOLD, A. E., D. VECCHIO und A. E. GONET: In Vorbereitung.

10) BORNSTEIN, J., and R. D. LAWRENCE: Plasma insulin in human diabetes mellitus. Brit. med. J. **2**, 1541 (1951).

11) STEINKE, J., K. W. TAYLOR, and A. E. RENOLD: Insulin and insulin antagonists in the serum of untreated juvenile diabetes. Lancet **1961**, I, 30.

12) YALOW, R. S., and S. A. BERSON: Plasma insulin concentrations in nondiabetic and early diabetic subjects. Diabetes **9**, 254 (1960).

13) HOUSSAY, B. A., et A. BIASOTTI: C. R. Soc. Biol. (Paris) **105**, 121 (1930).

14) YOUNG, F. G.: Permanent experimental diabetes produced by pituitary (anterior lobe) injections. Lancet **1937**, II, 372. — Insulin and Insulin antagonism. Endocrinology **73**, 654 (1963).

15) RANDLE, P. H.: Vortrag 12. Symposion der Deutschen Gesellschaft für Endokrinologie (nicht gedruckt).

16) VALLANCE-OWEN, J., and M. D. LILLEY: An insulin antagonist associated with plasma albumin. Lancet **1961**, I, 804.

17) ANTONIADES, H. N., K. GUNDERSEN, P. M. BEIGELMAN, H. M. PYLE, and J. A. BOUGAS: Studies on the state, transport and regulation of insulin in human blood. Diabetes **11**, 261 (1962).

18) YOUNG, D. A. B.: Hypothalamic (photoperiodic) control of a seasonal antagonism to insulin in the rat heart. J. Physiol. (Lond.) **178**, 530 (1965).

19) SIPERSTEIN, M. D., W. NORTON, R. H. UNGER, and L. L. MADISON: Muscle capillary basement membrane width in normal diabetic and prediabetic patients. Clin. Res. **14**, 101 (1966).

20) — Trans. Ass. Amer. Phycns. 1966 (In press).

21) RAFAELSEN, O.: Glycogen content of rat diaphragm after intraperitoneal injection of insulin and other hormones. Acta physiol. scand. **61**, 314 (1964).

22) RAFAELSEN, O., V. LAURIS, and A. E. RENOLD: Localized intraperitoneal action of insulin on rat diaphragm and epididymal adipose tissue in vivo. Diabetes **14**, 19 (1965).

23) STAUFFACHER, W., O. B. CROFFORD, B. JEANRENAUD, and A. E. RENOLD: Comparative studies of muscle and adipose tissue metabolism in lean and obese mice. Ann. N. Y. Acad. Sci. **131**, 528 (1965).

24) CUÉNOT, L.: Les races pures et leurs combinaisons chez les souris. Arch. Zool. Exp. Gen. **3**, 123 (1905).

25) HELLERSTROM, C., and B. HELLMAN: The islets of Langerhans in yellow obese mice. Metabolism **12**, 527 (1963).

26) MAYER, J.: The obese hyperglycemic syndrome of mice as an example of „metabolic" obesity. Amer. J. clin. Nutr. 8, 712 (1960).

27) Christophe, J.: Le syndrome récessif obésité — hyperglycémie de la souris. Ses relations possibles avec le diabète gras humain. Bull. Acad. roy. Méd. Belg. **5**, 309 (1965).

28) Bielschowsky, M., and F. Bielschowsky: A new strain of mice with hereditary obesity. Proc. Univ. Otago med. Sch. **31**, 29 (1953).

29) Sneyd, J. G. T.: Pancreatic and serum insulin in the New Zealand strain of obese mice. J. Endocr. **28**, 163 (1964).

30) Falconer, D. S., and J. H. Isaacson: Adipose, a new inherited obesity of the mouse. J. Hered. **50**, 6 (1959).

31) Nakamura, M.: A diabetic strain of the mouse. Proc. Japan Acad. **38**, 348 (1962).

32) Hummel, K. P., M. M. Dickie, and D. L. Coleman: Diabetes, a new mutation in the mouse. Science **153**, 1127 (1966).

33) Jones, E. E.: Spontaneous hyperplasias of the pancreatic islets associated with glucosuria in hybrid mice. A preliminary report. Wenner-Gren Symposium on islet structure and function, p. 189. London: Pergamon Press 1964.

34) Like, A. A., J. Steinke, E. E. Jones, and G. F. Cahill, Jr.: Pancreatic studies in mice with spontaneous diabetes mellitus. Amer. J. Path. **46**, 621 (1965).

35) Gonet, A. E., W. Stauffacher, R. Pictet, and A. E. Renold: Obesity and diabetes mellitus with striking congenital hyperplasia of the islets of Langerhans in spiny mice (Acomys Cahirinus). Diabetologia **1**, 162 (1966).

36) Zucker, T. F., and L. M. Zucker: Hereditary obesity in the rat associated with high serum fat and cholesterol. Proc. Soc. exp. Biol. (N. Y.) **110**, 165 (1962).

37) Schmidt-Nielsen, K., H. B. Haines, and D. B. Hackel: Diabetes mellitus in the sand rat induced by standard laboratory diets. Science **143**, 689 (1964).

38) Hackel, D. B., L. Frohman, E. Mikat, H. E. Lebovitz, K. Schmidt-Nielsen, and T. D. Kinney: Effect of diet on the glucose tolerance and plasma insulin levels of the sand rat (Psammomys obesus). Diabetes **15**, 105 (1966).

39) Meier, H., and G. A. Yerganian: Spontaneous hereditary diabetes mellitus in chinese hamster. I. Pathological findings. Proc. Soc. exp. Biol. (N. Y.) **100**, 810 (1959).

40) Yerganian, G.: Spontaneous diabetes mellitus in the chinese hamster, Cricetulus griseus. IV. Genetic aspects. Ciba Foundation Colloquia on Endocrinology **15**, 25 (1964).

41) Pictet, R., et A. E. Gonet: Cellules mixtes (exocrines et endocrines) dans le pancreas de la souris à piquants Acomys Cahirinus. C. R. Acad. Sci. (Paris) **262**, 1123 (1966).

42) West, K. M., J. M. Kalbfleisch, and J. H. Stein: International epidemiology of diabetes. Excerpta med. International Congress, Series **74**, 64 (1964).

43) Campbell, G. D.: Diabetes in Asians and Africans in and around Durban. S. Afr. med. J. **37**, 1195 (1963).

44) Neel, J. V.: Diabetes mellitus: A „thrifty" genotype rendered detrimental by progress. Amer. J. hum. Genet. **14**, 353 (1962).

45) Labhart, A.: Endogene und exogene Faktoren des Diabetes: Heredität, Adipositas, Zivilisation. Helv. med. Acta **32**, 349 (1965).

46) Pfeiffer, E. F., M. Pfeiffer, H. Ditschuneit und C. S. Ahn: Über die Bestimmung von Insulin im Blut am epididymalen Fettanhang der Ratte mit Hilfe markierter Glucose. Klin. Wschr. **37**, 1239 (1959).

47) Lacy, P. E.: Pancreatic beta-cell. Ciba Foundation Colloquia on Endocrinology **15**, 75 (1964).

Der potentielle Diabetes (sog. Prädiabetes)

K. Jahnke, H. Daweke, W. Schilling, R. Rüenauver und K. Oberdisse

Aus der 2. Medizinischen Klinik und Poliklinik der Universität Düsseldorf
(Direktor: Prof. Dr. K. Oberdisse)

Mit 9 Abbildungen

Referat

Prädiabetes bedeutet „vor dem Diabetes". So lange jedoch das Wesen des Diabetes selbst nur unvollkommen bekannt ist, muß auch jede Definition des Prädiabetes unvollkommen bleiben.

Dennoch hat sich der Begriff Prädiabetes für Klinik und Forschung als außerordentlich fruchtbar erwiesen. Er setzt voraus, daß die typischen diabetischen Störungen des Kohlenhydratstoffwechsels einer Phase andersartiger Stoffwechselanomalien und klinischer Symptome nachfolgen.

Die praktischen Konsequenzen dieser Vorstellung liegen auf der Hand: sie zielen auf die Erfassung und Behandlung prädiabetischer Zustände hin, um der Entwicklung zum irreversiblen manifesten Diabetes mit allen seinen Folgen vorzubeugen.

Der Begriff Prädiabetes ist nicht neu. Er war ursprünglich eine rein klinische Konzeption. Sie ergab sich aus der Beobachtung, daß charakteristische Symptome einem Diabetes um viele Jahre vorausgehen können. Auf die Bedeutung solcher Zusammenhänge hat der Gynäkologe Skipper (71) schon 1933 aufmerksam gemacht.

Dem klinischen Begriff Prädiabetes wurde dann ein diagnostischer Aspekt zugeordnet. In zahlreichen Arbeiten wurde versucht, prädiabetische Symptome möglichst frühzeitig als solche zu identifizieren. Besonderes Interesse fand der Glucosetoleranztest unter Cortisonprovokation von Fajans und Conn (27) und der intravenöse Glucosetoleranztest mit Bestimmung des Glucoseassimilationskoeffizienten nach Conard (15). An großen Untersuchungsreihen konnten Oberdisse, Schilling, Blank und Hüter (59, 70) zeigen, daß beide Tests bei diabetessuspekten Symptomen etwa 1,6mal häufiger abnorme Resultate ergeben als der Standard-Glucose-Toleranztest.

Es war aber bald klar, daß auch diese Tests nur die Feststellung einer bereits vorhandenen latent-diabetischen Störung des Kohlenhydratstoffwechsels, also nicht die unmittelbare Einordnung klinischer Symptome als prädiabetisch zulassen.

Der Begriff Prädiabetes wurde daher auf seinen pathophysiologischen Inhalt reduziert, zumal aus Untersuchungen von Steinke und Renold (74) 1961 entnommen werden konnte, daß bei Personen mit hochgradiger genetischer Diabetesbelastung, aber noch normaler Glucosetoleranz, erhöhte Insulinaktivitäten im Blut bestehen können.

Daraus ergab sich die heute allgemein akzeptierte Konzeption eines dynamischen Ablaufes der diabetischen Krankheitsentwicklung (s. Abb. 1).

An ihrem Anfang steht die mit der Konzeption übertragene diabetische Erbanlage, an ihrem Ende der manifeste klinische Diabetes. Gewöhnlich führen erst die klassischen Symptome des akuten Schubes zu seiner Feststellung.

Davor durchläuft jeder Diabetes die Phase der Latenz. Sie ist durch die verminderte Glucosetoleranz charakterisiert, die am frühesten unter Stress-Bedingungen erkennbar wird.

Von diesem latenten Stadium ist der Prädiabetes abzugrenzen. Er umfaßt die Phase zwischen Konzeption und dem ersten möglichen Nachweis einer verminderten Glucosetoleranz (*10, 11, 16, 18, 28*).

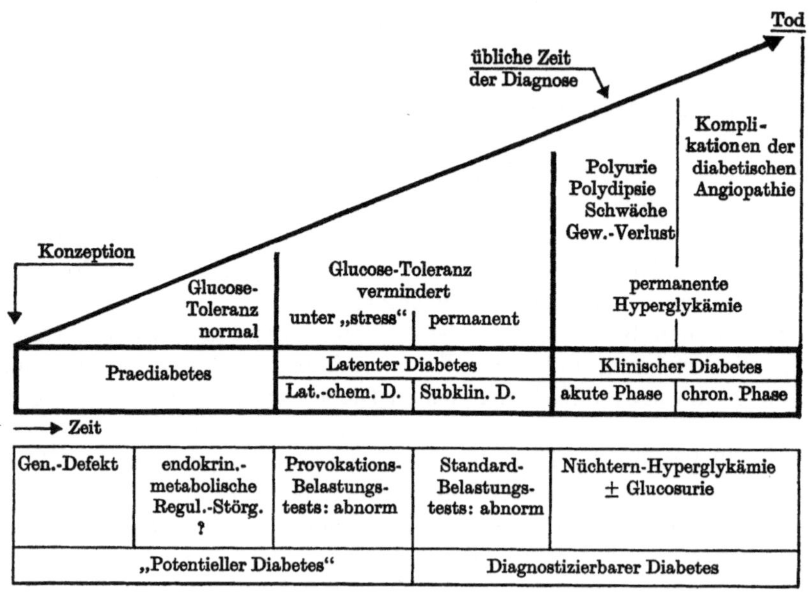

Abb. 1. Verlauf und Diagnose des Diabetes

Jeder Diabetes hat die Phase des Prädiabetes durchlaufen. Ein Prädiabetes muß aber nicht notwendigerweise in den klinischen Diabetes einmünden.

Obwohl die Glucosetoleranz bei Prädiabetes noch normal ist, impliziert dieser Begriff bereits einen Krankheitswert, auf den bestimmte Symptome hindeuten können. Sie entziehen sich jedoch der Diagnose mit herkömmlichen Untersuchungsverfahren. Ihre Bewertung ist erst nach Eintritt des Diabetes, also retrospektiv, möglich. Man bezeichnet sie daher besser als potentiell-diabetische Symptome.

Dem diagnostizierbaren Diabetes steht damit der potentielle Diabetes gegenüber, dessen Grenzen sich nicht absolut mit denen der pathophysiologisch definierten Phase des Prädiabetes decken müssen.

I.

Potentielle Diabetiker sind Menschen, die am Ende diabetisch werden können. Welche Voraussetzungen und klinischen Symptome weisen darauf hin?

Die entscheidende Voraussetzung ist die *diabetische Erbanlage*, die das Erkrankungsrisiko wesentlich mitbestimmt. Um die Abschätzung des genetischen Erkrankungsrisikos hat sich vor allem STEINBERG *(73)* bemüht. Er hat seinen Berechnungen die Annahme zugrunde gelegt, daß die diabetische Erbanlage durch ein einheitliches Gen repräsentiert wird, der Erbmodus recessiv ist und bei klinischer Erkrankung Homozygotie besteht.

Unter diesen Voraussetzungen errechnet sich das genetische Erkrankungsrisiko des nicht-diabetischen Zwillings eines Diabetikers zu 100%. Ebenso hoch ist das Risiko für Abkömmlinge von Eltern, die beide diabetisch sind (konjugale Diabetesbelastung). Sehr hoch — etwa 50 bis 80% — ist auch das genetische Risiko von Personen, deren einer Elternteil diabetisch ist und deren anderer Elternteil nächste diabetische Angehörige hat. Bei beidseitigen, aber entfernten diabetischen Verwandten wurde das Risiko zu 30 bis 40% berechnet.

GÜNTHER *(36)* hat allerdings wesentliche Gründe angeführt, die gegen einen einfachen recessiven und eher für einen unregelmäßig dominanten Erbgang sprechen. Daneben gibt es eine Reihe weiterer Einwände gegen die Prämissen von STEINBERG, so daß die von ihm ermittelten Risikozahlen wahrscheinlich zu hoch sind.

Wie dem auch sei: man kann annehmen, daß Personen mit erheblicher genetischer Belastung besonders häufig und frühzeitig einen latenten und klinischen Diabetes entwickeln werden.

Eine Unterstützung für diese Auffassung geben Untersuchungen der Glucosetoleranz bei gesunden, aber genetisch belasteten Personen (s. Abb. 2).

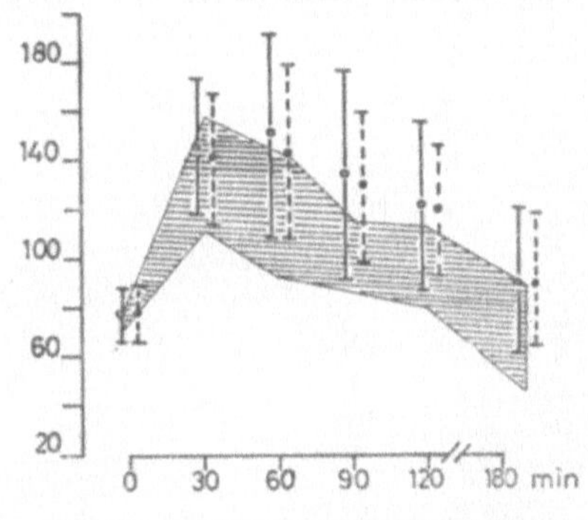

Abb. 2. Standard-Glucose-Toleranztest (100 g oral) bei genetischer Diabetesbelastung. |— ◯ —| nächste Angehörige diabetisch (nA), |— ● —| entfernte Angehörige diabetisch (eA); ▧ unbelastete Kontrollpersonen (K)

	n	Alter i. D. (Jahre)	Broca-Index % Soll
K	93	37	97 ± 8
nA	65	35	119 ± 26
eA	160	36	126 ± 33

Die Blutzuckermittelwerte nach oraler Glucosebelastung eines solchen Kollektivs von insgesamt 225 Personen sind signifikant über die Norm erhöht. Wir fanden allerdings keine Unterschiede zwischen hoher (nA) und geringerer (eA) genetischer Belastung, wie sie von TATON u. Mitarb. *(76)* bei 134 derartigen Personen gefunden wurden.

Auf den potentiellen Diabetes weisen ferner eine Reihe *klinischer Symptome* hin, die als prädiabetisch bezeichnet wurden und in der Tab. 1 zusammengestellt sind.

Von besonderer Bedeutung haben sich geburtshilfliche Komplikationen, degenerative Veränderungen am Gefäßsystem und Störungen des Fettstoffwechsels erwiesen.

Von gynäkologischer Seite wurde nach Einführung der Insulintherapie bald erkannt, daß alle Komplikationen einer diabetischen *Schwangerschaft* bereits viele Jahre vor dem Diabetes beobachtet werden können *(6, 7, 39, 40, 71)*. Die wesentlichen potentiell-diabetischen Symptome in der Schwangerschaft betreffen jedoch nicht die Mutter selbst, sondern den Foet. Zu ihnen gehört die hohe perinatale Mortalität. In der Serie von Jackson (41) betrug sie 2 bis 5 Jahre vor Feststellung des Diabetes 30 bis 50%, in den Jahren davor 15 bis 20%. Vor allem weisen wiederholte Totgeburten auf den potentiellen Diabetes der Mutter hin. Noch bedeutsamer ist der Nachweis einer Hyperplasie der Inselzellen im fetalen Pankreas (6). Er kann geradezu als Beweis für den mütterlichen Prädiabetes gelten, wenn außerdem eine familiäre Diabetesbelastung besteht und eine Erythroblastose ausgeschlossen ist.

Ob kongenitale Mißbildungen vor Auftreten des mütterlichen Diabetes gehäuft vorkommen, wird unterschiedlich beurteilt. Hoet (39) hat das nachdrücklich

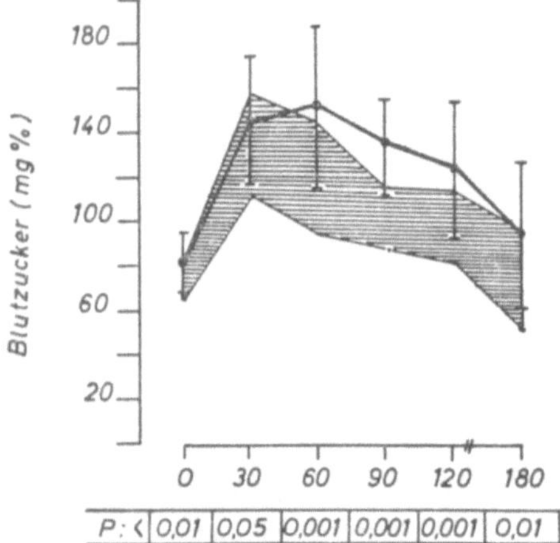

Abb. 3. Standard-Glucose-Toleranztest (100 g oral) bei Müttern (PD) von Kindern mit Geburtsgewicht 4500 g (außerhalb d. Gravidität)

	n	Alter i. D. (Jahre)	Broca-Index %
K	93	37	97 ± 8
PD	44	41	149 ± 26

▬ Kontrollpersonen (♀/ ± 1 SD-Streubereich)

Tabelle 1. *Klinische „Prädiabetes"-Symptome* [nach: Katsch (1950) und Jackson (1960)]

A. Geburtshilfliche Symptome

Geburt überschwerer Kinder (> 4500 g)
Wiederholte ungeklärte Totgeburten, bes. mit Hyperplasie der Langerhans'schen Inseln
Congenitale Mißbildungen
Wiederholte Gestosen, Hydramnion
Overlactation
Glucosurie und temporärer Diabetes in Schwangerschaft

B. Allgemeine Symptome

Fettsucht
idiopathische Hyperlipidämie, Xanthosis
Neigung zu Spontanhypoglykämie
auffällige Wachstumsschübe der Kinder
Temporärer „Stress"-Diabetes
Degenerative Gefäßveränderung vom Typ: diabetischer Angiopathie

bejaht. Nach den sorgfältigen Studien von Cardell (13) und von Reis (67) ist das nicht wahrscheinlich.

Übereinstimmung besteht aber darin, daß die Geburt von Kindern mit einem Geburtsgewicht von über 4500 g ein wichtiger Hinweis auf den potentiellen Diabetes der Mutter ist. In der Serie von Jackson (41) hatten 62% der Frauen vor Feststellung ihres Diabetes ein oder mehrere überschwere Kinder geboren. 31% der Kinder später diabetisch gewordener Mütter und fast 11% der Kinder später diabetisch gewordener Väter hatten ein Geburtsgewicht von mehr als 4500 g. Fitzgerald (30) teilte mit, daß ein Drittel von 61 Müttern überschwer geborener Kinder innerhalb von 13 Jahren einen Diabetes entwickelt hatten.

Das Verhalten der Glucosetoleranz bei Müttern überschwer geborener Kinder, die wir untersuchten, zeigt die Abb. 3. Die durchschnittliche Blutzuckerkurve nach oraler Glucosebelastung liegt signifikant über der Norm. Auch Ditschuneit u. a. fanden bei solchen Frauen eine im Durchschnitt verminderte Glucosetoleranz.

Eine zweite Gruppe von Symptomen des potentiellen Diabetes betrifft *Veränderungen an den Gefäßen.*

Es gibt eine Reihe von Berichten, nach denen die diabetische Retinopathie (*81*), wie auch die diabetische Nephropathie (*26, 68*) dem klinischen Diabetes voraufgingen. WOLFSOHN fand mit der Spaltlampe unter 2000 Nichtdiabetikern in 7% conjunctivale Mikroaneurysmata. 57% dieser Personen zeigten mehr oder weniger ausgeprägte Störungen der Glucosetoleranz.

Eingehende Studien über Gefäßveränderungen bei genetisch determinierten Prädiabetikern verdanken wir der Bostoner Arbeitsgruppe. Ihre Ergebnisse wurden von CAMERINI-DAVALOS (*10, 11, 12*) zusammengefaßt: charakteristisch waren Mikrozirkulationsstörungen in der Conjunctiva, vor allem eine Dilatation der Venolen; in Hautpunktaten wurde eine Verdickung der Gefäßwände mit Einlagerung von PAS-positivem Material nachgewiesen. Besondere Beachtung fand aber die Mitteilung, daß sich bei solchen Prädiabetikern elektronenmikroskopisch eine Verbreiterung der glomerulären Basalmembran nachweisen läßt. Sie kann als morphologisches Frühsubstrat des Kimmelstiel-Wilson-Syndroms gelten (*42, 60*). Auf Grund sorgfältiger Messungen an Nierenpunktaten konnte OSTERBY-HANSEN (*61*) eine solche Verdickung der Basalmembran bei frühem Diabetes allerdings nicht bestätigen.

Alle hier angeführten Befunde sind nicht diabetes-spezifisch. Bemerkenswert ist aber ihr Vorkommen und ihre Häufung bei Personen mit genetischer Diabetesbelastung oder latentem Diabetes. Das unterstützt die Annahme von DOLGER (*25*), LUNDBAEK (*20*) u. a., wonach die diabetische Angiopathie integrierender Bestandteil des Diabetes ist und nicht erst durch eine Hyperglykämie induziert wird.

Auch arteriosklerotische Gefäßveränderungen haben wahrscheinlich Beziehungen zum potentiellen Diabetes. In zahlreichen Untersuchungen wurde nachgewiesen, daß die Glucosetoleranz bei nichtdiabetischen Arteriosklerotikern häufig vermindert ist (*8, 14, 37, 48, 50, 51, 58*). Die Angaben schwanken allerdings beträchtlich und bewegen sich zwischen 20 bis 75% der Untersuchten. Personen mit Coronarsklerose und peripherer Arteriosklerose sind nach BÖHLE und SCHRADE (*8*) besonders häufig betroffen. Suspekt sind vor allem auch frühzeitige arteriosklerotische Manifestationen, zumal bei Frauen.

Ob und welche Beziehungen zum eigentlichen Prädiabetes bestehen, ist unklar. VALLANCE-OWEN (*80*) hat auf das gehäufte Vorkommen des Synalbumin-Insulinantagonisten im Serum bei Personen mit Myokardinfarkt hingewiesen. NIKKILÄ (*58*), PETERS (*63*) und KNICK (*50*) haben über Anomalien der Insulinsekretion bei solchen Patienten berichtet. SOLOFF (*72*) und COHEN (*14*) fanden Regulationsstörungen der freien Fettsäuren. Diese Befunde sind jedoch uneinheitlich. Weitere Einblicke darf man wohl von Stoffwechseluntersuchungen an isoliertem Gefäßmaterial erwarten, wie sie z. B. von WINEGRAD (*85*) u. a. durchgeführt werden.

Zu den Störungen des Fettstoffwechsels, die auf einen potentiellen Diabetes hinweisen können, gehört die *idiopathische Hyperlipämie.* Sie zeigt enge Beziehungen zum Diabetes. KINSELL und AHRENS (*49*) fanden bei 80% ihrer Hyperlipämiker diabetische Störungen des Kohlenhydratstoffwechsels, was unseren Erfahrungen vollkommen entspricht (*43*).

Wie die Abb. 4 zeigt, ist bei nicht-diabetischen Hyperlipämikern die durchschnittliche Blutzuckerkurve nach oraler Glucosebelastung signifikant über die Altersnorm erhöht.

Die Hyperlipämie geht dem späteren Diabetes oft lange Zeit voraus. Darauf hat schon Katsch (47) hingewiesen. Von 20 Hyperlipämikern, bei denen wir ursprünglich eine normale Glucosetoleranz feststellten, hatten innerhalb von 3 Jahren 10 diabetische Veränderungen, davon mehrere einen insulinbedürftigen Diabetes entwickelt. Die Kenntnis dieser Beziehungen ist nicht ohne Interesse, wenn man bedenkt, daß die idiopathische Hyperlipämie im fortgeschrittenen Alter viel häufiger ist — in unserem klinischen Krankengut etwa 0,7% — als angenommen wird.

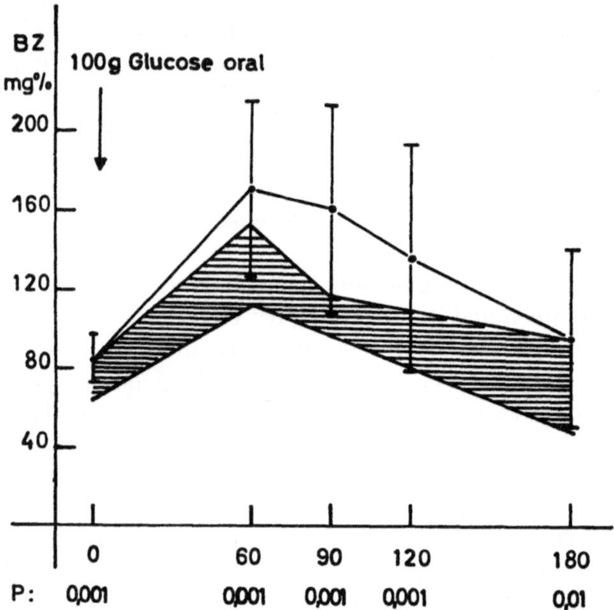

Abb. 4. Standard-Glucose-Toleranztest (100 g oral) bei idiopathischer Hyperlipämie (Esterfettsäuren > 1000 mg-%) (39 Fälle ohne klinischen Diabetes) normal (Alter 40)

Geläufig sind die engen Beziehungen zwischen *Fettsucht* und Diabetes. Der neuentdeckte Diabetes ist überaus häufig — etwa in 80% — mit Übergewicht, in etwa 50% mit Adipositas verbunden (45). Andererseits besteht bei nichtdiabetischen Adipösen häufig ein latenter Diabetes, unter 128 eigenen, mehrfach kontrollierten Fällen in 27%. Eine völlig normale Glucosetoleranz fand Grott (35) nur in 50% seiner Adipösen.

Die Fettsucht geht dem spätmanifesten Diabetes gewöhnlich jahrelang voraus und begleitet sehr häufig andere Symptome, die dem potentiellen Diabetes zugeordnet werden. So ist ein hoher Prozentsatz der Mütter überschwer geborener Kinder übergewichtig, von 48 Frauen, die wir untersuchten, nicht weniger als 40. Umgekehrt bringen adipöse Frauen häufig überschwere Kinder zur Welt. Unter 164 Kindern solcher Frauen, über die Medley (55) berichtete, hatten 22,5% ein Geburtsgewicht von mehr als 4000 g. Häufig ist auch das Zusammentreffen von idiopathischer Hyperlipämie mit Übergewicht. Wir fanden diese Kombination in

70% unserer Fälle. Bemerkenswert häufig ist ferner die Kombination von Übergewicht und genetischer Diabetesbelastung. Unter 225 Personen fanden wir sie in 61%, adipös (Übergewicht von mehr als 20% des Sollgewichtes) waren 34%. Fettsucht bei genetischer Diabetesbelastung muß als eines der wichtigsten Zeichen des potentiellen Diabetes angesehen werden.

II.

Alle hier geschilderten Symptome sind nur mittelbare Hinweise auf die diabetogene Potenz und ergeben sich vor allem aus der häufigen Koinzidenz mit Störungen der Glucosetoleranz. Sie erlauben es nicht, den Prädiabetes als definierte Phase abzugrenzen.

Um genauere Einblicke in das prädiabetische Stadium und damit vielleicht auch einige weitere diagnostisch brauchbare Kriterien zu erhalten, wurden in den letzten Jahren spezielle Untersuchungen an *konjugal mit Diabetes belasteten Personen*, die eine normale Glucosetoleranz haben, durchgeführt. Dabei war die Vorstellung maßgebend, daß ein Prädiabetes am ehesten und sichersten bei maximalem genetischen Erkrankungsrisiko anzutreffen ist.

Von der Bostoner Arbeitsgruppe (*10, 11, 12*) wurden dabei drei Befunde hervorgehoben: erstens diskrete Störungen der Glucosetoleranz, zweitens Erhöhung der Nüchternkonzentration freier Fettsäuren im Serum und drittens erhöhte Insulinaktivität im Nüchternblut.

Die Bostoner Erfahrungen wurden an 50 Fällen gewonnen. Ähnliche Beobachtungen konnten wir bei einer Serie von 56 Fällen machen. Der Durchschnitt unserer Fälle mit konjugaler Diabetesbelastung (s. Abb. 5)

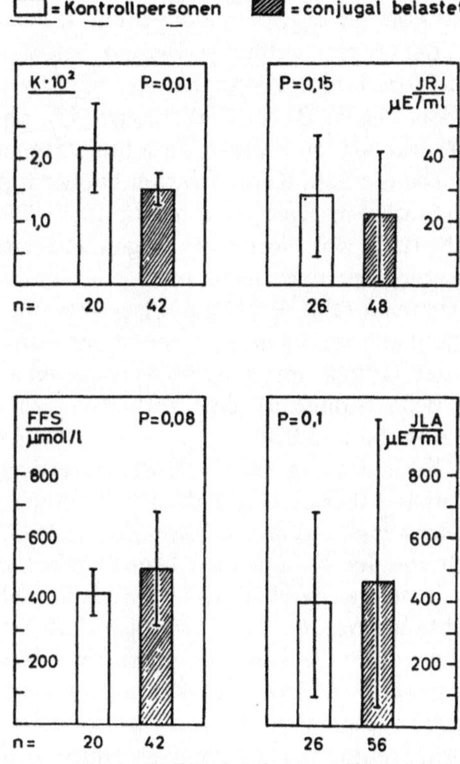

Abb. 5. Conjugale-Diabetesbelastung. Glucosetoleranz (K · 10²) und Serum-Nüchternwerte für Freie Fettsäuren (FFS), Immunreakt.-Insulin (IRI) und Insulin-Like Activity (ILA)

zeigte ebenfalls eine geringe Verminderung der Glucosetoleranz und eine Erhöhung der freien Fettsäuren; die Erhöhung der insulinähnlichen Aktivität (ILA) im Nüchternblut und die Verminderung der Conard-Konstante waren signifikant. Der immunologisch bestimmte Insulingehalt (IRI) im Nüchternblut war jedoch sogar eher vermindert. Diese Befunde bedürfen daher der näheren Erläuterung:

Laut Definition soll die *Glucosetoleranz* bei Prädiabetes normal sein. Was aber heißt „normal"? Die Entscheidung wäre einfach, wenn eine klare Trennungslinie zwischen normaler und diabetisch veränderter Glucosetoleranz bestünde. Es werden aber immer nur unimodale Verteilungskurven der Testergebnisse in großen

Kollektiven gefunden (*32, 38*). Daraus folgt, daß die Glucosetoleranz nicht sprunghaft, sondern kontinuierlich zum manifesten Diabetes hin abnimmt. Die Festlegung normaler Grenzen erfolgt nach statistischen Regeln an Kollektiven, die als stoffwechselgesund betrachtet werden. Innerhalb dieser Grenzen können sich die Mittelwerte zweier Kollektive natürlich signifikant unterscheiden, wobei jeder Individualwert laut Definition normal ist.

Das gilt für die mittlere Conard-Konstante der Gesamtserie konjugal mit Diabetes Belasteter. Mit 1,50 $\pm$ 0,21 ist sie gegen den mittleren Normalwert von 2,16 $\pm$ 0,7 signifikant vermindert. Das trifft jedoch nicht für den Mittelwert der normgewichtigen und unter 40jährigen Probanden (1,79 $\pm$ 0,3) zu. Er unterscheidet sich nicht sicher von der Norm. An der Veränderung der Glucosetoleranz sind also vor allem die älteren und die übergewichtigen Probanden beteiligt.

Der zweite auffällige Befund betraf die Erhöhung der *freien Fettsäuren* im Nüchternserum. Dieser Befund wird gewöhnlich bei verminderter Glucoseutilisation, also z. B. bei Diabetikern (*56*), aber auch bei nichtdiabetischen Adipösen (*44*) erhoben. In unserer Serie bestätigen sich diese Erfahrungen:

Die normale Konzentration bei normgewichtigen, mit Diabetes nicht belasteten Stoffwechselgesunden betrug 426 $\pm$ 76 μmol/l. Konjugale Diabetesbelastung an sich, d. h. bei Normgewichtigen mit einer Conard-Konstanten über 1,4 ist in unserer Serie noch nicht mit einer signifikanten Erhöhung der freien Fettsäuren verbunden (480 $\pm$ 147 μmol/l, p = 0,15). Der mittlere Nüchternwert war jedoch signifikant erhöht in der Gruppe der Adipösen (532 $\pm$ 138 μmol/l, p = 0,001) und in der Gruppe mit Conard-Konstanten unter 1,4 (535 $\pm$ 225 μmol/l, p = 0,05).

Bedeutsamer ist das Verhalten der freien Fettsäuren nach Glucosezufuhr (s. Abb. 6a und 6b).

Normalerweise fällt ihre Konzentration prompt und steil auf niedrige Werte ab. Konjugal Belastete verhalten sich anders, und zwar auch dann, wenn sie normgewichtig sind und eine Conard-Konstante über 1,4 haben: die Werte unterscheiden sich von der 20. min nach Glucosegabe signifikant (p = < 0,01).

Bemerkenswert ist auch hier das Verhalten der Adipösen (s. Abb. 6b). Bei einem nichtausgewählten Kollektiv nichtdiabetischer Adipöser findet man nach Glucosezufuhr ebenfalls einen prompten und steilen Abfall der signifikant erhöhten Ausgangswerte. Adipöse mit konjugaler Diabetesbelastung verhalten sich wiederum anders: Auch ihre Ausgangswerte sind im Durchschnitt signifikant gegen die Norm erhöht, fallen aber nach Glucosezufuhr nur verzögert im Vergleich zu den unbelasteten adipösen Kontrollpersonen ab. Die Werte unterscheiden sich von der 40. min nach Glucosegabe hochsignifikant (p = < 0,001). Bei beiden Kollektiven adipöser Probanden ist damit aber bereits eine Verminderung der durchschnittlichen Conard-Konstante im Vergleich zu normgewichtigen Kontrollen verbunden.

Der auffälligste Befund der Bostoner Arbeitsgruppe betraf die Erhöhung der *insulinähnlichen Aktivität* (ILA) im Nüchternblut. Ditschuneit (*23*), und an einem kleineren Kollektiv früher auch Daweke fanden das gleiche. Von Antoniades wurde dieser Befund damit erklärt, daß die erhöhten ILA-Nüchternwerte vorzugsweise die inaktive Komplexform repräsentieren, während die „freie", aktive Form normal ist. Das entspricht dem immunologisch reagierenden Insulingehalt (IRI), der nach Untersuchungen von Soeldner mit Camerini-Davalos (*12*) und Grodsky (*33*) ebenfalls normal ist.

Der ILA-Nüchternwert war in unserer Serie zwar auch durchschnittlich, nicht aber signifikant erhöht. Nach Aussonderung der Probanden mit Glucosetoleranzstörungen und Aufteilung der verbleibenden in Norm- und $> 10\%$ Übergewichtige zeigen die Übergewichtigen einen im Mittel gegenüber der Norm statistisch gesichert erhöhten ILA-Nüchternwert ($p < 0,025$). Aus Untersuchungen der beiden letzten Jahre wissen wir, daß bei Fettsüchtigen der Insulingehalt des Blutes erhöht ist. Das geht übereinstimmend und unabhängig von der angewandten Methode aus den Mitteilungen von KARAM (46), PHEAR (66), SAMAAN (69), BOTTER-

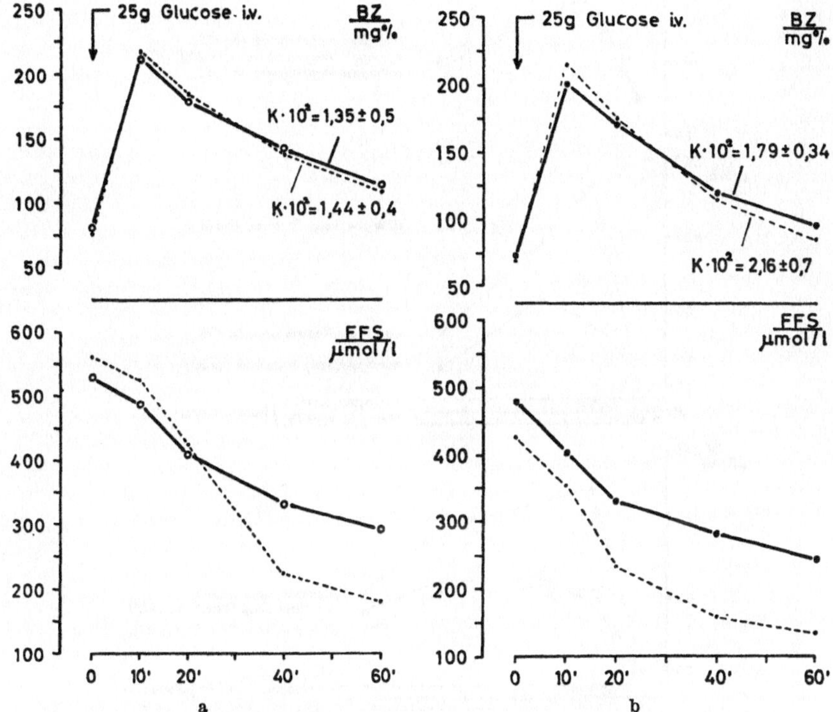

Abb. 6a. Conjugale Diabetesbelastung, normgewichtig (.----------. normgew. Kontrollpers.)

Abb. 6b. Conjugale Diabetesbelastung mit Adipositas (.-------. Adipöse Kontrollpers.)

MANN und SCHWARZ (9) hervor. Aus unserem Arbeitskreis berichtete DAWEKE (21) 1964 darüber. Das Körpergewicht der Probanden muß also jeweils berücksichtigt werden, was in früheren Mitteilungen nicht immer geschah. Die Erhöhung der ILA-Nüchternwerte ist also kein spezifischer Befund bei konjugaler Diabetesbelastung.

Von besonderem Interesse ist in jedem Fall der Ablauf der Insulinfreisetzung nach Glucosezufuhr. STEINKE u. Mitarb. (74) vermißten bei konjugaler Diabetesbelastung den normalen und prompten Anstieg nach intravenöser Glucosegabe. Die gleiche Beobachtung machte DITSCHUNEIT (23). GRODSKY (33) sah unter Berücksichtigung des Körpergewichts keine Abweichungen des immunologisch reagierenden Insulins.

In unserer Serie ergaben sich wiederum Unterschiede in Abhängigkeit vom Körpergewicht. In der Abb. 7 sind die Befunde bei 20 normgewichtigen und 18 adipösen konjugal diabetisch Belasteten gegenübergestellt. Die punktierte Kurve zeigt zum Vergleich die mittleren Normwerte.

Bei Normgewichtigen zeigen sowohl die ILA-Werte wie das immunologisch reagierende Insulin nach Glucosereiz einen verzögerten Anstieg. Die Differenzen der 30-min-Werte sind signifikant (ILA: p = 0,01; IRI: p = 0,0005). Der maximale

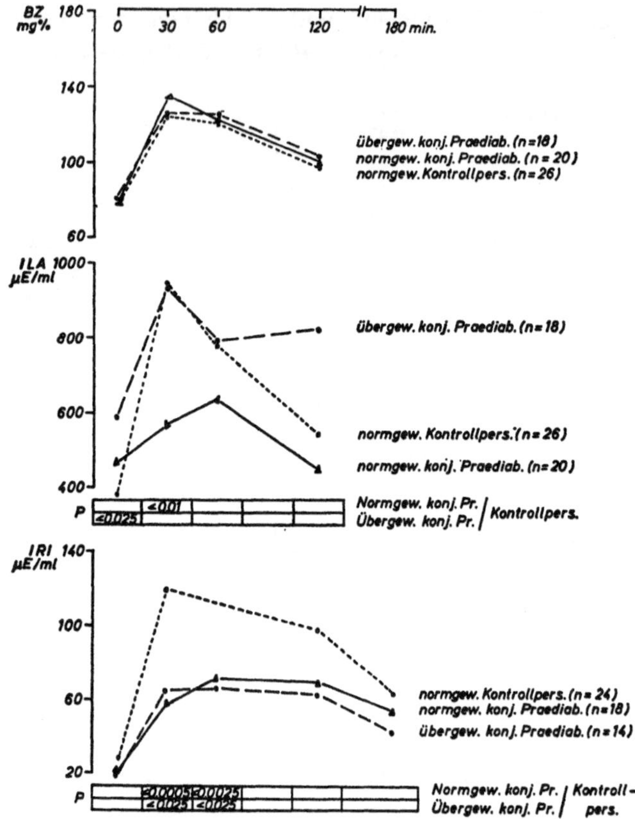

Abb. 7. ILA und IRI nach 100 g Glucose oral bei normgewichtigen u. übergewichtigen conjugalen Prädiabetikern

Anstieg ist auch vermindert. Die Differenz ist sowohl für die ILA- (p = < 0,01) wie auch für die IRI-Werte (p = 0,025) statistisch zu sichern.

Bei Adipösen steigen nach Glucosegabe die ILA-Werte dagegen sofort an, das immunologisch reagierende Insulin zeigte jedoch wiederum den verzögerten Anstieg, so daß die Differenz des 30-min-Wertes auch hier signifikant ist. Die ILA-Bestimmung liefert zwar annähernd normale Maximalwerte; dabei ist jedoch zu beachten, daß der Blutzuckeranstieg höher als normal ist. Die Insulinreserve ist daher auch bei Adipösen vermindert (IRI: p < 0,05; ILA: p < 0,15).

Eine absolute Sicherheit für das Vorliegen eines Prädiabetes kann allerdings nur bei dem *nicht-diabetischen identischen Zwilling eines Diabetikers* unterstellt werden. Befunde, die sich ausschließlich auf solche Zwillinge beziehen, liegen bislang nicht vor.

Wir beobachten seit 1964 den 25jährigen, normgewichtigen, nicht-diabetischen

Zwilling eines Diabetikers, bei dem die humangenetische Analyse eindeutige Identität ergab. Einige Befunde seien daher kurz demonstriert, zumal der erkrankte Bruder bereits seit 6 Jahren insulinbedürftig und der prädiabetische Proband normgewichtig ist.

Die Conard-Konstante des prädiabetischen Zwillings (Reinh. M.) liegt mit 1,57 im Normbereich, während der diabetische Zwilling (Rud. M.) eine typische Erniedrigung auf 0,62 zeigt. Auch die Nüchternkonzentrationen der freien Fettsäuren sind bei beiden Zwillingen in charakteristischer Weise verschieden: Bei dem prädiabetischen Zwilling fand sich ein normaler Wert (478 μmol/l), bei dem

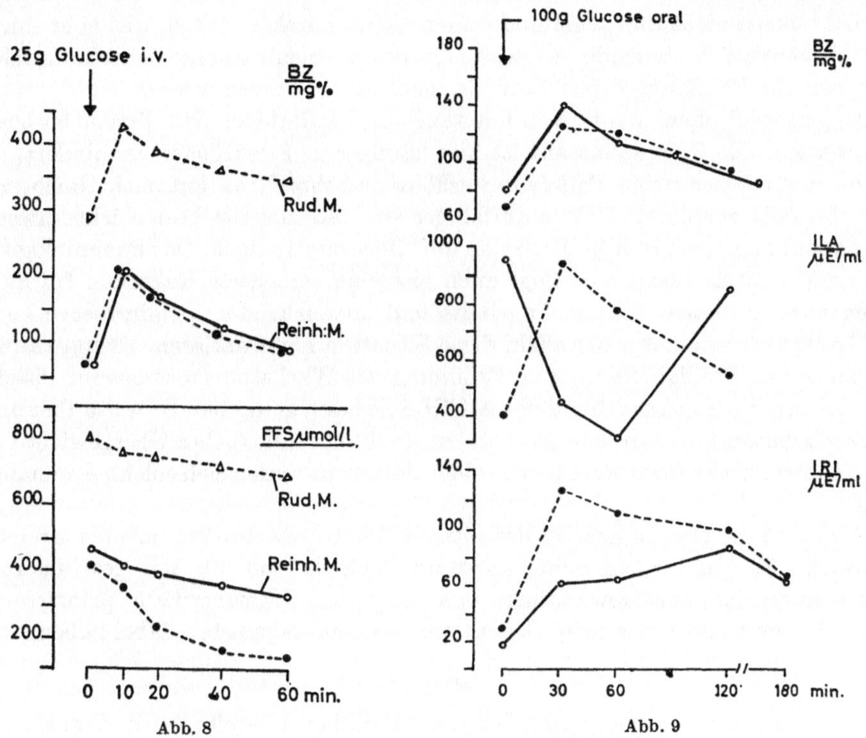

Abb. 8. Prädiabetes. Identischer Zwilling eines Diabetikers (25 Jahre, normgew. .-. Normwerte)

Abb. 9. Prädiabetes. Identischer Zwilling eines Diabetikers (25 Jahre, normgew. .-. Normwerte)

diabetischen Zwilling ein erhöhter Wert (820 μmol/l). Bemerkenswert ist nun, daß der Abfall der freien Fettsäuren nach Glucosegabe bei beiden Zwillingen, also auch dem prädiabetischen, verzögert ist, und zwar in ähnlich starkem Ausmaß (s. Abb. 8). Berechnet man die Neigungskonstante der Kurven, so ergibt sich in beiden Fällen ein ähnlicher Wert (K · 10^2 = 0,98 bzw. 0,97).

Auch der Standard-Glucosetoleranztest des prädiabetischen Zwillings ist normal (s. Abb. 9). Der ILA-Nüchternwert ist hier eindeutig erhöht. 1964 betrug er 1010 μE/ml, jetzt 952 μE/ml. Das immunologisch reagierende Insulin im Nüchternblut ist dagegen normal. Seit 1964 wurden drei Werte zwischen 15 und 24 μE/ml gemessen. Nach oraler Glucosezufuhr kam es zu einem initialen Abfall der ILA-Werte mit stark nachhinkendem Anstieg. Eine solche Initialreaktion

5*

wurde auch beim jugendlichen, unbehandelten Diabetes, z. B. von Ditschuneit (24), Daweke (21), Samaan (69) beschrieben. Das immunologisch reagierende Insulin zeigt den verzögerten Anstieg, der in gleicher Weise seit 1964 beobachtet wird. Das Maximum wird erst 120 min nach Glucosegabe erreicht.

Faßt man alle diese Beobachtungen zusammen, so müssen die Unterschiede normgewichtiger und adipöser Prädiabetiker besonders hervorgehoben werden: bei normgewichtigen Prädiabetikern weisen die diskrete Verminderung der Glucosetoleranz, die verzögerte Reaktion der freien Fettsäuren wie auch die verzögerte Freisetzung von Insulin nach Glucosegabe auf eine frühe und primäre Störung der Insulinmobilisation hin. Erhöhte ILA-Nüchternwerte sind bei normgewichtigen Prädiabetikern nicht die Regel und daher nicht charakteristisch, vielmehr durch eine gleichzeitig bestehende Adipositas bedingt. Insulinantagonistische Effekte brauchen zur Erklärung dieser Befunde nicht herangezogen werden.

Anders muß offenbar die Kombination von Prädiabetes und Fettsucht beurteilt werden. Die Glucosetoleranz ist hier häufiger und deutlicher vermindert, die Nüchternwerte der freien Fettsäuren erhöht und ihre Reaktion nach Glucosezufuhr ebenfalls verzögert. Um so auffälliger ist, daß hier die ILA-Nüchternwerte erhöht sind und eine prompte Reaktion auf Glucosereiz zeigen. Das immunologisch reagierende Insulin zeigt allerdings auch hier eine verzögerte Reaktion. Im Falle hohen bzw. normalen Blutinsulingehalts und ausreichender Insulinreserve kann eine Insulinsekretionsstörung allein diese Situation nicht erklären. Pfeiffer (64) hat bei seinen Prädiabetikern eine Erhöhung des Wachstumshormons im Plasma und eine inverse Tagesrhythmik der ACTH-Sekretion gefunden. Er weist aber ausdrücklich darauf hin, daß seine Probanden ein durchschnittliches Übergewicht von 12 kg hatten, also adipös waren. Bei reiner Fettsucht finden sich solche Anomalien nicht.

Damit ist die Grenze unserer derzeitigen Kenntnisse des Prädiabetes erreicht. Zahlreiche Fragen bleiben offen, darunter auch die, ob die hier geschilderten Unterschiede bei normgewichtigen und adipösen Prädiabetikern prinzipieller Art sind oder nicht und welche Bedeutung Insulinantagonisten dabei haben.

III.

Wir sind davon ausgegangen, daß der Prädiabetes bereits einen Krankheitswert besitzt, aber nicht notwendigerweise in den klinischen Diabetes einmünden muß. Damit stellt sich von selbst die Frage, ob und mit welchen Maßnahmen die drohende Progression zum irreversiblen klinischen Diabetes aufgehalten werden kann.

Die diabetische Erbanlage läßt sich natürlich nicht korrigieren. Vom eugenischen Standpunkt aus muß daher einer Verbindung zweier Diabetiker oder eines Diabetikers mit einem Partner, der nächste diabetische Angehörige hat, widerraten werden.

Für die unmittelbare Prophylaxe des potentiellen Diabetes bieten sich drei Möglichkeiten an: erstens Vermeidung und Kontrolle von Stress-Situationen, zweitens diätetische Maßnahmen und drittens die medikamentöse Therapie.

Da *Stress-Situationen* den Kohlenhydratstoffwechsel in besonderer Weise belasten, sollten z. B. Infekte bei potentiellen Diabetikern rasch, intensiv und sorgfältig behandelt werden. Auch sollte man potentiell diabetischen Frauen

sagen, daß häufige Schwangerschaften ungünstig sind, worauf besonders JACKSON
(41) hingewiesen hat. CREUTZFELDT (18) hat außerdem gemahnt, schon bei
potentiellem Diabetes mit diabetogenen Pharmaka Zurückhaltung zu üben.
Infrage kommen an erster Stelle Cortisonderivate, deren diabetogene Wirkung
bekannt ist, aber auch bestimmte Saluretica vom Chlorothiacidtyp, für die eine
diabetogene Wirkung vermutet wird.

Ohne Zweifel gehört die Regulierung der *Ernährung* zu den wichtigsten prophy-
laktischen Maßnahmen bei einem potentiellen Diabetes. Von besonderer Bedeutung
ist die Beseitigung einer Fettleibigkeit. Die Calorienrestriktion muß ausreichend
sein. Die Reduktionsdiät sollte nicht mehr als 1000 Calorien betragen; sie muß
lange genug und energisch durchgeführt werden. Auch eine Hyperlipämie bei
Übergewichtigen reagiert hierauf am ehesten. Sie kann aber auch spezielle Nähr-
stoffrelationen und lipidsenkende Medikamente erfordern.

Besonderes Interesse fand die *medikamentöse Behandlung* bei potentiellem
Diabetes. HOET (39) empfahl die *Insulin*behandlung während der prädiabetischen
Schwangerschaft und glaubte damit die perinatale Mortalität senken zu können.
WILKERSON (84) führte auf eine solche Insulinbehandlung die Senkung der Ge-
burtsgewichte zurück. Heute muß man aber vor einer passageren Fremdinsulin-
behandlung warnen. Sie kann die Bildung von Insulin-Antikörpern induzieren,
was sich bei einer späteren Insulinbedürftigkeit verhängnisvoll auswirken kann.

Aktuelle Bedeutung hat die Frage, ob und unter welchen Bedingungen eine
*Sulfonylharnstoff*behandlung bei potentiellem Diabetes erfolgen soll. Diese Frage
drängt sich geradezu auf, da besonders LOUBATIERES (54) hervorhob, daß die
Sulfonylharnstoffbehandlung zu einer Hyperplasie, zur Regeneration und Neubildung von Inselzellen unter verschiedenen Versuchsbedingungen im Tierexperiment führen kann und bei sekundärem experimentellem Diabetes präventive
Wirkung entfaltet. CREUTZFELDT (19) und BÄNDER (2), die solche Effekte ebenfalls
feststellten, wiesen jedoch auf die Unterschiede bei verschiedenen Tierspecies hin,
so daß Rückschlüsse auf gleiche Wirkungen beim Menschen nicht ohne weiteres
möglich sind. Sulfonylharnstoffe stimulieren ferner die Insulinsekretion, wie
PFEIFFER (65) zeigen konnte. Es liegt daher nahe, bei Prädiabetes mit verzögerter
und verminderter Insulinfreisetzung diesen Effekt auszunutzen.

Die Wirkung der Sulfonylharnstoffbehandlung bei asymptomatischem, latenten Diabetes wird zur Zeit von verschiedenen Arbeitsgruppen geprüft. FAJANS und
CONN (28) sahen während einer 7jährigen Beobachtungsperiode bei insgesamt
27 Fällen in 70% eine Besserung und in 21% eine Normalisierung der vorher gestörten Glucosetoleranz. STOWERS (75) teilte kürzlich Beobachtungen bei 107
potentiell diabetischen Personen mit, die im Durchschnitt 14 Monate behandelt
worden waren. Er fand in 49% eine Besserung und in 17% eine Normalisierung
der Glucosetoleranz. Die günstigsten Resultate wurden bei fettleibigen und
jüngeren Frauen gefunden. Der Effekt war erst nach 10monatiger Behandlung
deutlich. Nach Aussetzen der Behandlung hielt er etwa 8 Monate an. Unbehandelte Kontrollkollektive fehlen aber bislang. Wir beobachten zur Zeit eine
Gruppe von 32 potentiellen Diabetikern, von denen 19 als Kontrollen dienen. Die
Beobachtungsdauer beträgt im Durchschnitt 8 bzw. 15 Monate. Ein abschließen-
des Urteil ist nicht möglich. Wir sahen aber, daß sich die Glucosetoleranz auch
spontan bessern kann.

Eine allgemeine Anwendung der Sulfonylharnstoffe bei potentiellem Diabetes kann man bei dem derzeitigen Stand unserer Kenntnisse noch nicht empfehlen. In Betracht zu ziehen ist allenfalls eine passagere, protrahierte Behandlung bei verminderter Glucosetoleranz unter und nach schweren Stress-Situationen mit Ausnahme der Schwangerschaft.

Diskutiert wird zur Zeit auch die präventive Bedeutung der *Biguanid*-Therapie bei potentiellem Diabetes. Dabei wird auf die insulinpotenzierende Wirkung am Muskel besonders hingewiesen. Außerdem zeigte Grodsky (*34*) wie auch Daweke (*21*), daß erhöhte Insulinspiegel bei adipösen Prädiabetikern und Diabetikern unter Biguanidbehandlung normalisiert werden können. Wilansky (*83*) berichtete kürzlich über günstige Effekte auf die Cortison-induzierte Glucosetoleranzstörung bei genetischer Diabetesbelastung. Besonderes Interesse fanden Berichte aus England von Patel (*62*) und von Weller (*82*), wonach die Biguanidtherapie zur Gewichtsabnahme bei adipösen Diabetikern auch ohne spezielle Diätverordnung führen kann. Wir können diese Beobachtung bei nichtdiabetischen Adipösen im Prinzip bestätigen.

Die Biguanidtherapie bedarf ebenfalls noch der weiteren Prüfung. Immerhin ergeben sich auch hier einige interessante Ausblicke.

IV.

Dieser Bericht war ein Versuch, die derzeitigen klinischen, pathophysiologischen und prophylaktisch-therapeutischen Gesichtspunkte des Prädiabetes darzulegen. Sie sollen noch einmal kurz zusammengefaßt werden:

Prädiabetes ist weder ein milder noch ein latenter Diabetes, sondern die erste Phase im dynamischen Ablauf der diabetischen Krankheitsentwicklung, die mit der Geburt beginnt und mit dem ersten Nachweis einer pathologischen Glucosetoleranzstörung endet.

Der unmittelbar klinischen Abgrenzung ist der Prädiabetes daher nicht zugänglich. Eine Reihe charakteristischer klinischer Symptome kann aber auf seine Existenz mittelbar hinweisen. Sie berechtigen, von einem potentiellen Diabetes zu sprechen.

Die theoretische Forschung der letzten Jahre hat eine Reihe von Befunden zusammengetragen, die der ursprünglich rein klinischen Konzeption des Prädiabetes einen pathophysiologisch bedeutsamen Inhalt zuordnen können.

Es hat sich gezeigt, daß bei Prädiabetes im strengen Sinn, d. h. bei maximalem genetischen Erkrankungsrisiko mit Normgewicht und definitionsgemäß normaler Glucosetoleranz, bereits Störungen des Fettstoffwechsels und der Insulinsekretion bestehen, nämlich ein verzögerter Abfall der Konzentration freier Fettsäuren und ein verzögerter Anstieg des Insulins im Blut mit verminderter Insulinreserve nach Glucosegabe.

Diese Situation wird durch eine gleichzeitig vorhandene Adipositas modifiziert. Sie ist bei genetischer Diabetesbelastung wie auch bei Symptomen des potentiellen Diabetes häufig vorhanden.

Die wesentliche Bedeutung der Konzeption des Prädiabetes liegt aber darin, potentiell diabetische Symptome zu beachten und zu versuchen, die drohende Progression zum irreversiblen klinischen Diabetes nach Möglichkeit aufzuhalten.

Literatur

1) AMATUZIO, D. S., F. L. STUTZMAN, M. J. VANDERBILT, and S. NOSBITT: Interpretation of the rapid intravenous Glucose Tolerance Test in normal Individuals and in mild Diabetes mellitus. J. clin. Invest. **32**, 428 (1953).

2) BÄNDER, A.: Zur Wirkung der Sulfonylharnstoffe auf die A- und B-Zellen der Langerhansschen Inseln. In OBERDISSE, K., u. K. JAHNKE: Fortschritte der Diabetesforschung, S. 137. Stuttgart: Thieme 1963.

3) BARROS-BARRETO, H. P., and L. RECANT: Tolbutamide studies in Prediabetes. Amer. N. Y. Acad. Sci. **82**, 560 (1959).

4) BECKER, B.: Diabetic Retinopathy. Ann. intern. Med. **37**, 273 (1952).

5) BECKMANN, R.: Zum Wirkungsmechanismus der Biguanide. Dtsch. med. Wschr. **90**, 1589 (1965).

6 BEEK, VAN, C. C.: Kan men aan een doddgeborene de diagnose diabetes mellitus der moeder stellen. Ned. T. Geneesk **83**, 5973 (1939).

7) — Embryopathia diabetica und die Diagnostik des mütterlichen Diabetes mittels Sektion ihres totgeborenen Kindes. 3. Symposion Dtsch. Ges. Endokrinologie Bonn 1955, S. 124. Berlin-Göttingen-Heidelberg: Springer 1956.

8) BÖHLE, E., u. W. SCHRADE: Über latente Störungen des Kohlenhydratstoffwechsels bei nichtdiabetischen Arteriosklerotikern. Münch. med. Wschr. **12**, 565 (1960).

9) BOTTERMANN, P., K. SCHWARZ und K. KOPETZ: Über das Verhalten der insulinähnlichen Aktivität im Serum bei der Fettsucht. Dtsch. med. Wschr. **90**, 917 (1965).

10) CAMERINI-DÀVALOS, R. A., I. B. CAULFIELD, J. B. REESE, O. LOZANO-CASTANEDA, S. NALDJIAN, and A. MARBLE: Preliminary Oberservations on subjects with Prediabetes. Diabetes **12**, 508 (1963).

11) — Prevention of Diabetes mellitus. Med. Clin. N. Amer. **49**, 865 (1965).

12) — Biochemical and histological aspects of Prediabetes. In: LEIBEL, B. S., G. A. WRENSHALL (Ed): On the Nature and Treatment of Diabetes. Excerpta medica Foundation (Amst.) **1965**, 657.

13) CARDELL, B. S.: The infants of diabetic mothers. J. Obstet. Gynaec. Brit. Emp. **6**, 834 (1953).

14) COHEN, A. M., and E. SHAFRIR: Carbohydrate Metabolism in Myocardial Infarktion. Behaviour of Blood glucose and Free fatty acids after glucose loading. Diabetes **14**, 84 (1965).

15) CONARD, V., J. R. M. FRANCKSON, P. A. BASTENIC, J. KESTEUS, et L. KOVACS: Etude critique de triangle d'hyperglycèmie intraveineux chez l'homme normal et determination d'un coefficient d'assimilation glucidique. Arch. intern. pharmacodyn. **93**, 277 (1953).

16) CONN, J. W.: The prediabetic state. Amer. J. Med. **31**, 839 (1961).

17) CREPALDI, G., P. AVOGARO, G. ENZI, and A. TIENGO: On a prediabetic state in atherosclerosis. 1st. Ann. Med., Europ. Assoc. for the Study of Diabetes, Montecatini, 1965, Abstr. 71.

18) CREUTZFELDT, W., L. KERP, A. APPELS und U. ROTH: Diabetesprobleme (Prädiabetes, abnorm niedriger und abnorm hoher Insulinbedarf, orale Antidiabetika.) Dtsch. med. J. **15**, 605 (1964).

19) —, u. D. SÖLING: Orale Diabetestherapie und ihre experimentellen Grundlagen. Ergebn. inn. Med. Kinderheilk., N. F., **15**, (1960).

20) CUNDBAEK, K.: Late diabetes: Incidence of late diabetic manifestations in regional case material. Acta med. scand. Suppl. 277. **145**, 143 (1953).

21) DAWEKE, H.: Bestimmung der insulinähnlichen Aktivität im Blut des Menschen unter normalen und pathologischen Bedingungen. Habilitationsschrift, Düsseldorf 1964.

22) —, H. VAN LANDEGHEM, I. BACH, H. ZIMMERMANN und A. BREITBACH: Bestimmung der insulinähnlichen Aktivität und der physiologischen Insulinreserve bei schwerer Adipositas. Klin. Wschr. **43**, 185 (1965).

23) DITSCHUNEIT, H.: Der Prädiabetes. Dtsch. med. Wschr. **90**, 1925 (1965).

24) —, E. F. PFEIFFER, R. CUENDET, H. KOLB, CH. WAHL und W. H. ROTT: Über die Seruminsulinwirkung bei Stoffwechselgesunden und Diabetikern. In OBERDISSE, K., u. K. JAHNKE: Fortschritte der Diabetesforschung, S. 37. Stuttgart: Thieme 1963.

25) Dolger, H.: Clinical evaluation of vascular damage in diabetes mellitus. Diabetologia 1, 97 (1965).

26) Ellenberg, M.: Diabetic nephropathie without manifest diabetes. Diabetes 11, 197 (1962).

27) Fajans, St. S., and J. W. Conn: An approach to the prediction of Diabetes mellitus by modification of the Glucose-Tolerance Test with Cortison. Diabetes 3, 296 (1954).

28) — — Prediabetes, subclinical Diabetes, and latent clinical Diabetes. Interpretation, Diagnosis and Treatment. In: Leibel, B. S., and G. A. Wrenshall: On the Nature and Treatment of Diabetes. Excerpta med. Foundation (Amst.) 1965, 641.

29) Farquhar, J. W.: zit.: Jackson, W. P. U., 1960.

30) Fitzgerald, M. G., J. M. Malins, and D. J. O'Sullivan: Prevalence of diabetes in women thirteen years after bearing a big baby. Lancet 1961, I, 1250.

31) Freedman, L. R.: Inapparent diabetes mellitus as a cause of renual insuffizienz due to Kimmelstiel-Wilson-Lesion. Bull. Johns Hopk. Hosp. 100, 132 (1957).

32) Gordon, T.: Glucose Tolerance of Adults, United Staates 1960—1962: Diabetes Prevalence and Results of Glucose Tolerance Test by Age and Sex. Vital and Health Statistics, Series 11, No. 2. Washington, U. S. Government Printing Office, 1964.

33) Grodsky, G. M., J. H. Karam, F. Ch. Pavlatos, and P. H. Forsham: Serum-Insulin response to glucose in prediabetic subjects. Lancet 1965, I, 290.

34) — — — — Reduction by Phenformin of Excessive Insulin Levels after Glucose Loading in obese and diabetic Subjects. Metabolism 12, 278 (1963).

35) Grott, I. W., L. Marzec, W. Gintowt-Dziwitt, J. Korzon, R. Pieter, W. Poskuta, and J. W. Zurkowski: A research on the frequency of diabetic and prediabetic states in 1000 person after forty, obese or tending to obesity. 4 Congr. Féd. Int. Diabète, Genève 1961. Ed. Med. et Hyg., Genève, 1961, p. 268.

36) Günther, O.: Probleme der Genetik des Diabetes mellitus. Internist 4, 374 (1963).

37) Gunn, C. S., H. L. Dobson, J. Gray, L. A. Geddes, and C. Vallbona: Studies of pulse wave velocity in potential diabetic subjects. Diabetes 14, 489 (1965).

38) Haynes, N. S., M. O. Kjelsberg, F. H. Epstein, and Th. Francis: Carbohydrate Tolerance and Diabetes in a Total Community Tecumseh, Michigan. 1. Effects of Age, Sex, and Test Condition on one hour Glucose Tolerance in Adults. Diabetes 14, 413 (1965).

39) Hoet, J. P.: Prädiabetische Schwangerschaften und fetale Pathologie. Verh. dtsch. Ges. inn. Med. 1956, 643.

40) Hoet, J. P., A. Gommers, and J. P. Hoet: Clinical data on selected cases of prediabetes. In Oberdisse, K., u. K. Jahnke (Ed.): Diabetes mellitus, p. 529. Stuttgart: Thieme 1959.

41) Jackson, W. P. U.: Prediabetes: A survey. J. Lab. clin. Med. 6, 127 (1960).

42) Jahnke, K., K. Irmscher und H. G. Solbach: Zur klinischen und morphologischen Differenzierung der renalen Komplikationen bei Diabetes mellitus. Klin. Wschr. 42, 259 (1964).

43) — Kohlenhydratstoffwechsel bei essentieller Hyperlipämie im Erwachsenenalter. Symp. über pathophysiologische und klinische Aspekte des Fettstoffwechsels. Berlin-Göttingen-Heidelberg: Springer 1965 (Im Druck).

44) —, F. A. Gries, H. Wallenfels und H. Schulte: Verhalten von Metaboliten des Fettstoffwechsels im Serum adipöser und nichtadipöser Personen unter Grundumsatzbedingungen. Klin. Wschr. 42, 1016 (1964).

45) Joslin, E. P., H. F. Root, P. White, and A. Marble: The Treatment of Diabetes mellitus, p. 64. Philadelphia: Lea & Febiger, 10th Ed.

46) Karam, J. H., G. M. Grodsky, and P. H. Forsham: Excessive insulin response to glucose in obese subjects as measured by immunochemical assay. Diabetes 12, 197 (1963).

47) Katsch, G.: Über die prädiabetische Phase der Zuckerkrankheit. Dtsch. med. Wschr. 75, 1331 (1956).

48) Keen, H., G. Rose, D. A. Pykes, D. Boyns, C. Chlouverakis, and S. Mistry: Blood sugar and arterial Disease. Lancet 1965, 508.

49) Kinsell, L. W., G. Schlierf, and Y. Han: Hyperglyceridemia in association with gross or occult abnormality of Carbohydrate Tolerance. 1st. Ann. Meeting, Europ. Assoc. for the study of Diabetes, Montecatini 1965, Abstr. No. 15.

50) KNICK, B., F. ROTHER, E. IMMER und G. NIEMCZYK: Frühdiabetische Stoffwechsel-
anomalien, Insulinähnliche Aktivität (ILA) und Insulinreserve bei Arteriosklerose,
Fettsucht und Fettleber. 1. Tagg. Dtsch. Diab. Ges. Bad Neuenahr 1965, Abstr. 14.
Diabetologia 3/4, 252 (1966).

51) KOCH, E.: Herzinfarkt und Diabetes. 1st. Ann. Meet. Europ. Assoc. for the study of
Diabetes, Montecatini, 1965, Abstr. 96.

52) LOUBATIÈRES, A.: Der Wirkungsmechanismus der blutzuckersenkenden Sulfonamide.
Europa Medica 2. Ausg. 1962, 630.

53) — Analyse de l'action béta-catotrope des sulfonamides hypoglycémiants — Fondements de
son utilisation pour la thérapeutique du diabète. Presse med. 68, 1421 (1960).

54) — Analyse de l'action anti-diabétique des sulfonamides hypoglycémiants — Fondements
de son utilisation pour déterminer la remission durable ou la prévention du diabète.
Presse méd. 68. 1441 (1960).

55) MEDLEY, E. D.: The relationship between diabetes and obesity. A study of susceptibility
to diabetes in obese people. Quart. J. Med., N. S., 34, 111 (1965).

56) MEHNERT, H., L. PELIKAN und N. ZÖLLNER: Über die Konzentration der freien Fettsäuren
im Serum von Diabetikern und Fettsüchtigen. Klin. Wschr. 39, 888 (1961).

57) MOSENTHAL, H. O., and E. BARRY: Criteria for and interpretation of normal Glucose-
Tolerance Tests. Ann. intern. Med. 33, 1175 (1950).

58) NIKKILÄ, E. A., T. A. MIETTINEN, M. R. VESENNE, and R. PELKONEN: Plasma Insulin in
coronary heart disease. Lancet 1965, 508.

59) OBERDISSE, K., H. BLANK und K. A. HÜTER: Die Erfassung prädiabetischer Zustände.
Klin. Wschr. 40, 446 (1962).

60) ORMOS, J., H. G. SOLBACH: Beitrag zur Morphologie der Niere bei Diabetes mellitus.
Frankf. Z. Path. 72, 379 (1963).

61) ØSTERBY-HANSEN, R.: A quantitative estimate of the peripheral glomerular basement
membrane in recent juvenile Diabetes. Diabetologia 1, 97 (1965).

62) PATEL, D. P., and J. M. STOWERS: Phenformin in the treatment of obese diabetics.
Lancet 1964, II, 282.

63) PETERS, N., and C. N. HALES: Plasma Insulin concentration after myocardial Infarction.
Lancet 1965, 1144.

64) PFEIFFER, E. F.: Anerkannte diabetogene Hormone und Zuckerkrankheit des Menschen.
Dtsch. med. Wschr. 90, 855 (1965).

65) —, H. DITSCHUNEIT und K. SCHÖFFLING: Die orale Diabetesbehandlung mit Sulfonylharnstoffen unter dem Aspekt des endokrinen Defekts beim Altersdiabetes. Chemo-
therapia 2, 283 (1961).

66) PHEAR, D. N.: The normal and diabetic patterns of Insulin response to Glucose. Lancet
1962, II, 955.

67) REIS, R. A., E. S. DE COSTA, and M. D. ALLWENS: The management of pregnant diabetic
women and her newborn infants. Amer. J. Obstet. Gynaec. 60, 1023 (1950).

68) RIFKIN, H., J. G. PARKER, E. B. POLIN, J. I. BERKMAN, and D. SPIRO: Diabetic glomerulo-
sclerosis. Medicine (Baltimore) 27, 429 (1948).

69) SAMAAN, N., J. BROWN, R. FRASER, and J. TRAYNER: Effect of obesity and of starvation
on insulinactivity. Brit. med. J. 1965, 1153.

70) SCHILLING, W. H., K. OBERDISSE, K. A. HÜTER und H. BLANK: Vergleichende Untersuchungen mit der oralen und intravenösen Glucosebelastung zur Erfassung einer
verminderten Kohlenhydrattoleranz. Diabetologia 3/4, 187 (1966).

71) SKIPPER, E.: Diabetes mellitus and pregnancy; Clinical and analytical study, with special
observations upon 33 cases. Quart. J. Med. 2, 353 (1933).

72) SOLOFF, L., and H. SCHWARTZ: Relationship between glucose and fatty acids in myocardial
infarction. Lancet 1966, 449.

73) STEINBERG, A. G.: Heredity in Diabetes mellitus. Diabetes 10, 269 (1961).

74) STEINKE, J., R. CAMERINI, A. MARBLE, and A. E. RENOLD: Elevated levels of serum
insulin-like activity (ILA) as measured with adipose tissue in early untreated diabetes
and prediabetes. Metabolism 10, 707 (1961).

75) STOWERS, J. M., and T. HELGASON: Trial of Chlorpropamide in subclinical Diabetes.
Diabetologia 1, 128 (1965).

76) Taton, J., D. Pometta, R. A. Camerini-Davalos, and A. Marble: Genetic Determinism to Diabetes and Tolerance to Glucose. Lancet **1964**, 1360.

77) Turnbridge, R. E., and E. C. Allibone: The intravenous Dextrose Tolerance Test. Quart. J. Med. **9**, 11 (1940).

78) Unger, R. H., and L. L. Madison: A new diagnostic test for early diabetes mellitus. Clin. Res. Proc. **5**, 187 (1957).

79) — — Comparison of response to intravenously administered sodium Tolbutamide in mild diabetic and nondiabetic subjects. J. clin. Invest. **37**, 627 (1958).

80) Vallance-Owen: Antagonists of Insulin. In Oberdisse, K., u. K. Jahnke (Ed.): Fortschritte der Diabetesforschung, S. 10. Stuttgart: Thieme 1963.

81) Wagener, H. P.: Retinopathy in diabetes mellitus. Proc. Amer. Diab. Ass. **5**, 201 (1946).

82) Weller, Ch.: Phenformin in the treatment of obese diabetics. Lancet **1965**, I, 53.

83) Wilansky, D. L., J. Hahn, and R. Schucher: The effect of Phenformin on „Prediabetes". Metabolism **14**, 793 (1965).

84) Wilkerson, H. L. G., and G. R. Remein: Studies of abnormal carbohydrate metabolism in pregnancy. The significance of impaired glucose-tolerance. Diabetes **6**, 324 (1957).

85) Winegrad, A. J., S. Yalcin, and P. D. Mulcahy: Alterations in aortic metabolism in diabetes. In Leibel, B. S., and Wrenshall (Ed.): On the Nature and Treatment of Diabetes, p. 452. Excerpta med. Foundation (Amst.) 1965.

86) Wolfsohn, H., and A. Laviel: Conjunctival microaneurysmata in the detection of Diabetes. 5th Congr. Intern. Diab. Fed. Toronto 1964, Abstr. 72, Excerpta med. (Amst.) **74**, 37 (1964).

Diabetes Induced in Experimental animals by Insulin antibodies

J. R. M. Franckson and W. Malaisse

Department of Experimental Medicine, University of Brussels, Brussels, Belgium

With 4 Figures

Referat

Introduction

Untill 1955, surgical removal of the pancreas or selective destruction of the beta-cells by alloxan injection were the commonest methods for producing an insulin deficient state. These procedures were open to criticism for numerous reasons: severe lesions induced in other organs, delayed appearance of the diabetic state, irreversibility of this condition. In fact those procedures studied far more the secondary injuries to the enzyme machinery of the tissues than the direct effects of the insulin deficiency.

All these objections have been overcome by the new method proposed in 1955 by Moloney and Coval. Their method involves the injection to experimental animals of serum from Guinea-pigs receiving repeated injections of insulin and containing antibodies which inactivitate endogenous insulin.

The Anti-Insulin Sera

The production of antibodies directed against insulin has been successfully realized in a variety of animals species including Guinea-pig, rabbit, mouse, sheep and horse (Moloney and Coval, 1955; Moloney and Goldsmith, 1957; Robinson and Wright, 1961). Although the antibodies produced in all these species display similar properties *in vitro*, they have unequal ability to bind insulin *in vivo*. For example, administered to rats, insulin antibodies originating in horse and sheep can neutralize the action of simultaneously injected insulin and so protect the rats again the hypoglycaemic action of exogenous insulin but they are unable to bind endogenous insulin and to induce hyperglycaemia (Wright et al., 1962). Untill now, Guinea-pig anti-insulin serum seems the only one capable to react with endogenous insulin, and to provoke an experimental diabetes in a large number of animals: rats, rabbits, cats, dogs, sheeps, pigs and cattle (Armin et al., 1960; Kitigawa et al., 1960; Armin et al., 1961: Conard et al., 1963; Cunningham et al., 1963). It is, however, noticeable that the Guinea-pigs injected with insulin and producing the antibodies display no hyperglycaemia, perhaps due to the fact that Guinea-pig insulin is the one whose amino-acids sequence is the most different from the beef insulin generally used for immunization.

Characteristics of the Insulin deficiency state

One of the essential characteristics of the diabetic state induced by insulin antibodies is the immediate onset of hyperglycaemia following the intravenous injection of the anti-serum. Provided that a neutralizing power superior to 1 U/Kg is injected, one can obtain a rapid rise in blood-sugar concentration ranging from 1.5 to 2.5 mg/100 ml/min according to the animal species (ARMIN et al., 1960; ARMIN et al., 1961; CONARD et al., 1963; CUNNINGHAM et al., 1963).

Another characteristic is the relationship between the duration and severity of the diabetic state and the amount of anti-serum administered. The data of ARMIN et al. (1960) especially illustrate this fact: they show a direct proportionality between dose and duration after rapid intravenous injections. With protracted infusions of anti-serum and with doses of 5 to 8 U/kg/h a fatal diabetic acidosis may be systematically induced (ANDERSON et al., 1963).

Except of course in this last instance, another important characteristic of this diabetic syndrome is its reversibility; the injected animals recover without any additional therapy. Moreover, the metabolic disturbance can be — at any time — immediatly corrected by injection of insulin in sufficient amount to neutralize the circulating antibodies (CONARD et al., 1963).

The Insulin deficiency

There are numerous evidences that Guinea-pig anti-insulin serum acts by depriving the injected animal of its circulating insulin. This was demonstrated by estimating the insulin-like activity of the plasma by bioassay either directly or after extracting the plasma with acid-alcohol, procedure which breaks the insulin-protein complex. As shown by ARMIN et al. (1961); by CUNNINGHAM et al. (1961) and by GREGOR et al. (1963), the insulin-like activity of the plasma disappears from the injection of the antibodies till the end of the hyperglycaemic stage whereas the extractible activity corresponding to the bound insulin increases immediately after anti-serum injection revealing a marked pancreatic response. This response corresponds to 2 different processes which can be revealed by the shape of the blood-sugar curve observed in rats during anti-serum infusions at rates inferior to 3 U/kg/h (ARMIN et al., 1960 bis; WRIGHT, 1966). In the 3 first hours of the anti-serum infusion, there is a rapid release of the hormone stored in the gland which can transciently neutralize the circulating antibodies and induce a temporary normalization of the blood-sugar curve. Later on, insulin is synthetized at a much slower rate. This cannot prevent a secondary rise in blood-sugar level but is able to bind progressively the free antibodies still present at end of infusion and is responsible for the ultimate return of the blood-sugar to normal values.

The reactive insulinic secretion can be directly demonstrated by studying the pancreas of the injected animals: deep depletion in the insulin content of the gland (GREGOR et al., 1963) and almost complete de granulation of the beta cells (LACY and WRIGHT, 1965) occur within 2 hours after administration of a sufficient dose of anti-serum.

It can also be demonstrated by measuring the neutralization of the injected anti-bodies. As shown by figure 1, two hours after the administration to a dog of anti-insulin serum at a neutralizing potency of 2 Units per kg body weight, injection of insulin at a dose of 0.5 U/kg was sufficient to normalize immediately the blood-sugar concentration. The consumption of free antibodies during this period shows that the dog must have released about 3/4 of unit of insulin per kg and per hour. Similar figures have been obtained by WRIGHT et al. (1966) with a radioisotopic method estimating directly the free antibodies circulating in the blood of the injected animals (WRIGHT and CALIMLIM, 1965).

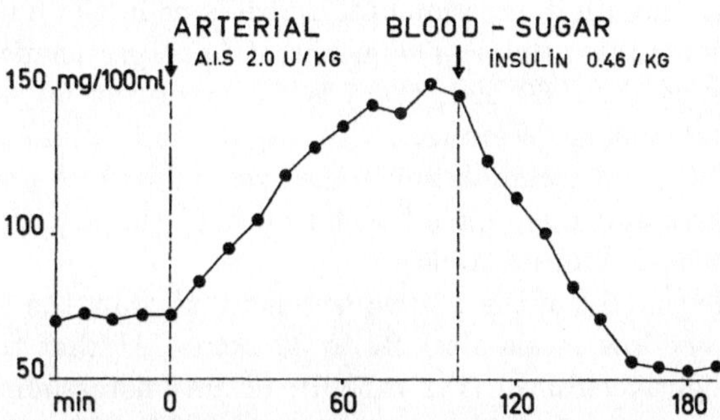

Fig. 1. Influence of intravenous injections of guinea-pig anti-insulin serum and of insulin on the blood-s ugar leve of a healthy anaesthetized dog. The comparison of the administered doses reveals the large amount of antibodies inactivated by endogenous hormone during the induced hyperglycaemia

This high insulin release is by no means directly related to the presence of the antibodies in the blood of the injected animals but is relevant to the hyperglycaemia provoked by the neutralization of circulating endogenous insulin. Indeed, in some animals which did not respond to the administration of a sufficient amount

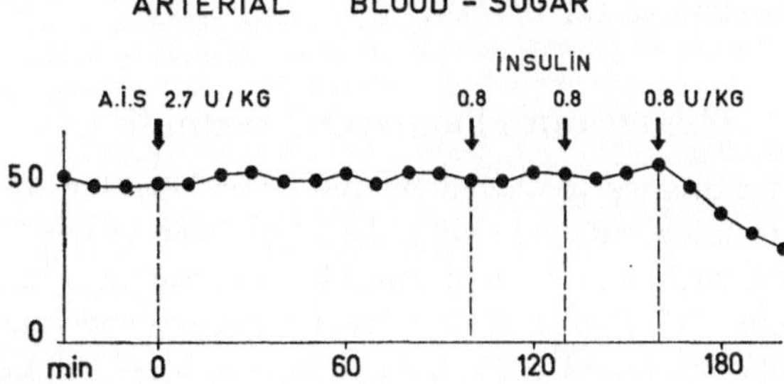

Fig. 2. Effect of insulin injections on the blood-sugar level of a healthy anaesthetized dog which did not respond to guinea-pig anti-serum injections by hyperglycaemia. The comparison of the doses reveals the small inactivation of anti-bodies by endogenous hormone in normoglycaemic condition

of anti-serum by a rise in their blood-sugar, we had to inject amounts of insulin equal to the neutralizing power of anti-serum previously administered to lower the blood-sugar (fig. 2). These results show that there was only a negligible consumption of free anti-bodies in those normoglycaemic dogs. But the major evidence of this fact has been brought recently by in vitro experiments: MALAISSE et al. (1966) have succeeded to show that the presence of antiinsulin serum in the incubation medium of slices of rat pancreas did not modify the rate of insulin release.

Clinical and biochemical disorders

The clinical pictures of the severe syndrome induced by doses of antiserum superior to 5 U/kg has been precisely described by ANDERSON et al. (1963).

During the first 12 hours, the diabetic rats remain relatively healthy and polyuria is the dominating sign. After that time, prostration, cyanosis, dehydration, anuria and coma appear successively. In fact, those rats exhibit many of the features commonly associated with severe human diabetic acidosis or developping in rats submitted to total pancreatectomy (SCOW, 1957).

In these severe forms of the syndrome no biological findings are differing from those observed in the other experimental diabetes or in the human acidocetotic disease. In addition to the classical sequence of hyperglycaemia, glycosuria and ketonuria (ARMIN et al., 1960 bis); there is an important fat mobilization with depletion of the fat depots (WRIGHT, 1966), rapid rise in plasma free fatty acids (TARRANT et al., 1964) and accumulation in the liver of fat which first accumulates in the peri-portal areas and then spread to fill most of the hepatic cells (TARRANT et al., 1962; LACY and WRIGHT, 1965).

Carbon dioxide content of the *plasma* begins to fall from the 4th hour onwards and may reach very low levels after 24 to 30 hours. At that time also, plasma sodium level is slightly reduced (132 mEq/l); plasma potassium level is arround 9 mEq/l and urea about 2.5 g/l (ANDERSON et al., 1963; WRIGHT, 1966).

Urine patterns are very similar to those observed during protracted infusions of concentrated glucose solutes in the anaesthetized dogs (MALAISSE et al., 1962, 1963). Increased urine formation due to the osmotic action of hyperglycaemia is the dominating finding: sodium is rapidly and selectively spared, the osmotic charge of the urine being above all the excreted glucose; on the contrary, the loss of potassium persists as long as urine is passed. Dehydration becomes progressively important and may represents a water loss of 15 to 25 per-cent of the body weight (ANDERSON et al., 1963).

Changes in blood-sugar regulation

Mild diabetic syndromes provoked by the administration of 2 to 3 U/kg of antiserum are more interesting to study the alterations of the blood-sugar regulation. Indeed, with such a dose ,it is possible to investigate in one single acute experiment the normal control state, the hyperglycaemic state immediately induced by the anti-serum and the return to normal state obtained by injecting insulin after a convenient period of hyperglycaemia (CONARD et al., 1963).

Such an experimental procedure has been applied to study the influence of insulin on the glucose regulation, problem which has been a matter of controversy for the past 10 years (CONARD et al., 1963; ALTZULER et al., 1964; FRANCKSON et al., 1964).

Fig. 3 redrafted from a work of FRANCKSON et al. (1964) shows the results obtained in 5 dogs which responded to the anti-serum injection by immediate hyperglycaemia. In these experiments, liver glucose outflow was estimated by hepatic catheterization; glucose utilization rate, by measuring the blood disappearance of a tracer of ^{14}C-glucose. These experiments revealed that during the hyperglycaemic stage, 2 phenomena were systematically observed: first, a reduction of the overall utilization rate of glucose; secondly, an increase in hepatic glucose release. Subsequent injection of insulin in sufficient amount to normalize the blood-sugar level increased the rate of glucose utilization and reduced the liver glucose release. From these data, it seems that the acute insulin deficiency has lifted up the inhibition of the glucose production normally induced by the insulin supply.

This enhanced glucose production let arise several questions. The first one concerns the source of the newly formed glucose. It is obvious from experiments in

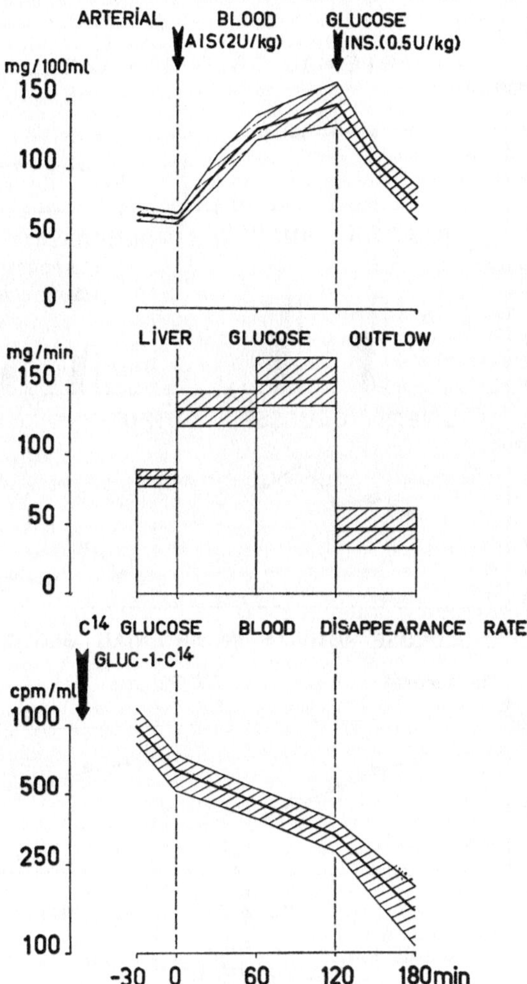

Fig. 3. Effect of guinea-pig anti-insulin serum and of insulin on the arterial blood-sugar level, on the liver glucose balance and on the utilization rate of ^{14}C-glucose in 5 healthy anaesthetized dogs. Figure given are the means in the time for each period surrounded by their standard error

which long duration hyperglycaemia were induced by antiserum that the store of liver glycogen cannot be the only source of the large quantities of glucose which are produced or simply excreted (STERN et al., 1963). Experiments of Wagle and Ashmore (1963) have proved that ^{14}C-alanine and ^{14}C-bicarbonate administered to rats 30 minutes after the injection of antiserum were very rapidly converted to *blood* labelled glucose. On the contrary, increased neoglucogenesis is only found in rats *liver slices* 12 hours after the administration of the anti-serum (WAGLE and

Ashmore, 1964). Our experiments on dogs and experiments performed by Armin et al. (1960) on rats submitted to fasting of various duration showed that the liver did participate to the early increase in glucose production. But taking into account the results of Wagle and Ashmore *(op. cit.)*, it appears that, in addition to this hepatic process the animal receiving the anti-insulin serum adapts rapidly by some other unknown means to produce the high amounts of glucose needed to maintain hyperglycaemia.

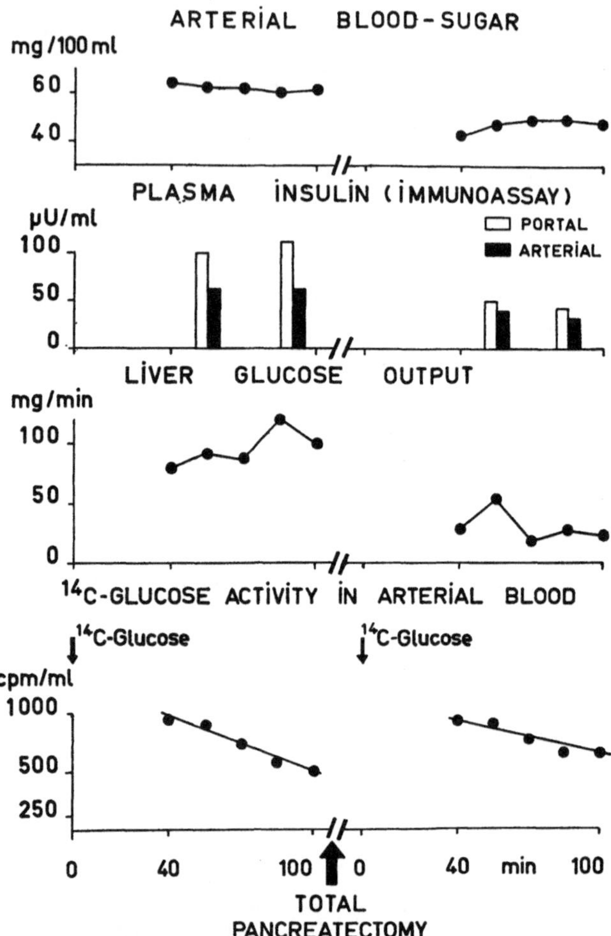

Fig. 4. Effect of total pancreatectomy on arterial blood-sugar, immunological plasma insulin, liver glucose balance and ^{14}C-glucose utilization rate in a normal anaesthetized dogs. Post-treatment data are recorded 2 hours after the end of pancreatectomy

A second question concerns the way insulin acts on the glucose production. Is it a direct action or is it an upsetting of equilibrium between insulin and its antagonists ? In the latter case the factor responsible for the increased glycogenolysis observed in insulin deficiency could perhaps be the unbalanced glucagon.

Finally, there is no satisfactory explanation to the fact that some dogs, fed the same diet, investigated in the same conditions, injected with the same badge of anti-serum, did not become hyperglycaemic (Armin et al., 1960; Franckson et al.,

1964). It seems reasonable to guess that in those dogs, for some unknown reason, a part of the endogenous insulin either circulating or already adsorbed to the cell membrane, escaped to the binding with the antibodies and entailed an insufficient deprivation of insulin at tissue level. This hypothesis would explain the similarity of the glucose metabolism patterns (table 1) which are observed in

Table 1. *Mean values of blood-sugar level, ^{14}C-glucose utilization rate and liver glucose release in control period (ordinary figures) and 2 hours after either performance of total pancreatectomy in normal dogs or injection of 3 U/kg of Guinea-pig anti-insulin serum to non-responder dogs (italic figures)*

	Number	Arterial blood-sugar (mg/100 ml)	^{14}C-glucose K value (% per min)	Liver glucose balance (mg/min)
AIS non-responders	2	51	1.40	95
		50	*0.95*	*67*
Pancreatectomized	5	62	1.00	105
		53	*0.85*	*46*

those non responders dogs (FRANCKSON et al., 1964) and in the dogs which have been submitted to total pancreatectomy 2 hours before experiment (OOMS et al., 1966).

Conclusion

Much remains to be learned concerning the Guinea-pig anti-insulin serum: the number of active components; their chemical nature and their particular immunological properties; the actual affinity between endogenous insulin and these antibodies directed against crystalline insulin; the way these poorly dialysable globulins are inducing an immediate insulin deficient state at tissue level; the nature of the allergic pancreatitis they induced in the injected animal. Nevertheless, the administration of Guinea-pig anti-insulin serum is probably the more adequat and the handier way to induce the insulin deficient state. In this experimental syndrome the metabolic disturbances are directly relevant to the acute deprivation in insulin and not to the secondary injuries of the tissues enzymatic machinery as it occurs in pancreatectomy or alloxan diabetes. Its main characteristics are its immediate onset, its reversibility and the direct proportionality between the amount of injected anti-serum and the intensity and duration of the metabolic disturbances. It proved a usefull tool in the investigation of insulin's action on lipid and sugar metabolisms and in the study of the pancreatic secretion of insulin.

References

ALTZULER, N., R. STEEL, J. TOBIN, I. RATHGEB, and R. C. DE BODO: Effect of anti-insulin serum on glucose production and uptake in dogs. In Excerpta Medica International Congress Series No 74, Abstract No 333, p. 168, 1964.

ANDERSON, J. W., K. G. KILBOURN, J. ROBINSON, and P. H. WRIGHT: Diabetic acidosis in rats treated with anti-insulin serum, Clin. Sci. **24**, 417 (1963).

ARMIN, J., N. F. CUNNINGHAM, R. T. GRANT, M. K. LLOYD, and P. H. WRIGHT: Acute insulin deficiency provoked in the dog, pig and sheep by single injections of anti-insulin serum. J. Physiol. (Lond.) **157**, 64 (1961).

Armin, J., R. T. Grant, and P. H. Wright: Acute insulin deficiency provoked by single injections of anti-insulin serum. J. Physiol. (Lond.) 153, 131 (1960).
— — — Experimental diabetes in rats produced by parenteral administration of anti-insulin serum. J. Physiol. (Lond.) 153, 146 (1960).
Conard, V., Y. Arnould, W. Malaisse, and J. R. M. Franckson: Influence d'une carence aiguë en insuline sur le débit glucosé hépatique du chien normal. Arch. int. Pharmacodyn. 144, 585 (1963).
Cunningham, N. F., D. S. P. Patterson, and P. H. Wright: Acute insulin deficiency provoked in sheep and cows by single injections of anti-insulin serum. J. Physiol. (Lond.) 169, 137 (1963).
Franckson, J. R. M., Y. Arnould, W. Malaisse, and V. Conard: Glucose metabolism in the normal anaesthetised dog injected successively with anti-insulin serum and insulin. Diabetes 13, 532 (1964).
Gregor, W. H., J. M. Martin, J. R. Williamson, P. E. Lacy, and D. M. Kipnis: A study of the diabetic syndrome produced in rats by anti-insulin serum. Diabetes 12, 73 (1963).
Kitigawa, M., K. Onoue, Y. Okamura, M. Anai, and Y. Yamamura: Immunochemical studies of insulin. II. The specificity of insulin-neutralising antibody and experimental diabetes. J. Biochem. (Tokyo) 48, 483 (1960).
Lacy, P. E., and P. H. Wright: Allergic interstitial pancreatitis in rats injected with Guinea-pig anti-insulin serum. Diabetes 14, 634 (1965).
Malaisse, W., H. Cleempoel, V. Conard et J. R. M. Franckson: Modifications hydrodynamiques secondaires à des perfusions glucosées de longue durée chez le chien normal. Mal. cardiovasc. 3, 383 (1962).
—, J. R. M. Franckson et V. Conard: Troubles électrolytiques secondaires à une perfusion glucosée de longue durée. Arch. intern. Physiol. 71, 64 (1963).
—, F. Malaisse-Lagae et P. H. Wright. In preparation (1966)
Moloney, P. J., and M. Coval: Antigenecity of insulin; diabetes induced by specific antibodies, Biochem. J. 59, 179 (1955).
—, and L. Goldsmith: On the antigenicity of insulin. Canad. J. Biochem. 35, 79 (1957).
Ooms, H. A., J. Litvine, Y. Arnould, W. Malaisse, and J. R. M. Franckson: 1966. In preparation.
Robinson, B. H. B., and P. H. Wright: Guinea-pig anti-insulin serum. J. Physiol. (Lond.) 155, 302 (1961).
Scow, R. O.: „Total" pancreatectomy in the rat; operation, effects and postoperative care. Endocrinology 60, 359 (1957).
Stern, M., S. R. Wagle, M. J. Sweeney, and J. Ashmore: Studies in experimental diabetes. 1. Effects of anti-insulin serum on C^{14}-glucose metabolism. J. biol. Chem. 238, 12 (1963).
Tarrant, M. E., R. H. Mahler, and J. Ashmore: Studies in experimental diabetes. IV. Free fatty acid metabolism. J. biol. Chem. 239, 1714 (1964).
—, R. H. S. Thompson, and P. H. Wright: Some aspects of lipid metabolism in rats treated with anti-insulin serum. Biochem. J. 84, 6 (1962).
Wagle, S. R.: Studies on mechanism of glucose synthesis in normal and diabetic rats. Diabetes 15, 19 (1966).
—, and J. Ashmore: Studies in experimental diabetes. II. Carbon dioxide fixation. J. biol. Chem. 238, 17 (1963).
— — Studies in experimental diabetes III. Effects of acute insulin insufficiency on C^{14}-glucose formation from labelled substrates. J. biol. Chem. 239, 1289 (1964).
Wright, P. H.: Hormone antibodies in Endocrinology, Vitamins and Hormones. 1966. In press.
— Experimental insulin deficiency due to insulin antibodies. In press.
—, and L. R. Calimlim: The assay of insulin antibodies produced by the Guinea-pig. Nature (Lond.) 207, 995 (1965).
—, R. A. Kreisberg, B. Halpern, and R. E. Dolkart: Properties of insulin antibodies produced by the guinea-pig, horse, sheep and man. Diabetes 11, 519 (1962).

Insulinantagonisten

H. Ditschuneit

Aus der Abteilung für Klinische Endokrinologie (Leiter: Prof. Dr. E. F. Pfeiffer)
der I. Med. Klinik der Johann Wolfgang Goethe-Universität
und der Stadt Frankfurt am Main

Mit 7 Abbildungen

Referat

Für die Existenz von Insulinantagonisten bei der primären, genetisch bedingten Zuckerkrankheit des Menschen sprechen eine Reihe von immer wieder reproduzierbaren Befunden:

1. Die Insulinaktivitäten und -konzentrationen, die man bei frisch entdeckten Diabetikern jeder Altersstufe feststellen kann, sind erhöht. Sie fallen dann besonders ins Gewicht, wenn man sie der herabgesetzten Fähigkeit zur Assimilation

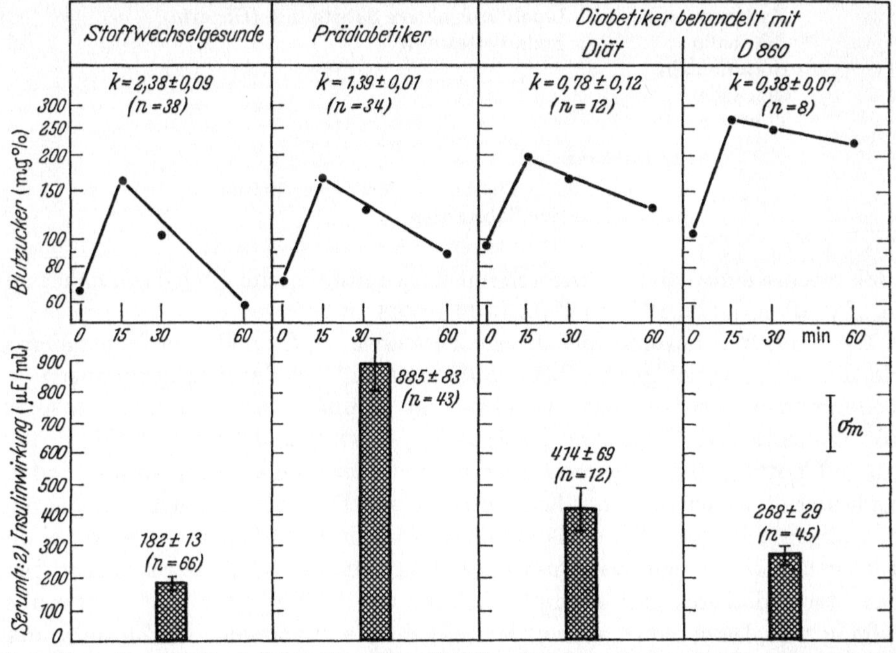

Abb. 1. Blutzuckerverlauf nach intravenöser Glucoseinjektion (0,3 g/kg) und Seruminsulinwirkung (nüchtern) bei Stoffwechselgesunden, Prädiabetikern und mit Diät und Sulfonylharnstoffen behandelten Diabetikern

intravenös gegebener Glucose gegenüberstellt (Abb. 1). Auch schon beim sog. Prädiabetes wird das *relative* Insulindefizit durch Vergleich der extrem erhöhten Insulinaktivitäten mit der, wenn auch geringen, Erniedrigung der Assimilationskoeffizienten (k) deutlich.

2. Der immunologisch meßbare Insulinspiegel steigt bei Altersdiabetikern nach Glucosezufuhr zwar verzögert, aber meist stärker als bei Stoffwechselgesunden an. Eine gleichartige starke Steigerung der Insulinsekretion findet sich auch bei der Fettsucht, die enge Beziehung zum Diabetes mellitus aufweist. Da hierbei aber keine, dem Anstieg des endogenen Insulins entsprechende Beeinflussung des Blutzuckerspiegels zu beobachten ist, muß eine Herabsetzung der biologischen Wirkung des vermehrt in den Kreislauf ausgeschütteten Insulins angenommen werden.

Als Ursache dieser Herabsetzung des biologischen Insulineffektes werden Insulinantagonisten diskutiert. Sie wurden auch in großer Anzahl experimentell nachgewiesen. Selbst bei nur geringer physiologischer Bedeutung eines jeden dieser Faktoren müßte das endogene Insulin im Organismus nahezu unwirksam sein. Eine allgemeine, keineswegs vollständige Übersicht über Insulinantagonisten gibt Tab. 1.

Tabelle 1. *Insulinantagonisten*

Hormone	*Serumfaktoren*
STH	Substanzen im Bereich von:
ACTH	Albumin (Synalbumin, Vallance-Owen)
TSH	α_1-Globulin (Field u. Stetten)
Lactotropes H.	β-Lipoprotein (Bornstein u. Park)
Lipotropin	γ-Globulin (Antikörper)
Hydrocortison	Lipolytisch aktive Substanzen (Heparin)
Adrenalin	Freie Fettsäuren
Noradrenalin	
Glucagon	
Thyroxin	

Gewebsfaktoren

Peptidasen mit insulinabbauenden Eigenschaften
Lipolytisch aktive Substanzen

Ich möchte einige dieser Faktoren nur kurz anführen, um mich dann näher mit dem „Synalbuminfaktor" von Vallance-Owen zu befassen.

Das Wachstumshormon und die zuckerwirksamen Steroide der Nebennierenrinde sind als „physiologische Insulinantagonisten" seit den Untersuchungen der Arbeitsgruppen von Houssay, Lukens und Young, (Houssay und Biosotti, 1936; Houssay und Anderson, 1949; Long, Lukens und Dohan, 1937; Cotes, Reid und Young, 1949) allgemein anerkannt. In der Klinik finden wir ihre Bedeutung bestätigt in der häufigen Kombination von Diabetes und Acromegalie und dem völligen Verschwinden eines manifesten insulinbedürftigen Diabetes bei der Acromegalie nach Hypophysenausschaltung (Pfeiffer, 1957). Der sog. therapeutische Steroiddiabetes, der prompte Anstieg des Insulinbedarfs bei Cortisonbehandlung von Diabetikern sowie die weitgehende Remission der Zuckerkrankheit des Kranken mit Cushing-Syndrom nach operativer Behandlung unterstreichen die große Bedeutung, die auch der NN-Rinde für die Insulinempfindlichkeit zukommt. Ähnliches gilt für die konstante Überproduktion von Catecholaminen bei Tumoren des Nebennierenmarks. Bei dem primären, essentiellen oder genetischen Diabetes des Menschen sind wir mit dem Versuch des Nachweises einer vermehrten Sekretion dieser anerkannten diabetogenen Hormone allerdings nicht weit gekommen. In den letzten Jahren wurde aber zumindest bei der Adipositas von mehreren Arbeitsgruppen (MLYNARYK et al., 1962; MIGEON et al., 1963; SCHTEINGART et al., 1963; COPINSCHI et al., 1965) mittels exakter Messung der Cortisolsekretion ein erhöhter Steroidumsatz gesichert, und aus unserem eigenen Arbeitskreis berichtete PFEIFFER (1965) bei adipösen prädiabetischen Frauen über erhöhte Nüchternwerte von STH und eine vermehrte Sekretion von ACTH. Mit einer Kombination der Effekte der beiden lipolytisch wirkenden Hypophysenhormone STH und ACTH ließe sich die bei Prädiabetikern gefundene verstärkte Lipolyse — die bei der Acromegalie fehlt — erklären. PFEIFFER diskutiert in diesem Zusammenhang auch ACTH-ähnliche Polypeptide mit vorwiegend extraadrenaler lipolytischer Wirkung auf das Fettgewebe (BIRK und LI, 1964). Diese Eigenschaften entsprechen dem alten Fettstoffwechselhormon von ANSELMINO, HOFFMANN und HEROLD (1934), und vor kurzem konnte ein derartiges hypophysäres Polypeptid, dessen Aminosäurensequenz mit der des ACTH teilweise übereinstimmt, von LI et al. (1965) dargestellt werden.

Mit der lipolytischen Wirkung praktisch *aller* diabetogen wirkender Hormone haben wir einen Faktor genannt, der möglicherweise ein Bindeglied zwischen den Insulinantagonisten hormonaler und nichthormonaler Natur darstellt. Die Herren WESTERMANN und RANDLE werden auf diesen Punkt im Verlaufe dieses Kongresses noch näher eingehen. Ich kann mich auf den Hinweis beschränken, daß eine erhöhte Konzentration von freien Fettsäuren die Glucoseutilisation und die Insulinempfindlichkeit nicht nur am Muskelgewebe in vitro, sondern auch in vivo am Menschen beeinflußt. Nach unseren Befunden reicht offenbar allein die Steigerung des Spiegels an freien Fettsäuren aus, um Hyperinsulinämie mit verschlechterter Glucoseutilisation zu bewirken (Abb. 2 und 3) vgl. auch BÖHLE et al., 1966. Eine andere Auffassung wurde von KIPNIS und seiner Arbeitsgruppe (KIPNIS und STEIN, 1964) vorgetragen. Sie stellt einen antagonistischen Effekt der diabetogenen Hormone auf das Zuckertransportsystem in der Membran von Muskel- und Fettgewebszelle in den Vordergrund. Darüber hinaus sollen diese Hormone auch eine Hemmung der Glucosephosphorylierung in der Muskelzelle selbst verursachen. Die Hyperinsulinämie bei Acromegalen und Cushing-Kranken wie umgekehrt den Abfall des Blutinsulingehaltes nach Hypophysektomie führen diese Autoren auf einen Kompensationsvorgang infolge verminderter bzw. erhöhter Insulinempfindlichkeit des Gewebes zurück.

Eine Verminderung der Insulinwirkung durch Wachstumshormon und Cortisol sekundär infolge Steigerung gewisser antagonistischer Serumbestandteile erscheint hingegen wenig wahrscheinlich. Nach den Beobachtungen von BORNSTEIN und PARK (1953), BORNSTEIN (1953), RANDLE und YOUNG (1956) sowie HENDLEY et al. (1957) und WHITNEY und YOUNG (1957) sollen im Blut Substanzen in der Beta-Lipoproteidfraktion lokalisiert sein, die insulinhemmend wirken und auch Zusammenhänge zwischen Hypophysen- und Nebennierenrindensystem erkennen lassen. Da derartige Substanzen mit anderen Testsystemen jedoch nicht nachzuweisen waren (KIPNIS und STEIN, 1964), erscheint ihre Existenz, zumindest aber ihre physiologische Bedeutung, fraglich. Ein anderer unsicherer Serumfaktor ohne Lipoproteincharakter, der von VALLANCE-OWEN und LUKENS (1957) bei pankreatektomierten Katzen im Globulinbereich gefunden wurde, soll ebenfalls von einer intakten Hypophysen-NNR-Funktion abhängig sein. Aber auch er wurde bisher nur am isolierten Rattendiaphragma geprüft. Seine Bedeutung für die Insulinwirkung in vivo ist daher nicht abzuschätzen.

Damit möchte ich mich dem in den letzten Jahren immer häufiger diskutierten „Synalbuminfaktor" zuwenden, dem VALLANCE-OWEN für die Pathogenese des menschlichen Diabetes mellitus erhebliche Bedeutung beimißt. Bekanntlich machte VALLANCE-OWEN zusammen mit HURLOCK und PLEASE (Übersicht bei

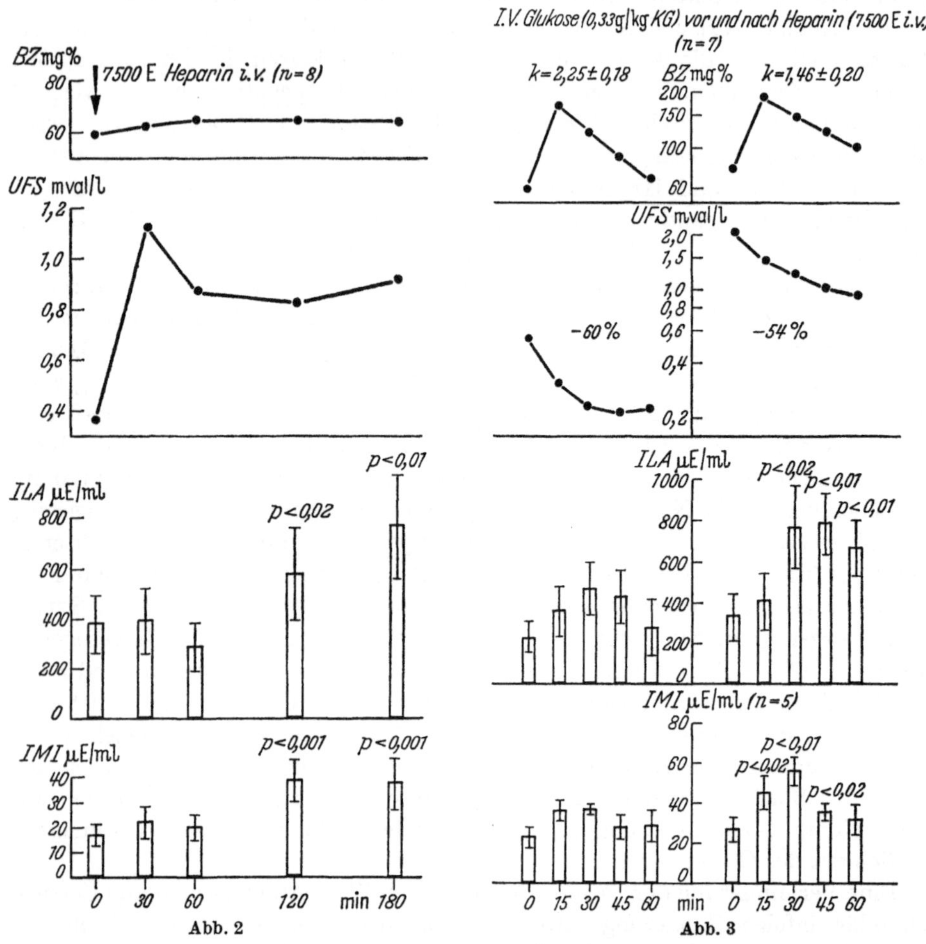

Abb. 2. Einfluß von Heparin intravenös auf Blutzucker, freie Fettsäuren und Seruminsulinaktivität am isolierten Fettgewebe (ILA) sowie immunologisch meßbaren Insulingehalt (IMI) des Blutes

Abb. 3. Einfluß von Heparin 30 min vor intravenöser Glucosebelastung auf Glucoseassimilation, freie Fettsäuren, biologisch (ILA) und immunologisch (IMI) meßbare Seruminsulinwirkung bei sieben Stoffwechselgesunden

VALLANCE-OWEN, 1965) die Beobachtung, daß die Sera stoffwechselgesunder und nicht insulinbehandlungsbedürftiger Diabetiker den Effekt von zugesetztem krist. Insulin am Diaphragma nicht verändern, das Serum von insulinbedürftigen, aber nicht ketotischen Diabetikern dagegen eine markante Insulininhibition aufweist. Später wurde der Faktor im Albuminbereich lokalisiert und auch bei Stoffwechselgesunden gefunden. Bei Diabetikern war es aber in höherer Konzentration im Blut vorhanden. Ihre Albuminfraktion ließ bereits in 1,25%iger Lösung eine komplette

Hemmung von 1000 μE/ml krist. Insulin am isolierten Rattenzwerchfell erkennen. Mit dem präparierten Albumin von Stoffwechselgesunden war der gleiche Hemmeffekt erst mit 3,5 bis 5% auszulösen. Über eine Abhängigkeit dieses Faktors von einer intakten Hypophysen- und NNR-Funktion wurde ebenfalls berichtet (VALLANCE-OWEN et al., 1958; VALLANCE-OWEN und LILLY, 1961). Bei Nachprüfung an einer größeren Patientenzahl konnte dieser Befund allerdings nicht bestätigt werden (LOWY et al., 1965). Durch acetylierte Cellulose konnte der Hemmfaktor aus dem antagonistischen Albumin herausgelöst werden, weshalb er die Bezeichnung „Synalbumin" erhielt. Weitere experimentelle Untersuchungen führten zu dem Ergebnis, daß es sich wahrscheinlich um ein Polypeptid mit einem Molekulargewicht von etwa 4500 handelt, das möglicherweise mit der Beta-Kette des Insulins identisch ist (VALLANCE-OWEN, 1965).

Auf einen gewissen Zusammenhang des Synalbumins mit der Insulinsekretion könnten auch klinisch experimentelle Befunde über das Fehlen erhöhter Antagonistenkonzentrationen im Serum von den Diabetikern hinweisen, die nach einer Pankreatitis oder Hämochromatose erkrankten. Auch fand VALLANCE-OWEN, daß im Blut von Prädiabetikern und Herzinfarktpatienten der Antagonistengehalt erhöht ist und damit bei Patienten, bei denen eine Hyperinsulinämie besteht (NIKKILÄ et al., 1965; PETERS und HALES, 1965). Diese Befunde konnten von mehreren Autoren, die bei der Albuminfraktionierung Trichloressigsäure-, Ätheroder Alkoholfällung anwandten, im wesentlichen bestätigt werden (LOWY et al., 1961; LYNGSOE, 1962; KIPNIS und STEIN, 1964; Alp und RECANT, 1964). Es ist allerdings möglich, daß erst diese Fällungsmittel das Entstehen einer antagonistischen Aktivität im Albuminbereich bewirken. Das durch Elektrophorese oder auf andere Weise präparierte Albumin zeigt keinen antagonistischen Effekt (DITSCHUNEIT et al., 1963).

Alle von VALLANCE-OWEN et al. durchgeführten Untersuchungen über Synalbumin erfolgten am isolierten Rattendiaphragma. LOWY prüfte erstmals die Wirkung von Synalbumin vergleichweise auch am Fettgewebe. Sie konnte dabei keine Hemmwirkung gegenüber der Wirkung von krist. Insulin feststellen. Von LYNGSOE (1962) wurde dieser Befund bestätigt. ALP und RECANT (1964) sowie KIPNIS und STEIN (1964) beobachteten sogar einen insulinpotenzierenden Effekt von Synalbumin am isolierten Fettgewebe in vitro.

Unsere eigenen Resultate über die Wirkung des Synalbumins am Diaphragma und epididymalen Fettgewebe in vitro sowie in vivo sind in den folgenden Abbildungen zusammengestellt. Sie wurden zusammen mit H. H. DITSCHUNEIT gewonnen. Am isolierten Diaphragma bleibt die Wirkung von 500 μE/ml krist. Insulin auf den Einbau von C^{14}-Glucose in das Glykogen durch 1,25%ige Synalbuminlösung von Stoffwechselgesunden unbeeinflußt, während 5%ige Lösung eine sichere Hemmung ausübt (Abb. 4). Synalbumin von Diabetikern wirkt dagegen bereits in einer Konzentration von 1,25% antagonistisch (Abb. 5).

Die Synalbuminlösung allein ohne irgendwelchen Zusatz in Konzentrationen von 1,3 und 5% läßt weder eine sicher positive noch negative Wirkung erkennen. Am isolierten Fettgewebe führen aber die gleichen Synalbuminpräparationen zu einer Steigerung sowohl der Glucoseoxydation als auch der Lipidsynthese, die der Wirkung von jeweils 125 bis 190 μE/ml krist. Insulin entspricht. Fügen wir dem synalbuminhaltigen Inkubationsmedium der Fettzipfel kleine Insulindosen von

125 μE/ml hinzu, dann ergibt sich entgegen den Beobachtungen von Kipnis und Stein und Alp und Recant keine Potenzierung des Insulineffektes. Das zugesetzte Insulin wird in Übereinstimmung mit Lowy et al. (1961) in seiner Wirkung auf Glucoseoxydation und Lipidsynthese leicht gehemmt.

Die insulinähnliche Wirkung von Synalbumin läßt sich durch Insulinantiserum nicht hemmen, und entsprechend konnte Dr. Melani mit der immunologischen

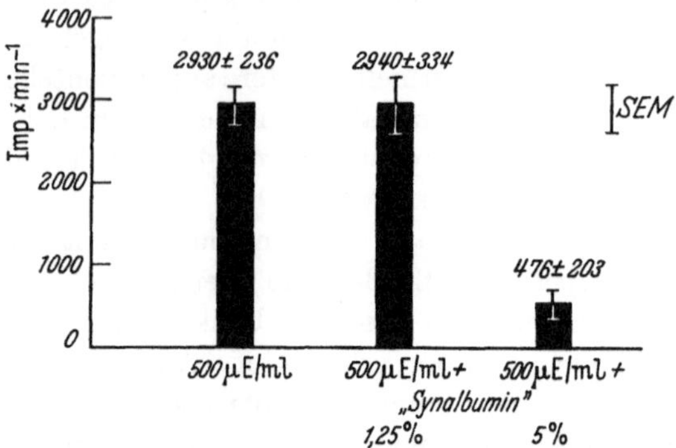

Abb. 4. Hemmung des Insulineffektes (500 μE/ml) auf den Einbau von C^{14}-U-Glucose in das Glykogen des isolierten Rattendiaphragmas durch „Synalbumin" (1, 25 und 5%)

Bestimmungsmethode in keiner Synalbuminfraktion Insulin nachweisen(Abb. 6). Die Wirkung des Synalbumins auf das Diaphragma *in vivo* ist in Abb. 7 dargestellt, Während in vitro am Diaphragma keine insulinähnliche Wirkung zu erkennen war, wird die Glykogensynthese des Diaphragmas in vivo durch 100 mg intraperitoneal

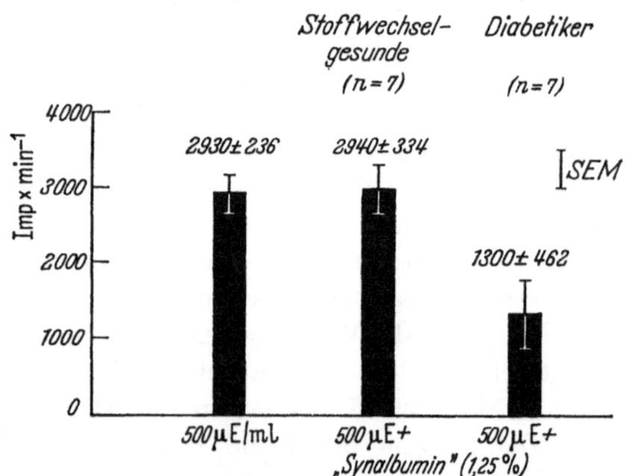

Abb. 5. Effekt von krist. Insulin (500 μE/ml) zusammen mit „Synalbumin" (1,25%) von Stoffwechselgesunden und Diabetikern am isolierten Rattendiaphragma in vitro

verabreichtes Synalbumin sehr stark stimuliert. Der Effekt von 100 mg ist stärker als der von 500 μE Insulin, das zusammen mit der gleichen Menge antagonistenfreiem Albumin verabreicht wurde. Eine Hemmung von krist. Insulin auf die Glykogensynthese im Diaphragma lebender Ratten, das zusammen mit 100 mg Synalbumin intraperitoneal verabreicht wurde, tritt nicht ein. Auch auf die Lipidsynthese im Fettgewebe in vivo wirken 100 mg Synalbumin insulinähnlich, wobei auch hier die Wirkung größer als von 500 μE/ml krist. Insulin ist. Eine unterschiedliche Wirkung auf Fett- und Muskelgewebe verglichen mit dem Effekt von krist. Insulin ist nicht zu beobachten (Abb. 7). Eine leichte Steigerung der Wirkung von krist. Insulin, das zusammen mit dem Synalbumin injiziert wurde, läßt sich ähnlich wie am Diaphragma auch am Fettgewebe feststellen.

Zahlreiche Untersuchungen mit isolierten A- und B-Ketten in den verschiedensten Modifikationen, die dem Serum zugesetzt wurden, verliefen bisher negativ. Ein gewisser Zusammenhang des Synalbuminfaktors mit dem endokrinen System

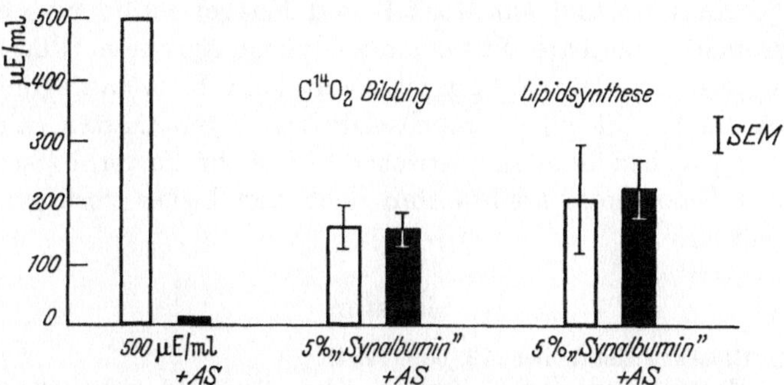

Abb. 6. In-vitro-Effekt von 500 μE/ml krist. Insulin und „Synalbumin" (5%) mit und ohne Zusatz von Antiinsulin auf die $C^{14}O_2$-Bildung und Lipidsynthese am epididymalen Fettgewebe der Ratte

ergab sich jedoch aus Versuchen mit Synalbumin von normalen und Houssay-Hunden. Während die aus 3 ml Serum eines Normalhundes dargestellte Synalbuminmenge 500 μE/ml Insulin am Diaphragma in vitro inhibiert, ist für den gleichen Hemmeffekt bei Houssay-Hunden die Aufbereitung des Synalbumins aus 6,0 ml erforderlich. Die Konzentration des Synalbumins im Serum nach Entfernung von Hypophyse und Pankreas muß somit erniedrigt sein.

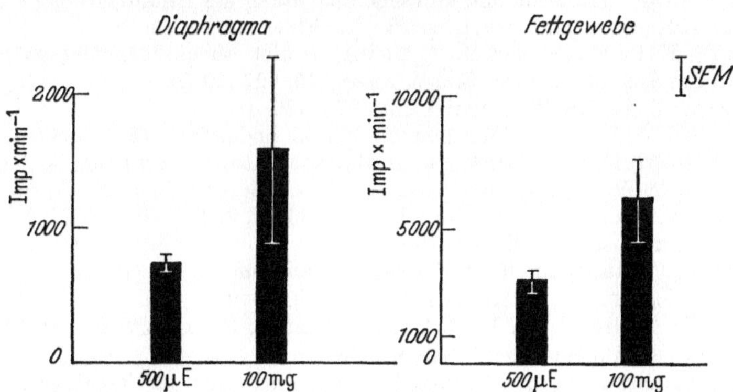

Abb. 7. Effekt von krist. Insulin (500 μE) und „Synalbumin" (100 mg) i. p. auf den Einbau von C^{14}-U-Glucose in das Diaphragma-Glykogen und die Lipidfraktion des epididymalen Fettgewebes der Ratte in vivo

Die Steigerung der antagonistischen Aktivität des Serums nach einer Glucosebelastung deutet darauf hin, daß der Synalbuminfaktor möglicherweise mit der Insulinsekretion zusammenhängt. Wir wissen, daß der Insulingehalt des Blutes des Stoffwechselgesunden innerhalb von 1 bis 3 min nach intravenöser Glucosebelastung sein Maximum erreicht, um (im Gegensatz zum schnellen Abfall bei mageren Stoffwechselgesunden) bei adipösen Patienten über lange Zeit erhöht zu bleiben. Infolge der sehr kurzen Halbwertszeit von weniger als 10 min für das endogene Insulin müssen beim Adipösen sehr große Insulinmengen innerhalb von 10 min abgebaut werden. Wir prüften daher die antagonistische Wirkung der Albuminpräparation bei sieben adipösen Patienten vor und 10 min nach Glucose-injektion. Es fand sich eine statistisch sicherungsfähige Erhöhung der antagonistischen Aktivität.

Zusammenfassend ergibt sich somit aus unseren Untersuchungen, daß Synalbumin nur am isolierten Diaphragma in vitro insulinantagonistisch wirkt, dagegen am Fettgewebe in vitro und am Muskel- und Fettgewebe in vivo eine insulinähnliche, aber nicht hemmbare Wirkung auf Glykogensynthese, Glucoseoxydation und Lipidsynthese hat. Der Faktor ist somit kein Insulinantagonist, sondern wahrscheinlich ein Peptid mit stoffwechselaktiven Eigenschaften. Eine physiologische Bedeutung als insulinantagonistischer Faktor für die herabgesetzte Insulinsensitivität des Diabetikers kommt ihm nach den bisher vorliegenden Untersuchungen nicht zu.

Literatur

ALP, H., and L. RECANT: Metabolism 13, 609 (1964).

ANSELMINO, K., F. HOFFMANN und L. HEROLD: Klin. Wschr. 13, 209 (1934). Arch. Gynäc. 157, 86 (1934).

BERSON, S. A., and R. S. YALOW: Diabetes 14, 549 (1965).

BIRK, Y., and C. H. LI: J. biol. Chem. 239, 1048 (1964).

BÖHLE, E., H. DITSCHUNEIT, F. MELANI, J. BEYER, K. SCHÖFFLING und E. F. PFEIFFER: Dtsch. med. Wschr. 1966 (Im Druck).

BORNSTEIN, J.: J. biol. Chem. 205, 513 (1953).

—, and C. R. PARK: J. biol. Chem. 205, 503 (1953).

COPINSCHI, G., R. LECLERCQ, et J. R. M. FRANCKSON: Ann. Endocr. (Paris) 26, 170 (1965).

COTES, P. M., E. REID, and F. G. YOUNG: Nature (Lond.) 164 209 (1949).

DITSCHUNEIT, H.: Die biologische und klinische Bedeutung der Insulinwirkung von Blut und Bluteiweißfraktionen, Habilitationsschrift, Frankfurt a. M. 1963.

HENDLEY, E. D., E. BREGMAN, and M. E. KRAHL: J. biol. Chem. 226, 459 (1957).

HOUSSAY, B. A., and E. ANDERSON: Endocrinology 45, 627 (1949).

—, et A. BIOSOTTI: C. R. Soc. Biol. (Paris) 123, 497 (1936).

KIPNIS, D. M., and M. F. STEIN: Ciba Found. Coll. on Endocrinol. 15, 156 (1964).

LI, C. H., L. BARNATI, M. CHERÉTIEN, and D. CHUNG: Nature (Lond.) 208, 5015 (1965).

LONG, C. N. H., F. D. W. LUKENS, and F. DOHAN: Proc. Soc. exp. Biol. (N. Y.) 36, 553 (1937).

LOWY, C., G. BLANSHARD, and D. PHEAR: Lancet 1961, I, 802.

LYNGSOE, J.: Acta med. scand. 172, 601 (1962).

MIGEON, C. J., O. C. GREEN, and J. P. ECKERT: Metabolism 12, 718 (1963).

MLYNARYK, P., R. R. GILLIES, B. MURPHY, and C. J. PATTEE: J. clin. Endocr. 22, 587 (1962).

NIKKILÄ, E. A., T. A. MIETTINEN, M. R. VESENNE, and R. PELKONEN: Lancet 1965, II, 508.

PETERS, N., and C. N. HALES: Lancet 1965, I, 1144.

PFEIFFER, E. F.: Anerkannte diabetogene Hormone. In Nature and Treatment of Diabetes mellitus. Excerpta med. Found. (Amst.) 1965, 368.

— Dtsch. med. Wschr. 82, 1789 (1957).

RANDLE, P. J., and F. G. YOUNG: J. Endocr. 13, 335 (1956).

SCHTEINGART, D. E., R. J. GREGERMAN, and J. W. CONN: Metabolism 12, 484 (1963).

VALLANCE-OWEN, J.: Insulinantagonists. In Nature and Treatment of Diabetes mellitus. Excerpta med. Found. (Amst.) 1965, 340

—, E. DENNES, and P. N. CAMPBELL: Lancet 1958, II, 696.

—, and M. D. LILLEY: Lancet 1961, I, 804, 806.

—, and F. D. LUKENS: Endocrinology 60, 625 (1957).

WHITNEY, J. E., and F. G. YOUNG: Biochem. J. 66, 648 (1957).

Diskussion

E. WESTERMANN (Frankfurt a. M.):

Herr DITSCHUNEIT erwähnte die Bedeutung des cyclischen Adenosin-3',5'-Monophosphat (3,5-AMP) für die Lipolyse und zitierte in diesem Zusammenhang außer Herrn RIZACK (New York) auch mich. Um Mißverständnissen vorzubeugen, möchte ich betonen, daß es Herr RIZACK war, der erstmalig *nachweisen* konnte, daß 3,5-AMP die Triglyceridspaltung in zellfreien Fettgewebsextrakten aktiviert [J. Biol. Chem. **239**, 392 (1964)]. Unabhängig davon haben wir im gleichen Jahr auf Grund eigener Ergebnisse *postuliert*, daß die lipolytische Wirkung der Sympathicusstoffe durch 3,5-AMP vermittelt wird.

Vergleichende Untersuchungen über die Beeinflussung der Insulinsekretion isolierter Pankreasgewebe durch Glucose, Tolbutamid, ACTH, STH, Glucagon und Secretin *

M. Telib, F. Melani, H. Ditschuneit, J. Ammon und E. F. Pfeiffer

Aus der Abteilung für Klinische Endokrinologie (Prof. Dr E. F. Pfeiffer)
an der I. Med. Klinik (Prof. Dr. F. Hoff) der Johann Wolfgang Goethe-Universität
Frankfurt am Main

Mit 2 Abbildungen

Die orale Gabe einer bestimmten Glucosemenge führt nach den Ausführungen von McIntyre u. Mitarb. zu weit höherem Anstieg des Insulinspiegels als es bei intravenöser Verabreichung der gleichen Menge der Fall ist. Darüber hinaus bleibt der erreichte Insulinspiegel nach oraler Zuckergabe länger erhöht, als nach der intravenösen Verabreichung, wie es auch von Scow und Cornfield berichtet wird. Dementsprechend wird bei gleichartigem maximalen Blutzuckeranstieg nach oraler Zufuhr ein schnellerer Abfall des Blutzuckers als nach intravenöser Gabe festgestellt.

Als Erklärung wurden in erster Linie humorale Faktoren diskutiert, die beim Anstieg des Blutzuckers zur Aktivierung der Insulinsekretion beitragen sollen. Ziel unserer Untersuchungen war es, eine möglicherweise direkte Glucose-unabhängige Stimulierung der Insulinsekretion durch verschiedene Substanzen am isolierten Pankreasgewebe zu prüfen. Um die Größenordnung des Stimulationseffektes zu kennen, haben wir weiterhin den Einfluß von Glucose und Sulfonylharnstoffen untersucht.

Wir verwandten Pankreasgewebe von Kaninchen mit einer maximalen Stärke von 1 mm und einem Gewicht von 70 bis 100 mg. Nach einer Vorinkubationszeit von 30 min in Krebs-Ringer-Bicarbonat-Puffer wurden die Gewebe $2^1/_2$ Std unter aeroben Bedingungen in 4 ml desselben Puffers inkubiert. Die Bestimmung der insulinähnlichen Aktivität (ILA) und des immunologisch meßbaren Insulins (IMI) wurden entsprechend den Standardmethoden unseres Laboratoriums durchgeführt, welche auf den von Martin et al. und Yalow und Berson mitgeteilten Originalmethoden basieren.

Zunächst untersuchten wir die Abhängigkeit der Insulinausschüttung von der Glucosekonzentration. Dabei war bei einer Glucosekonzentration von 200 mg-% im Inkubationsmedium eine maximale Insulinausschüttung meßbar.

Ebenso wie durch Glucose kann die Insulinausschüttung auch durch Tolbutamid stimuliert werden. Wir haben den Einfluß eines Inkubationsmediums ohne Glucose, mit 200 mg-% Glucose und mit 20 mg-% Sulfonylharnstoffen verglichen.

* Durchgeführt mit Unterstützung der Deutschen Forschungsgemeinschaft, Bad Godesberg

Aus dem Vergleich der Ergebnisse geht hervor, daß der Sulfonylharnstoffeffekt den maximalen Glucoseeffekt nahezu gleichkommt.

Bei der Untersuchung des Einflusses von STH[1] auf die Insulinausschüttung der isolierten Gewebe beobachteten wir einen Effekt, welcher von der STH-Konzentration im Inkubationsmedium abhängig war. Aus der Abb. 1 ist zu ersehen, daß die Insulinausschüttung bei einer STH-Konzentration von 10 γ/ml höher als der Kontrollwert ist und bei der zehnfachen STH-Konzentration, nämlich 100 γ/ml den Stimulationseffekt der Glucose erreicht.

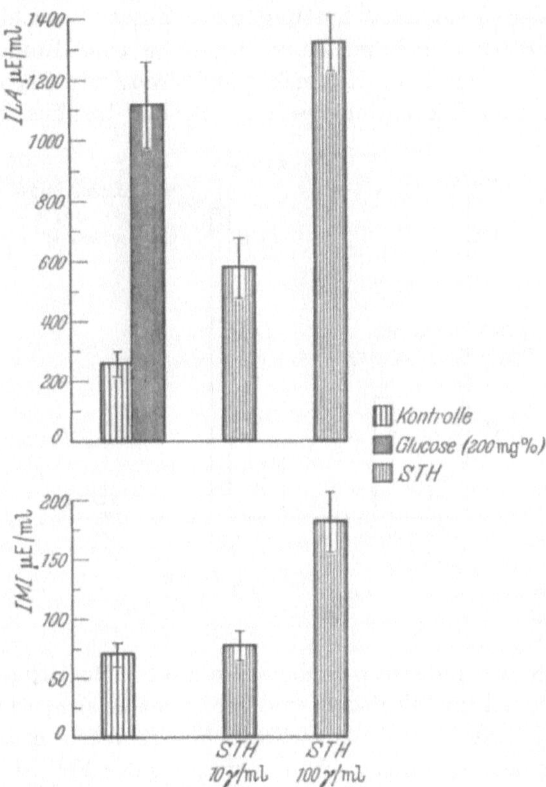

Abb. 1. Stimulierung der Insulinabgabe in vitro aus Schnitten von Kaninchen-Pankreata durch STH

Bei der Untersuchung von ACTH (Organon) in Konzentrationen von 1 mE bis 1 E/ml fanden wir keine signifikante Erhöhung der Insulinkonzentration im Inkubationsmedium. Ebenfalls keine Stimulierung der Insulinausschüttung beobachteten wir bei Glucagon (Hoechst). Auch Zusatz von Glucose (in einer Konzentration von 200 mg-%) zu beiden Substanzen bewirkt kein zusätzliches Ansteigen der Insulinausschüttung.

Weiterhin untersuchten wir den Einfluß von Glucose und menschlichem Wachstumshormon auf die isolierten Pankreasgewebe von Fröschen (rana temporaria).

---

[1] STH wurde von Frau Dr. STEWART in unseren Laboratorien aus menschlichen Hypophysen extrahiert. An dieser Stelle sei ihr für die freundliche Überlassung des Hypophysenextraktes herzlich gedankt (1 mg STH = 1 E).

Dabei erhielten wir für 200 mg Glucose im Inkubationsmedium einen geringfügigen Anstieg der Insulinfreisetzung (ILA), der nicht signifikant ist. Ebenfalls nicht zu sichern ist eine Erhöhung der Insulinausschüttung für STH-Konzentrationen im Inkubationsmedium von 10 γ und 100 γ/ml. Auch immunologisch konnte im Inkubationsmedium Insulin nachgewiesen werden, jedoch kein Anstieg beim Zusatz von Glucose oder STH.

Es ist jedoch möglich, daß das Pankreasgewebe der Frösche deshalb nicht stimulierbar war, weil sich die Tiere im Winterschlafzustand befanden. Bei der Untersuchung von Ratten fanden wir aber ebenfalls keinen statistisch sicherungsfähigen Anstieg der Insulinausschüttung nach Zusatz verschiedener Glucosemengen zum Inkubationsmedium. Pankreasgewebe von Hunden reagieren dagegen ebenso wie diejenigen von Kaninchen auf Zusatz von Glucose, Tolbutamid, STH oder Secretin zum Inkubationsmedium mit einer Insulinabgabe.

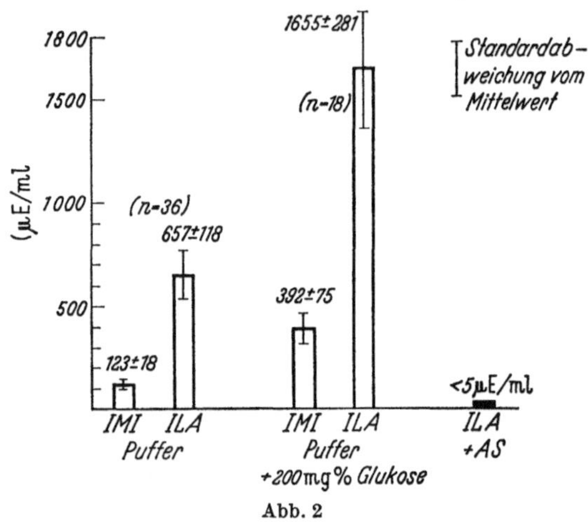

Abb. 2

Beim Vergleich der radioimmunologischen und biologischen Werte für die Insulinkonzentrationen im Inkubationsmedium zeigt es sich, wie aus der Abb. 2 hervorgeht, daß biologisch zwei- bis sechsmal höhere Werte erhalten werden als es bei Anwendung des immunologischen Verfahrens der Fall ist. Die insulinähnliche Wirkung (ILA) des Inkubationsmediums ist aber durch Zusatz von Meerschweinchen-Insulinantikörpern komplett hemmbar. Die sich aus dieser Beobachtung ergebenden Probleme bedürfen noch eingehender Untersuchung.

Unsere Ergebnisse über den Stimulationseffekt der verschiedenen Hormone stimmen im Prinzip mit den von anderen Autoren berichteten Befunden überein. So ist der Stimulationseffekt für STH von Coore et al. und Boumann et al. an der in-vitro-Präparation festgestellt worden. Den von Turner et al. beobachteten Stimulationseffekt von Glucagon (Lilly) konnten wir nicht reproduzieren.

Bei ACTH und Glucagon konnten wir ebensowenig wie Coore und Randle einen Stimulationseffekt feststellen. Bei in-vivo-Untersuchungen konnte von Samols nach Gabe von Glucagon und Genuth et al. nach ACTH eine Erhöhung des Insulinspiegels im Plasma beobachtet werden. Dem ist gegenüberzustellen, daß wir bei unserer Versuchsanordnung nur solche Faktoren erfassen können, welche primär die Insulinausschüttung des isolierten Pankreasgewebes beeinflussen. Sekundäreffekte, welche nicht am gesamten Pankreasgewebe angreifen, sind ausgeschlossen.

Die Ergebnisse, welche wir für Secretin erhielten, weisen darauf hin, daß dieses lokale intestinale Hormon die Insulinausschüttung unabhängig vom Blutzuckerspiegel beeinflussen kann (PFEIFFER et al.). Für die Klinik ergeben sich daraus mehrere Schlußfolgerungen. Die Befunde können nämlich zum Verständnis des unterschiedlichen Ausfalles oraler und intravenöser Glucosebelastungen bei Normalen und Prädiabetikern sowie zur Erklärung der Pathogenese des Dumping-Syndroms beitragen.

Literatur

BOUMANN, P. R. and BOSBOOM: Acta endocr. (Kbh.) **50**, 202 (1965).

COORE, H. G., and P. J. RANDLE: Biochem. J. **93**, 66 (1964).

GENUTH, S., and H. E. LEBOWITZ: Endocrinology **76**, 1093 (1965).

MARTIN, D. B., A. E. RENOLD, and Y. M. DAGENAIS: Lancet 1958, II, 76.

McINTYRE, N., C. D. HOLDWORTH, and D. S. TURNER: Lancet 1964, II, 20.

PFEIFFER, E. F., M. TELIB, J. AMMON, F. MELANI u. H. DITSCHUNEIT: Dtsch, med. Wschr. **90**, 1663 (1965).

SAMOLS, E., J. TYLER, and G. MARRI: Lancet 1954, II, 1257.

SCOW, R. P., and J. CORNFIELD: Amer. J. Phys. **179**, 435 (1954).

TURNER, D. S., and N. McINTYRE: Lancet 1966, I, 351.

YALOW, R. S., and S. A. BERSON: J. clin. Invest. **39**, 1041 (1960).

Nachweis von immunologisch hemmbarer Insulinaktivität bei Schnecken (Helix pomatia L.)*

J. Ammon, F. Melani und U. Gröschel-Stewart

Aus der Abteilung für Klinische Endokrinologie (Prof. Dr. E. F. Pfeiffer)
an der I. Med. Klinik (Prof. Dr. F. Hoff) der Johann Wolfgang von Goethe-Universität
und der Stadt Frankfurt am Main

Mit 1 Abbildung

Auf Grund zahlreicher Untersuchungen wissen wir heute mit Sicherheit, daß Insulin in den Pankreasgeweben aller Wirbeltiere, selbst in dem primitivster Fische, den Cyclostomen, nachzuweisen ist. Es war daher von Interesse, auch bei Avertebraten nach einem blutzuckerregulierenden Mechanismus zu suchen. Im folgenden wollen wir deshalb über biologische und immunologische Insulinbestimmungen an Extrakten verschiedener Organe von Weinbergschnecken berichten.

Nach den Angaben von Davoren zur Extraktion von Insulin aus kleinen Organmengen isolierten wir aus der Eiweißdrüse, der Mitteldarmdrüse und einem Stück des Fußmuskels als Kontrollorgan die entsprechende Peptidfraktion.

Aus der Abb. 1 ist die Lage der beiden Drüsen in situ zu erkennen. Der Mitteldarmdrüse oder dem Hepatopankreas wird die Funktion der Leber zugeschrieben. Die Eiweißdrüse versorgt die Eier vor der Beschalung und Ablage mit Nährstoffen.

Die Bestimmungen der insulinähnlichen Aktivität (ILA) und des immunologisch meßbaren Insulins (IMI) wurden entsprechend den Standardmethoden unseres Labors durchgeführt (Ditschuneit et al., Melani et al.). Sie basieren auf den von Martin et al. und Yalow und Berson mitgeteilten Originalmethoden

Es zeigte sich, daß unser als Rohinsulin bezeichneter Extrakt ebenso wie kristallisiertes Schweineinsulin die $^{14}CO_2$-Produktion am epididymalen Fettgewebe der Ratte stimuliert. Aus dem Ergebnis ist zu ersehen, daß sich Konzentration und insulinähnliche Aktivität nahezu proportional verhalten. Wir versuchten nun, die Wirkung am Fettgewebe durch Zusatz von Meerschweinchenantikörpern gegen Schweineinsulin zu hemmen. Zusatz einer bestimmten Menge von Antiserum, welches in der Lage ist, die Wirkung von 500 μE Schweineinsulin nahezu vollständig zu hemmen, führt auch bei den Schneckenextrakten zu einem analogen Abfall der biologischen Aktivität.

Diese Ergebnisse sind um so überraschender, da das von Dixon isolierte Insulin aus Kabeljau, einem Vertreter der primitiveren Vertebraten, gegenüber Rinderinsulin andere immunologische Eigenschaften aufweist. Um die Wirkung von Kabeljauinsulin zu hemmen, ist nämlich die 15fache Menge an Antiserum erforderlich.

---

* Durchgeführt mit Unterstützung der Deutschen Forschungsgemeinschaft, Bad Godesberg

Auch die Bestimmung des immunologisch meßbaren Insulins zeigte die gleiche Proportionalität zwischen Konzentration und Meßwert. Die erforderlichen Messungen wurden mit Meerschweinchenantikörpern gegen Humaninsulin, ^{131}J-markiertem Humaninsulin und entsprechenden Insulinstandards erhalten.

In der folgenden Tabelle sind unsere Ergebnisse zusammengefaßt. Die angegebenen Werte beziehen sich auf die Mittelwerte von jeweils in Gruppen zu 15 auf-

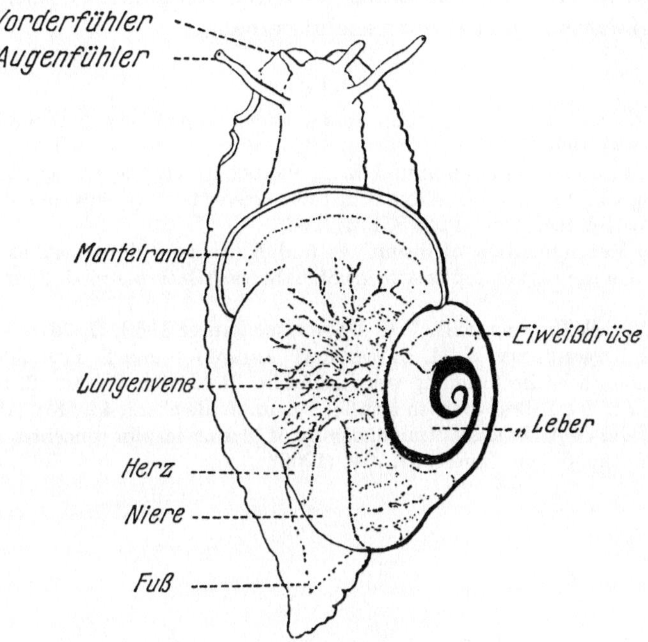

Abb. 1. Helix pomatia nach Entfernung der Schale

gearbeiteten Tieren. Bei überwinternden Schnecken haben wir weder biologische noch immunologische Insulinaktivität gefunden. Bei sommeraktiven Tieren findet sich in der Mitteldarmdrüse, mehr noch in der Eiweißdrüse Insulinaktivität. In der Fußmuskulatur und im Blut sind Spuren von Insulin vorhanden, ihre Konzentration liegt jedoch nahe oder unter der Nachweisgrenze unserer Methoden.

Tabelle 1. *Insulinähnliche Aktivität in verschiedenen Organen von helix pomatia* (Gemessene Aktivität in mE von 15 Organextrakten)

		Eiweißdrüse	Mitteldarm-drüse	Fuß-muskulatur	Blut
Sommer	ILA	18	6,3	0	< 0,025/ml
	IMI	14	4,4	0	< 0,004/ml
Winter	ILA	0	0	0	0
	IMI	0	0	0	0

Wir sind bestrebt, größere Mengen dieser Substanz zum Nachweis ihrer physikalisch-chemischen Eigenschaften zu isolieren. Zur Gewinnung von 1 mg Reinsubstanz müßten wir bei einer Aktivität von 25 Einheiten pro mg etwa 10000

Schnecken aufarbeiten. Trotz dieses Aufwandes fühlen wir uns zu weiterer Arbeit ermutigt, da Wilson und Falkmer kürzlich über den Nachweis von immunologisch und biologisch aktivem Insulin bei Seesternen berichteten.

Zusammenfassung

Aus der Eiweißdrüse und der Mitteldarmdrüse von Helix pomatia L. wurde eine Peptidfraktion isoliert, welche sich biologisch und immunologisch wie kristallisiertes Schweineinsulin und Humaninsulin verhält.

Literatur

Davoren, P. R.: The isolation of insulin from a single cat pancreas. Biochim. biophys. Acta (Amst.) **63**, 150 (1962).

Ditschuneit, H., J. D. Faulhaber und E. F. Pfeiffer: Verbesserungen der Methode zur Bestimmung von Insulin im Blut mit Hilfe radioaktiver 1-^{14}C-Glukose und dem epididymalen Rattenfettgewebe. Atompraxis 8, 172 (1962).

Dixon, G. H.: Recombination of insulin A- und B-chains, hybrid insulins and synthetic insulin. In „On the nature and treatment of diabetes." Excerpta med. Foundation (Amst.) (1965).

Martin, D. B., A. E. Renold, and Y. M. Dagenais: Lancet **1958, II,** 76.

Melani, F., H. Ditschuneit, K. M. Bartelt, H. Friedrich und E. F. Pfeiffer: Über die radioimmunologische Bestimmung von Insulin im Blut. Klin. Wschr. **43**, 1000 (1965).

Wilson, S., and S. Falkmer: Starfish insulin. Canad. J. Biochem. **43**, 1615 (1965).

Yalow, R. S., and S. A. Berson: Immunoassay of plasma insulin concentrations in normal and diabetic man. J. clin. Invest. **39**, 1041 (1960).

Untersuchungen des Stoffwechsels von ^{65}Zn bei alloxandiabetischen Ratten

D. GLAUBITT, J.-G. RAUSCH-STROOMANN und H.-G. KLIPPEL

Aus der I. Med. Univ.-Klinik Hamburg-Eppendorf (Direktor: Prof. Dr. H. BARTELHEIMER)

Mit 1 Abbildung

In zahlreichen früheren Veröffentlichungen ist die Frage eines Zusammenhanges zwischen Diabetes mellitus und Zinkstoffwechsel untersucht worden (s. WOLFF und FISCHER, 1961). Zink ist als Stabilisator Insulinpräparaten zugesetzt und wird mit dem Insulin dem diabetischen Organismus zugeführt.

Insulin kann jedoch seine Wirkung in vitro auch ohne Zink entfalten. Ob das Zink in vivo eine Rolle bei der Insulinwirkung spielt, ist unklar. Als wichtiges Spurenelement ist es zumindest von Bedeutung für eine Reihe enzymatischer Stoffwechselvorgänge. Da eine Beeinflussung des Zinkstoffwechsels durch den Diabetes mellitus nicht auszuschließen ist und das für Stoffwechseluntersuchungen gut geeignete radioaktive Isotop ^{65}Zn zur Verfügung steht, sind wir der Kinetik der Radioaktivität in einer Reihe von Organen bei alloxandiabetischen, mit Insulin behandelten männlichen Ratten nachgegangen.

Methodik

Wir untersuchten in drei Reihen je 60 männliche Wistar-Ratten (insgesamt 180 Tiere) im Gewicht von 160 bis 200 g. Die Tiere erhielten Altromin-Presslinge und Wasser ohne Einschränkung. 90 Ratten dienten als Kontrolltiere. Bei den übrigen 90 Ratten wurde ein Alloxandiabetes erzeugt. Mehrmals wöchentlich wurde der Harnzucker kontrolliert, in Abständen von ein bis zwei Wochen die Blutzuckerkonzentration (enzymatische Methode).

Anhaltende Blutzuckerwerte über 150 mg-% bei positivem Harnzuckernachweis wurden als Beweis für einen Alloxandiabetes angesehen. Je nach der Schwere des Diabetes erfolgte die Behandlung mit täglich 1 bis 4 I. E. Depot-Insulin „Hoechst" Klar. Drei bis vier Wochen nach Beginn des Alloxandiabetes injizierten wir sämtlichen Ratten intraperitoneal etwa 2 μCi ^{65}Zn in Form des Chlorids (spezifische Radioaktivität etwa 100 mCi/g Zink) verdünnt mit physiologischer Kochsalzlösung. In Abständen von etwa einer Woche oder länger wurde die Radioaktivität in Plasma, Pankreas, Niere, Dickdarm, Skeletmuskel, Herzmuskel, Leber, Milz, Knochen (Femur) und Knorpel (Rippenknorpel) bestimmt. Die Radioaktivität wurde im Bohrlochkristall mit einem Szintillationszähler gemessen. Die biologische Halbwertzeit $T_{1/2}^{III}$ für die Zeit vom 18. Tag nach der Injektion an wurde graphisch ermittelt.

Ergebnisse

^{65}Zn verläßt bei den alloxandiabetischen Ratten das Plasma schneller als bei den nichtdiabetischen Tieren, so daß nach 1 bis 2 Monaten eine deutliche Verkürzung der biologischen Halbwertzeit des radioaktiven Zinks bei den alloxandiabetischen Tieren erkennbar wird.

Besondere Aufmerksamkeit galt den Veränderungen im Pankreas. Das Pankreas der alloxandiabetischen Ratten zeigt zu Beginn der Untersuchung eine etwa zehnmal höhere auf das Gewicht bezogene Radioaktivität als das Plasma und ist hierin mit Leber, Milz, Niere und Dickdarm zu vergleichen. 2 bis 3 Monate nach der Injektion von ^{65}Zn ist die Radioaktivität im Pankreas der alloxandiabetischen Ratten etwa zehnmal niedriger als die der Kontrolltiere; dementsprechend ist die biologische Halbwertzeit bei den diabetischen Tieren verkürzt.

Die biologische Halbwertzeit $T_{1/2}^{III}$ in der Niere und im Dickdarm ist bei den alloxandiabetischen Ratten verkürzt. In der Niere, die vor allem kurze Zeit nach der Injektion ein wichtiges Ausscheidungsorgan für ^{65}Zn darstellt, sinkt die Radioaktivität bei beiden Tiergruppen langsamer ab als im Pankreas.. Die Radioaktivität im Dickdarm fällt dagegen bei den zuckerkranken Ratten und den Kontrolltieren noch rascher ab als im Pankreas.

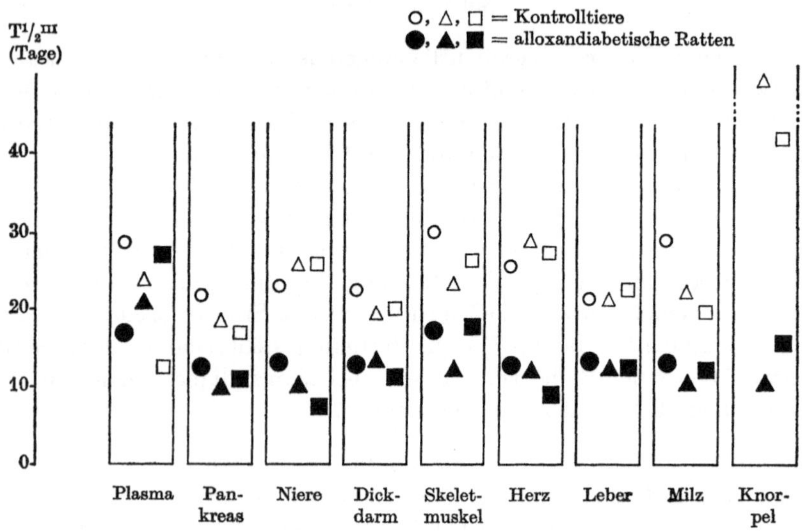

Abb. 1. Biologische Halbwertzeit $T_{1/2}^{III}$ von ^{65}Zn in Organen von alloxandiabetischen Ratten und Kontrolltieren

Auch Leber, Milz, Skeletmuskel und Herzmuskel zeigen bei den alloxandiabetischen Ratten eine schnellere Abnahme der Radioaktivität als bei den Kontrolltieren.

Im Knochen steigt im Gegensatz zu anderen Organen die Radioaktivität zunächst an und fällt erst im 2. oder 3. Monat langsam ab. Bei den alloxandiabetischen Ratten erfolgen Zunahme und Absinken der Radioaktivität schneller als bei den Kontrolltieren. Im Rippenknorpel nimmt die Radioaktivität bei den gesunden Tieren nur sehr wenig ab, bei den alloxandiabetischen Ratten deutlich stärker. Auch hier ist die biologische Halbwertzeit bei den alloxandiabetischen Tieren verkürzt.

Eine Nebeneinanderstellung der biologischen Halbwertzeit $T_{1/2}^{III}$ von ^{65}Zn in den Organen für jede der drei Reihen von je 60 Ratten ergibt mit Ausnahme des Plasmas, Knorpels und Knochens eine verhältnismäßig geringe Streubreite (Abb. 1). Beim Knochen ist die Verkürzung der biologischen Halbwertzeit $T_{1/2}^{III}$ von ^{65}Zn bei den alloxandiabetischen Tieren innerhalb der gleichen Reihe eindeutig, die Reproduzierbarkeit der absoluten Werte jedoch unzureichend.

Diskussion

Wir finden bei alloxandiabetischen Ratten in allen untersuchten Organen eine Verkürzung der biologischen Halbwertzeit des intraperitoneal injizierten ^{65}Zn. Unter der Voraussetzung einer bei den normalen und alloxandiabetischen Tieren etwa gleichen Poolgröße würde man eine Erhöhung der absoluten Umsatzgeschwindigkeit des Zinks bei den alloxandiabetischen Ratten annehmen können. Bei Diabeteskranken ist die Zinkausscheidung gesteigert (SEELIGER, 1966). Zu dieser Beobachtung passen unsere Befunde wie auch die anderer Autoren (LOWRY, BALDWIN und HARRINGTON, 1954), die im Pankreas alloxandiabetischer Ratten eine rasche Verminderung des Zinks festgestellt haben.

Unsere Ergebnisse lassen sich jedoch nicht sicher mit dem Alloxandiabetes in Zusammenhang bringen. Wir sahen nämlich auch bei nichtdiabetischen Ratten unter der Wirkung von Corticoiden im Pankreas und in geringerem Umfange in der Niere eine Verkürzung der biologischen Halbwertzeit von ^{65}Zn (GLAUBITT, NORDMEYER und ASAM, 1966). Hieraus geht hervor, daß auch andere Einflüsse die biologische Halbwertzeit von ^{65}Zn in bestimmten Organen verkürzen können. Da das Zink im Organismus verschiedene Funktionen besitzt, u. a. bei enzymatischen Vorgängen eine Rolle spielt, könnte der Alloxandiabetes auch auf diesem Wege auf den Zinkstoffwechsel einwirken.

Inwieweit ein Einfluß des ^{65}Zn-Stoffwechsels über das Pankreas wirksam wird, läßt sich nicht entscheiden. Zink ist ein wichtiger Bestandteil des Pankreassekrets (MONTGOMERY, SHELINE und CHAIKOFF, 1943; BIRNSTINGL, STONE und RICHARDS, 1956), es findet sich jedoch gleichfalls in größerer Menge in den Langerhansschen Inseln, vor allem in den Beta-Zellen (OKAMOTO, 1943; MASKE und WOLFF, 1952; WOLFF und RINGLEB, 1954).

Auch an extrainsuläre Faktoren des Diabetes (BARTELHEIMER, 1940) ist bei der Diskussion eines Zusammenhanges zwischen Diabetes mellitus und Zinkstoffwechsel zu denken.

Es muß die Frage offenbleiben, ob Störungen im Zinkstoffwechsel für die Pathogenese des menschlichen Diabetes mellitus von Bedeutung sind.

Zusammenfassung

Alloxandiabetische männliche Wistar-Ratten zeigen nach intraperitonealer Injektion von ^{65}Zn eine erhebliche Verkürzung der biologischen Halbwertzeit in Plasma, Pankreas, Niere, Dickdarm, Skeletmuskel, Herzmuskel, Leber, Milz, Knochen (Femur) und Knorpel (Rippenknorpel).

Literatur

BARTELHEIMER, H.: Ergebn. inn. Med. Kinderheilk. **59**, 595 (1940).

BIRNSTINGL, M., B. STONE, and V. RICHARDS: Amer. J. Physiol. **186**, 373 (1956).

GLAUBITT, D., U. ASAM und P. NORDMEYER: Nucl.-Med. **5**, 250 (1966).

LOWRY, J. R., R. R. BALDWIN, and R. V. HARRINGTON: Science **119**, 219 (1954).

MASKE, H., u. H. P. WOLFF: 3. Kongreß der Deutschen Gesellschaft für Hämatologie, Wiesbaden 1952; zit. nach WOLFF und FISCHER, 1961.

MONTGOMERY, M. L., G. E. SHELINE, and I. L. CHAIKOFF: J. exp. Med. **78**, 151 (1943).

OKAMOTO, K.: Trans. Japan. Pathol. Soc. **33**, 247 (1943).

SEELIGER, K.: Dissertation, Hamburg 1966.

WOLFF, H. P., u. R. FISCHER: In SCHWIEGK, H., u. F. TURBA: Künstliche radioaktive Isotope in Physiologie, Diagnostik und Therapie. Berlin-Göttingen-Heidelberg: Springer 1961.

—, u. D. RINGLEB: Z. ges. exp. Med. **124**, 236 (1954).

Zum Einfluß der homöostatischen Tätigkeit der Leber auf die Verwertung des endogen gebildeten und exogen zugeführten Zuckers beim gesunden und diabetischen Menschen

A. Beringer, G. Geyer, H. Thaler, K. H. Tragl und W. Waldhäusl

Aus der I. Med. Universitätsklinik in Wien (Vorstand: Prof. Dr. E. Deutsch)

Mit 2 Abbildungen

Wir haben den Versuch unternommen, festzustellen, welchen Einfluß der von Soskin (4) beschriebene homöostatische Regulationsmechanismus auf die Zuckerverwertung der Leber gesunder, diabetischer sowie an einer Hepatitis erkrankter Menschen ausübt. Die Aufnahme des Zuckers in der Leber wurde im Anschluß an eine standardisierte Zufuhr von Kohlenhydraten oder Zuckerbildnern, die Abgabe im Hungerzustand kontrolliert. Darüber hinaus wurde das Verhalten der homöostatischen Tätigkeit der Leber nach einer Verabreichung von humanem Wachstumshormon, Glucor ticoiden, Insulin sowie Sulfonylharnstoffpräparaten beobachtet. Letzteren Untersuchungen wurde eine erhöhte Aufmerksamkeit gewidmet um feststellen zu können, welchen Einfluß die einzelnen Hormone und Präparate auf die Homöostase der menschlichen Leber ausüben. Die Änderungen der Zuckerabgabe aus der Leber untersuchten wir (1) anfänglich mit dem Lebervenenkatheter und später mit der quantitativen Glykogenbestimmung im Leberpunktat. Mit dem Lebervenenkatheter läßt sich — wie schon von Sherlock (3) berichtet wurde — feststellen, daß die Diabetikerleber grundsätzlich im Hungerzustand nicht mehr Zucker abgibt als die gesunde Leber.

Mit dem Lebervenenkatheter kann auch die Verringerung der Zuckerabgabe aus der Leber im Anschluß an eine Injektion von Insulin verfolgt werden. Das Ergebnis solcher Untersuchungen gibt uns aber keine Aufklärung darüber, was in der Leberzelle selbst vorgeht. Wir können uns also kein Urteil darüber bilden, ob die Einstellung der Zuckerabgabe aus der Leber vorwiegend durch eine Hemmung der endogenen Zuckerneubildung oder eine Glykogenspeicherung, eine Fettbildung aus Kohlenhydraten, oder gar durch einen verstärkten Abbau des Zuckers hervorgerufen wird. Eine wenigstens teilweise Aufklärung darüber gibt uns die quantitative Untersuchung des Glykogengehaltes und wir haben deshalb rund 400 derartige Untersuchungen durchgeführt. Als Bezugswert des Glykogens diente uns jene Leberglykogenmenge, die wir bei Gesunden und Diabetikern, die 2 Tage hindurch eine Standarddiät erhalten hatten, im Anschluß an eine 17 bis 19 Std andauernde Karenz vorgefunden haben. Das zu untersuchende Material wurde auf dem Wege der Biopsie gewonnen.

Unter diesen Voraussetzungen führte die Verabreichung kleiner Zuckermengen bei Stoffwechselgesunden zu dem folgenden überraschenden Ergebnis:

Es hat sich gezeigt, daß die orale Gabe von 405 mg Dextrose pro kg/Körpergewicht nach Ablauf von 3 Std eine Leberglykogenspeicherung von 510 mg pro kg/Körpergewicht auslöst. Diese Zunahme ist deshalb bemerkenswert, weil die Untersuchungen mit dem Lebervenenkatheter gezeigt haben, daß nur 60% der verabreichten Dextrose in der Leber verwertet werden. Es liegt hier also nach Abzug der entsprechenden Zuckermenge ein beträchtlicher Überschuß an gespeichertem Zucker vor. Dieser Überschuß kann nur durch die Ablagerung des endogen gebildeten Zuckers zustande kommen. Daraus kann geschlossen werden, daß sich die endogene Zuckerneubildung beim Gesunden um 89 mg pro Std und kg/Körpergewicht bewegt. Diese Untersuchungen lassen aber ferner erkennen, daß die endogene Zuckerneubildung nach einer Kohlenhydratzufuhr sistiert, so daß der RQ von 1 nicht unbedingt einer reinen Kohlenhydratverwertung entsprechen muß.

Nach der Zufuhr einer größeren Zuckermenge erfährt die Zuckerspeicherung auch weiterhin eine Zunahme. Sie wird dabei allerdings dadurch relativ geringer, daß von der höheren Kohlenhydratmenge nur mehr 45 bis 55% in der Leber deponiert werden.

Zu einem ähnlichen Resultat führten die Beobachtungen an Altersdiabetikern. Man erkennt, daß kleinere Zuckerquantitäten ebenfalls eine beträchtliche Glykogenspeicherung auslösen, während jedoch die größeren Zuckermengen eine relativ geringere Ablagerung hervorrufen. In allen Fällen bewegt sich aber die Zunahme auf einem niedrigeren Niveau als bei Gesunden.

Wir gingen nun der Ursache der geringeren Assimilationsbereitschaft in der Diabetikerleber nach und beschäftigten uns zunächst mit den Faktoren, denen ein hemmender Einfluß auf die Zuckerverwertung zugeschrieben werden könnte. Dazu gehört vor allem die übermäßige Fettablagerung in der Leber. Dabei hat es sich gezeigt, daß die Fettleber adipöser Diabetiker nicht weniger Zucker speichert als die fettärmere Leber asthenischer Diabetiker. Selbst eine exogene Fettzufuhr in Form eines Öltrunkes ließ keine Beeinflussung der Assimilationsbereitschaft erkennen.

Das humane Wachstumshormon verursacht bei Altersdiabetikern im Hungerzustand eine geringfügige Glykogenspeicherung (Abb. 1). Dieser Befund ist vor allem deshalb bemerkenswert, weil das Wachstumshormon auch einen beträchtlichen Anstieg an freien Fettsäuren hervorruft. Allerdings muß hervorgehoben werden, daß das Wachstumshormon — wie bekannt, und auch hier zur Darstellung gebracht wurde — einen Anstieg der Insulinaktivität im Blut auslöst. Aus diesem Grund läßt sich über den Einfluß der freien Fettsäuren auf die homöostatische Tätigkeit der Leber in diesem Fall nichts Sicheres aussagen.

Eine gleichzeitige Verabreichung von Wachstumshormon und Glucocorticoiden läßt jedoch eine deutliche Verminderung der Zuckerspeicherung nach einer

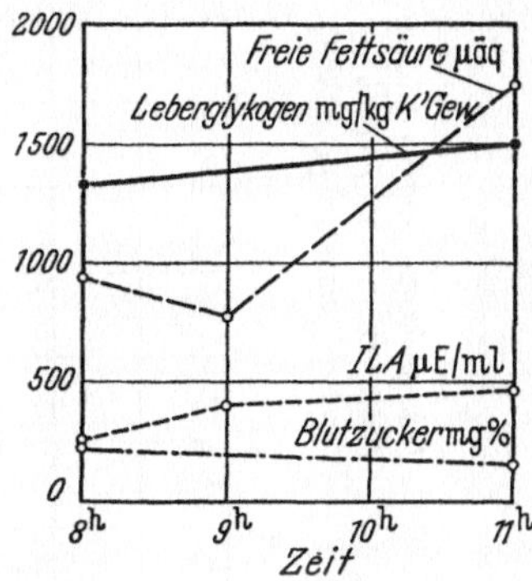

Abb. 1. Verhalten des Blutzuckers, der freien Fettsäuren (mäq.) sowie der insulinähnlichen Aktivität (ILA in uE/ml) im Blut und des Leberglykogens bei Altersdiabetikern, denen 10 mg menschliches Wachstumshormon intravenös injiziert wurden. Die Biopsie erfolgte 3 Std nach der Injektion

Kohlenhydratzufuhr erkennen (Abb. 2). Diese Untersuchungen weisen darauf hin, daß eine akute, eminente Verstärkung der Hypophysen-Nebennierentätigkeit in der Lage ist, die homöostatische Tätigkeit der Leber ungünstig zu beeinflussen.

Im allgemeinen aber scheint die Verringerung der Zuckerassimilation in der Diabetikerleber durch die Störung der Dynamik der Insulinsekretion zustande kommen.

Wie Ditschuneit und Pfeiffer (2) gezeigt haben, reagiert die diabetische Bauchspeicheldrüse auf eine Kohlenhydratzufuhr mit einer verzögerten und abgeschwächten Insulinsekretion. Wir fanden dementsprechend, daß die stärkere Zuckerassimilation in der Leber erst 90 min nach einer Traubenzuckergabe einsetzt. Wir fanden ferner, daß exogenes Insulin die Homöostase prompt normali-

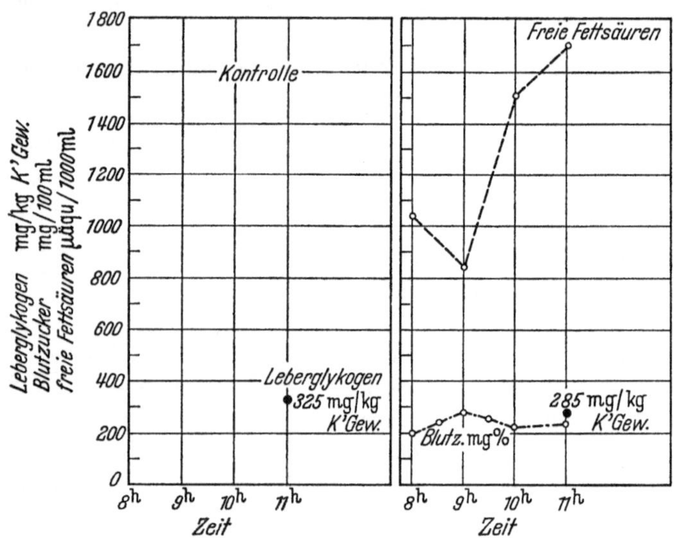

Abb. 2. Verhalten der Leberglykogenzunahme (berechnet als Dextrose und in mg/kgK'Gew. dargestellt), des Blutzuckers und der freien Fettsäuren bei Altersdiabetikern, denen nach einer 17 Std andauernden Karenz 10 mg menschliches Wachstumshormon, 12 mg Dexamethason intravenös injiziert und gleichzeitig 330 mg Dextrose pro kg/K'Gew. verabreicht wurden. Die Biopsie erfolgte 3 Std nach der Vorbehandlung

siert und die Sulfonylharnstoffpräparate sogar eine über die Norm gehende Zuckerspeicherung hervorrufen. Dies alles geschieht unter noch pathologischem Verlauf der alimentären Hyperglykämie. Es ist dies ein Hinweis dafür, daß sich die Peripherie dem Insulin gegenüber resistenter erweist als die Leber.

Abschließend möchten wir darauf hinweisen, daß der normale Ablauf der Homöostase an die Intaktheit der Leberzellen gebunden ist. Wir fanden, daß eine Hepatitis bei Diabetikern eine beträchtliche Störung in der Homöostase auslöst, die mit oralen Antidiabetika nicht behoben werden kann. Daher erscheint es nicht sinnvoll, einen akuten Leberschaden mit oralen Antidiabetika zu behandeln.

Wir haben den Versuch unternommen, den Einfluß der homöostatischen Tätigkeit der Leber auf die Zuckerverwertung beim gesunden sowie diabetischen Menschen darzustellen und die Ursache der Störung bei Diabetikern näher zu analysieren. Dabei hat sich bei Gesunden im Anschluß an eine Kohlenhydratzufuhr gezeigt, daß durch die homöostatische Tätigkeit auch der endogen gebildete Zucker in der Leber zur Assimilation gebracht wird. Die Ergebnisse lassen weiterhin darauf schließen, daß die Störung der Homöostase bei Altersdiabetikern vor allem durch die verzögerte und unzureichende Insulinsekretion zustande kommt.

Literatur

1) BERINGER, A., K. HUPKA, K. MÖSSLACHER, K. MOSER und R. WENGER: Zur Beeinflussung des menschlichen Diabetes mit Insulin, blutzuckersenkenden Sulfonamiden sowie den Biguaniden. Wien. med. Wschr. 1958, 109, 639.

2) DITSCHUNEIT, H., E. F. PFEIFFER, R. QUENDET, H. KOLB, M. WAHL und W. H. RETT: Über die Seruminsulinwirkung bei Stoffwechselgesunden und Diabetikern. I. Symp. Ass. diabet. Kom. Fortschritte der Diabetesforschung, Düsseldorf 1962, S. 37. Stuttgart: Thieme 1963.

3) SHERLOCK, SH.: Effets de l'Insuline sur le foie: Extrait de la Revue internationale d'Hépatologie No 4, Tome III, 1953.

4) SOSKIN, S., H. E. ESSEX, J. F. HERRICH, and F. C. MANN: Amer. J. Physiol. 1938, 124.

Beziehungen zwischen Lebercirrhose und Diabetes mellitus
Untersuchungen an 140 Kombinationsfällen

D. Müting, N. Lackas und H. Reikowski

Aus der I. Med. Universitätsklinik, Homburg/Saar (Direktor: Prof. Dr. med. F. Doenecke)

Mit 2 Abbildungen

1962 veröffentlichte Bloodworth in Columbus (Ohio) eine Sektionsstatistik der Jahre 1937 bis 1960 und stellte dabei in den Jahren 1955 bis 1960 bei 10,5% der Diabetiker eine Lebercirrhose und bei 12,5% der Lebercirrhosen einen Diabetes mellitus fest. Ähnliche Beobachtungen machten in Deutschland Poche und Schumacher, die bei 219 autopsierten Diabetikern in 21,5% eine Lebercirrhose nachwiesen. Von klinischer Seite machte zuerst Creutzfeldt 1959 in Freiburg (Brsg.) auf das vermehrte Vorkommen der Krankheitskombination Lebercirrhose — Diabetes mellitus aufmerksam. Dabei bestand bei der Mehrzahl seiner 25 Kombinationsfälle die Lebercirrhose sicher zeitlich vor der Manifestation des Diabetes. Auch im Einzugsgebiet der I. Med. Universitätsklinik, Homburg/Saar, das neben dem Saarland die westliche Pfalz und nach Norden das Gebiet bis Trier umfaßt, war in den letzten 8 Jahren eine ständige Zunahme der Neuerkrankungen sowohl an Lebercirrhose wie auch an Diabetes mellitus zu beobachten.

Bei etwa gleichbleibender oder leicht verminderter Zahl aller pro Jahr neu aufgenommenen Patienten stieg die Zahl der Diabetiker an unserer Klinik in den Jahren 1958 bis 1965 von 86 auf 246, die der Lebercirrhosen von 30 auf 63, d. h. auf das Zwei- bzw. Dreifache. Dagegen nimmt die Anzahl der jährlich neu aufgenommenen Patienten mit der Krankheitskombination Lebercirrhose *und* Diabetes mellitus im gleichen Zeitraum von 6 auf 44, also auf das Siebenfache, zu.

Diese ungewöhnliche Zunahme der Kombination Lebercirrhose *und* Diabetes mellitus veranlaßte uns, folgenden beiden Fragen nachzugehen:

1. Welche beider Krankheiten tritt am häufigsten als erste auf?

2. Auf welchem Wege entsteht am häufigsten eine Lebercirrhose im Verlaufe eines Diabetes mellitus bzw. ein Diabetes im Verlaufe einer Lebercirrhose?

Zur Klärung dieser Fragen wurden die Krankengeschichten der insgesamt 140 Kombinationsfälle sorgfältig nach Ätiologie und Schweregrad der Lebercirrhosen sowie nach Manifestation, klinischem Verlauf, Komplikationen und Therapie des Diabetes mellitus durchgesehen. Einzelheiten sind einer ausführlichen Zusammenstellung zu entnehmen.

Zuerst soll auf die Frage der zeitlichen Reihenfolge beider Krankheiten eingegangen werden. Auf Abb. 1 ist zu erkennen, daß der größte Anteil, nämlich 103 der 140 Kombinationsfälle, zuerst an einer Cirrhose litten (Gruppe A). Bei zehn war die zeitliche Reihenfolge nicht sicher zu eruieren (Gruppe B). 27 litten zuerst an einem Diabetes, dem später eine Cirrhose folgte (Gruppe C). Bei dem Diabetes nach Lebercirrhose handelt es sich vorwiegend um einen leichten Verlauf, da nur 25 Patienten Insulin und acht orale Antidiabetica benötigten. Der Rest ließ sich mit Diät befriedigend einstellen. Bei den Kombinationsfällen ohne sichere Reihen-

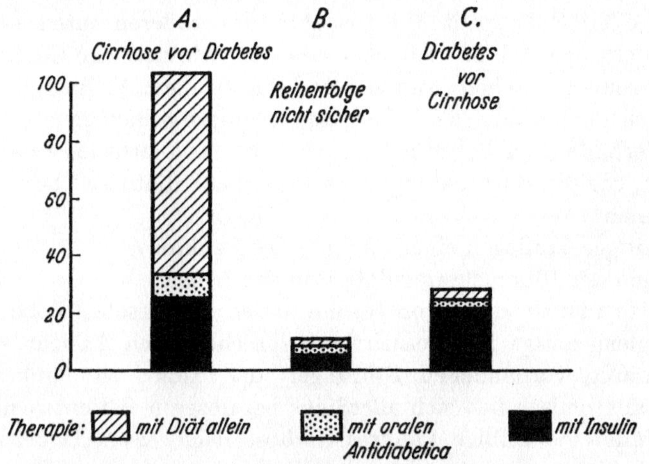

Abb. 1. Zeitliche Reihenfolge von Lebercirrhose und Diabetes bei 140 Kombinationsfällen

folge beider Krankheiten wie auch bei der Lebercirrhose *nach* Diabetes mußte der größte Teil der Diabetiker mit Insulin (im Mittel 40 E) behandelt werden.

Zur Diagnose eines Diabetes mellitus wurden sowohl Belastungen mit 100 g Glucose wie auch mit 1,0 g Tolbutamid intravenös durchgeführt und in Zweifelsfällen wiederholt. Durch die regelmäßige Verwendung beider Tests im Jahre 1965

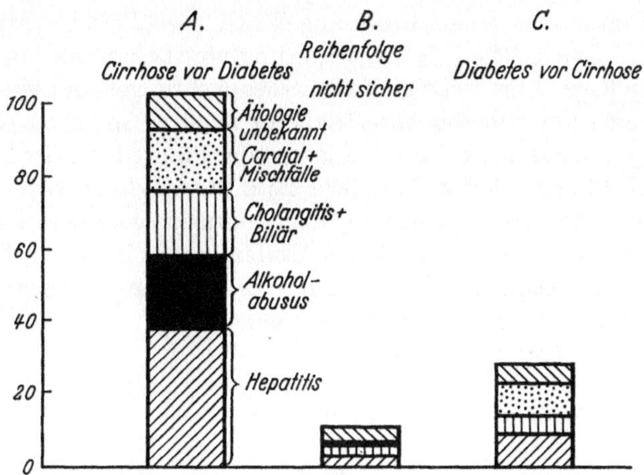

Abb. 2. Ätiologie der Lebercirrhose bei 140 Kombinationsfällen

ist ein Teil der relativ hohen Anzahl von Neuerkrankungen an der Kombination Diabetes mellitus - Lebercirrhose zu erklären.

Auf Abb. 2 ist schließlich die Ätiologie der Lebercirrhosen in allen drei Gruppen graphisch dargestellt. Bei Gruppe A, dem sog. „Leberdiabetes" sind Hepatitis, Alkoholabusus und Cholangitis sowie Mischfälle die häufigsten Grundkrankheiten, während bei Gruppe C, den Diabetikern mit anschließender Lebercirrhose Hepatitis, Cholangitis, Stauungsleber und Mischfälle in der Ätiologie überwiegen. Ursprünglich hatten wir den Eindruck, daß die posthepatitische Lebercirrhose bei dieser Gruppe auf Grund der vermehrten Häufigkeit der Hepatitis bei Zuckerkranken die größere Rolle spielt. Mit Ausnahme des größeren Anteiles von Alkoholcirrhosen bei Gruppe A läßt sich also von der Ätiologie der Cirrhose her kein sicherer Unterschied zwischen Gruppe A und C feststellen. Als nächstes interessiert die Frage nach dem wahrscheinlichen Entstehungsmechanismus eines Diabetes mellitus im Verlaufe einer Lebercirrhose. CREUTZFELDT sieht im wesentlichen drei Möglichkeiten, die die Entwicklung eines sog. „Leberdiabetes" begünstigen bzw. bewirken können:

1. gleichzeitiges Vorliegen einer Cirrhose des Pankreas,
2. Störungen der Blutzuckerregulation in der Leber,
3. vermehrte Inaktivierung von Insulin in der cirrhotischen Leber.

Für eine gleichzeitige Pankreascirrhose sprechen nach Ansicht von CREUTZFELDT die häufig vorhandenen Störungen der exokrinen Pankreasfunktion. Pathologisch-anatomisch ließ sich allerdings bei unseren Patienten nur zu einem Viertel der Fälle eine mäßige Pankreascirrhose nachweisen. Dabei muß betont werden, daß bei unseren Untersuchungen Patienten mit einer Hämochromatose bewußt nicht berücksichtigt wurden. Eine vermehrte Inaktivierung von Insulin läßt sich aus dem flachen Blutzuckerkurvenverlauf bei Insulinbelastungen ablesen, wie schon MEYTHALER betonte. Jedoch konnten wir in keinem Falle eine Insulinresistenz beobachten; die maximale benötigte Insulindosis betrug bei den 103 Patienten mit einem sog. „Leberdiabetes" 60 E, im Mittel nur 30 E. Am ehesten dürften bei unseren Patienten Störungen der Blutzuckerregulation in der Leber (SOSKIN) in Frage kommen. Dafür spricht die Beobachtung, daß bei Besserung der Leberfunktion auch eine Besserung der Glucosetoleranz eintritt. Häufiger ist allerdings eine gleichzeitige Verschlechterung von Leberfunktion und diabetischer Stoffwechsellage. 3 bis 7jährige Verlaufsbeobachtungen an über 50 Patienten mit einer Kombination Lebercirrhose-Diabetes mellitus sprechen für eine deutliche Abhängigkeit der Diabetesentstehung von der Progredienz der Lebercirrhose. Dabei ist noch nicht entschieden, inwiefern diese Entwicklung noch ärztlicherseits durch eine kohlenhydratreiche Kost und Glucoseinfusion gefördert wird. Auf jeden Fall erscheint es angebracht, in größerem Umfange als bisher auf die Manifestation einer Zuckerkrankheit im Verlaufe einer Lebercirrhose zu achten und ihren Entstehungsmechanismus näher zu untersuchen.

Neuere diagnostische Möglichkeiten
zur Erfassung eines latenten Diabetes mellitus *

P. Dieterle, K. P. Eymer, P. Kiefhaber, P. C. Scriba und K. Schwarz

Aus der II. Med. Klinik der Universität München (Direktor: Prof. Dr. Dr. G. Bodechtel)

Mit 2 Abbildungen

Wir wissen heute, daß bereits viele Jahre, bevor ein Diabetes mellitus (D.m.) mit einer Glykosurie manifest wird, charakteristische Veränderungen am Gefäßsystem bestehen können. Die typischen diabetischen Komplikationen wie Retinopathie, Nephropathie und Polyneuropathie sind also durchaus nicht immer Spätfolgen eines lange bestehenden D.m. Gelegentlich sind sie erstes Anzeichen einer noch in der Latenz befindlichen Kohlenhydratstoffwechselstörung. Aber auch auf die Komplikationen eines Herzinfarktes oder peripherer arterieller Verschlüsse bei einem latenten D.m. wurde in den letzten Jahren wiederholt aufmerksam gemacht. Schließlich kommt nach Kalk (1) dem D.m. in seiner latenten Phase als eine der Ursachen einer Fettleber eine große Bedeutung zu.

Wenn man derartige Komplikationen durch diätetische Maßnahmen oder auch eine aktive medikamentöse Therapie verhindern oder zumindest hinauszögern will, so ist eine frühzeitige Erfassung des latenten D.m. von größter Bedeutung.

Zu diesem Zweck stehen der klinischen Medizin eine Reihe von Glucosebelastungsmethoden zur Verfügung. Neben einfachen und doppelten oralen Belastungsmethoden kennt man seit Jahren eine intravenöse Glucosebelastungsmethode.

Nach unseren Untersuchungen erzielten wir beim Vergleich des raschen intravenösen Glucosetoleranztests (i.v. GTT) mit oralen Glucosebelastungsmethoden eine größere Treffsicherheit mit der intravenösen Glucosebelastung (i.v. GB). Die Angaben über Normalbereich und Wertigkeit dieser Methode sind jedoch in der Literatur nicht einheitlich. Das liegt daran, daß die Ergebnisse dieses Verfahrens von den Details der Methodik sehr abhängig sind.

An unserer Klinik wird der i.v. GTT folgendermaßen durchgeführt (2): Nach 14stündiger Nahrungskarenz wird dem Probanden unter Grundumsatzbedingungen zunächst eine Nüchternblutprobe entnommen. Dann wird innerhalb von 3 bis 5 min 1 ml einer 50%igen Glucoselösung pro kg Körpergewicht intravenös injiziert. Um Thrombophlebitiden zu vermeiden, werden 20 ml einer physiologischen Kochsalzlösung nachgespritzt. Anschließend werden in 10minütigen Abständen von der 4. bis zur 84. min Blutproben für die Blutzuckerbestimmung entnommen. Zur Berechnung des sog. Glucoseassimilationskoeffizienten k_G werden die Blutzuckerwerte auf semilog. Papier gegen die Zeit aufgetragen und die Halbwertzeit (T) der Glucose graphisch ermittelt. Der 4-min-Wert nach der i.v. GB wird nicht berücksichtigt, da nach Franckson (3) erst ab der 15. min mit einer ausreichend gleichmäßigen Verteilung der Glucose zu rechnen ist. Die Elimination der Glucose wird in etwa durch die Gleichung (1) beschrieben:

$$C_{(t)} = C_{(o)} \times e^{-kt} \tag{1}$$

* Mit Unterstützung der Deutschen Forschungsgemeinschaft.

Setzt man statt der variablen Zeit (t) die ermittelte Halbwertszeit (T), so gilt die Gleichung (2):

$$k = \frac{\log n\, 2}{T} = \frac{0{,}693}{T} \tag{2}$$

Der k-Wert ist also ein einfacher Quotient aus dem natürlichen Logarithmus von zwei und der Halbwertszeit. Er wird üblicherweise mit 100 multipliziert. Man erhält damit die Glucoseelimination in Prozent pro min zum Zeitpunkt der Halbwertszeit bzw. den sog. Glucoseassimilationskoeffizienten k_G.

Die von uns untersuchten Probanden teilten wir nach der Höhe der k_G-Werte in fünf Gruppen ein:

1. erhöhte k_G-Werte (über 2,2),

2. normale k_G-Werte (1,2 bis 2,2),

3. Zwischenbereich (k_G: 1,0 bis 1,2),

4. erniedrigte k_G-Werte (unter 1,0) ohne Glykosurie (= latent diab.),

5. erniedrigte k_G-Werte (unter 1,0) mit Glykosurie (= manifest diab.).

Eine scharfe Grenze zwischen dem diabetischen und dem normalen Bereich kann nicht gezogen werden. Es ergibt sich ein Zwischenbereich, in welchem die k_G-Werte nicht eindeutig der diabetischen oder nicht diabetischen Seite zugeordnet werden können. In diesem Zwischenbereich mit k_G-Werten zwischen 1,0 und 1,2 ist eine Aussage über die Stoffwechsellage unsicher, weil sich beide Gruppen überlappen.

Die einfache i.v. GB erlaubt somit in jenen unklaren Fällen keine sichere Diagnose. Wir haben deshalb in Analogie zur Staub-Traugottschen oralen Doppelbelastung einen doppelten i.v. GTT durchgeführt. Dieser brachte jedoch keine weitere Differenzierung. Da das alleinige Kriterium der Glucosetoleranz in diesen unklaren Fällen nicht ausreicht, suchten wir nach anderen Kriterien zum Beweis oder Ausschluß einer diabetischen Stoffwechsellage. Bei der bekannten engen Beziehung zwischen Kohlenhydrat- und Fettstoffwechsel schien es sinnvoll, die nicht veresterten Fettsäuren (NFS) in die Untersuchungen einzubeziehen. Es gelang allerdings auch uns nicht, Diabetiker von Nichtdiabetikern nach der Höhe der Nüchternspiegel an NFS zu trennen. Im Mittel sind die Nüchternkonzentrationen an NFS bei Diabetikern erhöht. Der Überlappungsbereich zwischen Diabetikern und Nichtdiabetikern ist jedoch zu groß.

Dagegen beobachteten wir bei gleichzeitiger Bestimmung der NFS mit dem Blutzucker in 10minütigen Abständen nach der intravenösen GB gewisse Gesetzmäßigkeiten im Verhalten der NFS: auf eine intravenöse GB erfolgt zunächst ein Abfall der NFS. Bei Stoffwechselgesunden steigen die NFS aber spätestens ab der 64. min wieder an. Bei Diabetikern dagegen erfolgt ein kontinuierlicher Abfall bis zur 84. min. Wir haben daher das Verhalten der NFS im Einzelfall nach folgenden Kriterien beurteilt:

Normaler Verhaltenstyp: Anstieg der NFS spätestens ab der 64. min. *Diabetischer Verhaltenstyp:* Kontinuierlicher Abfall der NFS bis zur 84. min.

Bei einer kleinen Gruppe von Patienten bleiben schließlich die NFS nach einem anfänglichen Abfall zwischen der 64. und 84. min konstant auf einer Höhe. Dieser *indifferente Verhaltenstyp* erlaubt keine sichere Diagnose.

Bei 20 Patienten (Abb. 1) mit normalen k_G-Werten wurde 17mal der normale und nur dreimal der indifferente Verhaltenstyp der NFS gefunden. Von 20 latenten und drei manifesten Diabetikern wiesen 19 den diabetischen, drei einen indifferenten und nur einer einen normalen Verhaltenstyp der NFS auf. Es kann somit aus dem Verhalten der NFS nicht nur der Beweis erbracht werden, daß erniedrigte k_G-Werte ohne Glykosurie tatsächlich einem latenten D.m. entsprechen. Es läßt sich darüber hinaus gerade in jenen unklaren Fällen mit k_G-Werten im Zwischenbereich häufig die Frage entscheiden, ob ein latenter D.m. vorliegt oder nicht.

Wir haben gleichzeitig den Glucosetransfer nach Dost (4) berechnet. Bei Probanden mit k_G-Werten im Zwischenbereich lagen die Werte des Glucosetransfers häufig im Bereich des Normalen. Wegen dieser Überlappungen ist die Trennung der Diabetiker von den Nichtdiabetikern mit diesem Verfahren nicht zu verbessern.

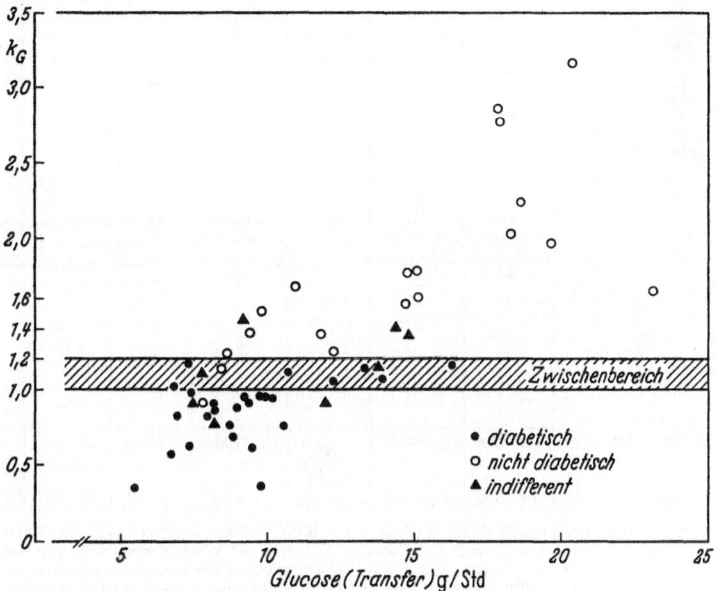

Abb. 1. k_G-Werte, Glucosetransfer und Verhalten der NFS im Serum bei Diabetikern und Nichtdiabetikern. k_G-Werte wurden wie beschrieben bestimmt, der Glucosetransfer nach Dost (4) berechnet. Bei Nichtdiabetikern steigen die nicht veresterten Fettsäuren (NFS) spätestens ab der 64. min wieder an (o). Bei latenten oder manifesten Diabetikern fallen die NFS kontinuierlich bis zur 84. min ab (●). Bleiben die NFS zwischen der 64. und 84. min konstant, so liegt der indifferente Verhaltenstyp vor (▲)

Seit längerer Zeit haben wir an unserer Klinik die intravenöse GB bei einer Reihe von Erkrankungen durchgeführt, bei welchen ein gestörte Kohlenhydrattoleranz vorliegen kann, ohne daß primär eine pankreatische Störung besteht (Abb. 2). Bei Adipösen ohne Glykosurie fanden wir häufig erniedrigte k_G-Werte. Seit langer Zeit sind auch Beziehungen zwischen der Arteriosklerose und dem D.m. bekannt. Das gehäufte Vorkommen eines latenten D.m. bei einer essentiellen Hypertonie, nach Herzinfarkt und bei peripheren arteriellen Verschlußkrankheiten konnten wir bestätigen. Eine Mehrinkretion des diabetogen wirksamen Wachstumshormons ist die Ursache der Akromegalie, die häufig das Symptom „Diabetes" aufweist. Schließlich konnten wir oft eine verminderte Glucosetoleranz bei bioptisch gesicherten Lebererkrankungen nachweisen. Bei diesen Patienten mit Fettlebern, chronischen Hepatitiden und Lebercirrhosen wurden manifeste Diabetiker nicht in die Untersuchungen einbezogen. Bereits vor Jahren hat ja Creutzfeld (5) auf die herabgesetzte Glucosetoleranz bei Lebercirrhosen mit normaler Pankreasfunktion hingewiesen.

Welche praktische Bedeutung hat nun die frühzeitige Erfassung des latenten D.m. als Symptom? Bei der immer noch unklaren Ätiologie des D.m. sollten wir heute unser Augenmerk noch mehr den bisher bekannten exogenen Pathogenesefaktoren zuwenden und versuchen, alle exogenen Noxen auszuschalten.

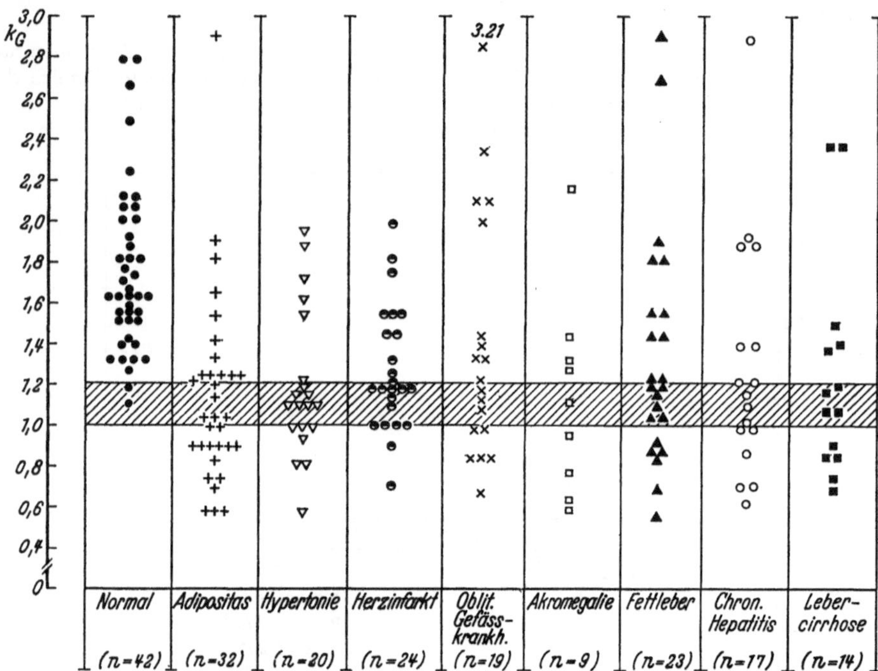

Abb. 2. kG-Werte bei Normalpersonen und bei verschiedenen Krankheiten. Bei den Adipösen bestand ein Übergewicht von 32 bis 174%. Patienten mit Herzinfarkt wurden frühestens 4 Wochen nach dem gesicherten Ereignis untersucht. Arterielle Verschlüsse wurden angiographisch, Lebererkrankungen bioptisch gesichert. Zwei Patienten mit einer Akromegalie hatten eine Glykosurie. In den übrigen Krankheitsgruppen wurden manifeste Diabetiker nicht in die Untersuchungen einbezogen

Literatur

1) Kalk, H.: Münch. med. Wschr. 23, 1141 (1965).
2) Scriba, P. C., K. Schwarz und G. G. Hofmann: Dtsch. med. Wschr. 91, 753 (1966).
3) Franckson, J. R. M., H. A. Ooms, R. Bellens, V. Conard, and P. A. Bastenie: Metabolism 11, 784 (1962).
4) Dost, F. H., u. E. Gladtke: Klin. Wschr. 42, 784 (1964).
5) Creutzfeld, W., K. Wille und H. Kaup: Dtsch. med. Wschr. 87, 2189 (1962).

Diskussion

K. Oberdisse (Düsseldorf):

In den letzten Jahren haben wir an der Düsseldorfer Klinik (Schilling u. Mitarb.) an einem sehr großen Kollektiv vergleichende Untersuchungen zwischen dem oralen und dem intravenösen Glucosetoleranztest durchgeführt. Neben einer Kontrollgruppe wurden 359 Patienten untersucht, die als klinisch suspekt auf eine verminderte Kohlenhydrattoleranz galten (genetische diabetische Belastung, Komplikation bei vorhergehender Gravidität, erhebliche Fettsucht, höheres Alter). Dabei zeigte sich, daß der intravenöse Toleranztest geeigneter ist, solche latenten Störungen aufzudecken als der orale. Mit steigendem Alter sinkt die Glucosetoleranz, deutlich aber erst in hohem Alter. Einen erheblichen Einfluß hat bekanntlich die Fettsucht (Übergewicht von mehr als + 30%). Da der intravenöse Glucosetoleranztest auch leichter zu handhaben ist, sollte ihm der Vorzug gegeben werden, wenn es nicht möglich ist, beide Proben nebeneinander durchzuführen.

Klinische Diabeteseinstellung
mit der Dextrostix-Blutzuckerschätzungsmethode

E. Kirberger, N. Rwadi und P. Collischonn

Aus dem Zentrallaboratorium (Leiter: Dr. E. Kirberger)
und der II. Med. Klinik (Chefarzt: Dr. P. Collischonn)
des St. Markus-Krankenhauses Frankfurt a. M.

Vor 15 Jahren berichteten Frank und Kirberger über die Blutzuckermethode nach Nelson. Es war die zweite zuverlässige Blutzuckerbestimmung neben der von Hagedorn und Jensen. Sie besaß zwei Vorteile: Die Blutzuckerwerte waren auf Grund der geringeren Restreduktion genauer, und die Methode war einfacher durchzuführen. Inzwischen messen wir den Blutzucker im klinischen Routine-Laboratorium mit der Glucose-Oxydasereaktion oder dem O-Toluidinverfahren. Beide Methoden sind weitgehend spezifisch, der reine Arbeitszeitaufwand liegt unter 5 min pro Bestimmung. Bei gleicher Spezifität unübertroffen einfach und schnell ist die Blutzuckerschätzung mittels des Dextrostix-Streifens. Dieses Verfahren ist direkt am Krankenbett durchführbar, das Resultat läßt sich in einer Minute ablesen. Der Nachteil besteht darin, daß sich die Farbreaktion nicht objektiv messen, sondern nur subjektiv an Hand einer Farbskala abschätzen läßt. Einer von uns (R). beherrscht dieses Abschätzen gut. Er hat 150 Vergleichsuntersuchungen mit der Glucose-Oxydasemethode und mit Dextrostix-Streifen durchgeführt. In 136 Fällen lagen die Dextrostix-Werte innerhalb der 20%-Abweichung. Auch Werte über 150 bzw. 200 mg-% ließen sich ausreichend genau bestimmen. Man muß dazu das Blut mit physiologischer Kochsalzlösung verdünnen oder die Reaktionszeit des Blutes auf dem Dextrostix-Streifen verkürzen. Zum Farbvergleich benutzen wir die englische bzw. amerikanische Farbskala.

In der II. Medizinischen Klinik des St. Markus-Krankenhauses Frankfurt am Main kamen in den letzten 5 Monaten 84 Diabetiker zur Aufnahme, darunter einer im Koma und sechs im Präkoma. Bei der Behandlung dieser 84 Diabetiker wurden 561 Blutzuckerbestimmungen vorgenommen. Den Stationsärzten teilten wir nur die Dextrostix-Werte mit, der Chefarzt erhielt auch die Glucose-Oxydasewerte. In allen Fällen sind die Assistenten während der Behandlung mit den Dextrostix-Werten ausgekommen. Tab. 1 zeigt eine Gegenüberstellung von 46 Bestimmungen nach der Dextrostix-Schätzung und der GOD-Bestimmung. Die beiden Methoden wurden während einer Woche von 2 verschiedenen Untersuchern durchgeführt. Besondere Vorteile bietet die Dextrostix-Blutzuckerschätzung bei der Behandlung des diabetischen Komas während einer Insulin-Dauertropfinfusion. Man kann sich damit binnen einer Minute über den Zustand der noch bestehenden Zuckerstoffwechselstörung orientieren und die Dauertropfinfusion rechtzeitig abbrechen.

Tabelle 1

	GOD-Werte (Doppelbestimmung) ausgeführt von Dr. Kirberger	Dextrostix-Werte ausgeführt von Dr. Rwadi	%-Abweichung des Dextrostix-Wertes vom GOD-Wert
1.	96/98	110	13
2.	182/175	175	2
3.	118/118	130	10
4.	454/456	400	12
5.	165/172	150	11
6.	200/213	175	15
7.	189/196	175	9
8.	86/96	90	1
9.	135/138	140	3
10.	131/119	110	12
11.	82/92	90	3
12.	108/108	130	20
13.	256/260	175	32
14.	302/302	175	42
15.	220/219	175	20
16.	187/192	175	8
17.	118/114	130	12
18.	131/134	140	6
19.	446/454	400	11
20.	104/97	110	10
21.	95/97	90	6
22.	128/131	130	1
23.	147/149	175	18
24.	90/91	90	—
25.	93/95	110	17
26.	89/91	90	—
27.	138/138	130	6
28.	131/133	110	17
29.	122/122	150	23
30.	107/108	130	21
31.	178/185	150	18
32.	172/174	175	1
33.	113/112	110	2
34.	120/120	110	8
35.	131/123	130	2
36.	389/399	450	14
37.	121/115	110	7
38.	131/131	140	7
39.	177/179	150	16
40.	165/173	150	11
41.	115/110	130	16
42.	344/350	390	12
43.	105/110	90	17
44.	164/170	130	22
45.	119/121	90	25
46.	103/102	110	8

Die Anwendung der Dextrostix-Methode steht und fällt mit der sicher unterschiedlichen Fähigkeit des Untersuchers, die bei der Reaktion entstandene Farbe den entsprechenden Skalenabschnitten zuzuordnen. Neben einem von uns (R.)

haben sich auch einige unserer med.-technischen Assistentinnen soweit geschult, daß sie im nächtlichen Bereitschaftsdienst die Dextrostix-Methode anwenden.

Es kam uns darauf an, zu zeigen, wie einfach es heute geworden ist, diabetische Stoffwechselstörungen — auch im Koma — laboratoriumsmäßig zu überwachen. Nach unserer Ansicht wird die Blutzuckerstreifenmethode bei der Einstellung des Diabetikers in vielen Laboratorien Eingang finden, wenn es gelingt, die Art der Ablesung zu verbessern.

Diskussion

H. MEHNERT (München):

Wir haben mehr als 1100 vergleichende Blutzuckerbestimmungen mit der Dextrostix-Methode und vier Referenzmethoden durchgeführt, damit nicht Fehler einer Referenzmethode dem Dextrostix-Verfahren angelastet werden. Die Untersuchungen wurden vom gleichen Prüfer vorgenommen. Ein Teil der Proben wurde von fünf Prüfern entweder am gleichen oder an fünf verschiedenen Teststreifen untersucht. Dabei konnten wir nicht annähernd so gut übereinstimmende Resultate wie KIRBERGER erzielen. Die Ergebnisse sind nicht nur von dem individuellen Schätzungsvermögen und der Erfahrung der Prüfer abhängig, sondern vornehmlich von den Grenzen, die der Methode selber gesetzt sind. Ein „Punktschätzen" (z. B. Blutzucker 520 mg-%) kommt bei einer Methode, bei der der Hersteller selbst nur ein „Bereichschätzen" bis höchstens 200 mg-% als Möglichkeit der Blutzuckerschätzung zuläßt, einer Pseudoexaktheit gleich. Bei Beachtung der Grenzen der Methode ist das Dextrostix-Verfahren durchaus brauchbar zur Schnelldiagnostik (Differentialdiagnose Hypoglykämie oder Hyperglykämie) und — entsprechende Erfahrungen vorausgesetzt — im Rahmen der angegebenen Blutzuckerbereiche zur orientierenden Untersuchung.

E. KIRBERGER (Frankfurt a. M.):

Auf die Einwände kann ich nur erwidern, daß wir mit der Dextrostix-Schätzung eben bessere Ergebnisse als sie erzielen konnten. KUTTER und LEITZ haben kürzlich [Therapie der Gegenwart **105,** 495 (1966)] über die Bestimmung von Blutzucker-Werten bis 800 mg% mit Dextrostix-Streifen berichtet und ähnlich gute Übereinstimmungen mit GOD-Vergleichswerten gefunden. Bewußte oder unbewußte Beeinflussungen unserer Dextrostix-Werte sind ausgeschlossen. RWADI gab die Dextrostix-Werte der Station bekannt, bevor er die GOD-Bestimmung durchführte. Die Ablesungen der GOD-Werte am Photometer Eppendorf wurde stets durch eine Assistentin kontrolliert. In 46 Fällen wurden die GOD-Kontrolluntersuchungen von KIRBERGER vorgenommen. 44 Dextrostix-Werte zeigten eine für unserer Fragestellung ausreichende Übereinstimmung mit den GOD-Vergleichsresultaten [40 Werte (87%) lagen innerhalb der 20%-Abweichung, 4 Werte (9%) innerhalb der 25%-Abweichung], nur 2 Dextrostix-Werte (4%) ergaben mit Abweichungen von 32 und 42% eine unbefriedigende Auskunft über die Zuckerstoffwechsellage (s. Tabelle).

Die kombinierte Behandlung Insulin
mit Sulfonylharnstoffen bei der Insulinresistenz

F. W. STRATMANN

Mit 3 Abbildungen

Die Frage, ob eine kombinierte Behandlung von Insulin mit Sulfonylharnstoffen sinnvoll ist, wird verschieden beantwortet. OTTO (1) und SAUER (2) befürworten sie bei den Fällen, in denen sich eine gewisse Insulinunempfindlichkeit zeigt. PFEIFFER (3) und LUNDBAEK (4) lehnen sie glatt ab. Trotz dieser ablehnenden Stellungnahme haben wir vom therapeutischen Gesichtspunkt dieser Behandlungsart bei folgenden Indikationen weitere Aufmerksamkeit geschenkt:

1. Bei Fällen von Insulinresistenz, oder besser: von Insulinunempfindlichkeit, in denen man nur mit höheren Insulindosen allein eine noch nicht einmal immer befriedigende Einstellung erreichen konnte.

2. Bei den ersten Symptomen des Versagens der oralen Therapie (,,Spätversagern'').

Gerade bei den ,,Spätversagern'' sehen wir uns zu dieser Therapie durch die warnende Stimme CONSTAMS (5) gerechtfertigt, bei der oralen Therapie nicht den rechtzeitigen Zeitpunkt zu verpassen, in dem sich ein ,,latentes Insulindefizit'' ankündigt. Wir (6) haben schon früh und als erste darauf hingewiesen, daß man dies an den zunächst nur steigenden Harnzuckerausscheidungen merken kann, ohne daß bereits damit auch schon Blutzuckererhöhungen sichtbar sind. In diesen Fällen geben wir kleine Insulindosen zusätzlich zu den SH und ersparen damit höhere Insulindosen und eventuell die zweite Injektion. Unsere Erfahrungen sind in folgenden Übersichten zusammengestellt.

In Abb. 1 ist die Qualität der Einstellung durch M-Werte nach der Schlichtkrullschen Formel für Blutzuckerwerte und durch die Harnzuckerausscheidung im Durchschnitt während einer Beobachtungszeit von 4 Monaten *vor* zusätzlicher SH-Gabe und bei einer gleichen Beobachtungszeit *mit* zusätzlicher SH-Gaben bei

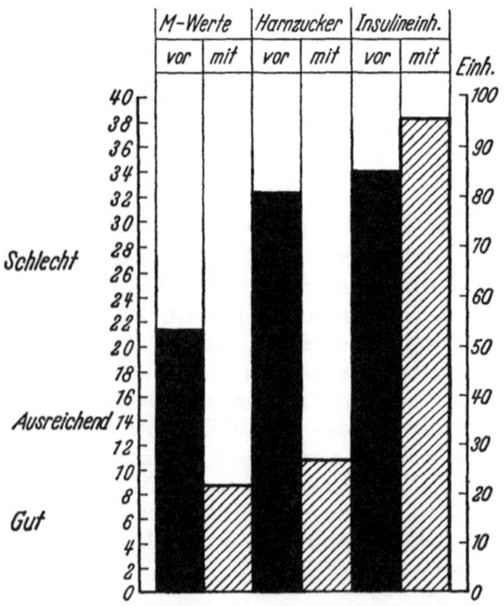

Abb. 1. Insulinunempfindlich, Patientenanzahl: 36 — Davon: sieben mehr Insulin, neun weniger Insulin, 20 gleiche Einh. m. zwei Tabl. Chlorpentacid 33, BZ 55/DB COMB 1, D 860/Dimenthyl Big. 1. HB 113 Dimethyl Big 1. Dauer und Beobachtung: vor: 4 Monate, mit: 4 Monate. Körpergewicht: vor: 79,9 kg, mit: 81,2 kg.

36 Patienten mit hohem Insulinbedarf bei Insulinunempfindlichkeit dargestellt. M-Werte bis zehn ergeben eine „gute", bis 20 eine „ausreichende" und über 20 eine „schlechte" Einstellung. Die schwarzen Kolonnen zeigen die Einstellung bzw. Harnzuckerausscheidung *vor* zusätzlicher SH-Gabe, die schraffierten Kolonnen *mit* SH-Gabe zusätzlich zur Insulinapplikation an. Sowohl M-Werte wie Harnzuckerausscheidungen gehen während der kombinierten Behandlungsdauer deutlich zurück. Der Hinweis, daß auch eine leichte Insulindosiserhöhung während der kombinierten Behandlungszeit im Durchschnitt stattfand, und auf diesen Umstand

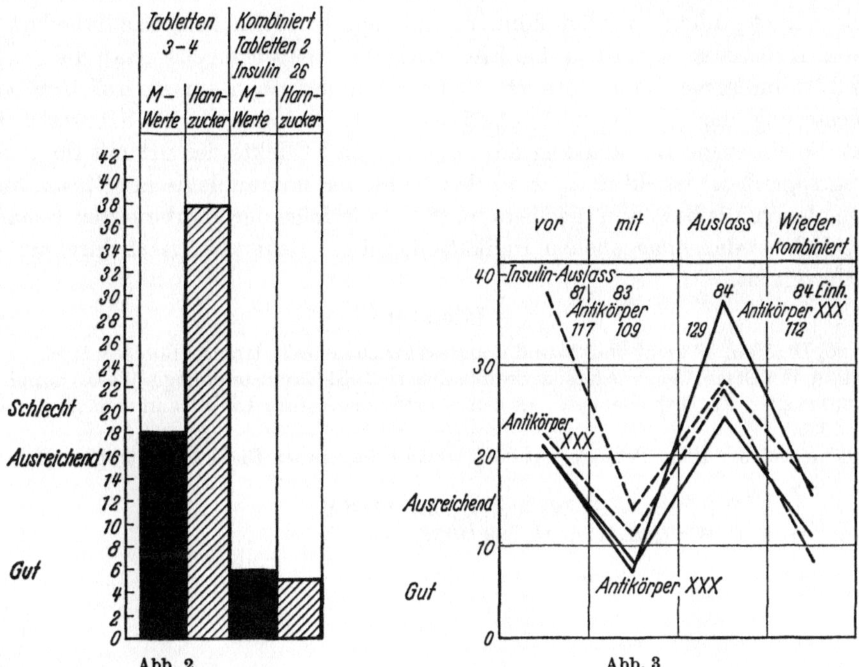

Abb. 2. Spätversager. Patientenzahl 14, mit Redul + Chlorpent. 1, mit Carbutamid 3, mit Chlorpent + Big. 3, mit Tolbutamid 1, mit Chlorpentacid 2, mit Carbut + Chlorpent. 2 mit Carbut + Big 2. Körpergewicht: vor Insulin 79,9 kg, mit Insulin 81,2 kg. Dauer der Beobachtung: vor Insulin 2 Monate, mit Insulin 10 Monate.

Abb. 3. Auslaß und Antikörper. Patientenzahl 21. Davon vier mit nachgewiesenen Insulinantikörpern XXX. (Dr. KALLE, Tübingen) ———— M-Werte, ·········· Harnzucker

vielleicht die Verbesserungen der Einstellungsergebnisse zurückzuführen seien, kann nur auf sieben Fälle bezogen werden. Neun Patienten brauchten während der kombinierten Behandlung weniger Insulin als vorher, bei 20 blieben die Insulindosen gleich.

Abb. 2 betrifft die „Spätversager". Ohne daß sich bereits an den M-Werten eine „schlechte" Einstellung ablesen läßt, zeigen die hohen Harnzuckerausscheidungen schon an, daß sich ein „latentes Insulindefizit" bemerkbar macht. Der Zusatz von durchschnittlich 26 Einheiten Insulin bringt eine optimale Einstellung.

Daß bei der kombinierten Behandlung eine gegenseitige Beeinflussung von zugeführtem Insulin bzw. „endogenen" gebundenem Insulin und SH erfolgen muß, geht aus Auslaßversuchen an 21 Patienten hervor. Nur bei vier Patienten mit hohem Insulinantikörpertiter, wobei Herrn Dozent Dr. KALLEE-Tübingen für die

Bestimmungen gedankt werden soll, mußten die Insulindosen während der Auslaßzeit von SH beträchtlicher erhöht werden, konnten aber nach Wiederaufnahme der Kombinationsbehandlung wieder reduziert werden. Eindrucksvoll waren die Verbesserungen der Einstellungsqualität zunächst unter Zusatz von SH, dann die Verschlechterung während der Auslaßperiode und die wieder einsetzende Verbesserung bei erneutem SH-Zusatz.

Eine eindeutige Erklärung dieses therapeutischen Effekts ist zur Zeit wohl noch nicht möglich. Eine einfache Summationswirkung scheidet aus, da man sich schlecht vorstellen kann, daß vielleicht noch einzelne aktive b-Zellen so hyperaktiv durch SH stimuliert werden können, um den tatsächlichen Insulinbedarf zu decken. Außerdem beweist ja das Einsetzen des „Spätversagens", daß die „endogene Insulinreserve" erschöpft ist. Vielleicht findet doch ein Angriff bzw. eine Verbesserung der „biologischen Aktivität" des Insulins durch SH statt und rückt die einseitige Betrachtung des „cytotropen" Effekts der SH mit ihren rein morphologischen Aspekten auch in das Licht der immunologischen Zusammenhänge. Jedenfalls beweisen die therapeutischen Erfolge der kombinierten Behandlung, daß bei den angegebenen Indikationen diese Behandlungsart durchaus gerechtfertigt ist.

Literatur

1) OTTO, H.: Verh.-Bericht über World Congress for Diabetes in tropics. Bombay 1966.

2) SAUER, H.: Dtsch. Ges. Verdau-. u. Stoffwechselkr. 1964 Gastroenterologia (Basel) Suppl. 86.

3) PFEIFFER, E. F.: Disk.-Bemerk. auf dem World Congress for Diabetes in tropics. Bombay 1966.

4) LUNDBAEK, K.: Disk.-Bemerk. auf dem World Congress for Diabetics in tropics. Bombay 1966.

5) CONSTAM, G. R.: Dtsch. med. Wschr. **44**, 2083 (191964).

6) STRATMANN, F. W.: Med. Klin. **15**, 589 (1957).

Zur Wirkung blutzuckersenkender Biguanide auf den Stoffwechsel von isoliertem Fettgewebe

H. D. Söling, R. Zahlten, M. Böttcher, B. Willms

Aus dem Biochem. Labor (Doz. Dr. H. D. Söling) der Med. Universitätsklinik und Poliklinik Göttingen (Direktor: Prof. Dr. W. Creutzfeldt)

Mit 2 Abbildungen

Trotz zahlreicher Untersuchungen ist auch heute noch weitgehend unbekannt, auf welche Weise die therapeutisch verwendeten Biguanide zu einer Blutzuckersenkung führen. In den meisten Veröffentlichungen wird entweder ein Angriffspunkt an der Muskulatur oder ein Effekt der Biguanide auf den Stoffwechsel des Fettgewebes zur Diskussion gestellt. Unsere Untersuchungen, über die im folgenden berichtet wird, beschäftigen sich mit dem Problem eines Angriffspunktes der Biguanide am Stoffwechsel des Fettgewebes.

Von Mehnert u. Mitarb. (1) sowie Daweke und Bach (2) und Tranquada (3) sind Befunde mitgeteilt worden, nach denen Biguanide in Konzentrationen von weniger als 10 μg/ml die direkte Glucoseoxydation in vitro steigern sollen. Die Befunde sind aber insgesamt nicht eindeutig genug, um den Wirkungsmechanismus der Biguanide befriedigend klären zu können. Von einigen Autoren wurde auch eine Steigerung der Wirkung submaximaler Insulindosen auf die direkte Glucoseoxydation durch isoliertes Fettgewebe in Anwesenheit von Biguanidkonzentrationen unter 10 μg/ml berichtet. Diese Befunde waren aber trotz größerer Versuchszahlen nicht signifikant und können den blutzuckersenkenden Effekt der Biguanide ebenfalls nicht befriedigend erklären. Von allen Untersuchern wurde jedoch mit völliger Übereinstimmung festgestellt, daß die steigernde Wirkung maximaler Insulindosen auf die direkte Glucoseoxydation des isolierten Fettgewebes bereits durch Biguanidkonzentrationen von 5 bis 10 μg/ml gehemmt wird. Von Ditschuneit u. Mitarb. (4) wurde darüber hinaus eine durch Methylenblau aufhebbare Hemmung der Oxydation von reduziertem Triphosphopyridinnucleotid durch Biguanide unter den Bedingungen einer maximalen Insulinstimulation berichtet. Ditschuneit u. Mitarb. (4) haben hieraus auf eine spezifische Hemmung der TPNH-Oxydation durch blutzuckersenkende Biguanide geschlossen und postuliert, daß die hieraus resultierende Hemmung der direkten Glucoseoxydation im Fettgewebe zu einem Mehrverbrauch von Glucose über die Glykolyse führen müsse. Nach Ansicht von Ditschuneit u. Mitarb. soll der Mehrverbrauch über die Glykolyse unter den genannten Bedingungen den Minderverbrauch von Glucose über die direkte Glucoseoxydation übersteigen, so daß es im Endeffekt zu einem Mehrverbrauch von Glucose durch das Fettgewebe und damit zur Blutzuckersenkung käme.

Ganz unabhängig von theoretischen biochemischen Erwägungen fehlen die wichtigsten Beweise zur Stützung der genannten Hypothese. Es fehlt erstens der

Beweis dafür, daß die TPNH-Oxydation spezifisch gehemmt wird. Es kann sich ebensogut um die Folge einer Hemmung im Bereich der Atmungskettenphosphorylierung handeln. Zweitens verlangt die Vorstellung von DITSCHUNEIT den Nachweis, daß die Hemmung der durch Insulin gesteigerten TPNH-Oxydation durch Biguanide tatsächlich mit einer Mehraufnahme von Glucose durch das Fettgewebe einhergeht.

Wir haben die genannten Beweisfragen am isolierten Nebenhodenfettgewebe von 140 bis 160 g schweren männlichen Wistar-Ratten der Gesellschaft für Versuchstierzucht Hannover untersucht. Die Inkubation erfolgte in üblicher Weise in Krebs-Ringer-Phosphatpuffer, die Glucosekonzentration betrug in allen Versuchen 11,1 mMol/L, die Insulinkonzentration 500 μE/ml. In jedem Versuch wurde Nebenhodenfettgewebe von drei bis vier Ratten gepoolt, die Inkubationsdauer betrug jeweils 3 Std.

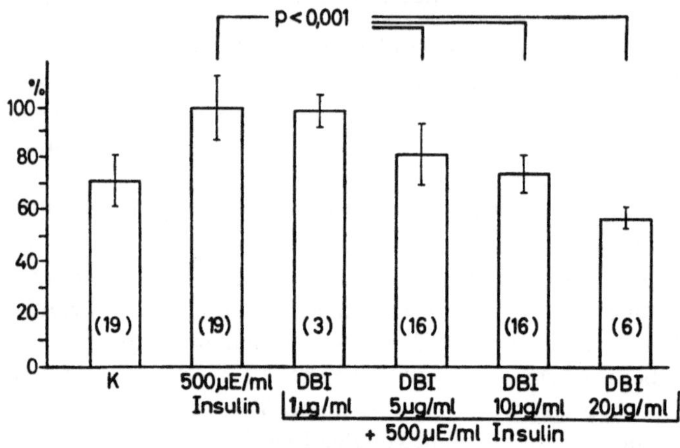

Abb. 1. O$_2$-Aufnahme. Hemmung der durch Insulin stimulierten Sauerstoffaufnahme durch Phenyläthylbiguanid (DBI). Alle Werte wurden auf den = 100% gesetzten Ansatz mit 500 μE/ml Insulin bezogen. *K* Kontrolle ohne Insulin

In Bestätigung der bereits genannten Untersuchungen konnten wir in der Tat eine deutliche Hemmung der durch Insulin stimulierten direkten Glucoseoxydation durch Phenyläthylbiguanid in einer Konzentration von 10 μg/ml und höher feststellen. Wir haben deshalb unter den gleichen Bedingungen die Sauerstoffaufnahme des Fettgewebes gemessen. Dabei wird deutlich, daß nicht nur die direkte Glucoseoxydation, sondern auch die durch Insulin stimulierte Mehraufnahme von Sauerstoff durch Phenyläthylbiguanid in Konzentrationen von 5 μg/ml und höher gehemmt wird. Konzentrationen von 20 μg/ml drücken die O$_2$-Aufnahme in Anwesenheit optimaler Insulinkonzentrationen unter die Basalaufnahme (Abb. 1).

Die Untersuchung von Lactat- und Pyruvatabgabe des isolierten Fettgewebes unter den genannten Bedingungen zeigt, daß mit zunehmender Konzentration von Phenyläthylbiguanid auch in Anwesenheit von Insulin die Lactatabgabe durch das Fettgewebe ansteigt. Auch die Pyruvatabgabe nimmt unter den genannten Bedingungen zu. Der Anstieg ist aber relativ geringer als der Anstieg der Lactatkonzentration, was einem Anstieg des L/P-Quotienten im Medium entspricht. Dieser Anstieg ist bereits bei DBI-Konzentrationen von 5 μg/ml signifikant.

Unsere Befunde beweisen, daß es sich bei der Hemmung der durch Insulin stimulierten TPNH-Oxydation nicht um einen spezifischen Biguanideffekt auf diesen Prozeß handelt. Die Hemmung der TPNH-Oxydation ist vielmehr Ausdruck einer generalisierten Zellatmungshemmung, die ihren Ausdruck sowohl in einer Abnahme der Sauerstoffaufnahme als auch in einem Anstieg des Lactat/Pyruvat-Quotienten findet.

Die Untersuchung der Glucoseaufnahme unter unseren Versuchsbedingungen ergibt keine Steigerung der Glucoseaufnahme. Es kommt vielmehr mit zunehmender Biguanidkonzentration zu einer Hemmung der durch Insulin gesteigerten Glucoseaufnahme (Abb. 2). Auch der Einbau von 1-C^{14}-markierter Glucose in den Glykogenanteil des Fettgewebes wurde durch 5 μg/ml Phenyläthylbiguanid um mehr als 40% gehemmt. Die gesteigerte Lactatbildung bei gleichzeitig abnehmen-

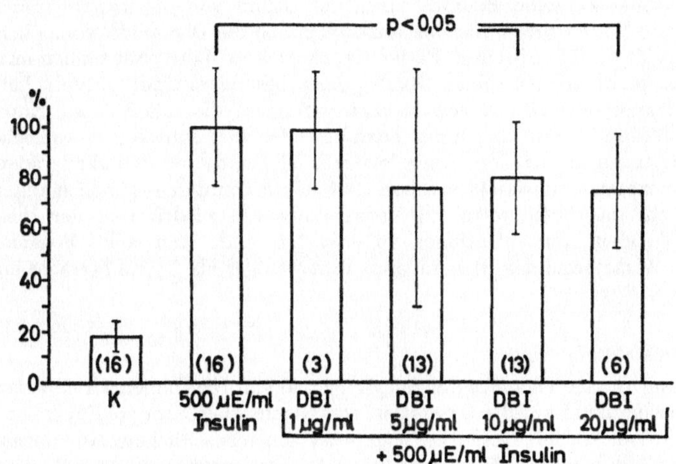

Abb. 2. Glucoseaufnahme. Effekt von DBI auf die Glucoseaufnahme durch isoliertes Fettgewebe in Anwesenheit von Insulin, bezogen auf den = 100% gesetzten Ansatz mit 500 μE/ml Insulin *ohne* DBI-Zusatz

der Glucoseaufnahme erklärt sich ohne weiteres daraus, daß einerseits die Endoxydation des über die Glykolyse entstehenden Pyruvats stärker eingeschränkt ist als die Glucoseaufnahme, und andererseits ein wesentlich geringerer Anteil der aufgenommenen Glucose in Glykogen eingebaut bzw. direkt oxydiert wird.

Unsere Untersuchungen ergeben also keinen Hinweis dafür, daß der blutzuckersenkende Effekt der Biguanide über eine Steigerung der Glucoseaufnahme durch das Fettgewebe zustande kommt.

Literatur

1) MEHNERT, H.: Habilitationsschrift, München 1963.
1a) SCHÄFER, G., u. H. MEHNERT: Klin. Wschr. 40, 653 (1962).
2) DAWEKE, H., and I. BACH: Metabolism 12, 319 (1963).
3) TRANQUADA, R. E.: Verh. IV. Kongr. Internat. Diab. Fed., Genf 1961. Médicine et Hygiène, Genf I, 716 (1961).
4) DITSCHUNEIT, H., E. F. PFEIFFER und H. G. ROSSENBEK: Klin. Wschr. 39, 71 (1961).
4a) —, u. F. HOFF: New Istanbul Contr. clin. Sci. 7, 106 (1964).

Diskussion

M. Kramer (Berlin):

Wir untersuchten die Beeinflussung der Glucoseoxydation in vivo an der Ratte, indem wir 1-^{14}C-Glucose intravenös injizierten und die Radioaktivität des gebildeten $^{14}CO_2$ in der Ausatmungsluft kontinuierlich registrierten. Durch gleichzeitige orale Gabe von Glykodiazin oder Glucose oder s. c. Gabe von Insulin wurde die Glucoseoxydation dosisabhängig beschleunigt. Die Gabe von Butylbiguanid hatte in keiner der verabreichten Dosen irgendeinen Einfluß auf die Glucoseoxydation. Die Beeinflussung der Insulinwirkung durch Biguanide wurde nicht geprüft.

H. Mehnert (München):

Herr Söling hat der Versuchung widerstanden, aus seinen interessanten Experimenten Schlüsse hinsichtlich der Toxizität der Biguanide zu ziehen. Das entscheidende Wort hierzu hat die Klinik bereits gesprochen. Nach 9 Jahren Biguanidtherapie ist es nicht mehr statthaft, ohne entsprechende klinische Befunde allein auf Grund von in-vitro-Untersuchungen und Tierexperimenten Vermutungen darüber anzustellen, ob die Biguanide womöglich eine erhebliche chronische Toxizität aufweisen. Patienten, die fast ein Jahrzehnt täglich mit Biguaniden behandelt wurden, widerlegen solche Überlegungen besonders eindrucksvoll. Leider wird oft der Fehler gemacht, auf Grund von in-vitro-Befunden, die mit höheren Konzentrationen durchgeführt werden, Vermutungen zur Toxizität oder aber zum Wirkungsmechanismus der geprüften Substanzen anzustellen. Auch letzteres ist gerade bei den Biguaniden gefährlich, da — wie wir zusammen mit Schäfer schon 1961 zeigen konnten — gänzlich andere Biguanideinwirkungen auf das Fettgewebe bei Verwendung von niedrigeren, der therapeutischen Dosis entsprechenden Konzentrationen zu erwarten sind. Man sollte bedenken, daß der therapeutische Wirkspiegel der Biguanide im Blut weniger als 1 γ/ml beträgt; im Gewebe ist er noch niedriger.

H. Daweke (Düsseldorf):

In Ergänzung unserer Versuche mit Butylbiguanid von 1963 haben wir damals die Wirkung von Phenyläthylbiguanid auf die Oxydation von Glucose-1-^{14}C am epididymalen Fettgewebe der Ratte bei verschiedenen Dosen in Gegenwart von menschlichem Nüchternserum untersucht. Für Butylbiguanid hatten wir eine Oxydationssteigerung von > 50% bei 1 bis 5 γ/ml gefunden, die für 1 γ/ml signifikant war.

Wie bei unseren früheren Versuchen und wie alle anderen Autoren fanden wir für die Dosen von 10,0 γ/ml aufwärts eine dosisabhängige Hemmung der Glucoseoxydation. Zwischen 0,5 und 5,0 γ/ml ließ sich kein Effekt erkennen. Das gilt insbesondere für die Dosis 1,0 γ/ml bei der wir nicht weniger als 198 Einzelversuche aufwendeten. Bei 0,1 γ/ml ließ sich jedoch eine Steigerung der Glucoseoxydation von mehr als 40% feststellen, die mit P < 0,025 signifikant war. Es ist erforderlich, noch kleinere Konzentrationen des Pharmakons zu untersuchen. Die Befunde gestatten nicht, eine Wirkung kleiner Dosen von Biguaniden auf die Oxydation des Fettgewebes in Gegenwart menschlichen Serums völlig abzulehnen.

Änderungen der Glucoseassimilation im Verlauf des Menstruationscyclus und während der Behandlung mit einem Ovulationshemmer (Äthinylnortestosteronacetat. Anovlar ®)

H. FRERICHS, S. GROTE, E. SEVERIDT und W. CREUTZFELDT

Aus der Med. Universitätsklinik Göttingen (Direktor: Prof. Dr. W. CREUTZFELDT)

Mit 2 Abbildungen

Die Literaturangaben über cyclusabhängige Schwankungen der Nüchternglucose und der Glucosetoleranz sind spärlich und widersprüchlich (HEILIG, 1924; OKEY, ROBB, 1925; BLÖCK, BERGEL, 1933, 1935; ARTNER, 1954). Eine Belastung des Kohlenhydratstoffwechsels durch die endokrine Umstellung des Organismus während der Schwangerschaft wird allgemein angenommen (WORM, 1958; HAGEN, 1961; WHITE, 1965). Die Frage war daher berechtigt, ob die Behandlung von Frauen mit einem Ovulationshemmer Veränderungen im Kohlenhydratstoffwechsel verursacht. Denn viele Autoren nehmen an, daß die hormonale Situation unter der Behandlung mit Ovulationshemmern einer Pseudoschwangerschaft entspricht (Lit. s. HALLER, 1965). In diesem Sinne fanden GERSHBERG u. Mitarb. (1964) bei 12 von 59 Frauen während der Gabe von Ovulationshemmern eine Verschlechterung der oralen Glucosetoleranz. Somit wären die hormonalen Kontrazeptiva in die Reihe der potentiell diabetogenen Substanzen einzuordnen. In unseren eigenen Untersuchungen zu dieser Frage haben wir zunächst auf Veränderungen der Glucosetoleranz im Verlauf des Menstruationscyclus geachtet.

Dazu wurde im Menstruationscyclus je dreimal zu einem vorher festgelegten Zeitpunkt die Glucosetoleranz mit dem intravenösen Glucose-Toleranztest nach CONARD überprüft. Die erste Kontrolle erfolgte zur Zeit der Menstruation am 2. Tag des Cyclus. Der zweite Toleranztest wurde dann am 8. Cyclustag in der Zeit vorgenommen, in der die Oestrogenausscheidung im Harn am höchsten ist. Dieser Tag liegt selbst bei Cyclen mit verkürzter Follikelreifungszeit noch vor dem Beginn der Progesteronphase. Zum drittenmal wurde die Glucosetoleranz dann etwa zur Zeit des Höhepunktes der Progesteronausscheidung kontrolliert. Wir wählten dazu den 6. Tag nach der durch Basaltemperaturmessungen annähernd bestimmten Ovulation. Im allgemeinen war der 6. Tag nach der Ovulation der 20. Tag des Cyclus, so daß in anovulatorischen Cyclen — d. h. während der Gabe des Ovulationshemmers — der Glucosetoleranztest entsprechend am 2., 8. und 20. Cyclustag vorgenommen wurde.

Wir haben nun zunächst bei 42 stoffwechselgesunden jungen Frauen (Studentinnen im Alter von 19 bis 26 Jahren) die Glucosetoleranz während eines normalen Menstruationscyclus verfolgt (Abb. 1). Dabei zeigte sich, daß am 8. Cyclustag, also während der Oestrogenphase, die Glucoseassimilation im Vergleich zur Zeit der

Menstruation und auch der Progesteronphase deutlich erhöht ist. Mit wenigen
Ausnahmen hat sich diese Tendenz bei jeder Probandin bestätigt. Insgesamt
wurde nur in elf von 54 Cyclen, in zwölf Fällen waren während eines zweiten
Cyclus Kontrollen vorgenommen worden, dieses typische Verhalten der Glucosetoleranz nicht gefunden. Bei einer dieser Ausnahmen handelte es sich um einen
anovulatorischen Cyclus.

Anschließend sind bei zehn Studentinnen die Untersuchungen dann über drei
weitere Cyclen fortgeführt worden. Während des zweiten und dritten der vier
kontrollierten Menstruationscyclen wurde beginnend mit dem 5. Tag jeweils 21 Tage
lang der Ovulationshemmer Anovlar gegeben. Die für den physiologischen Cyclus
bezeichnende Beschleunigung der Glucoseassimilation in der Oestrogenphase
war unter der Behandlung nicht mehr nachzuweisen. Die K_G-Werte lagen während

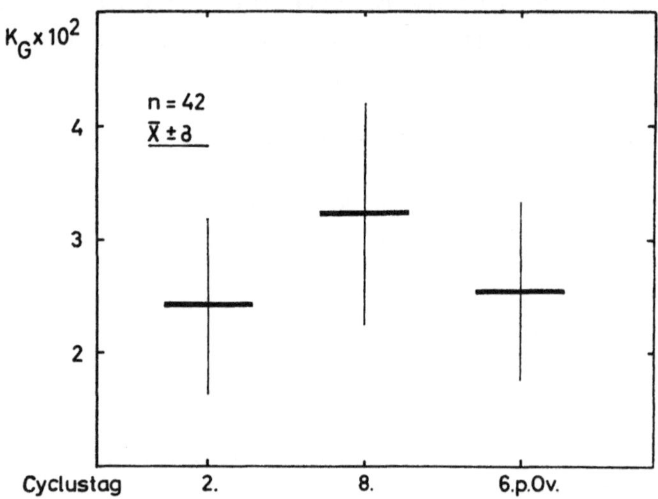

Abb. 1. Intravenöser Glucose-Toleranztest während eines normalen Menstruationscyclus

der Gabe des Ovulationshemmers und im folgenden Cyclus nach Absetzen des
Präparates mit nur geringfügigen Abweichungen in dem vorher am 2. und 20.
Cyclustag gefundenen Bereich, im Mittel zwischen 2,7 und 3,0 × 10⁻². Eine Verschlechterung der Glucosetoleranz, sozusagen in Richtung auf eine latent diabetische Stoffwechsellage, war in keinem Fall nachweisbar. Es überrascht nicht,
daß in dem folgenden 4. Cyclus ohne Ovulationshemmer die Glucoseassimilation
der Tendenz des physiologischen Cyclus noch nicht entspricht. Auch in diesem
Cyclus kommt es, zumindest nach dem Kriterium der Basaltemperatur, noch
nicht wieder zur Ovulation. Wie die Assimilationskonstante, so verhält sich auch
der sog. A-Wert, der einen Anhalt für das Verteilungsvolumen der injizierten
Glucose und damit des Hydratationsgrades des Patienten gibt. Der A-Wert ist ein
theoretischer, aus dem Kurvenverlauf des Blutglucosespiegels ermittelter Wert,
der sich auf den Zeitpunkt Null des Toleranztests bezieht, und der nach Conard
keine Beziehungen zur Assimilationskonstante haben soll. Dieser Wert war entsprechend der geringeren Hydratation im normalen Cyclus am 8. Cyclustag
gegenüber dem Menstruum und dem Prämenstruum stark erhöht. Die Behandlung
mit Anovlar führte dann wie erwartet — die wasserretinierende Wirkung dieser

Präparate ist ja bekannt — zum Ausgleich der physiologischen Schwankung und zur Annäherung aller Werte an einen konstanten Mittelwert.

Im Gegensatz zur Assimilation der Glucose, deren Geschwindigkeit sich unter der Behandlung mit dem Ovulationshemmer sicher nicht veränderte, zeigten die Nüchternglucosespiegel eine Veränderung zum pathologischen; allerdings nur der Tendenz nach. Sie lagen in den Cyclen mit Ovulationshemmer um 15 bis 20 mg/100 ml höher als die im Kontrollcyclus gemessenen Normalwerte von im Mittel 70 mg/100 ml.

Dieser Befund bestätigte sich dann auch in einer weiteren Untersuchungsreihe. Sie umfaßte ein Kollektiv von 38 Frauen, denen bereits längere Zeit regelmäßig ein Ovulationshemmer verordnet worden war. 30 Patientinnen nahmen das Präparat schon 1 bis 2 Jahre, die anderen acht Patientinnen 3 bis 4 Jahre. Die

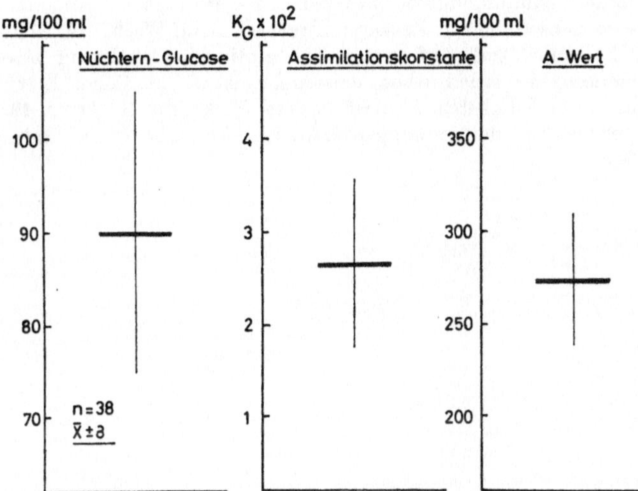

Abb. 2. Intravenöser Glucose-Toleranztest am 17. bis 25. Cyclustag während der Gabe eines Ovulationshemmers

Glucosetoleranz wurde am 17. bis 25. Tag eines Cyclus geprüft. Im Vergleich zur vorhergehenden Serie also etwa dem 6. Tag nach der Ovulation oder dem 20. Cyclustag entsprechend. Die Mittelwerte der Nüchternglucose waren leicht erhöht (90 mg/100 ml). Die Assimilationskonstante war mit einem Mittelwert von 2,7 $\times$ 10^{-2} jedoch nicht pathologisch erniedrigt (Abb. 2). Nur bei einer stark übergewichtigen Patientin fand sich auch nach Wiederholung des Tests ein K_G-Wert um 1,0.

Der intravenöse Glucose-Toleranztest ist bei 17 Patientinnen dann nach Ablauf von 6 bis 9 Monaten nochmals kontrolliert worden. In der Zwischenzeit wurde auf die zuverlässige Einnahme des jeweiligen Präparates geachtet. Auch jetzt war eine Änderung der Glucosetoleranz nicht erfolgt. In keinem Fall fand sich eine pathologische Assimilationskonstante.

Wir können durch unsere Untersuchungen die Beobachtungen von GERSHBERG u. Mitarb. (1964) nicht bestätigen, daß unter der Behandlung mit Ovulationshemmern eine Verschlechterung der Glucosetoleranz auftritt. Wir fanden lediglich ein Aufheben der im Verlauf des normalen Menstruationscyclus nachweisbaren Schwankungen der Glucoseassimilation sowie einen geringen Anstieg der

Nüchternglucosewerte. Hinweise auf eine diabetogene Wirkung des Ovulationshemmers Anovlar ergaben sich bei unseren 48 untersuchten Frauen nicht, ob-
gleich in sechs Fällen eine familiäre Diabetesbelastung vorlag.

Literatur

Artner, J.: Die vegetative Steuerung des Zyklus. Arch. Gynäk. **185**, 85 (1954).

Blöck, J., u. A. Bergel: Ovarieller Zyklus und Kohlenhydratstoffwechsel. I. Wien. Arch. inn.
  Med. **24**, 29 (1933).

— — Ovarieller Zyklus und Kohlenhydratstoffwechsel. II. Wien. Arch. inn. Med. **26**, 233
  (1935).

Gershberg, H., Z. Javier, and M. Hulse: Glucose tolerance in women receiving an ovulatory
  depressant. Diabetes **13**, 378 (1964).

Hagen, A. Blood sugar findings during pregnancy in normals and possible prediabetics.
  Diabetes **10**, 438 (1961).

Haller, J.: Ovulationshemmung durch Hormone. Stuttgart 1965.

Heilig, R.: Menstruationsstudien. I. Zuckerstoffwechsel. Klin. Wschr. **14**, 576 (1924).

Okey, R., and E. I. Robb: Studies of women. I. Variations in the fasting blood sugar level
  and in sugar tolerance in relation to the menstrual cycle. J. biol. Chem. **1**, 165 (1925).

White, P.: Pregnancy and diabetes. Medical aspects. Med. Clin. N. Amer. **49**, 1015 (1965).

Worm, M.: Diabetes mellitus und Schwangerschaft. Eine klinische Studie. Abh. Dtsch. Akad.
  Wiss. Berlin 1958.

Untersuchungen über den Einfluß verschiedener Anabolika auf die Gesamtglucosetoleranz und Glucoseutilisation

L. Zicha, G. Timm, G. G. Köhnlein und R. G. N. Plössl

Aus der Med. Universitätsklinik Erlangen-Nürnberg (Direktor: Prof. Dr. L. Demling)

Mit 2 Abbildungen

Bereits wenige Jahre nach Entdeckung und Isolierung oestrogener und androgener Steroide gelang der Nachweis, daß diese Hormone einen geschlechtsspezifischen Einfluß auf die Glucoseregulation besitzen. So konnte gezeigt werden, daß Oestrogene pathologisch erhöhte Blutzuckerwerte senken (*10*), und daß die tubuläre Reabsorption der Glucose gefördert wird (*1, 2, 3, 9, 12*). Andererseits führt Testosteron dosisabhängig zu einem häufigeren Auftreten eines Diabetes mellitus mit einer Verminderung der Nierenschwelle für Glucose (*11*). Am Pankreas bewirken Androgene ferner eine Hypotrophie der Beta-Zellen, Oestrogene haben gegensinnige Effekte (*5*). Nach der Einführung von Anabolica in die Therapie tauchte nun die Frage auf, welchen Einfluß diese teils Androgenen teils Oestrogenen verwandten Substanzen auf die Glucoseregulation besitzen. 1960 bis 1964 konnten Landon u. Mitarb. (*6, 7, 8*) eine Verminderung der Glucosetoleranz und -Utilisation nach Applikation von Methandrostenolen beim Menschen feststellen, wobei gleichzeitig eine Abnahme des Nüchternblutzuckers beobachtet wurde. Die Autoren führten diesen Befund zum Teil auf eine Leberschädigung zurück. Tatsächlich nimmt nach einer Androgenmedikation der Glykogenvorrat in der Leber ab, was u. a. durch eine verminderte hyperglykämische Wirkung von Glucagon bei diesen Fällen belegt werden kann (*13*).

Im Gegensatz zu diesen Untersuchungsergebnissen sind zahlreiche Mitteilungen über sehr günstige Effekte der Anabolikatherapie insbesondere von Spätschäden des Diabetes mellitus bekannt geworden (Übersicht s. b. *6* bis *8*). Dies hat uns veranlaßt, den Einfluß mehrerer anaboler Steroide auf die Glucosetoleranz und -Utilisation vergleichend zu prüfen. Außerdem wurden Sulfonylharnstoffteste bei Diabetikern vor und nach Behandlung mit Anabolika vorgenommen. In unsere Versuche wurde Dimethyltestosteron, Methenolonacetat und Äthyloestrenol in verschiedenen Dosierungen einbezogen. Als Teste kamen zur Anwendung:

1. Orale Glucose — Doppelbelastungen mit und ohne zusätzliche ACTH-Applikation,

2. intravenöse Glucosebelastungen mit und ohne ACTH,

3. Sulfonylharnstoffbelastungen.

Dimethyltestosteron

Abb. 1 zeigt den Einfluß verschiedener Dosen von Dimethyltestosteron auf die ACTH-Glucosetoleranz nach oraler Glucosebelastung. Die Kurve A (oben)

entspricht den Mittelwerten von 46 Patienten, die 2 mg des Anabolikums für die
Dauer von einer Woche erhalten hatten. Kurve B entspricht der gleichen Gruppe
nach einwöchiger Behandlung mit 4 mg. Kurve C zeigt die Mittelwerte von zehn
Fällen, die mit 10 bis 15 mg Dimethyltestosteron behandelt wurden, und Kurve D
zeigt die Kontrollen vor der Behandlung. Während bei der niedrigeren Dosierung

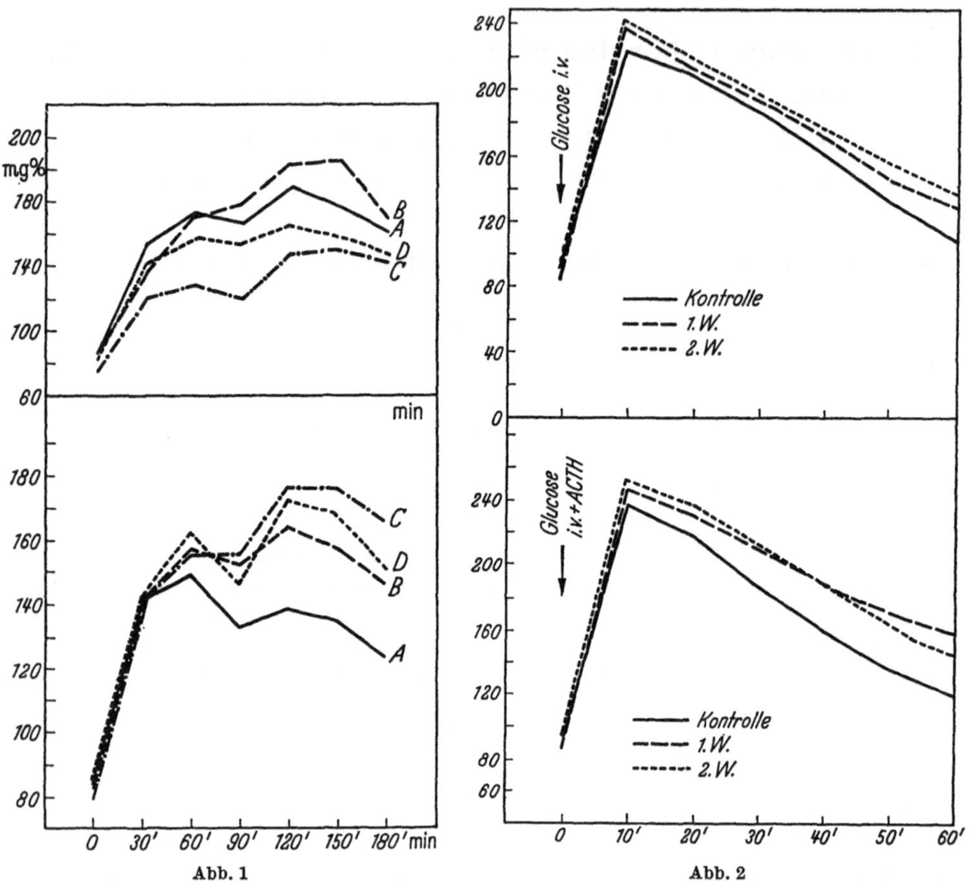

Abb. 1. Graphische Darstellung von Tab. 1 und 2. Orale Glucosedoppelbelastungen mit 50 I.E. ACTH vor und
nach 2, 4 und 10 bis 15 mg Dimethyltestosteron/Tag (oben). Abhängigkeit von der Behandlungszeit (unten).
Erklärung siehe Text

Abb. 2. Dimethyltestosteron. Intravenöse Glucosebelastungen ohne und mit ACTH bei je 15 Fällen vor und
1 sowie 2 Wochen nach 2 bis 4 mg Dimethyltestosteron täglich

die Glucosetoleranz deutlich abnahm, besaßen hohe Dosen einen gegensinnigen
Effekt.

Im unteren Teil der Abbildung ist die Zeitabhängigkeit dargestellt. Gegenüber
dem Ausgangswert (B) nimmt die Glucosetoleranz nach einer Woche deutlich ab
(C), $P < 0,05$, nach einer weiteren Woche nimmt sie wieder gering zu. Bei einem
Patienten, der über 9 Wochen täglich 4 mg des Anabolikums erhielt, fanden sich
während der gesamten Applikationsdauer pathologische Glucosetoleranzkurven.
Abb. 2: Kontrollen der intravenösen Glucosebelastungen ohne und mit ACTH

nach 1 und 2 Wochen Behandlung mit 2 bis 4 mg Dimethyltestosteron ergaben bei je 15 Patienten ähnliche Ergebnisse, wie bei der oralen Glucose-Doppelbelastung.

Methenolonacetat

Im Gegensatz zum Dimethyltestosteron führte die Applikation von 10 bzw. 20 mg Methenolonacetat täglich zu keinen deutlichen Änderungen der Ergebnisse von intravenösen Glucosebelastungen bei 17 Patienten ohne Diabetes. Ein wesentlicher Unterschied zwischen den beiden Dosierungen oder der Applikationsdauer ließ sich nicht feststellen. Eine geringe Senkung der Glucosenüchternwerte zeichnete sich ab. Bei zwölf weiteren Fällen führte die Methenolonacetatapplikation zu einer geringen Reduzierung der Glucosemittelwertskurven im Rahmen der ACTH-i. v.-Glucosebelastungskurven. Durch die niedrigeren Ausgangswerte nach 1- bzw. 2wöchiger Therapie blieben jedoch die KG-Werte praktisch unverändert.

Gleiche Dosierung des Methenolonacetats bei zehn Diabetikern führte zu keiner statistisch gesicherten Änderung der Sulfonylharnstoffteste. Bei Fällen mit schwerem Diabetes (60 Einheiten Insulin und mehr) nahm der hypoglykämische Effekt des Rastionen gering zu. Bei den Diabetikern wurden die übrigen Therapiebedingungen während des Versuchs nicht geändert.

Äthyloestrenol

Ähnlich wie das Methenolonacetat ließ auch das Äthyloestrenol bei oraler Anwendung in Dosen von 4 bis 8 mg keinen statistisch gesicherten Effekt auf die intravenösen Glucosetoleranzkurven bei 17 Fällen ohne Diabetes erkennen. Auch bei diesem Anabolikum nahmen die Nüchternblutzuckerwerte gering ab. Etwa die gleichen Verhältnisse zeichneten sich auch bei zwölf Nichtdiabetikern ab, die mit Hilfe von ACTH-i. v.-Glucosebelastungen kontrolliert wurden. Schließlich bewirkten gleiche Dosen des Äthyloestrenols bei zehn Diabetikern eine Reduzierung der Nüchternblutzuckerwerte, ohne daß sich der prozentuale Abfall der Glucose bei Sulfonylharnstofftesten wesentlich beeinflussen ließ.

Weder für das Dimethyltestosteron noch für die anderen beiden anabolen Steroide fanden sich Beziehungen zwischen Leberfunktionsproben sowie Transaminasen einerseits und dem Verhalten von Glucosebelastungen andererseits während des Zeitraumes der Anabolikaapplikation. Ob Korrelationen zwischen den Leberglykogenreserven und einer positiven oder negativen Beeinflussung des Glucosestoffwechsels durch die drei verschiedenen anabolen Steroide bestehen, wird zur Zeit noch geprüft.

Zusammenfassung

Dimethyltestosteron führt in kleinen und mittleren Dosen zu einer verminderten Glucosetoleranz und -Utilisation und hat in höheren Dosen einen umgekehrten Effekt. Für das Methenolonacetat und Äthyloestrenol konnten keine derartigen Wirkungen festgestellt werden. Dagegen fand sich ein blutzuckersenkender Effekt der beiden letztgenannten Steroide auf die Glucosenüchternwerte.

Für die Dauerbehandlung bzw. Langzeittherapie mit anabolen Steroiden ist somit nicht jedes Präparat geeignet, und manche dieser Derivate können einen latenten oder chemisch latenten Diabetes auslösen. Einzelne Fälle mit Entstehung eines manifesten Diabetes sind beschrieben.

Literatur

1) Dieckmann, H.: Virch. Arch. path. Anat. **256**, 321 (1925).
2) Donato, L., e G. Turchetti: Folia endocr. (Pisa) **7**, 547 (1954).
3) Engel, L. L.: J. exp. med. **68**, 299 (1938).
4) Hossay, B. A.: Brit. med. J. **1951**, 505.
5) Ingle, D. J.: Endocrinology **29**, 838 (1941).
6) Landon, J., V. Wynn, A. Samuels, and D. Bilkus: Metabolism **12**, 924 (1963).
7) — —, I. N. C. Cook, and A. Kennedy: Metabolism **11**, 501 (1962).
8) — — —, and B. J. Houghton: Metabolism **11**, 513 (1962).
9) Le Roy, G. V., R. G. Gould, and H. Werbin: Amer. J. Obstet. Gynec. **72**, 74 (1956).
10) Suchowski, G.: Acta endocr. (Kbh.) **27**, 225 (1958).
11) Takemoto, Y.: Nagasaki med. J. 30 Abstr. **1955**, 123.
12) Thorn, G. W.: Science **86**, 40 (1937).
13) Zicha, L., K. J. Timm und G. Poser: Vortrag Internat. Steroidsymposion Ghent 1965.

Untersuchungen
über den Einfluß von Sulfonylharnstoffbelastungen auf die Ausscheidung der Vanillinmandelsäure, Homovanillinsäure und Vanillinsäure im Harn bei Diabetikern sowie bei Patienten mit Normo- und Dysproteinämie

L. ZICHA, H. HARANT, E. SCHMID und N. G. TAUTZ

Aus der Med. Universitätsklinik Erlangen-Nürnberg (Direktor: Prof. Dr. L. DEMLING)

Mit 2 Abbildungen

Wechselbeziehungen zwischen der Blutzuckerregulation und Adrenalin sind seit 1912 bekannt (*2, 3, 12*). Die Mobilisierung der Katecholamine durch eine Hypoglykämie ist jedoch im Einzelfall sehr unterschiedlich, und wir konnten in früheren Untersuchungen keine direkten Beziehungen zwischen den jeweiligen Blutzuckerwerten und Insulin-, Glucagon- sowie Adrenalinbelastungen und der Katecholamin-Metabolitenausscheidung im Harn feststellen (*9, 13* bis *15*). Bei diesen Versuchen war aufgefallen, daß der Anstieg der Vanillinmandelsäure im Harn nach Insulin wesentlich geringer war als z. B. bei einem emotionellen Stress (*5, 6, 8, 9, 15*). Es tauchte nun die Frage auf, welchen Einfluß eine endogene Insulinfreisetzung durch Sulfonylharnstoffe auf das wichtigste Stoffwechselprodukt des Katecholaminstoffwechsels, die Vanillinmandelsäure sowie ferner die Vanillinsäure und die Homovanillinsäure besitzt und inwieweit sich Parallelen zum jeweiligen Blutzuckerabfall feststellen lassen. Weiterhin war zu prüfen, ob sich die eventuelle Zunahme der erwähnten Aminmetaboliten im Harn durch Beta-Adrenolyse hemmen oder sogar verhindern läßt. Schließlich sollte noch der Einfluß einer Dysproteinämie und eines Diabetes mellitus (*12*) auf das Verhalten dieser Stoffwechselprodukte nach der Applikation von Sulfonylharnstoffen untersucht werden.

Bei 20 Versuchspersonen mit einem normalen Eiweißspektrum, 15 Fällen mit einer Alpha- oder Gamma-Globulinvermehrung sowie bei 16 manifesten und zwei latenten Diabetikern wurde der Harn in 2-Std-Portionen vor und nach Sulfonylharnstoffbelastungen gesammelt. Die Untersuchungen wurden bei nüchternen Personen vorgenommen. Die dünnschichtchromatographische Auftrennung (*10*) der Vanillinmandelsäure, der Vanillinsäure sowie der Homovanillinsäure erfolgte nach TAUTZ u. Mitarb. (*11*). Die *quantitative* Bestimmung der Vanillinmandelsäure wurde nach E. SCHMID und HENNING vorgenommen (*7*). Zum Nachweis der Vanillinsäure und der Homovanillinsäure wurde ein eigenes Verfahren ausgearbeitet.

Bei zehn Versuchspersonen des Gesamtkollektivs wurden 5 mg eines Beta-Adrenolytikums (1-(Isopropylamino)-3-(m-toloxy)-2-propanol-HCl = Kö 592), 30 min vor der intravenösen Sulfonylharnstoffapplikation tief intraglutaeal injiziert, nachdem die oben erwähnten Untersuchungen unter alleiniger Sulfonyl-harnstoffapplikation am Vortage erfolgt waren. Neben der Bestimmung der Aminmetaboliten im Harn wurden jeweils gleichzeitig vor sowie 20 und 30, vereinzelt auch 60 min nach Sulfonylharnstoffapplikation Kontrollen des Blutzuckers mit der enzymatischen Methode vorgenommen.

Beim Normalkollektiv fand sich nach Sulfonylharnstoffapplikation eine durchschnittliche Erhöhung der Vanillinmandelsäure (VMS) um 15% sowie eine Abnahme der Vanillinsäure (VS) um 9% und der Homovanillinsäure (HVS) um 5% (Abb. 1). Der mittlere Blutzuckerabfall lag bei 28%.

Im Gegensatz dazu sanken bei den Diabetikern alle drei untersuchten Metaboliten ab, und zwar die VMS um 39,5%, die VS um 55,3% und die HVS um 44,5%. Der Blutzucker fiel im Mittel um 6%. Bei Kranken mit Dysproteinämie ergab sich ein dem Normalkollektiv ähnliches Verhalten der Metabolitenausscheidung (Anstieg der VMS um 24,0%, Abfall der VS um 12%, der HVS um 13%). Der Blutzuckerabfall betrug 26% (Abb. 1).

Zehn ausgewählte Probanden des Vergleichskollektivs ließen bei Sulfonylharnstoffbelastung einen Anstieg aller drei Metaboliten erkennen, und zwar der VMS um 73,9%, der VS um 50,8% sowie der HVS um 47,9%, der Blutzucker nahm um 24,7% ab. Wurde die gleiche Menge des Sulfonylharnstoffes nach vorheriger Gabe des Beta-Blockers appliziert, so waren die Werte der VMS um 44,2% der VS um 62,4% und die der HVS um 34,0% niedriger als die entsprechenden

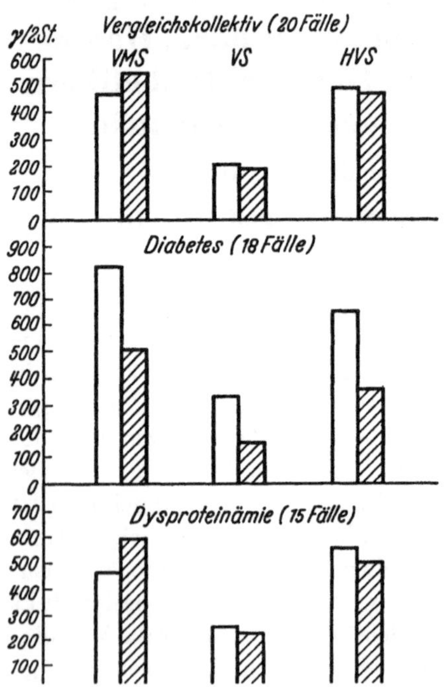

Abb. 1. Ausscheidung der Katecholaminmetaboliten vor und nach Sulfonylharnstoffapplikation bei einem Normalkollektiv, bei Patienten mit Diabetes mellitus oder latentem Diabetes und bei Probanden mit Dysproteinämie. Die Menge der VMS, HVS und VS ist in γ pro 2 Std angegeben. ☐ Kontrolle, ▨ SH-Belastung

ohne Beta-Adrenolytikum. Der Abfall des Blutzuckers um 22,8% unterschied sich dagegen nicht vom Rastinonversuch ohne Beta-Blockade.

Bei den Patienten ohne deutlichen Blutzuckerabfall nach Sulfonylharnstoffapplikation wurde eine Verminderung der VMS-Ausscheidung um 27% beobachtet. Betrug der Blutzuckerabfall jedoch 20 bis 30% oder mehr, so kam es umgekehrt zu einem Anstieg der VMS um 21 bis 23% (Abb. 2). Die beiden anderen Metaboliten VS und HVS zeigten ein unterschiedliches und unregelmäßiges Verhalten (vgl. Abb. 2).

Die Versuche haben gezeigt, daß der hypoglykämische Effekt von endogen liberiertem Insulin zu einer vermehrten Ausscheidung von Katecholaminmetaboliten führt. Dieser Effekt läßt sich durch ein Beta-Adrenolytikum verhindern, ohne daß hierbei die hypoglykämische Wirkung der Sulfonylharnstoffe wesentlich beeinflußt wird. Für die interessante Beobachtung, daß bei Diabetikern die VMS sowie in geringem Ausmaß auch die HVS und VS im Harn nach Sulfonylharnstoffbelastung abnehmen, können verschiedene Mechanismen diskutiert werden. Eine Änderung im Katecholaminabbau erscheint nicht wahrscheinlich, da eine Zunahme anderer Metaboliten in den Chromatogrammen nicht beobachtet wurde. Es bleibt zu erörtern, ob die Umkehr dieses Sulfonylharnstoffeffektes bei Diabetes mellitus auf einer Hemmung der Synthese, Freisetzung und/oder Ausscheidung der Katecholamine beruht. Wegen der Koppelung der Regulationsmechanismen des Hypophysen-Nebennierenrindensystems mit Katecholaminen ist hier eine Parallelbeobachtung von BETHGE u. Mitarb. (*1*) erwähnenswert, wonach der insulinbedingte Anstieg von Corticosteroiden im Plasma beim Cushing-Syndrom fehlt. Auch bei diesem Reglerkreis ist somit eine gewisse Reaktionsstarre auf hypoglykämische Reize eingetreten.

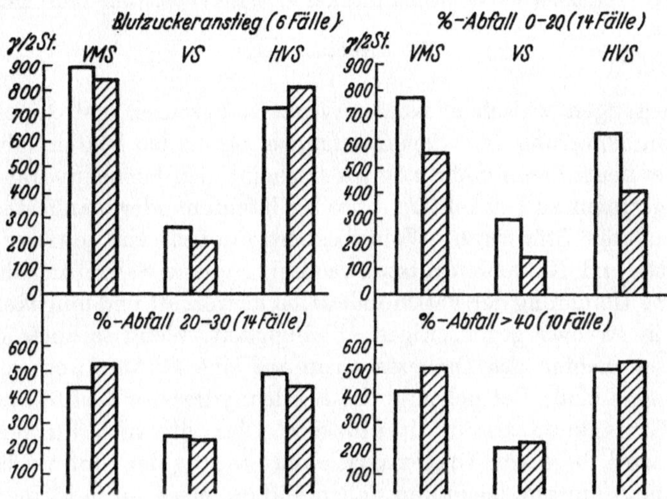

Abb. 2. Aufgliederung der Ausscheidung der Katecholaminmetaboliten VMS, HVS und VS im Harn und nach dem Verhalten des Blutzuckers nach Sulfonylharnstoffapplikation. Die linken Säulen geben die Elimination der Metaboliten vor, die schraffierten Säulen nach Sulfonylharnstoffapplikation wieder. Die Menge der drei Metaboliten ist jeweils in γ pro 2 Std angegeben. ☐ Leerwert; ▨ SH-Belastung

Literatur

1) BETHGE, H., W. WINKELMANN, and H. ZIMMERMANN: Acta endocr. (Kbh.) **51**, 166 (1966).

2) CANNON, W. B., M. A. McIVER, and S. W. BLISS: Amer. J. Physiol. **69**, 46 (1924).

3) FALTA, W.: Erkrankungen der Drüsen mit innerer Sekretion. Handbuch der inn. Med. 2. Aufl., 4. Band. Berlin: Springer 1912

4) JOSLIN, E. P., H. F. ROST, P. WHITE, and A. MARBLE: Treatment of Diabetes mellitus. Philadelphia: Lea-Febinger 1959, 10th Ed. 128.

5) SCHMID, E.: Dtsch. med. J. **1965**, 16.

6) —, K. BACHMANN, K. HAAS, K. SCHMERWITZ, W. SÜSS, P. WINTER und L. ZICHA: Verh. dtsch. Ges. inn. Med. **70**, 443 (1964).

7) —, u. N. HENNING: Klin. Wschr. **41**, 566 (1963).

8) —, G. SÜSS, L. ZICHA, L. SÜSS und P. WEISS: Arzneimittel-Forsch. **14**, 852 (1964).

9) —, L. ZICHA und W. JOHN: Z. Gastroenterologie **2**, 214 (1964).

10) STAHL, E.: Dünnschichtchromatographie. Berlin-Göttingen-Heidelberg: Springer 1962.

11) TAUTZ, N. A., G. VOLTMER und E. SCHMID: Klin. Wschr. **43**, 233 (1965).

12) UMBER, F.: Erkrankungen des Pankreas. Handbuch Inn. Med., 2. Aufl., 3. Band. Berlin: Springer 1912.

13) ZICHA, L., u. H. FLEISCHMANN: Endokrinologie (Im Druck).

14) — — Endokrinologie (Im Druck).

15) —, E. SCHMID und E. WINKLER: Endokrinologie (Im Druck).

Über den Einfluß von Dextrose- und Fructosebelastung auf die Fett- und Kohlenhydratmetaboliten

H. Siedek, H. Hammerl, O. Pichler, M. Studlar und C. Kränzl

Aus der 1. Med. Abteilung im Wilhelminenspital in Wien (Vorstand: Prof. Dr. H. Siedek)

Mit 2 Abbildungen

Die Beziehungen zwischen Kohlenhydratstoffwechsel und Lipolyse, Lipogenese, Fettmobilisierung und -deponierung wurden in den letzten Jahren so weit geklärt, daß es heute kaum mehr möglich erscheint, den Kohlenhydrat- oder Fettstoffwechsel getrennt zu betrachten, sei es bei latentem oder manifesten Diabetes, sei es bei anderen Störungen. Wohl besteht insofern ein gewisser Gegensatz zwischen Fett- und Kohlenhydratstoffwechsel, als eine Steigerung der Glucoseutilisation eine Hemmung der Fettmobilisation hervorruft und umgekehrt. Jedoch steht dieser in strenger gegenseitiger Abhängigkeit. Wenn es auch sicher übertrieben ist, den Beginn des Diabetes allein auf eine Fettstoffwechselstörung zu beziehen, ist eine bloße Betrachtung des Kohlenhydratstoffwechsels bei dieser so komplexen Erkrankung absolut insuffizienz. Dies gilt auch für die Fructose. Bekanntlich wird diese von Diabetikern ohne Störung der Stoffwechsellage verwertet, allerdings nur von leichteren Fällen und da meist nur in kleinen Dosen bis zu 50 g täglich. Funktioniert doch in der diabetischen Leber das Enzymsystem, das für den Fructoseumsatz verantwortlich ist in normaler Weise. Allerdings wird nur soviel Fructose verwertet als die Leber unmittelbar oxydieren kann, der Überschuß geht in Glucose über und führt zwangsläufig zur Verschlechterung der Diabeteseinstellung.

In solcher Fragestellung untersuchten wir das Verhalten der freien Fettsäuren, der Triglyceride, der Glucose, der Brenztraubensäure und der Milchsäure bei Gesunden, Diabetikern und Personen mit normalem Nüchternblutzucker, aber positiven Tolbutamidtest nach Belastung mit Dextrose und Fructose. Die Diabetiker waren teilweise ohne Einstellung, d. h. mit einem Nüchternblutzucker zwischen 200 und 300 mg-%, teilweise mit Insulin oder Sulfonylharnstoffen behandelt, wobei 1 Tag vor der Untersuchung die Antidiabetika abgesetzt worden waren, die Nüchternblutglucosewerte betrugen dann zwischen 90 und 140 mg-%.

Je zehn Probanden erhielten an einem Tag 50 g Dextrose in 200 cm³ Aqua dest. intravenös innerhalb 5 min infundiert, am anderen Tag 50 g Fructose. Bei liegender Venüle wurden 1, 2, und 3 Std nach Infusionsbeginn die Blutabnahmen durchgeführt, wobei die freien Fettsäuren nach Dohle und Meinertz, die übrigen Parameter enzymatisch bestimmt wurden.

Nach Dextrose zeigen die freien Fettsäuren (Abb. 1) den bekannten Abfall, der in der 2. Std sein Maximum erreicht. Der Abfall ist jedoch bei den Diabetikern, die einen mittleren Ausgangswert von 0,929 mVal aufweisen, etwas geringer als bei

den Normalpersonen, das gleiche gilt für die Personen mit positivem Tolbutamidtest, die einen mittleren Ausgangswert von 0,770 mVal haben gegenüber 0,680 mVal
bei den Gesunden.

Der geringere Abfall der freien Fettsäuren sowohl bei latenten als manifesten
Diabetikern entspricht den Untersuchungsbefunden von OBERDISSE, JAHNKE und
DAWEKE, bei unseren Ergebnissen läßt sich jedoch keine Signifikanz feststellen.
Anders bei Fructose. Auch bei dieser kommt es zu einem starken Abfall der freien
Fettsäuren, worauf schon ZÖLLNER und STUHLFAUT hingewiesen haben, wir konn-
ten jedoch einen Unterschied im Verlauf der Kurven gegenüber dem nach Dex-
troseinfusion finden. Nach einem Maximum des Abfalles nach 1 Std, kommt es bei

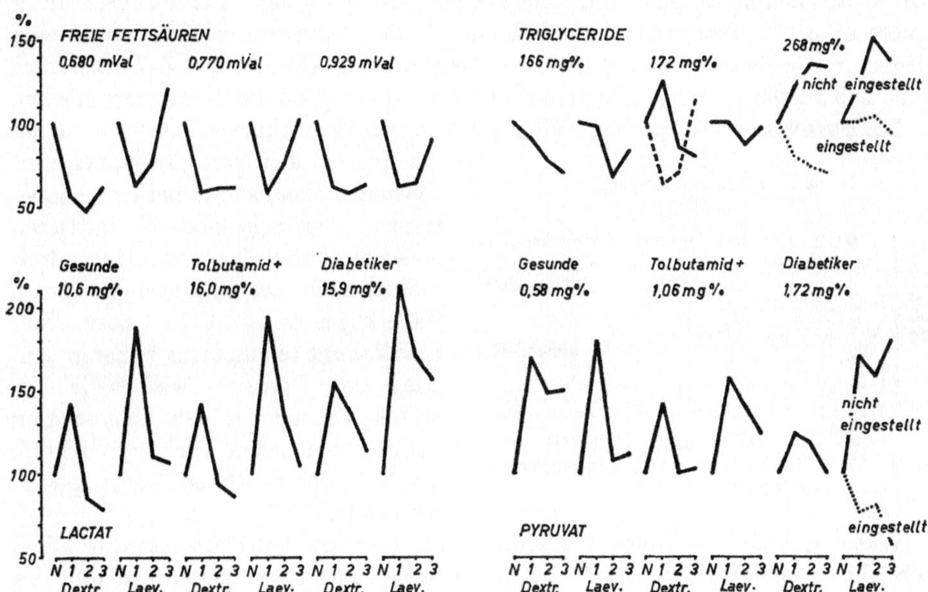

Abb. 1. Fett- und Kohlenhydratmetaboliten im Serum bei intravenöser Verabreichung von 50 g Dextrose bzw.
50 g Laevulose

Normalen zu einem raschen Wiederanstieg, der nach 3 Std die Ausgangswerte
überschreitet. Der Wiederanstieg bei den latenten Diabetikern erreicht gerade
den Ausgangswert, bei den manifesten bleibt er darunter. Diese Verschiedenheiten

Tabelle 1. *Verhalten des Blutzuckers nach intravenöser Verabreichung von*

	50 g Dextrose				50 g Lävulose		
	N.	1	2	3	N.	1	2	3
Gesunde	91	208	100	71	92	108	84	94
Tolbutamid+	96,5	232	130	75	95	103	90	88
Diabetiker nicht eingestellt	271	400	264	259	254	278	277	288
eingestellt	115	294	162	108	120	173	101	101

gegenüber den Werten nach Dextroseinfusion sind statistisch signifikant, ebenso
jene zwischen Gesunden und Diabetikern nach Fructose.

Bei den Triglyceriden zeigen die Gesunden kaum einen Unterschied zwischen
Dextrose und Fructose, nur fällt bei Fructose ein Wiederanstieg in der 3. Std auf.

Bei den Diabetikern ergibt sich jedoch ein großer Unterschied zwischen eingestellten und schlecht bzw. nicht eingestellten. Erstere zeigen einen Abfall, wie dies
schon von Eggstein beobachtet wurde, letztere sowohl bei Dextrose als bei
Fructose einen starken Anstieg, der bei dieser höher erscheint, ohne daß sich dies
statistisch sichern ließe. Die Personen mit positiven Tolbutamidtest verhalten
sich nach Dextrose verschieden; es lassen sich zwei Gruppen finden, von denen eine
einen Abfall, die andere einen Anstieg zeigt. Unter Fructose findet sich immer ein
mäßiger Abfall.

Die Lactatkurven weisen nach Dextrose den bekannten Anstieg auf, der bei
Diabetikern etwas höher ist und länger andauert, auch in Übereinstimmung mit
den Untersuchungsergebnissen Eggsteins bei peroraler KH-Zufuhr. Unter
Fructose ist der Lactatanstieg um mehr als das Doppelte erhöht, wobei man
wieder den höchsten Anstieg und den langsamsten Abfall bei den Diabetikern
sieht. Die mittleren Ausgangswerte sind bei allen Gruppen nur wenig verschieden.

Die Pyruvatkurven unterscheiden sich von den Lactatkurven insofern, als der
Anstieg bei den Normalpersonen pro-
zentuell höher ist als bei den Diabetikern, allerdings sind die mittleren
Ausgangswerte der Diabetiker dreimal so hoch. Die tolbutamidpositiven
Fälle liegen in der Mitte. Unter Fructose kommt es zu einem höheren Anstieg des Pyruvat, wie es ja bekannt ist, nur bei den eingestellten
Diabetikern sehen wir einen Abfall,
der 45% des mittleren Ausgangswertes erreicht.

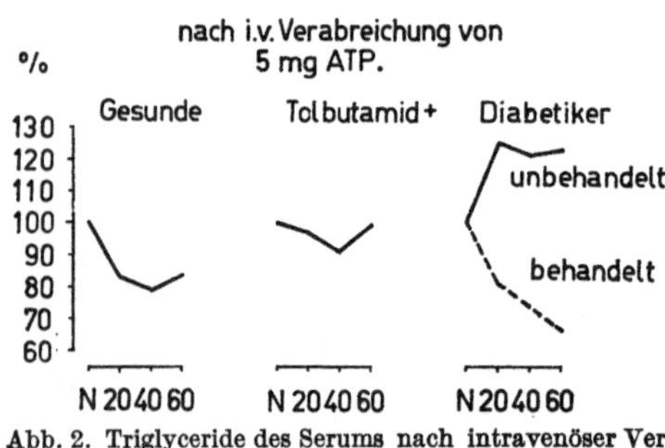

Abb. 2. Triglyceride des Serums nach intravenöser Verabreichung von 5 mg ATP

Was den Abfall der freien Fettsäuren nach Dextrose betrifft, so wird er allgemein durch eine Hemmung der Fettmobilisation aus dem Fettgewebe und des
Zustromes derselben ins Blut durch die Zucker erklärt. Dieser Hemmungsmecha-
nismus ist im Prinzip auch bei der Fructose vorhanden, nur ist er infolge des unge-
mein raschen Abbaues der Fructose zeitlich verkürzt, wobei sicher auch das
Fehlen der Insulinausschüttung nach Fructose im Gegensatz zu den Veränderungen nach Dextrosebelastung beteiligt ist. Senkt doch Insulin an sich den
Blutspiegel der freien Fettsäuren. Der langsamere Wiederanstieg der freien Fettsäuren nach Fructose bei Diabetikern gegenüber Gesunden ließe sich durch die
Zuckerverwertungsstörung erklären. Dafür spricht auch der verzögerte Abfall des
Lactates bei Diabetikern, der auch von anderen Autoren gefunden wurde (Egg-
stein et al.).

Der Abfall der Triglyceride nach Zuckerzufuhr hat wohl Beziehungen zu dem
infolge des Abfalles der freien Fettsäuren verminderten Anlieferung von Bausteinen
für die Triglyceridbildung in der Leber, wodurch sich ein verminderter Zufluß in
den Plasmaleberpool ergibt. Daß bei uneingestellten Diabetikern die Triglyceride
im Gegensatz zu den eingestellten ansteigen, obwohl die freien Fettsäuren abgefallen sind, ist verblüffend, gehen doch in der Regel beide Parameter parallel.
Wir suchten in unserem Material nach ähnlichem Verhalten und konnten ein
solches bei Infusion von ATP finden (Abb. 2). Auf 5 mg ATP intravenös innerhalb

3 min infundiert, wobei es zu keinen gröberen Kreislaufveränderungen kommt (Blutdruck-Druckamplitude und Pulsfrequenz unverändert) fallen bei Gesunden die Triglyceride ab, ebenso wie bei Personen mit positivem Tolbutamidtest, während sich Diabetiker different verhalten. Bei den Eingestellten sehen wir den gleichen Abfall wie bei Normalpersonen, bei den Nichteingestellten jedoch einen Anstieg um 25%, der schon nach 20 min zu sehen ist. Allerdings kommt es nach ATP nicht zu einem Abfall der freien Fettsäuren, sondern in der Regel zu einem Anstieg, sei es bei Normalen oder bei Diabetikern. Wir können so keinen Zusammenhang zwischen dem Anstieg der Triglyceride bei Diabetikern nach Zuckerzufuhr und nach ATP feststellen. Der Anstieg nach Zuckerzufuhr läßt sich nur durch eine vermehrte Freisetzung von Triglyceride durch die Leber oder durch eine verminderte Aufnahme derselben durch das Fettgewebe, die Muskulatur oder das Herz erklären, die bei Insulinmangel gestört ist. Es kommt jedenfalls durch die Zuckerzufuhr bei Diabetikern zu einer Verschlechterung der Stoffwechsellage, die ganz allgemein zu einer Störung des Triglyceridabbaues führt, wie dies auch von GRIES, POTTHOFF und JAHNKE bei dekompensierten alloxandiabetischen Ratten gezeigt wurde. Das Wichtigste unserer Untersuchungsergebnisse erscheint die Tatsache, daß es durch einmalige Zuckerzufuhr bei bestimmten Diabetikern zu einer Triglyceridsteigerung im Blut kommen kann, wie man es sonst bei chronisch gestörter Stoffwechsellage findet. Darüber sind noch weitere Untersuchungen nötig, die derzeit durchgeführt werden.

Literatur bei den Verfassern. Anschrift: 1160 Wien, Montlearstraße 37.

Diskussion

H. MEHNERT (München):

Zu der Feststellung von Herrn SIEDEK, daß Diabetiker bis zu 50 g Fructose pro die tolerieren, ist ergänzend folgendes zu sagen: Patienten mit einem leichten Altersdiabetes tolerieren hinsichtlich ihrer Blutzuckerwerte im allgemeinen sogar größere Fructosemengen (80 bis 100 g pro die). Man muß aber bedenken, daß solche Patienten häufig fettsüchtig sind und daß deswegen die zusätzliche Gabe unberechneter Kohlenhydrate unerwünscht wäre. Bei der Toleranzgrenze der Diabetiker für Zuckeraustauschstoffe muß man also nicht allein die Auswirkung auf den Blutzucker, sondern vor allem auch die Einwirkungen auf das Körpergewicht im Auge haben.

Der intermediäre Stoffwechsel des Fettgewebes im Hinblick auf die Koordination des Energiehaushaltes*

O. WIELAND

Aus dem Klinisch-Chemischen Institut des Städt. Krankenhauses München-Schwabing
(Direktor: Prof. Dr. O. WIELAND)

Mit 10 Abbildungen

Referat

Es sind noch keine 10 Jahre her, da zeigte ich in einem Vortrag eine Tabelle über den Enzymbestand des weißen Fettgewebes, die bekunden sollte, daß das Fettgewebe keineswegs ein inertes Organ darstellt, sondern sich rege am intermediären Stoffumsatz beteiligt. Die Aufstellung umfaßte etwa ein Dutzend Enzyme und mutet heute mehr als bescheiden an. Wollte man die in der Zwischenzeit hinzugekommenen Enzyme des Fettgewebes tabellarisch präsentieren, müßte man zu einer Serie von Diapositiven greifen. Aber nicht nur der die Fettgewebsenzyme enthaltende Katalog ist inzwischen dicker geworden, vielmehr gibt es kaum ein anderes tierisches Gewebe, das so intensiv und erfolgreich in regulatorischer Hinsicht untersucht worden ist, wie das Fettgewebe. So bedarf es heute kaum mehr der besonderen Betonung, daß die Fettgewebszelle durch einen sehr regen Eigenstoffwechsel ausgezeichnet ist, der die biochemischen Grundlagen für die besonderen Aufgaben dieses Gewebetypes darstellt.

Es ist eine unerfüllbare Aufgabe, den Intermediärstoffwechsel des Fettgewebes auch nur annähernd in 25 min zu beschreiben. Ich will deshalb im folgenden einige Abschnitte des intermediären Stoffwechsels des Fettgewebes herausgreifen, soweit sie in einem unmittelbaren Zusammenhang mit den Hauptfunktionen dieses Gewebes, der Energiespeicherung und der Energiefreisetzung im Organismus stehen. Ein Teil der biochemischen Diskussion wird sich auch mit der Frage der Wärmeproduktion durch das Fettgewebe zu beschäftigen haben, einer Leistung, die ebenfalls großes biologisches Interesse besitzt.

Umwandlung von Kohlenhydrat in Fett

Die Umwandlung von Zucker in Fett stellt im Rahmen des Energiehaushaltes des Gesamtorganismus eine der Hauptaufgaben der Fettgewebszelle dar. Die wichtigsten biochemischen Reaktionen dieses Prozesses sind schematisch in Abb. 1 wiedergegeben.

Glucosekohlenstoff kann sowohl zum Aufbau der Fettsäuren (FS) selbst, als auch des Glycerinanteils der Glyceride dienen. Auf dem Weg zur Fettsäuresynthese wird Glucose — sei es über die Reaktionen des Embden-Meyerhof-Abbaues, sei es über den Pentosephosphatcyclus — zu Pyruvat und weiter zu

* Mit Unterstützung durch die Deutsche Forschungsgemeinschaft, Bad Godesberg.

Acetyl-CoA abgebaut. Acetyl-CoA geht sodann unter der Wirkung eines Biotin-enzyms durch CO_2-Aufnahme in Malonyl-CoA über, welches weiter nach Dekar-boxylierung in einem mehrstufigen reduktiven Prozeß zu den langkettigen FS auf-gebaut wird. Alpha-Glycerophosphat, das als Partner der FS für die Glycerid-synthese dient, kann aus Dihydroxyacetonphosphat beim glykolytischen Abbau oder auf Umwegen im Pentosephosphatcyclus gebildet werden.

Das Ausmaß der Fettbildung hängt primär davon ab, wieviel Glucose in die Fettgewebszelle hinein gelangt. Auf die hormonelle Kontrolle dieses Prozesses durch Insulin wird im Laufe des Tages von anderer Seite noch ausführlich einge-

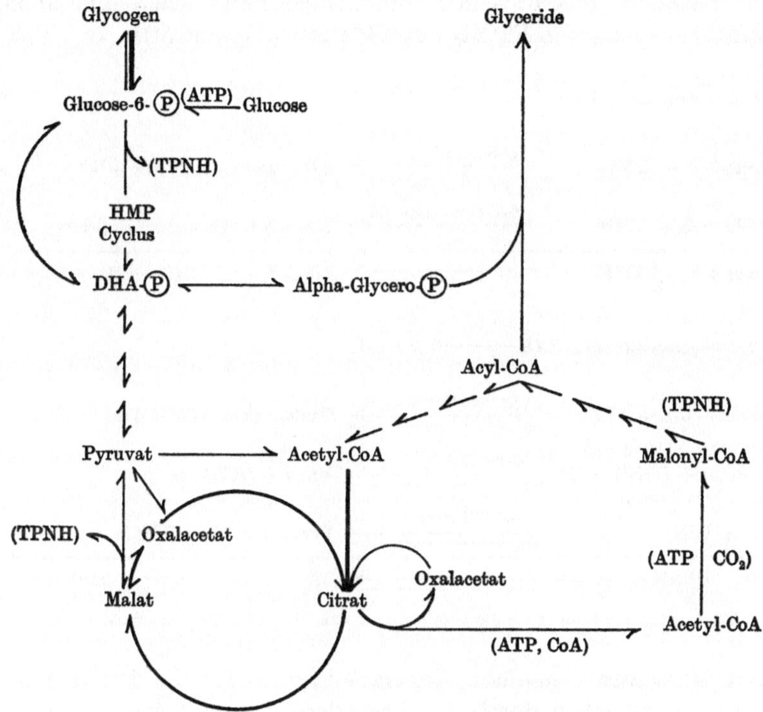

Abb. 1. Schema der Umwandlung von Kohlenhydrat in Fett

gangen werden. Uns sollen an dieser Stelle einige der enzymatischen Regulations-mechanismen interessieren, die für die Umwandlung von Glucose in Fett maß-gebend sind.

Hier ist zunächst die Rolle der Pyridinnucleotide zu nennen. Die Fettsäure-synthese aus Acetyl-CoA ist an die Bereitstellung von Reduktionsäquivalenten in Form von TPNH gebunden. Eine quantitative Aussage hierüber erlaubt die Bilanzgleichung der Fettsäuresynthese aus Acetyl-CoA (Reaktion Gl. 1):

$$\text{Acetyl-CoA} + n\,\text{Malonyl-CoA} + 2\,n\,\text{TPNH} + 2\,n\text{H}^+ \rightarrow \tag{1}$$
$$\text{CH}_3\,(\text{CH}_2\text{CH}_2)_n\,\text{CO-SCoA} + n\text{CoA-SH} + 2\,n\,\text{TPN}^+ + n\text{CO}_2$$

Setzt man als Fettsäure die Palmitinsäure mit 16 C-Atomen in die Gleichung ein, so ergibt sich ein Bedarf von 14 Molekülen TPNH pro Molekül synthetisierter Palmitinsäure.

Herkunft des TPNH für die Fettsynthese

Durch Isotopenuntersuchungen von BALL u. Mitarb. (*1*), sowie von LANDAU und KATZ (*2*) ist die Herkunft des TPNH für die Fettsynthese im wesentlichen klargestellt worden. In Abb. 2 sind die in Frage kommenden TPNH-liefernden Reaktionen aufgeführt. Der größere Teil, etwa 60%, entsteht in den einleitenden Schritten des Pentosephosphatcyclus, die durch die Enzyme Glucose-6-phosphatdehydrogenase (G-6-PDH) und 6-Phosphogluconatdehydrogenase katalysiert werden. Als weiterer Mechanismus für die TPNH-Bereitstellung kommt das Zusammenspiel der Enzyme Pyruvatcarboxylase, Malatdehydrogenase und des Malatenzyms in Betracht, das in seiner Summengleichung einer ATP-abhängigen Wasserstoffübertragung von DPNH auf TPN gleichkommt (*3*).

I. Pentosephosphat-Cyclus:

$$Glucose\text{-}6\text{-}P + TPN^+ \xrightarrow{\ \ G\text{-}6\text{-}P\text{-}DH\ \ } 6\text{-}P\text{-}Gluconat + TPNH + H^+$$

$$6\text{-}P\text{-}Gluconat + TPN^+ \xrightarrow{\ \ 6\text{-}P\text{-}Gluconat\text{-}DH\ \ } Rib\text{-}5\text{-}P + CO_2 + TPNH + H^+$$

$$Glucose\text{-}6\text{-}P + 2\,TPN^+ \longrightarrow Rib\text{-}5\text{-}P + 2\,TPNH + 2\,H^+ + CO_2$$

II. Transhydrogenierung DPNH $\longrightarrow$ TPNH:

$$Pyruvat + CO_2 + ATP \xrightleftharpoons{\ \ Pyruvat\text{-}Carboxylase\ \ } Oxalacetat + ADP + Pa$$

$$Oxalacetat + DPNH + H^+ \xrightleftharpoons{\ \ Malat\text{-}DH\ \ } Malat + DPN^+$$

$$Malat + TPN^+ \xrightleftharpoons{\ \ Malat\text{-}Enzym\ \ } Pyruvat + CO_2 + TPNH + H^+$$

$$TPN^+ + DPNH + H^+ + ATP \xrightleftharpoons{\ \ } TPNH + H^+ + DPN^+ + ADP + Pa$$

Abb. 2. Enzymreaktionen für die Bereitstellung von TPNH für die Fettsäuresynthese

Die Bedeutung der genannten Enzymreaktionen für die Fettsäuresynthese in vivo wird unterstrichen durch das besondere Enzym-Verteilungsmuster des Fettgewebes. In Tab. 1 sind die wichtigsten Enzyme des KH-Stoffwechsels und des Citronensäurecyclus der Leber und des Fettgewebes einander gegenübergestellt. Betrachtet man in der letzten Spalte der Tabelle die Aktivität der Fettgewebsenzyme in ihrer Relation zur Leber, so fallen gerade diejenigen Enzyme durch ihre hohe Aktivität auf, deren Funktion in der TPNH-Bereitstellung soeben diskutiert wurde, nämlich die G-6-PDH, das Malatenzym, die Malatdehydrogenase und die Pyruvatcarboxylase. Es ist zu bemerken, daß — mit Ausnahme der Pyruvatcarboxylase — weitere Enzyme der Gluconeogenese im Fettgewebe fehlen. Man darf deshalb annehmen, daß eine Zuckerneubildung aus Pyruvat oder dessen Vorstufen im Fettgewebe nicht stattfindet.

Auffallend ist ferner die hohe Aktivität des Citrate cleavage Enzyms im Fettgewebe. Dieses Enzym katalysiert die ATP-abhängige Spaltung von Citrat (Reaktionsgleichung 2):

$$Citrat + ATP + CoA \rightleftharpoons Acetyl\text{-}CoA + Oxalacetat + ADP + Pa \qquad (2)$$

Die Beteiligung des Citrate cleavage Enzyms an der Fettsäuresynthese wird in der Bereitstellung von Acetyl-CoA im cytoplasmatischen Raum der Zelle gesehen.

Schließlich sei auf die hohe Aktivität der Citratsynthase im Fettgewebe hingewiesen, des Enzyms, das den Citronensäurecyclus eröffnet und damit als Gradmesser für die Atmungskapazität des Fettgewebes gelten kann.

Tabelle 1. *Enzymaktivitäten des KH-Stoffwechsels in Rattenfettgewebe und -leber.*
Enzymaktivitäten in μMol Substratumsatz pro Std pro mg Stickstoff bei 37° C.
(Ergänzt nach WEBER, G. et al., Handbook of Physiology, Section 5; S. 230. Baltimore: Waverly Press 1965)

	Ref.	Leber	Fettgewebe	% der Leber-aktivität
Gluconeogenese				
Glucose-6-Phosphatase	a	38,2 ± 3,7	Spuren	0
Fructose-1,6-Diphosphatase	a	31,1 ± 2,1	Spuren	0
PEP-Carboxykinase	b	0,4 ± 0,06	Spuren	0
Pyruvat-Carboxylase	c	1,7 ± 0,2	1,6 ± 0,2	94
Hexosemonophosphatabbau				
6-P-Gluconat-Dehydrogenase	a	39,0 ± 3,1	20,2 ± 2,3	52
Glucose-6-P-Dehydrogenase	a	5,5 ± 2,7	31,0 ± 10,5	564
Glykogenstoffwechsel				
Phosphoglucomutase	a	37,8 ± 2,1	10,7 ± 3,8	28
UDPG-Pyrophosphorylase	d	135,6	47,3	35
Phosphorylase	d	82	3,5	4
Glykolyse				
Phosphohexose-Isomerase	a	660 ± 17	187 ± 22	28
Aldolase	a	41,5 ± 2,2	7,7 ± 0,9	19
Lactat-Dehydrogenase	a	1743 ± 80	257 ± 18	15
Citronensäurecyclus				
Malat-Enzym	a	5,3 ± 0,2	3,2 ± 0,6	60
Malat-Enzym	c	4,7 ± 0,4	38,9 ± 6,5	830
Malat-Dehydrogenase	a	1762 ± 41	822 ± 61	47
Malat-Dehydrogenase	c	1110 ± 20	1990 ± 80	180
Citrate Cleavage Enzym	e, f	15	14,9	100
Citratsynthase	g	45,3	472,8	1043

a WEBER, G., H. J. HIRD, N. B. STAMM, and D. S. WAGLE: In Handbook of Physiology, Section 5, p. 230. Baltimore: Waverly Press 1965.

b WAGLE, S. R., and J. ASHMORE: J. biol. Chem. **239**, 1289 (1964).

c WISE, E. M., jr., and E. G. BALL: Proc. nat. Acad. Sci. (Wash.) **52**, 1255 (1964).

d VILLAR-PALASI, C., and J. LARNER: Arch. Biochem. **86**, 270 (1960).

e SRERE, P. A.: J. biol. Chem. **234**, 2544 (1959).

f KORNACKER, M. S., and E. G. BALL: Proc. nat. Acad. Sci. (Wash.) **54**, 899 (1965).

g WEISS, L., u. O. WIELAND: Unveröff.

Adaptive Enzymveränderungen im Fettgewebe

Ist somit schon aus dem Enzym-Verteilungsmuster des Fettgewebes die funktionelle Beteiligung einer bestimmten Enzymgruppe an der Umwandlung von Glucose in Fett erkenntlich, so wird dies noch deutlicher auf Grund der Tatsache, daß dieselben Enzyme sich gesetzmäßig an verschiedene Ernährungsbedingungen anpassen. Dies ist am Beispiel des Citrate cleavage Enzyms in Abb. 3 gezeigt. Man erkennt die mehr als dreifache Aktivitätszunahme des Enzyms beim Wechsel von Normalfutter auf KH-reiche Diät, also unter Bedingungen, die zur gesteigerten

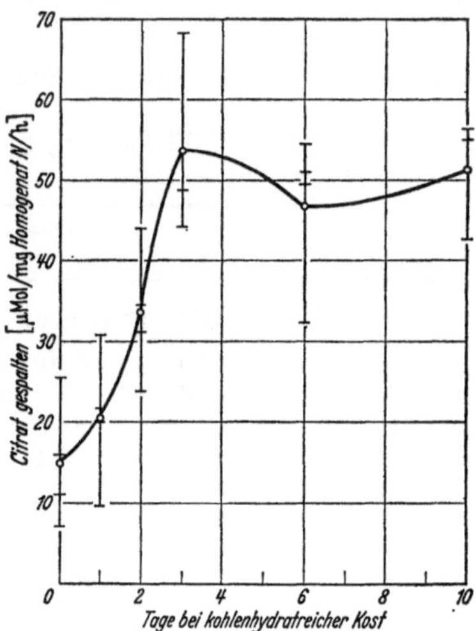

Abb. 3. Induktion des citrate cleavage Enzyms im Fettgewebe bei kohlenhydratreicher Ernährung [Nach KORNACKER, M. S., and E. G. BALL: Proc. nat. Acad. Sci. (Wash.) **54**, 899 (1965)]

Fettbildung aus Glucose prädestinieren. Ähnlich verhalten sich auch das Malatenzym und die G-6-PDH. Die Induktion des Malatenzyms geht aus Tab. 2 hervor. Man wird dieses gleichsinnige Ansteigen der drei genannten Enzyme wohl als

Tabelle 2. *Abhängigkeit des Malat-Enzyms vom Ernährungszustand*
[Nach WISE und BALL (*3*)]

Ernährungsbedingungen	Zahl der Versuche	Gewebe	Malat-Enzym (μMol/mgN · Std)
I. Standardfutter	4	Fettgewebe	38,9 $\pm$ 6,5
	4	Leber	4,7 $\pm$ 0,4
II. KH-reiche, fettarme Diät	3	Fettgewebe	121,0 $\pm$ 9,1
	3	Leber	35,5 $\pm$ 1,2
III. 3 Tage gehungert	4	Fettgewebe	20,8 $\pm$ 2,9
	4	Leber	2,1 $\pm$ 0,3
IV. Gefastet und wieder aufgefüttert (KH-reich, fettarm)	5	Fettgewebe	129,3 $\pm$ 25,0
	5	Leber	55,3 $\pm$ 0,6

Ausdruck einer Anpassung an die Bedingungen der vermehrten Lipidbildung aus Glucose ansehen dürfen.

Adaptive Veränderungen spielen sich aber nicht nur an den Enzymen ab, die für die Bereitstellung von TPNH und Acetyl-CoA dienen, sondern auch an den unmittelbar für die Fettsäuresynthese verantwortlichen Enzymen. Wie aus Tab. 3 hervorgeht, sinkt die Geschwindigkeit der Fettsäuresynthese aus Acetat mit zunehmendem Hunger auf minimale Werte ab. Leber und Fettgewebe verhalten sich in dieser Beziehung gleich.

Tabelle 3. *Fettsäuresynthese in Leber und Fettgewebe aus Acetat. Versuche mit partikelfreien Gewebsextrakten* (Versuche mit I. EGER-NEUFELDT)

Vers.-Nr.	Zustand der Ratte	mμ Mol ^{14}C-Acetateinbau in FS pro mg Extraktprotein pro Std	
		Leber	Fettgewebe
1	Kontrolle	27,7	14,0
2	Kontrolle	16,4	7,9
3	Kontrolle	30,2	9,6
4	Hunger, 24 Std	15,8	12,7
5	Hunger, 45 Std	3,7	5,4
6	Hunger, 71 Std	1,0	0,6

Untersuchungen an menschlichem Fettgewebe

Es wird oft die Frage gestellt, inwieweit die aus dem Tierversuch gewonnenen Ergebnisse auf die Verhältnisse beim Menschen übertragen werden können. Hierzu ist zu bemerken, daß der Stoffumsatz im menschlichen Fettgewebe quantitativ gesehen weit hinter demjenigen des Rattenfettgewebes zurückbleibt. Tab. 4 zeigt

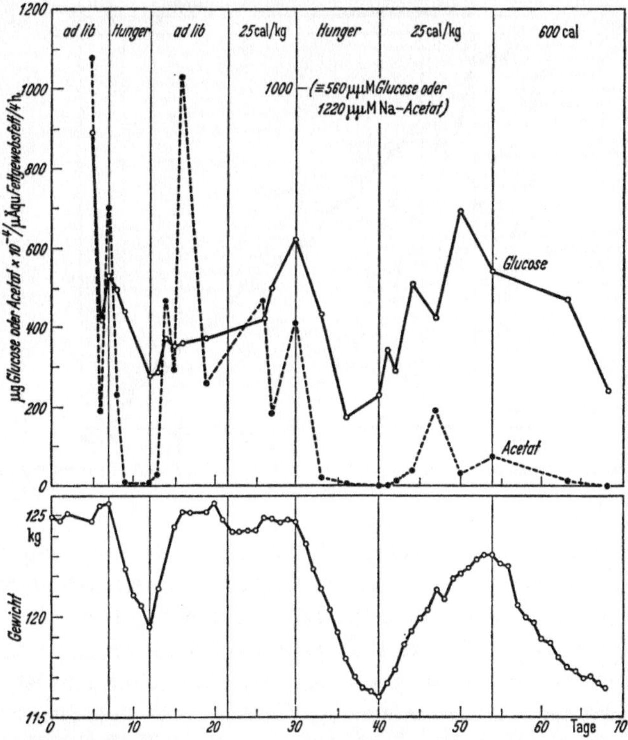

Abb. 4. Lipogenese im menschlichen Fettgewebe in Abhängigkeit von der Calorienzufuhr. Die beiden oberen Kurven geben den Einbau von radioaktiver Glucose bzw. Acetat wieder. Die untere Kurve zeigt das Verhalten des Körpergewichts (Nach HIRSCH J., and B. GOLDRICK: Handbook of Physiology Section 5, S. 467, Waverly Press: Baltimore 1965)

einen Vergleich der Geschwindigkeit der Lipoidsynthese aus Acetat in verschiedenen Abschnitten des Fettgewebes von Mensch und Ratte. Wie man sieht, verläuft die Lipoidsynthese im Nebenhodenfettgewebe der jungen Ratte 10000mal
schneller, als z. B. im subcutanen Fettgewebe des Menschen. Daß aber auch beim
Menschen ganz ähnliche adaptive Enzymveränderungen ablaufen, wie beim Tier,
geht aus Abb. 4 hervor. In dem Diagramm ist die Geschwindigkeit der Fettsäure-

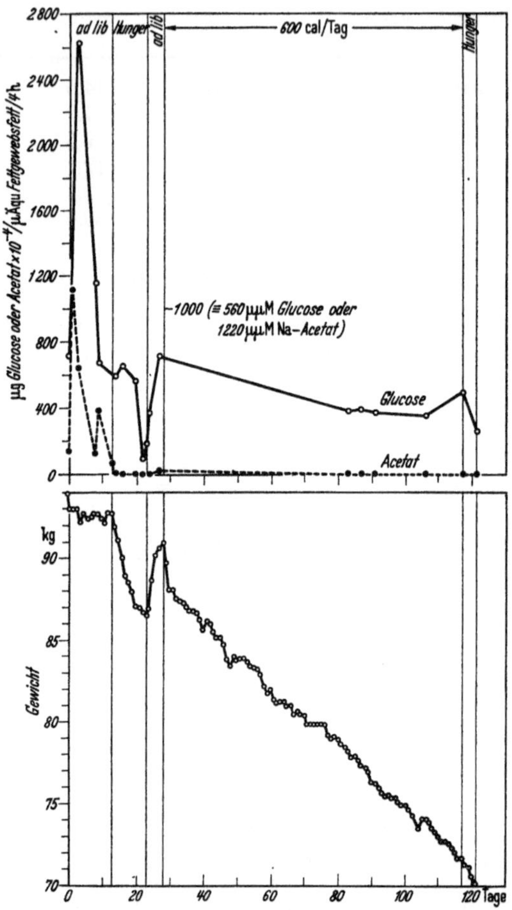

Abb. 5. Lipogenese im menschlichen Fettgewebe bei länger dauerndem Fasten (Nach HIRSCH J., and B. GOLDRICK, vgl. Legende zu Abb. 4)

synthese aus Glucose bzw. aus Acetat in bioptisch gewonnenem subcutanem Fett-
gewebe dargestellt. Man erkennt die weitgehende Übereinstimmung zwischen
Fettsäuresynthese und Gewichtskurve dieser Versuchsperson, die wechselweise
auf Fasten oder calorisch definierte Diät gesetzt wurde. Im Hungerzustand, wo der
Körper in erster Linie auf die Bereitstellung von Energie bedacht ist, kann auf die
Synthese von Enzymen, die der Anlage von Fettreserven dienen, verzichtet werden.
  Ähnlich liegen die Verhältnisse in einem anderen Fall, der für längere Zeit
untercalorisch ernährt wurde (Abb. 5). Man beachte, daß die Lipoidsynthese aus
Glucose ein Plateau erreicht, das auch bei fortgesetzter Calorienbeschränkung nicht

weiter unterschritten wird. Dagegen geht die Lipoidsynthese aus Acetat rasch auf den Nullpunkt zurück. Dieser Befund ist aus dem schon eingangs besprochenen Schwund der fettsäuresynthetisierenden Enzyme bei hungernden Ratten zu ver-

Tabelle 4. *Vergleich der Lipoidsynthese im Fettgewebe des Menschen und der Ratte*

[Nach GELLHORN und BENJAMIN (*20*)]

	Acetateinbau mμMol/g Frischgewicht × Std
Mensch:	
Subcutanes Fettgewebe	1
Lipom	5
Omentum	70
Ratte, 200 bis 250 g:	
Nebenhodenfettgewebe	1 167
Ratte, 80 g	
Nebenhodenfettgewebe	10 000
Perirenales Fettgewebe	14 000
Subcutanes Fettgewebe	1 300

stehen. Was das Persistieren eines Restes an Fettsynthese aus Glucose betrifft, so wird offenbar die Bildung von Alpha-Glycerophosphat aus Glucose, die den Glycerinanteil der Lipide beisteuert, durch den Hunger nicht im gleichen Maße betroffen, wie die Fettsäuresynthese aus Acetat.

Lipoidsynthese im Fettgewebe beim experimentellen Diabetes

Aber nicht nur im Gefolge von Hunger, sondern auch beim Diabetes ist die Lipoidsynthese im Fettgewebe beeinträchtigt. In Tab. 5 ist die Aktivität der

Tabelle 5. *Acetyl-CoA-Carboxylase in Leber und Fettgewebe diabetischer Ratten* (Versuche mit I. EGER-NEUFELDT)

Vers.-Nr.	Zustand der Ratte	mμ Mol ^{14}C-Acetyl-CoA-Einbau in FS pro mg Extraktprotein pro Std	
		Leber	Fettgewebe
1	Kontrolle	10,4	33,1
2	Kontrolle	6,5	16,7
3	Diabetes, 8 Std ohne Insulin	2,7	17,0
4	Diabetes, 14 Std ohne Insulin	5,6	20,0
5	Diabetes, 43 Std ohne Insulin	1,4	12,6
6	Diabetes, 216 Std ohne Insulin	2,0	4,6
7	Diabetes, 216 Std ohne Insulin	1,8	0

Acetyl-CoA-Carboxylase, des geschwindigkeitsbestimmenden Enzyms der Fettsäuresynthese aus Acetyl-CoA, im epididymalen Fettgewebe alloxandiabetischer Ratten dargestellt.

Man erkennt den Rückgang des Enzyms in Abhängigkeit von der Dauer des Insulinentzuges und damit des Schweregrades des Diabetes. Auch hier konnten wir ein gleichsinniges Verhalten des Enzyms in Leber und Fettgewebe feststellen. Es sei aber festgehalten, daß nach 43stündigem Insulinentzug noch keine eindeutigen Veränderungen der Acetyl-CoA-Carboxylaseaktivität im Fettgewebe zu beobachten sind.

Der Schwund der fettsäuresynthetisierenden Enzyme bei Hunger und Diebetes bietet eine Erklärung für frühere Beobachtungen verschiedener Arbeitsgruppen, die in Inkubationsversuchen mit intaktem Fettgewebe eine Unterdrückung der Fettsäuresynthese bei hungernden und diabetischen Ratten aus Glucose, Pyruvat und Acetat ergeben hatten. Betrachtet man in unseren Extraktversuchen die zeitlichen Verhältnisse, so ist die Aktivität der Acetyl-CoA-Carboxylase im Fettgewebe mindestens 2 Tage nach Insulinentzug noch unvermindert. Dagegen waren in den Untersuchungen von MIGLIORINI und CHAIKOFF die ersten Anzeichen des Rückganges der Fettsäuresynthese aus Glucose schon 2 Std nach Pankreatektomie nachweisbar, gefolgt von einer Hemmung des Acetateinbaues in die Fettsäuren (4). Zu ähnlichen Ergebnissen kamen GREGOR u. Mitarb. nach Verabreichung von Anti-Insulinserum bei Ratten (5). Man muß also für die kurzfristig einsetzende Hemmung der Fettsäuresynthese und der Glucoseoxydation im akuten Stadium des Diabetes nach einer anderen Erklärung suchen.

Enzymhemmung durch die CoA-Thioester langkettiger Fettsäuren

Eine Erklärung bietet sich an in Gestalt der langkettigen Fettsäurethioester des Coenzym A, die in den letzten Jahren als wirksame Enzymhemmstoffe bekannt geworden sind (6). Es handelt sich um physiologische Zwischenprodukte des

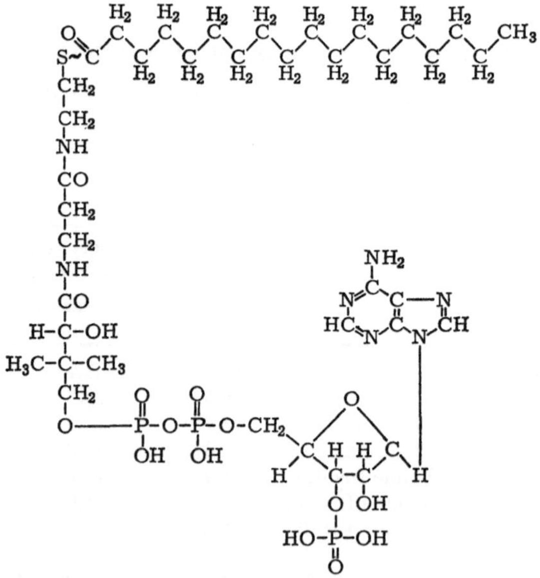

Abb. 6. Chemische Struktur des Stearyl-Coenzym A

Fettstoffwechsels, die „aktivierten" Fettsäuren, deren chemischer Aufbau am Beispiel des Stearyl-CoA in Abb. 6 dargestellt ist. Nach Beobachtungen von BORTZ und LYNEN wird die Acetyl-CoA-Carboxylase der Leber durch Palmityl-

CoA nach Art eines feedback-Mechanismus empfindlich gehemmt (*7*). Obwohl der experimentelle Beweis noch aussteht, darf man vermuten, daß auch die Acetyl-CoA-Carboxylase des Fettgewebes von dieser Hemmung betroffen ist und daß hierdurch die Geschwindigkeit der Fettsäuresynthese im Fettgewebe kontrolliert werden kann. In regulationsphysiologischer Sicht erscheint es von besonderem Interesse, daß die Citronensäure als Gegenspieler der Palmityl-CoA bedingten

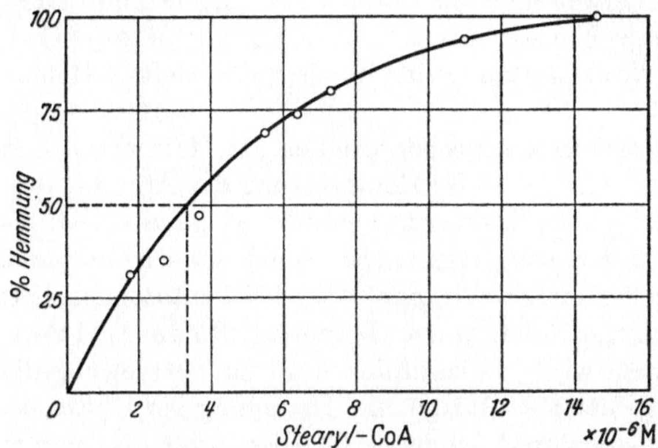

Abb. 7. Hemmung der Glucose-6-phosphat-Dehydrogenase durch Stearyl-Coenzym A

Hemmung auftritt (*8*), jedoch möchte ich an dieser Stelle auf dieses Problem nicht weiter eingehen.

Ein weiterer Angriffpunkt der Acyl-CoA-thioester ist das schon mehrfach erwähnte Enzym G-6-PDH, das den Pentosephosphatcyclus einleitet. Nach Untersuchungen von L. WEISS und A. SIESS-TEINZER in meinem Laboratorium

Tabelle 6. *Acyl-CoA-Gehalt des epididymalen Fettgewebes der Ratte*
(Versuche mit P. W. FELTS u. B. WESTERMANN)

	Säureunlösliches CoA		
Versuch-Nr.	mμMol/g Frisch-gewicht	mμMol/g fett-freies Tr.-G.	Konzentration im Intracellularwasser
431	0,52	17,80	Berechnet nach den
474	0,43	8,76	Daten von CROFFORD und
413	0,59	21,40	RENOLD (*10*), wonach
425	1,10	49,20	der intracelluläre Wasser-
481	0,81	43,40	anteil des Fettgewebes
441	0,43	14,70	40 μl/g Frischgewicht
430	0,77	34,00	ausmacht
	0,66 $\pm$ 0,24	27,03 $\pm$ 15,33	16,5 $\times$ 10⁻⁶ M

unterliegt nicht nur das Enzym aus Hefe und Rattenleber (*9*), sondern auch die G-6-PDH des Fettgewebes einer empfindlichen Hemmung durch Acyl-CoA. Abb. 7 zeigt die Konzentrationsabhängigkeit der Hemmung durch Stearyl-CoA. Aus der Kurve ergibt sich als Halbhemmungskonzentration der Wert $3,5 \times 10^{-6}$ M Stearyl-CoA.

Die Frage, ob ähnliche Konzentrationen in der Zelle zu erwarten sind, können wir mit ja beantworten. Tab. 6 zeigt das Ergebnis eigener Untersuchungen, in denen der Gehalt des Nebenhodenfettgewebes normaler Ratten an langkettigen Fettsäure-Coenzym-A-Derivaten bestimmt wurde. Auf das Feuchtgewicht bezogen liegen die Werte um eine Größenordnung unter den in vitro wirksamen Konzentrationen. Da man annehmen darf, daß sich die fraglichen Verbindungen nur im stoffwechselaktiven Raum der Fettgewebszelle befinden, wurden die auf das Gramm Frischgewebe bezogenen Werte auf den intracellulären Wasseranteil umgerechnet. Unter Verwendung der Daten von Crofford und Renold (10) kommt man dabei auf eine Konzentration von $16{,}5 \times 10^{-6}$M Acyl-CoA, ein Wert, der durchaus in die Größenordnung der in vitro ermittelten Hemmungskonstanten fällt.

Nach systematischen kinetischen Studien am Hefeenzym beruht der Hemmeffekt der CoA-thioester auf einer Herabsetzung der Affinität des Enzyms gegenüber Glucose-6-phosphat (9). Soweit es erlaubt ist, diese Verhältnisse auf das Fettgewebsenzym zu übertragen, ergäbe sich damit ein sehr empfindlicher Kontrollmechanismus für die einleitende Reaktion des Pentosephosphatcyclus im Fettgewebe, der durch die Relation der Gewebsgehalte an Acyl-CoA und Glucose-6-phosphat vermittelt wird. Bekanntlich liegt im Fettgewebe diabetischer, hungernder oder fettgefütterter Ratten eine Hemmung der Glucoseoxydation — und zwar vorwiegend des ersten C-Atoms der Glucose — vor, was man mit gewissen Vorbehalten einer Hemmung der G-6-PDH gleichsetzen kann. In der Leber gehen diese Zustände — wie wir und andere Autoren zeigen konnten — mit einer deutlichen Zunahme von Acyl-CoA (6) und einer Abnahme von Glucose-6-phosphat (11) einher. Während Daten über entsprechende Veränderungen des Acyl-CoA-Gehaltes des Fettgewebes noch ausstehen, wurde neuerdings ein Abfall des Glucose-6-phosphatspiegels im Fettgewebe alloxandiabetischer Ratten und nach Adrenalin beobachtet (12, 26). Damit erhält die Annahme eines Kontrollmechanismus auf der Stufe der G-6-PDH-Reaktion in dem oben geschilderten Sinn weitere Nahrung.

Fettsäurefreisetzung

Die Freisetzung von Fettsäuren aus den Lipidvorräten gehört ebenso zur biologischen Funktion des Fettgewebes wie die Stapelung des Fettes als Energiereserve. Die derzeitige Konzeption über die Mechanismen zur Mobilisierung freier Fettsäuren stellt die hormonelle Beeinflussung der Lipaseaktivität des Fettgewebes in den Mittelpunkt.

Obwohl entsprechende Untersuchungen an einer gereinigten Fettgewebslipase noch ausstehen, liegt doch so viel an experimentellem Material vor, daß die Annahme einer Lipaseaktivierung durch bestimmte Hormone gerechtfertigt erscheint. Die heute bekannten lipolytisch wirksamen Hormone sind in Tab. 7 aufgeführt, diejenigen, für die eine Lipaseaktivierung wahrscheinlich gemacht wurde, sind mit einem Stern kenntlich gemacht.

Lipolyse und Reveresterung

Um den Vorgang der Regulation der Fettsäurefreisetzung zu verstehen, muß man sich vor Augen führen, daß Spaltung und Wiederaufbau der Triglyceride im Fettgewebe in einem dynamischen Gleichgewicht stehen. Dies ist schematisch in Abb. 8 dargestellt. Im Normalzustand findet weder Abgabe noch Aufnahme von

Fettsäuren statt, da beide Prozesse mit gleicher Geschwindigkeit ablaufen. In Anwesenheit eines Überschusses an Glucose — besonders in Verbindung mit Insulin — gewinnt die Reveresterung die Oberhand, weil jetzt vermehrt Alpha-Glycerophosphat aus Glucose gebildet wird, das als Acceptor der freien FS dient. In die-

Tabelle 7. *Hormone mit fettmobilisierender Wirkung in vitro*
[Nach STEINBERG, D. und M. VAUGHAN (*13*)]

Hormon	Referenz
Epinephrin*	GORDON, R. S., jr., and A. CHERKES: Proc. Soc. exp. Biol. (N. Y.) **97**, 150 (1958). WHITE, J. E., and F. L. ENGEL: Proc. Soc. exp. Biol. (N. Y.) **99**, 375 (1958).
Norepinephrin*	„ „
Adrenocorticotropes Hormon*	WHITE, J. E., and F. L. ENGEL: J. clin. Invest. **37**, 942 (1958). HOLLENBERG, C. H., M. S. RABEN, and E. B. ASTWOOD: Endocrinology **68**, 589 (1961).
Glukagon*	STEINBERG, D. E., E. SHAFRIR, and M. VAUGHAN: Clin. Res. **7**, 220 (1959). HAGEN, J. H.: J. biol. Chem. **236**, 1023 (1961). VAUGHAN, M.: J. biol. Chem. **235**, 3049 (1960).
Thyreotropes Hormon*	WHITE, J. E., and F. L. ENGEL: J. clin. Invest. **37**, 1556 (1958). FREINKEL, N.: J. clin. Invest. **40**, 476 (1961).
Melanotropes Hormon	RABEN, M. S., R. LANDOLT, F. A. SMITH, K. HOFMANN, and H. YAJIMA: Nature (Lond.) **189**, 681 (1961).
Vasopressin	WHITE, J. E., and F. L. ENGEL: J. clin. Invest. **37**, 1556 (1958). RUDMAN, D., S. J. BROWN, and M. F. MALKIN: Endocrinology **72**, 527 (1963).
Hypophysen „Fraktion H"	RUDMAN, D., R. L. HIRSCH, F. E. KENDALL, F. SEIDMANN, and S. J. BROWN: Recent Progr. Hormone Res. **18**, 89 (1962).
Hypophysen Peptide I und II	ASTWOOD, E. B. R., J. BARRET, and H. FRIESEN: Proc. nat. Acad. Sci. (Wash.) **47**, 1525 (1961).
Fettmobilisierender Faktor (aus Harn)	CHALMERS, I. M., A. KEKWICK, and G. L. S. DAWAN: J. clin. Nutr. **8**, 728 (1960).
Wachstumshormon	WHITE, J. E., and F. L. ENGEL: J. clin. Invest. **37**, 1556 (1958). LEBOEUF, B., and G. F. CAHILL jr.: J. biol. Chem. **236**, 41 (1961).

* Lipaseaktivierung in Fettgewebshomogenaten nachgewiesen.

sem Fall wird die Fettsäurefreisetzung zurückgedrängt. Dieser Mechanismus wird heute allgemein als gültig angenommen, obwohl meines Wissens der direkte Nachweis eines Anstieges von Alpha-GP im Fettgewebe unter diesen Bedingungen noch nicht erbracht wurde.

In Anwesenheit eines lipolytischen Hormones, z. B. Adrenalin, ist die Triglyceridspaltung infolge Lipaseaktivierung stark gesteigert. Gleichzeitig kommt es aber auch zu einer Beschleunigung der Reveresterung, allerdings in schwächerem Ausmaß, so daß in der Bilanz eine Nettofreisetzung von FS resultiert.

Diese Erkenntnis steht im Widerspruch zu früheren Vorstellungen, nach denen eine Hemmung der Reveresterung durch Adrenalin angenommen wurde. Zu ihrer Erklärung kann der Befund herangezogen werden, daß der Spiegel an freien Fettsäuren — und damit vermutlich an Fettsäure-Coenzym-A-thioestern —

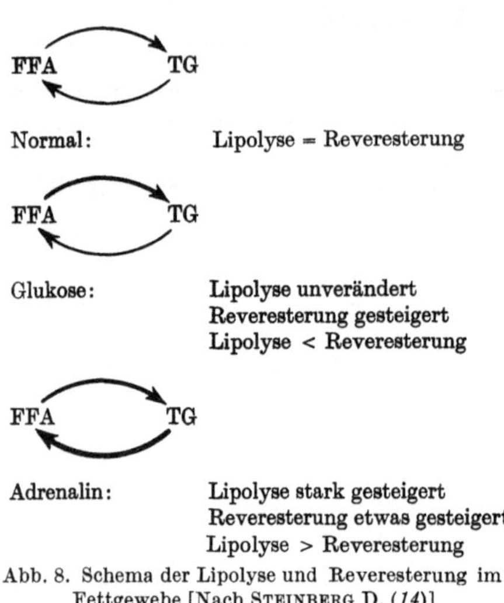

Normal: Lipolyse = Reveresterung

Glukose: Lipolyse unverändert
Reveresterung gesteigert
Lipolyse < Reveresterung

Adrenalin: Lipolyse stark gesteigert
Reveresterung etwas gesteigert
Lipolyse > Reveresterung

Abb. 8. Schema der Lipolyse und Reveresterung im Fettgewebe [Nach STEINBERG D. (*14*)]

nach Adrenalin im Fettgewebe ansteigt. Dies führt zu einer Steigerung sowohl der FS-Verbrennung als auch der Triglyceridbildung. Das erforderliche Mehr an Alpha-Glycerophosphat wird aus Glucose bereitgestellt, deren Aufnahme und Abbau — vor allem über die Reaktionen des Embden-Meyerhof-Weges — ebenfalls durch Adrenalin gesteigert wird. Die Fettsäuresynthese aus Acetyl-CoA nimmt unter der Adrenalinwirkung nicht zu (*15*), oder ist sogar vermindert (*16*). Letzteres ließe sich gut mit der schon besprochenen Hemmung der Acetyl-CoA-Carboxylase und der G-6-PDH durch die langkettigen Fettsäure-CoA-thioester erklären.

Eine vollständige Analyse der regulatorischen Wechselwirkungen wird erst möglich sein, wenn Messungen der Substratspiegel im Fettgewebe in größerer Zahl zur Verfügung stehen.

Wärmebildung durch das Fettgewebe

Von verschiedenen Autoren (*17, 18, 19*) wurde in den letzten Jahren zur Diskussion gestellt, daß das Fettgewebe nicht nur eine physikalische Isolierung des Körpers gegen Wärmeverluste bewirkt, sondern daß es auch aktiv — etwa nach Art eines elektrischen Heizkissens — an der Temperaturregelung teilnimmt. Dies scheint in erster Linie für das braune Fettgewebe zu gelten, doch wird eine derartige Funktion auch für das weiße Fettgewebe angenommen. Wärmeproduktion setzt Verbrennung voraus. Tatsächlich ist die Fettgewebszelle besonders reichlich mit Mitochondrien ausgestattet, wie eine elektronenmikroskopische Aufnahme in Abb. 9 zeigt. Dem entspricht

Tabelle 8. *Atmung verschiedener Rattengewebe* [nach JOEL (*21*)]

Gewebe	μl O$_2$/mg lipoidfreies Tr.-G./Std
Braunes Fettgewebe (Schnitte)	120 $\pm$ 6
Herz (durchströmt)	89
Herz (Schnitte)	18
Niere (Schnitte)	58
Weißes Fettgewebe	50
Retina	44
Hirnrinde (Schnitte)	37
Leber (Schnitte)	32

auch der hohe Gehalt an Enzymen des Citronensäurecyclus und — besonders augenfällig im braunen Fettgewebe, das seine Farbe diesem Pigment verdankt — an Cytochrom c. Einen Überblick über die Atmung verschiedener Rattengewebe gibt Tab. 8.

Geht man davon aus, daß der Mechanismus der Erzeugung der Atmungs-
energie in der Fettgewebszelle sich grundsätzlich nicht von dem anderer Gewebe
unterscheidet, so erhebt sich die Frage, auf welche Weise das anfallende ATP

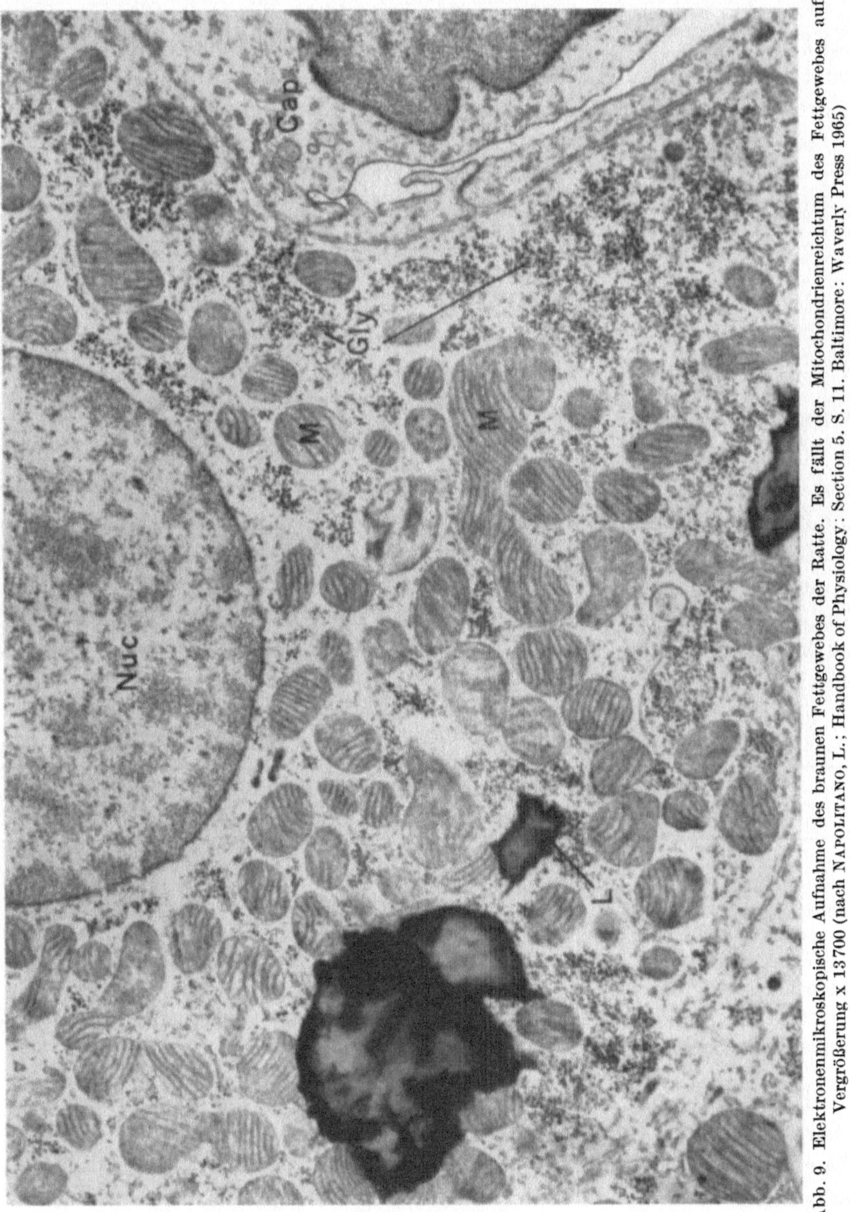

Abb. 9. Elektronenmikroskopische Aufnahme des braunen Fettgewebes der Ratte. Es fällt der Mitochondrienreichtum des Fettgewebes auf. Vergrößerung x 13700 (nach NAPOLITANO, L.; Handbook of Physiology: Section 5. S. 11. Baltimore: Waverly Press 1965)

wieder verwertet wird. Denn die Geschwindigkeit der Atmung wird ja von der
Geschwindigkeit der ATP-Spaltung kontrolliert. Die einfachste Erklärung wäre
die Existenz besonders aktiver ATP-spaltender Enzyme, die wir in orientierenden
Versuchen jedoch weder im weißen, noch im braunen Fettgewebe nachweisen

10a*

konnten (22). BALL hat die Vermutung geäußert, daß der ständig sich im Kreise drehende Prozeß der Lipolyse und Reveresterung der Fettsäuren den ATP-Zerfall und damit die Atmung in Gang hält (23). Diese Vermutung kann durch folgende Kalkulation unterstützt werden: Entsprechend der Bilanzgleichung in Abb. 10 werden für die Lipolyse und Reveresterung eines Moles Triglycerid sechs Mole ATP verbraucht. Aus Daten der Literatur über die Stimmulierung der Lipolyse und des O_2-Verbrauches des Fettgewebes durch Adrenalin in vitro ergibt sich, daß durch die Reveresterung etwa 50% des bei der Atmung gebildeten ATP ge-

$$TG_I + 3\,H_2O \longrightarrow 3\,FFS + GLY$$
$$3\,FFS + 3\,ATP + 3\,CoA \longrightarrow 3\,FS\text{-}CoA + 3\,AMP + 3\,PP$$
$$3\,FS\text{-}CoA + \alpha\text{-}GP + H_2O \longrightarrow TG_{II} + 3\,CoA + Pa$$
$$3\,AMP + 3\,ATP \longrightarrow 6\,ADP$$
$$3\,PP + 3\,H_2O \longrightarrow 6\,Pa$$

$$TG_I + 6\,ATP + 7\,H_2O + \alpha\text{-}GP \longrightarrow TG_{II} + 6\,ADP + 7\,Pa + GLY$$

Für Lipolyse und Reveresterung werden pro Mol TG 6 Mole ATP gespalten

Abb. 10. ATP-Spaltung im Zuge der Lipolyse und Reveresterung

spalten werden können. Die Verhältnisse sind in Tab. 9 dargestellt. Nachdem das braune Fettgewebe, im Gegensatz zum weißen Fettgewebe (24), Glycerokinase enthält (25), wird hier noch ein weiteres Mol ATP für die Glycerinphosphorylierung verbraucht.

Aus diesen wenigen Andeutungen erkennt man, daß das Fettgewebe auch im Hinblick auf seine biologische Funktion der Wärmeproduktion biochemisch spezifisch ausgerichtet ist.

Tabelle 9. *ATP-Bilanz des Fettgewebes bei Adrenalin-stimulierter Lipolyse und Reveresterung*

Durch Adrenalin-stimulierter Prozeß ($\Delta\mu$ Mol/g FG $\times$ Std)			
FFS verestert[a]	ATP-Verbrauch[b]	O_2-Verbrauch[c]	ATP-Bildung[d]
+ 5	+ 10	+ 3,55	+ 21,3

[a] Daten von VAUGHAN, M., and D. STEINBERG: J. Lipid Res. **4**, 193 (1963).
[b] berechnet nach Bilanzgleichung Abb. 10, diese Arbeit.
[c] Daten von HAGEN, J. H., and E. G. BALL: Endocrinology **69**, 752 (1965).
[d] berechnet aus P:O = 3.

Etwa 50% des Atmungs-ATP nach Adrenalinstimulierung werden durch Lipolyse und Reveresterung verbraucht.

Die Erforschung des Fettgewebes hat in kurzer Zeit eine Fülle physiologischer und pathologischer Erkenntnisse gebracht. Es steht zu erwarten, daß die zukünftige Beschäftigung von Biochemikern und Endokrinologen mit diesem interessanten Objekt wesentlich zum Verständnis der hormonellen Steuerung des Stoffwechsels beitragen wird.

Literatur

1) FLATT, J. P., and E. G. BALL: J. biol. Chem. **239**, 675 (1964).
2) LANDAU, B. R., and J. KATZ: In Handbook of Physiology, Section 5, p. 253. Baltimore: Waverly Press 1965.

3) Wise, E. M., jr., and E. G. Ball: Proc. nat. Acad. Sci. (Wash.) **52**, 1255 (1964).

4) Migliorini, R. H., and I. R. Chaikoff: Amer. J. Physiol. **203**, 1019 (1963).

5) Gregor, W. H., J. M. Martin, J. R. Williamson, P. E. Lacy, and D. M. Kipnis: Diabetes **12**, 73 (1963).

6) Wieland, O., L. Weiss, I. Eger-Neufeldt, A. Teinzer und B. Westermann: Klin. Wschr. **43**, 645 (1965).

7) Bortz, W., u. F. Lynen: Biochem. Z. **337**, 505 (1963).

8) Vagelos, P. R., A. W. Alberts, and D. B. Martin: Biochem. biophys. Res. Commun. **8**, 4 (1962).

9) Eger-Neufeldt, I., A. Teinzer, L. Weiss und O. Wieland: Biochem. Biophys. Res. Commun. **19**, 43 (1965).

10) Crofford, O. B., and A. E. Renold: First Meeting of the Federation of European Biochemical Societies (FEBS), Abstr. Commun. S. 99, London 1964.

11) Felts, P. W., B. Westermann und O. Wieland: Unveröffentlicht.

12) Löffler, G., and K. F. Weinges: Second Annual Meeting of the European Association for the Study of Diabetes, Aarhus 1966, Abstracts, Diabetologia **2**, 208 (1966).

13) Steinberg, D., and M. Vaughan: In Handbook of Physiology, Section 5, p. 345. Baltimore: Waverly Press 1965.

14) — In The Control of Lipid Metabolism, p. 111. London: Academic Press 1963.

15) Cahill, G. F., jr., B. Leboeuf, and R. B. Flinn: J. biol. Chem. **235**, 1246 (1960).

16) Hagen, J. H., and E. G. Ball: Endocrinology **69**, 752 (1961).

17) Cahill, G. F,. jr.: In Adipose Tissue as an Organ, p. 126. Hrsg. L. W. Kinsell. Springfield, Ill.: Charles C. Thomes 1962.

18) Ball, E. G., and R. L. Jungas: Proc. nat. Acad. Sci. (Wash.) **47**, 932 (1961).

19) Joel, C. D.: In Handbook of Physiology, Section 5, p. 59. Baltimore: Waverly Press 1965; dort auch ausführliche Literatur.

20) Gellhorn, A., and W. Benjamin: In Handbook of Physiology, Section 5, p. 663. Baltimore: Waverly Press 1965.

21) Joel, C. D.: p. 67.

22) Siess, E.: Unveröffentlicht.

23) Ball, E. G., and R. L. Jungas, Recent Progr. Hormone Res. **20**, 183 (1964).

24) Wieland, O., u. M. Suyter: Biochem. Z. **329**, 320 (1957).

25) Treble, D. B., and E. G. Ball: Fed. Proc. **22**, 357 (1963).

26) Denton, R. M., R. E. Yorke, and P. J. Randle: Biochem. J. **100**, 407 (1966).

Mechanismus und pharmakologische Beeinflussung der endokrinen Lipolyse*

E. Westermann

Aus dem Pharmakologischen Institut der Universität Frankfurt a. M.
(Direktor: Prof. Dr. P. Holtz)

Mit 8 Abbildungen

Referat

Die Vorstellung, daß die energetischen Bedürfnisse des Organismus ganz überwiegend durch die Mobilisation und Verbrennung von Kohlenhydraten gedeckt werden (Gemmill, 1942), läßt sich heute nicht mehr aufrecht erhalten. Abgesehen davon, daß die Glykogenvorräte gar nicht ausreichen würden, um bei längerem Nahrungsentzug die calorische Homöostase des Organismus aufrecht zu erhalten, sprechen auch Messungen des respiratorischen Quotienten im Hungerzustand oder bei Muskelarbeit gegen eine bevorzugte Utilisation von Kohlenhydraten (Issekutz, 1964).

Untersuchungen der letzten Jahre haben ergeben, daß viele Organe imstande sind, *freie Fettsäuren* aus dem Blute aufzunehmen, zu verbrennen und damit einen großen Teil ihres Energiebedarfs zu decken (Gordon und Cherkes; Bing et al.; Bernsmeier und Rudolph; Keul et al.). Diese Fettsäuren stammen aus dem Fettgewebe, wo sie in Form von *Triglyceriden*, als Neutralfette, gespeichert werden.

Im Vergleich zu den spärlichen Glykogenvorräten sind die Fettdepots eine nahezu unerschöpfliche Energiequelle: ein normal ernährter Mensch kann nur 500 g Glykogen, aber etwa 10 kg Fett speichern. Bei der vollständigen Verbrennung der Glykogenreserven würden 500 g $\times$ 4,1 Cal., d. h. etwa 2000 Calorien frei werden, bei der Verbrennung der Fettdepots aber 10000 g $\times$ 9,3 Cal., d. h. fast 100000 Calorien. Wenn der Mensch nur auf seine Glykogenvorräte angewiesen wäre, dann könnte er seinen Energiebedarf nur 1 bis 2 Tage lang decken. Die in den Fettdepots gespeicherte Energiemenge würde aber ausreichen, um ihn 2 Monate lang am Leben zu erhalten. So erhebt sich die Frage, welche Mechanismen es dem Organismus ermöglichen, die im Fettgewebe gespeicherte Energie zu mobilisieren, um sie den Organen bei Bedarf zur Verfügung zu stellen.

1. Mobilisation unveresterter Fettsäuren

Aus dem Schema der Abb. 1 ist zu ersehen, daß die Triglyceride (TG) des Fettgewebes erst in Glycerin und Fettsäuren aufgespalten werden müssen, ehe sie das Fettgewebe verlassen können. Die freien, d. h. *unveresterten Fettsäuren* (UFS) — im Plasma als Anionen an Albumine gebunden — können nun von verschiedenen

* Mit dankenswerter Unterstützung durch die Deutsche Forschungsgemeinschaft (We 272).

Organen (z. B. Herz, Muskulatur) aufgenommen und zur Energiegewinnung direkt verbrannt werden. Ein Teil der aufgenommenen Fettsäuren wird aber wieder reverestert und als Organfett abgelagert. Diese Triglyceride können bei Bedarf hydrolytisch gespalten und ebenfalls verbrannt werden. Ein Teil der Fettsäuren im Plasma erreicht die Leber und wird dort entweder verbrannt oder reverestert. Die bei der Reveresterung entstehenden Triglyceride können in Form von Lipoproteiden an das Blut abgegeben und vom Fettgewebe aufgenommen werden. Die Konzentration der unveresterten Fettsäuren im Plasma wird also weitgehend durch die Geschwindigkeit ihrer Freisetzung aus dem Fettgewebe bestimmt.

Elektronenmikroskopische Untersuchungen sprechen dafür, daß die Mobilisation der Fettsäuren aus der Fettzelle in mehreren Phasen verläuft. In Abb. 2 ist die *Feinstruktur* einer Fettzelle schematisch dargestellt: Neben dem großen Fett-

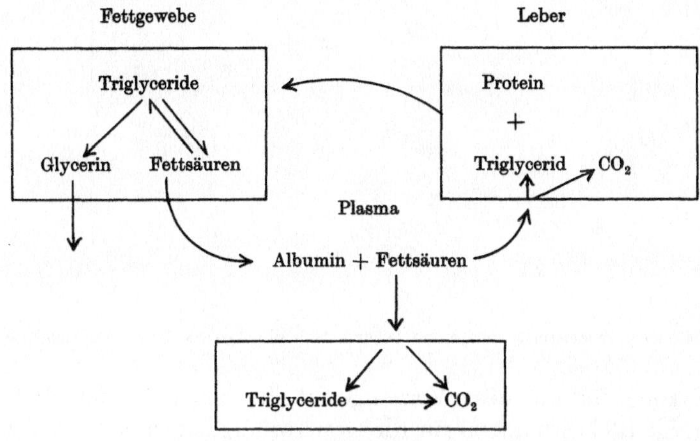

Abb. 1. Stoffwechsel der Fettsäuren. Vereinfachtes Schema nach STEINBERG, 1965. Erklärungen siehe Text

tropfen erkennt man den etwas deformierten Zellkern, zahlreiche Mitochondrien und das endoplasmatische Reticulum; rechts im Bild ist die Wand eines Blutgefäßes eingezeichnet.

Die *Fettmobilisation* beginnt damit, daß Triglyceride an der Oberfläche des Fetttropfens hydrolytisch aufgespalten werden. Während das dabei entstehende Glycerin sich im Plasma lösen und die Membranen passieren kann, werden die Fettsäuren mit Hilfe eines Carrier-Mechanismus hinaustransportiert. Nach den Vorstellungen von WILLIAMSON (Abb. 2) richten die Fettsäuremoleküle zunächst ihr hydrophiles Carboxylende in das Cytoplasma (*1*); dadurch erscheint die vorher glatte Phasengrenze aufgelockert (*1, 2*). Dann lagern sich Proteine des Cytoplasmas an die Fettsäuremoleküle an (*2*), bilden Membranen (*2, 3*) und schließlich bläschenförmige Gebilde (Vesikel), welche die Fettsäuren umschließen (*4, 5*). Diese Vesikel werden zur Zellmembran transportiert (*6*), fließen mit der Plasmamembran zusammen, platzen und entleeren ihren Inhalt in den Extracellulärraum (*7*). Durch Zusammenschluß mehrerer Vesikel können auch Rosetten entstehen (*8*). Die Fettsäuren durchqueren den perivasculären Raum (*9*), erreichen die Gefäßwand (*10*), werden wieder in Vesikel eingeschlossen (*11, 12*) und durch das Endothel des Gefäßes transportiert (*13*). Durch Platzen der Vesikel (*14*) werden die

Fettsäuren an das Blut abgegeben, als Anionen an Plasmaalbumine gebunden und zu den Organen transportiert, wo sie entweder verbrannt oder zu Triglyceriden reverestert werden können (s. Abb. 1).

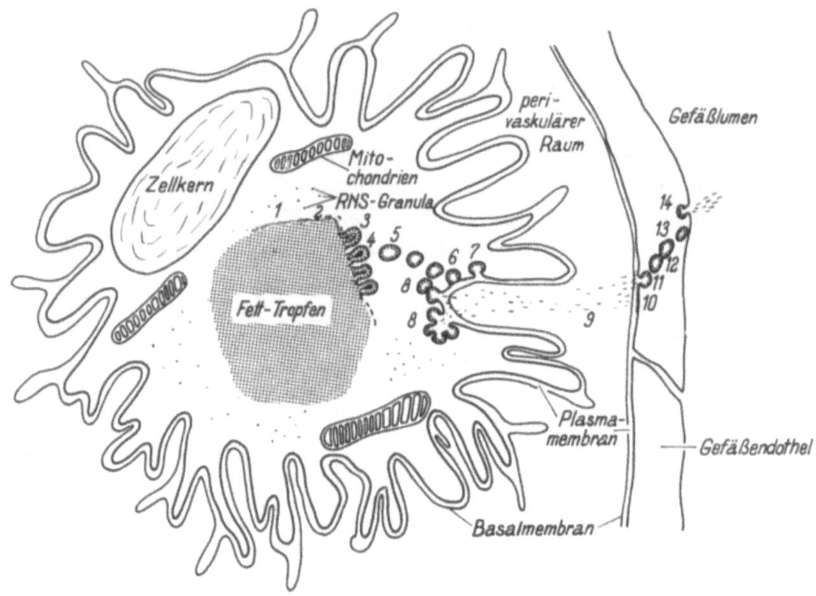

Abb. 2. Mobilisation unveresterter Fettsäuren. Schema nach Williamson, 1964. Erklärungen siehe Text

Voraussetzung für all diese Vorgänge ist die enzymatische Hydrolyse der Triglyceride. Sie ist bestimmend für die Geschwindigkeit, mit der Fettsäuren aus der Zelle in den Blutstrom gelangen.

2. Das lipolytische System

Bei der hydrolytischen Spaltung von Triglyceriden zu Diglyceriden, Monoglyceriden und Glycerin werden pro Molekül Triglycerid drei Fettsäuremoleküle freigesetzt (Abb. 3). Die Frage, ob diese Reaktionen durch ein einziges oder durch mehrere verschiedene *Lipasen des Fettgewebes* katalysiert werden, konnte erst in den letzten Jahren befriedigend geklärt werden. Untersuchungen von Rizack, Vaughan et al. und Strand et al. haben ergeben, daß die enzymatische Hydrolyse von Diglyceriden und Monoglyceriden ganz andere Charakteristika aufweist als die enzymatische Spaltung von Triglyceriden. Aus der Tab. 1 ist zu ersehen, daß die Spaltung der Diglyceride und Monoglyceride zwölf- bzw. 17mal schneller erfolgt als diejenige der Triglyceride. Auch das pH- und Temperaturoptimum der Di- und Monoglyceridspaltung ist verschieden von demjenigen der Triglyceridspaltung. Eine präparative Trennung der Enzymaktivitäten ließ sich durch Extraktion mit Aceton erzielen: Acetonextrakte des Fettgewebes spalteten nur noch Di- und Monoglyceride, nicht aber Triglyceride.

Schon diese Befunde sprechen dafür, daß Di- und Monoglyceride wahrscheinlich durch ein und dasselbe Enzym, Triglyceride aber durch ein anderes Enzym hydrolysiert werden (Abb. 3). Diese Annahme findet eine weitere Stütze dadurch, daß nur die Triglyceridspaltung durch Isopropanol gehemmt und durch Adrenalin und andere Hormone aktiviert werden kann (Tab. 1).

In den Versuchen der Tab. 2 steigerte der Zusatz von Adrenalin (5 μg) zum Inkubationsmedium (3 ml) die hydrolytische Spaltung der Triglyceride von 11 auf 37 μval/g/Std, d. h. um 235%, ließ jedoch die Umsatzgeschwindigkeit der Di-

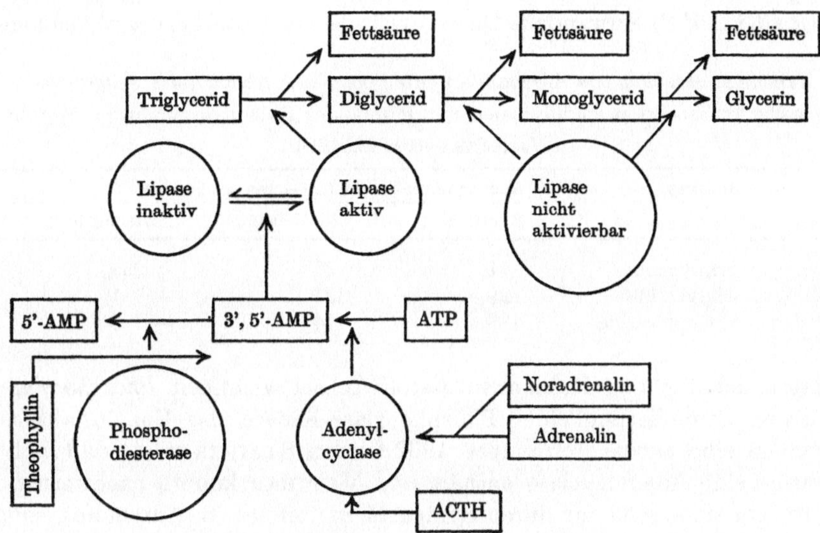

Abb. 3. Schema des lipolytischen Systems. Erklärungen siehe Text

und Monoglyceride praktisch unbeeinflußt. Aber selbst eine maximal aktivierte Triglyceridspaltung verläuft wesentlich langsamer als die hydrolytische Spaltung der Di- und Monoglyceride. Das Ausmaß der Lipolyse hängt damit nur vom Aktivitätszustand der *Triglyceridlipase* ab.

Tabelle 1. *Eigenschaften der Lipasen des Fettgewebes*
Zusammengestellt nach experimentellen Daten von VAUGHAN et al., 1964 und STRAND et al., 1964

	Hydrolytische Spaltung von		
	Triglyceriden	Diglyceriden	Monoglyceriden
Relative Geschwindigkeit	1	12	17
pH-Optimum	6,5	7,1	7,1
Temp.-Optimum	37 °C	45 °C	45 °C
Acetonextrakte	nein	ja	ja
Isopropanol	hemmt	hemmt nicht	hemmt nicht
Adrenalin	aktiviert	aktiviert nicht	aktiviert nicht

Der erste Hinweis darauf, daß sich die Triglyceridlipase in einem *aktiven* und in einem *inaktiven* Zustand befinden kann, stammt von RIZACK. 1961 fand er in Versuchen mit zellfreien Fettgewebsextrakten, daß die lipolytische Aktivität kurz nach dem Homogenisieren des Gewebes sehr hoch ist, im Verlauf einer mehrstündigen Inkubation aber um mehr als 50% absinkt (Abb. 4 a). Durch Zusatz von Adrenalin *oder* Adenosintriphosphat (ATP) ließ sich die lipolytische Aktivität der Extrakte nur wenig erhöhen; durch Adrenalin *und* ATP wurde die Lipolyse aber um mehr als 100% gesteigert (Abb. 4 a).

Durch die Untersuchungen von Sutherland u. Mitarb. (Übersicht bei Sutherland und Rall) ist bekannt, daß Adrenalin in verschiedenen Geweben eine *Adenylcyclase* zu stimulieren vermag, die ATP in *cyclisches Adenosin-3',5'-Mono-phosphat (3,5-AMP)* umwandelt. Dieses cyclische Nucleotid ist der physiologische

Tabelle 2. *Wirkung von Adrenalin auf die lipolytische Aktivität des Fettgewebes*
Versuche am isolierten epididymalen Fettgewebe der Ratte; Adrenalin = 5 µg/ml.
Nach Strand et al., 1964

Substrat	Bildung unveresterter Fettsäuren (µval/g/Std)		
	Kontrolle	+ Adrenalin	Änderung in %
Triglyceride	11	37	+ 235
Diglyceride	129	131	+ 1
Monoglyceride	186	174	— 6

Stimulator der für den Kohlenhydratstoffwechsel wichtigen *Phosphorylase;* es führt durch Stimulierung einer Phosphorylase-Kinase das Enzym aus seiner inaktiven in eine aktive Form über. 1962 fanden Klainer et al., daß auch das Fettgewebe eine Adenylcyclase enthält und Vaughan konnte nachweisen, daß dieses Enzym sich nicht nur durch Sympathicusstoffe (z. B. Adrenalin), sondern auch durch Hypophysenhormone (z. B. ACTH) aktivieren läßt.

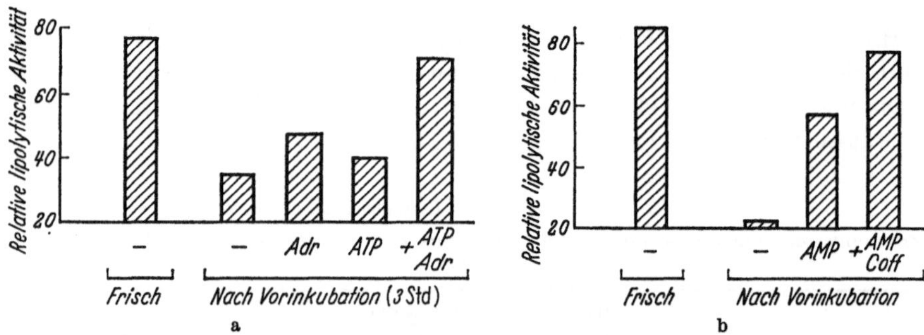

Abb. 4. Aktivität der Triglyceridlipase in zellfreien Fettgewebsextrakten. a (links): Aktivierung durch Zusatz von Adrenalin (*Adr* = 5 µg/ml) und Adenosintriphosphat (ATP = 0,45 µmol/ml). Nach Rizack, 1961. b (rechts): Aktivierung durch Zusatz von cyclischem Adenosin-3',5'-Monophosphat (AMP = 2×10^{-5} M) und Coffein (Coff = $6,7 \times 10^{-4}$ M). Nach Rizack, 1964

Es lag daher nahe, anzunehmen, daß die Aktivierung der *Triglyceridlipase* in Gegenwart von Adrenalin und ATP (s. Abb. 4 a) durch cyclisches 3,5-AMP vermittelt wird (Abb. 3). Versuche, die Triglyceridlipase in Fettgewebsextrakten bzw. -homogenaten durch Zusatz von cyclischem 3,5-AMP zu aktivieren, verliefen zunächst negativ; Dole fand sogar, daß dieses Nucleotid die Triglycerid-spaltung hemmte. Erst kürzlich konnte Rizack nachweisen, daß cyclisches 3,5-AMP in einer bestimmten kritischen Konzentration (2×10^{-5} M) die Tri-glyceridlipase in zellfreien Fettgewebsextrakten zu aktivieren vermag. In dem Versuch der Abb. 4 b war nach 3stündiger Vorinkubation die relative lipolytische

Aktivität der Extrakte von 85 auf 22 abgesunken. Der Zusatz von cyclischem 3,5-AMP erhöhte die lipolytische Aktivität um mehr als 100% und in Gegenwart von Coffein oder Theophyllin fast auf den Ausgangswert. Die verstärkende Wirkung der Xanthinderivate beruht darauf, daß sie die *Phosphodiesterase* hemmen, ein Enzym, das cyclisches 3,5-AMP zu 5-AMP abbaut und damit inaktiviert (Abb. 3).

3. Aktivierung der Lipolyse

Lipolytisch wirksame Substanzen können somit an mindestens zwei verschiedenen Stellen des lipolytischen Systems angreifen (s. Abb. 3): sie können, wie z. B. Adrenalin, die *Adenylcyclase stimulieren*, so daß vermehrt cyclisches

Tabelle 3. *Stimulatoren der Lipolyse*
Ihre lipolytische Wirkung am isolierten Fettgewebe wurde von den zitierten Autoren erstmalig beschrieben

Sympathico-mimetische Amine:	Adrenalin	GORDON und CHERKES, 1958
	Noradrenalin	WHITE und ENGEL, 1958
	Dopamin	STOCK und WESTERMANN, 1965b
	Isopropyl-Noradrenalin (Aludrin®)	WENKE et al., 1962
	Alpha-Methyl-Noradrenalin (Corbasil®)	WESTERMANN und STOCK, 1964
Körpereigene Polypeptide:	Adrenocorticotropes Hormon (ACTH)	WHITE und ENGEL, 1958
	Thyreotropes Hormon (TSH)	WHITE und ENGEL, 1958
	Melanotropes Hormon (MSH)	RABEN et al., 1961
	Somatotropes Hormon (STH)	WHITE und ENGEL, 1958
	Fraktion H (Hypophyse)	RUDMAN et al., 1962
	Peptide I und II (Hypophyse)	ASTWOOD et al., 1961
	Lipotropin (Hypophyse)	BIRK und LI, 1964
	Fat Mobilizing Substance (FMS) im Harn	CHALMERS et al., 1960
	Vasopressin	WHITE und ENGEL, 1958
	Glucagon	STEINBERG et al., 1959
Xanthinderivate:	Coffein	RIZACK, 1964
	Theophyllin	HYNIE et al., 1965

3,5-AMP gebildet wird; sie können aber auch, wie z. B. Coffein oder Theophyllin, die *Phosphodiesterase hemmen*, so daß gebildetes 3,5-AMP nicht mehr abgebaut werden kann. In beiden Fällen kommt es zu einer Anhäufung von cyclischem 3,5-AMP, das dann die Triglyceridlipase aus ihrer inaktiven in die aktive Form überführt.

Außer dem Adrenalin und anderen sympathicomimetischen Aminen sind auch körpereigene Polypeptide imstande, durch Aktivierung der Adenylcyclase die Lipolyse zu stimulieren (Tab. 3).

a) Sympathicomimetische Amine

Die Sympathicusstoffe Adrenalin und Noradrenalin gehören zu den wirksamsten lipolytischen Stoffen die wir kennen, und es steht außer Frage, daß *Noradrenalin* auch ein physiologischer Stimulator der Lipolyse ist. Zahlreiche

Befunde sprechen dafür, daß das Fettgewebe sympathisch innerviert ist und eine Freisetzung von Noradrenalin an den Endigungen dieser Nerven die Triglycerid-lipase aktivieren und den Fettsäurespiegel des Plasmas erhöhen kann (Übersichten bei Brodie et al., 1965; Havel, 1965; Westermann, 1966). Eine vermehrte Abgabe von *Adrenalin* aus dem Nebennierenmark scheint demgegenüber von geringerer Bedeutung für eine Steigerung der Lipolyse zu sein. Setzt man z. B. Ratten 3 Std lang in den Kälteraum ($+ 2°$ C), so steigen die unveresterten Fett-säuren des Plasmas auf mehr als das Doppelte des Ruhewertes an (Abb. 5). Diese lipolytische Wirkung des Kältestress läßt sich durch operative Entfernung des Nebennierenmarkes (Demedullierung) nicht verhindern, wohl aber durch Blockade der sympathischen Nerven (Vorbehandlung mit dem Reserpinanalogen Syrosingopin). Andererseits ist die Erhöhung des Blutzuckerspiegels überwiegend hormonal bedingt: Demedullierung der Nebennieren verhindert den Blutzucker-

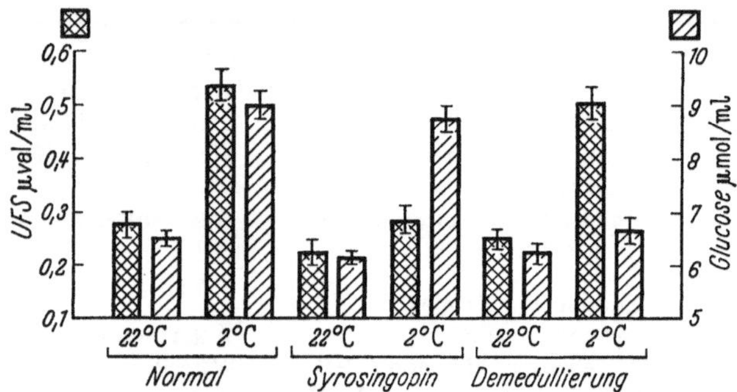

Abb. 5. Anstieg unveresterter Fettsäuren (UFS) und des Blutzuckers (Glucose) bei Kälteeinwirkung (2 °C). Beeinflussung durch Eingriffe in das sympathico-adrenale System. Gruppen von Ratten wurden 3 Std lang bei Raumtemperatur (22 °C) bzw. im Kälteraum (2 °C) gehalten, dann decapitiert und im Plasma der UFS-Gehalt und im Blut die Glucose bestimmt. Durch Vorbehandlung mit dem Reserpinanalogen Syrosingopin ($2 \times 0,3$ mg/kg s.c.) wurde eine Freisetzung nervalen Noradrenalins, durch operative Entfernung des Nebennierenmarks (Demedullie-rung; 3 Wochen vor dem Versuch) eine Ausschüttung von Adrenalin verhindert. Nach Stock und Westermann, 1965 b

anstieg im Kältestress, eine Blockade der sympathischen Nerven (Syrosingopin) aber nicht (Abb. 5).

Dopamin, die biochemische Vorstufe des Noradrenalins, hat wohl kaum eine physiologische Bedeutung für die Mobilisation unveresterter Fettsäuren, denn seine lipolytische Wirksamkeit ist etwa 5000mal geringer als diejenige des Noradrenalins (Tab. 4).

Der Befund, daß *Serotonin* lipolytisch unwirksam ist, obwohl es die Phosphorylase im Fettgewebe zu aktivieren vermag (Vaughan, 1960; Vaughan u. Barchas, 1966) wurde als Argument *gegen* die Bedeutung des cyclischen 3,5-AMP für die Lipolyse angeführt. Kürzlich konnten wir jedoch nachweisen, daß Serotonin *auch lipolytisch* wirkt, wenn man seinen Abbau durch die Monoaminoxydase verhindert (Bieck et al., 1966). Hemmt man zusätzlich noch die Phosphodiesterase des Fettgewebes mit Theophyllin (s. Abb. 3), dann sind schon relativ niedrige Serotoninkonzentrationen (3×10^{-7} M) am isolierten, epididymalen Fettgewebe der Ratte lipolytisch wirksam (Bieck et al., 1967). Offenbar wird im intakten Fettgewebe nicht nur das Serotonin, sondern auch das cyclische 3,5-AMP sehr schnell abgebaut. Bei gehemmter Monoaminoxydase und Phosphodiesterase ist aber Serotonin etwa 20mal weniger wirksam als Dopamin und etwa 400mal weniger wirksam als Noradrenalin.

Ähnlich wie die Sympathicusstoffe wirken auch synthetische Sympathico-mimetika lipolytisch (Tab. 3). Nach Ahlquist lassen sich die Brenzkatechinamine einteilen in solche, die überwiegend die sympathischen Beta-Receptoren stimulieren (z. B. Isoproterenol = Aludrin) und andere, die vor allem die sympathischen Alpha-Receptoren erregen (z. B. Alpha-Methyl-Noradrenalin = Corbasil). Offenbar verhalten sich die adrenoceptiven Strukturen im Fettgewebe wie Beta-Receptoren, denn Isoproterenol ist in vivo und in vitro lipolytisch wirksamer als Alpha-Methyl-Noradrenalin oder Noradrenalin (Tab. 4). Dieser Vorstellung widerspricht aber, daß Adrenalin, welches die sympathischen Beta-Receptoren stärker stimuliert als Noradrenalin, eine zwei- bis dreimal schwächere lipolytische Wirkung hat als Noradrenalin (Tab. 4).

Der Befund, daß Noradrenalin und Alpha-Methyl-Noradrenalin lipolytisch etwa gleich wirksam sind (Tab. 4), ist deshalb von Bedeutung, weil nach Behandlung mit Alpha-Methyl-Dopa (Presinol; Sembrina) auch im Fettgewebe der

Tabelle 4. *Lipolytische Wirksamkeit verschiedener Brenzkatechinamine und Polypeptide in vitro*

Molare Konzentrationen, welche am isolierten epididymalen Fettgewebe der Ratte eine halbmaximale Wirkung hatten (ED 50 = Bildung von 8 μval UFS/g/Std)

Nach STOCK und WESTERMANN, 1965b u. c

	ED 50
Dopamin	$> 2,5 \times 10^{-3}$ M
Noradrenalin	$5,3 \times 10^{-8}$ M
Adrenalin	$1,7 \times 10^{-7}$ M
Alpha-Methyl-Noradrenalin (Corbasil®)	$7,2 \times 10^{-8}$ M
Isopropyl-Noradrenalin (Aludrin®)	$3,7 \times 10^{-8}$ M
ACTH (natürlich) (Acethropan®)	$5,5 \times 10^{-9}$ M
ACTH (synthetisch) (Synacthen®)	$2,2 \times 10^{-8}$ M

natürliche Überträgerstoff Noradrenalin durch den falschen Überträgerstoff Alpha-Methyl-Noradrenalin ersetzt wird (STOCK und WESTERMANN, 1965b). Wegen seiner hohen lipolytischen Aktivität ist Alpha-Methyl-Noradrenalin aber nicht nur ein substantieller, sondern auch ein *funktioneller Ersatz* des verdrängten Noradrenalins im Fettgewebe (Übersicht bei WESTERMANN et al., 1967).

b) Körpereigene Polypeptide

Mit Ausnahme des Glucagons sind alle lipolytisch wirksamen Polypeptide Hypophysenhormone (Tab. 3). Außer den bekannten Hormonen (ACTH, TSH, MSH, STH) konnten in der Hypophyse weitere Polypeptide (z. B. Fraktion H, Peptid I und II, Lipotropin) nachgewiesen werden, die eine mehr oder weniger selektive „lipotrope" Wirkung haben. Die im Harn nachgewiesene „Fat Mobilizing Substance" (FMS) wird wahrscheinlich ebenfalls in der Hypophyse gebildet, denn sie ließ sich im Harn hypophysektomierter Menschen (CHALMERS et al., 1960) und Tiere (BEATON et al., 1964) nicht nachweisen.

Eine Beurteilung der *physiologischen Bedeutung* dieser Polypeptide für die Lipolyse wird dadurch erschwert, daß sie bei verschiedenen Tierspecies sehr verschieden wirksam sind. Aus der Tab. 5 ist zu ersehen, daß z. B. „Fraktion H", die

wahrscheinlich mit „Peptid II" identisch ist (Barrett et al.; Friesen et al.),
nur am isolierten Fettgewebe von Meerschweinchen und Kaninchen lipolytisch
wirkt, nicht aber am Fettgewebe von Ratten, Hamstern, Hunden und Schweinen;
TSH wirkt bei Ratten, Meerschweinchen und Hunden, nicht aber bei Hamstern,

Tabelle 5. *Artspezifische Unterschiede in der Wirksamkeit lipolytischer Hormone*
Versuche am isolierten Fettgewebe; + = wirksam, 0 = nicht wirksam in Konzentrationen
bis zu 10 bzw. 100 µg/ml. Nach Rudman et al., 1963

Tierart	ACTH	TSH	MSH	Fract. H	Vasopressin	Adrenalin
Ratte	+	+	0	0	0	+
Hamster	+	0	0	0	0	+
Meerschweinchen	+	+	+	+	+	0
Kaninchen	+	0	+	+	+	0
Hund	0	+	+	0	0	+
Schwein	0	0	0	0	0	0

Kaninchen und Schweinen. Diese artspezifischen Unterschiede lassen sich vielleicht dadurch erklären, daß die Fähigkeit des Fettgewebes, lipolytisch wirksame
Polypeptide zu inaktivieren, bei den verschiedenen Tierarten sehr verschieden ist.

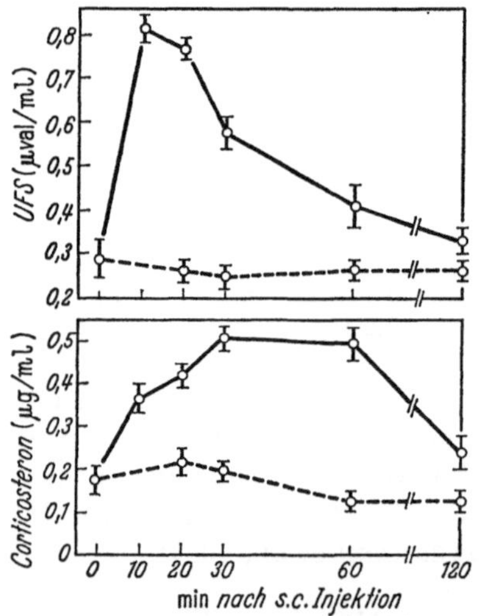

Abb. 6. Lipolytische und corticotrope Wirkung von
synthetischem ACTH. Gruppen von Ratten erhielten
ACTH (Synacthen®; 0,4 mg/kg) subcutan. Zu den
auf der Abszisse angegebenen Zeiten wurde je eine
Tiergruppe dekapitiert und der Gehalt des Plasmas
an unveresterten Fettsäuren (UFS) und Corticosteron
bestimmt. Kontrolltiere (gestrichelte Linien) erhielten entsprechende Mengen 0,9%iger NaCl-Lösung
subcutan. Nach Stock und Westermann, 1965 c

So wird z. B. Fraktion H durch das Fettgewebe von Ratten sehr schnell abgebaut
— es ist bei dieser Tierart auch unwirksam; Fraktion H wird hingegen durch
Fettgewebe von Meerschweinchen und
Kaninchen nicht abgebaut und ist bei
diesen Tieren lipolytisch wirksam (Rudman et al., 1964).

Wie das natürliche, aus 39 Aminosäuren bestehende ACTH (Beta-Cortico-
tropin), wirkt am isolierten Fettgewebe
von Ratten auch *synthetisches*, nur aus 23
bzw. 24 Aminosäuren bestehendes ACTH
lipolytisch; es ist auf molarer Basis
sogar wirksamer als Noradrenalin (Tab. 4).
Bei gleicher corticotroper Wirkung ist
jedoch die lipolytische Wirkung des
synthetischen ACTH zwei- bis dreimal
schwächer als diejenige des natürlichen
ACTH. *Bruchstücke* des synthetischen
ACTH mit einer Aminosäuresequenz von
1 bis 10, 5 bis 10 und 11 bis 24, die keine
corticotrope Wirkung haben, sind auch
lipolytisch unwirksam (Stock und Westermann, 1965 c.).

Manche Polypeptide sind auch *in vivo* lipolytisch wirksam. So verursacht z. B.
die subcutane Injektion von synthetischem ACTH einen Anstieg der unveresterten
Fettsäuren im Plasma auf das Doppelte bis Dreifache des Ausgangswertes (Abb. 6).
Bemerkenswert ist, daß der Corticosterongehalt des Plasmas langsamer ansteigt

als der Fettsäurenspiegel: bereits 10 min nach der subcutanen Injektion des ACTH war der Fettsäurenspiegel maximal angestiegen, während der Corticosteronspiegel erst 30 min nach der Injektion Maximalwerte erreichte (Abb. 6). Offenbar wird durch das *corticotrope* Hormon des Hypophysenvorderlappens die enzymatische Hydrolyse von *Triglyceriden* im Fettgewebe schneller aktiviert als die enzymatische Neubildung von *Corticosteron* in der Nebennierenrinde.

Daß auch die *Ausschüttung* lipolytisch wirksamer Hormone aus der Hypophyse imstande ist, den Fettsäurenspiegel des Blutes zu erhöhen, zeigt der Versuch der Abb. 7. *Eserin* und andere Cholinesterasehemmstoffe, die leicht in das Zentralnervensystem eindringen, verursachen an Ratten einen Anstieg der unveresterten Fettsäuren des Plasmas. Die lipolytische Wirkung des Eserins ließ sich durch Dämpfung des Zentralnervensystems (Hexobarbital) verhindern, nicht aber durch Blockade des sympathico-adrenalen Systems („Sympathektomie"). An

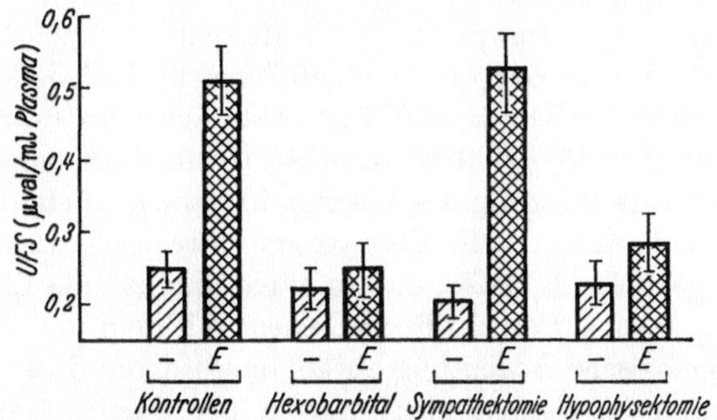

Abb. 7. Beeinflussung der lipolytischen Eserinwirkung durch Hexobarbital, Sympathektomie bzw. Hypophysektomie. Gruppen von Ratten wurden 20 min nach der Injektion von Eserin (E = 0,5 mg/kg i.m.) dekapitiert und der Gehalt des Plasmas an unveresterten Fettsäuren (UFS) bestimmt. Hexobarbital (100 mg/kg i.p.) wurde 10 min vor Eserin injiziert. Sympathektomie = operative Entfernung des Nebennierenmarks + Guanethidin (2 × 20 mg/ kg s.c.). Die Hypophysektomie erfolgte 72 Std vor dem Versuch; die Tiere wurden mit Corticosteron (10 mg/kg s.c.) substituiert. Nach STOCK und WESTERMANN, 1966a

hypophysektomierten, mit Corticosteron substituierten Tieren war Eserin nicht mehr imstande, den Fettsäurenspiegel des Plasmas zu erhöhen. Ähnlich wie Eserin wirkte das Parasympathicomimetikum *Arecolin* (WESTERMANN et al.). Offenbar wird durch Stimulierung von „Muscarin-Receptoren" im Zentralnervensystem ein „Releasing Factor" freigesetzt, der die Ausschüttung eines lipolytisch wirksamen Hypophysenhormones verursacht, welches auf dem Blutwege das Fettgewebe erreicht, die Triglyceridlipase aktiviert und dadurch den Fettsäurenspiegel des Blutes erhöht. Noch ungeklärt ist allerdings, welches Hypophysenhormon diesen „nicht-adrenergischen" Fettsäurenanstieg vermittelt (Übersicht bei WESTERMANN, 1967).

Während sympathicomimetische Amine und körpereigene Polypeptide dadurch lipolytisch wirken, daß sie die Adenylcyclase stimulieren und den Gehalt des Fettgewebes an cyclischem 3,5-AMP erhöhen, hemmen *Xanthinderivate* (Coffein, Theophyllin) die Phosphodiesterase, so daß kontinuierlich gebildetes 3,5-AMP nicht mehr abgebaut werden kann, im Fettgewebe akkumuliert und die Triglyceridlipase aktiviert (s. Abb. 3 und Tab. 3). Eine komplette Hemmung der Phosphodiesterase ist aber erst durch sehr hohe Dosen von Coffein bzw. Theophyllin zu erreichen.

11*

Die lipolytische Wirkung des *somatotropen Hormons (STH)* hat offenbar einen vom adreno-corticotropen Hormon (ACTH) *verschiedenen Wirkungsmechanismus.* Nach Untersuchungen von Fain et al. (1965) setzt auch in vitro die lipolytische STH-Wirkung erst mit Latenz ein und läßt sich durch Hemmstoffe der Proteinsynthese (Puromycin, Actinomycin D) fast vollständig unterdrücken; die lipolytische ACTH-Wirkung wird durch Puromycin nicht gehemmt. Im Gegensatz zur Wirkung des ACTH (Stimulierung der Adenylcyclase im Fettgewebe) kommt es unter der Wirkung von STH wahrscheinlich zu einer *Neubildung* von spezifischen Proteinen (Enzymen) im lipolytischen System.

4. Hemmung der Lipolyse

Substanzen ganz verschiedener chemischer Struktur sind imstande, die Lipolyse zu hemmen (Tab. 6). Zu den bekanntesten Hemmstoffen der Lipolyse gehören die sog. *Alpha-Sympathicolytika* (Gruppe 1) und die *Beta-Sympathicolytika* (Gruppe 2). Die anderen in der Tab. 6 aufgeführten Hemmstoffe lassen sich nur unter chemischen Gesichtspunkten klassifizieren: Methoxaminderivate (Gruppe 3), aromatische Carbonsäuren (Gruppe 4), Pyrazolderivate (Gruppe 5) und Isoxazolderivate (Gruppe 6). Die in Gruppe 7 aufgeführten cyclischen Fettsäuren (Prostaglandine), zahlreiche Nucleoside und Nucleotide sowie das aus 51 Aminosäuren bestehende Polypeptid Insulin sind *körpereigene* Hemmstoffe der Lipolyse. Wenn auch die antilipolytische Wirkung des Insulins überwiegend eine „indirekte" ist, d. h. über eine Beeinflussung des Kohlenhydratstoffwechsels zustande kommt, so sprechen doch einige Befunde dafür, daß es auch „direkt" die Lipolyse hemmen kann (Jungas und Ball). Der antilipolytischen Wirkung von Prostaglandinen könnte auch physiologische Bedeutung zu kommen; denn diese cyclischen Fettsäurederivate wurden inzwischen nicht nur in der Samenflüssigkeit und den akzessorischen Geschlechtsdrüsen, sondern auch in Lunge, Gehirn und Niere nachgewiesen (Übersicht bei Horton).

Die Pyrazol- und Isoxazolderivate (Gruppe 5 und 6) könnte man auch in die Gruppe der aromatischen Carbonsäuren (Gruppe 4) einordnen, denn es hat sich herausgestellt, daß die antilipolytische Wirkung dieser Substanzen den entsprechenden Carbonsäuren zukommt. Bizzi et al. konnten nachweisen, daß Methylpyrazolcarbonsäure sowohl in vivo als auch in vitro die Lipolyse hemmt, Dimethylpyrazol aber nur in vivo antilipolytisch wirkt. Offenbar muß Dimethylpyrazol im Organismus erst in Methylpyrazolcarbonsäure umgewandelt werden, ehe es imstande ist, die Lipolyse zu hemmen. Das Gleiche trifft wahrscheinlich auch für die Isoxazolderivate zu: die auch in vitro wirksame Verbindung ist die Methylisoxazolcarbonsäure (Schwabe und Hasselblatt, 1966).

Die Tatsache, daß Hemmstoffe der Lipolyse sowohl chemisch als auch in ihrem pharmakologischen Wirkungsspektrum ganz verschiedenen Gruppen angehören, weist schon darauf hin, daß auch der Mechanismus ihrer antilipolytischen Wirkung ein verschiedener ist.

In vitro wird die lipolytische Noradrenalinwirkung durch Beta-Sympathicolytika schon in viel kleineren Konzentrationen gehemmt als die ACTH-Wirkung. In der Tab. 7 sind diejenigen Konzentrationen verschiedener Alpha- und Beta-Sympathicolytika aufgeführt, welche am isolierten, epididymalen Fettgewebe der Ratte die lipolytische Wirkung des Noradrenalins bzw. des ACTH um 50% hemmen (ED 50). Während *Alpha-Sympathicolytika* (Phentolamin, Phenoxybenzamin) die Wirkung von Noradrenalin und ACTH etwa gleichstark hemmen

Tabelle 6. *Hemmstoffe der Lipolyse*

Ihre antilipolytische Wirksamkeit wurde von den zitierten Autoren erstmalig beschrieben

Gruppe	Bezeichnung	Struktur	Literatur
1	Phenoxybenzamin (Dibenzylin®)		SCHOTZ u. PAGE, 1960
	Phentolamin (Regitin®)		SCHOTZ u. PAGE, 1960
	Thymoxamin (Opilon®)		STOCK u. WESTERMANN, 1966
2	Pronethalol (Nethalide®)		PILKINGTON et al., 1962
	Methylphenoxy-isopropylamino-propanol (Kö 592)		WESTERMANN u. STOCK, 1964
	Propranolol (Inderal®)		BLACK et al., 1964
	Paranitrophenyl-isopropyläthanolamin (Inpea®)		FASSINA, 1966
3	Isopropylmethoxamin (BW 61—43)		BURNS et al., 1964
	Butylmethoxamin (BW 64—9)		BURNS u. LEMBERGER, 1965
4	Nicotinsäure		CARLSON u. ORÖ, 1962
	Salicylsäure		CARLSON u. ÖSTMAN, 1961

Tabelle 6 (Fortsetzung)

Gruppe	Bezeichnung	Struktur	Literatur
5	Dimethylpyrazol	H_3C ... CH_3 (Pyrazol)	Bizzi et al., 1964
	Methylpyrazol-carbonsäure	$HOOC$ ... CH_3 (Pyrazol)	Gerritsen u. Dulin, 1965 a
6	Dimethylisoxazol	H_3C ... CH_3 (Isoxazol)	Gerritsen u. Dulin, 1965 b
	Methylisoxazol-carbonsäure	$HOOC$ ... CH_3 (Isoxazol)	Schwabe u. Hasselblatt, 1966
7	Prostaglandin E_1	$CH=CH-CH(OH)-(CH_2)_4-CH_3$ / $CH_2-(CH_2)_5-COOH$ (Cyclopentanon mit OH)	Steinberg et al., 1963
	Nucleoside, Nucleotide Co-Enzym A	z. B. ATP, ADP, AMP u.	Dole, 1961
	Insulin	Polypeptid (51 Aminosäuren)	Jungas u. Ball, 1963

(ED 50: 10^{-4} bis 10^{-3} M), bestehen bei den *Beta-Sympathicolytika* große Unterschiede in der Wirksamkeit: Konzentrationen von Kö 592 oder Propranolol, welche die lipolytische Noradrenalinwirkung bereits um 50% hemmen (1,8 bzw. $2,0 \times 10^{-6}$ M), haben noch keinen Einfluß auf die ACTH-Wirkung; erst 500 bzw. 100fach höhere Konzentrationen hemmen auch die Wirkung des ACTH (Tab. 7).

Tabelle 7. *Hemmung der Lipolyse in vitro durch Sympathicolytika*
Molare Konzentrationen der Hemmstoffe, welche die Wirkung von Noradrenalin (6×10^{-7} M) bzw. ACTH ($1,0 \times 10^{-8}$ M) am isolierten epididymalen Fettgewebe der Ratte um 50% hemmten. Struktur der Hemmstoffe siehe Tab. 6. Nach Stock und Westermann, 1966 b

Hemmstoff	Noradrenalin	ACTH	$\dfrac{\text{ACTH}}{\text{Noradrenalin}}$
Kö 592	$1,8 \times 10^{-6}$	$9,0 \times 10^{-4}$	500
Propranolol	$2,0 \times 10^{-6}$	$2,0 \times 10^{-4}$	100
Pronethalol	$7,0 \times 10^{-5}$	$7,7 \times 10^{-4}$	11
Phentolamin	$2,6 \times 10^{-4}$	$1,7 \times 10^{-4}$	0,7
Phenoxybenz-amin	$2,3 \times 10^{-4}$	$> 2,5 \times 10^{-4}$	$< 0,9$

Die weitgehend selektive Hemmbarkeit der Sympathicusstoffe durch Beta-Sympathicolytika ermöglicht auch *in vivo* eine Differenzierung zwischen adrenergisch und nichtadrenergisch verursachter Lipolyse. So verhindert z. B. Kö 592 die lipolytische Wirkung injizierten Noradrenalins, hat jedoch keinen Einfluß auf den durch ACTH oder Theophyllin ausgelösten Fettsäurenanstieg (Abb. 8). Ähnlich wirken auch andere Beta-Sympathicolytika (z. B. Propranolol): sie hemmen die lipolytische Wirkung der Brenzkatechinamine (Noradrenalin, Adrenalin, Isoproterenol) ohne diejenige des ACTH oder Theophyllin aufzuheben. — Vorbehandlung mit *Nicotinsäure* senkt schon bei den Kontrolltieren den Fettsäurenspiegel des Plasmas und verhindert sowohl den durch Noradrenalin als auch den durch ACTH oder Theophyllin verursachten Fettsäurenanstieg (Abb. 8).

Auch bei einer verstärkten Lipolyse unbekannter Genese (z. B. Diabetes, Hunger, Kältestress) ist es mit Hilfe von Beta-Sympathicolytika möglich, zwischen adrenergischen und nichtadrenergischen Mechanismen zu unterscheiden (STOCK und WESTERMANN, 1966b). So wird z. B. der erhöhte Fettsäurenspiegel bei *hungernden* oder *diabetischen* Ratten offenbar durch nichtadrenergische Mechanismen aufrecht erhalten, denn er läßt sich durch Kö 592 nur etwas senken, durch Nicotinsäure aber auf Normalwerte reduzieren. Ein weiteres Beispiel für eine

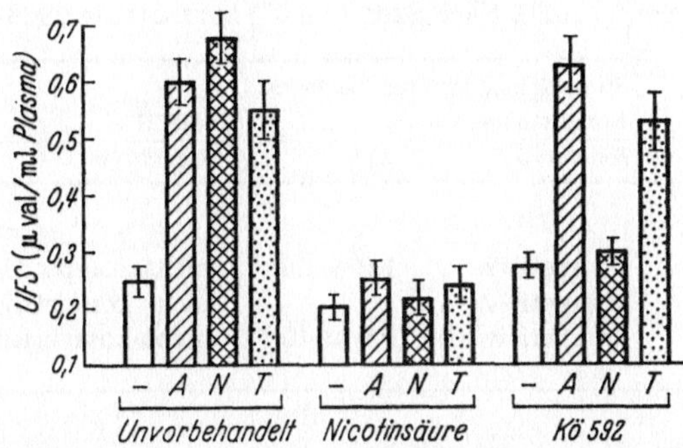

Abb. 8. Beeinflussung der lipolytischen Wirkung von ACTH (*A*), Noradrenalin (*N*) und Theophyllin (*T*) durch Vorbehandlung mit Nicotinsäure bzw. dem Beta-Sympathicolytikum Kö 592. Gruppen von Ratten erhielten ACTH (Acethropan; 5 IE/kg s.c.), Noradrenalin (0,5 mg/kg s.c.) bzw. Theophyllin (SOLOSIN; 150 mg/kg i.p.). 15 min nach Injektion von ACTH, aber 60 min nach Injektion von Noradrenalin bzw. Theophyllin wurden die Tiere dekapitiert und der Gehalt des Plasmas an unveresterten Fettsäuren (UFS) bestimmt. 30 bzw. 60 min vor Injektion der lipolytisch wirksamen Substanzen wurde Nicotinsäure (2 × 100 mg/kg i.p.) bzw. Kö 592 (50 mg/kg s.c.) injiziert. Nach STOCK und WESTERMANN, 1966 b

nichtadrenergisch bedingte Lipolyse ist der Fettsäureanstieg nach Injektion von *Eserin* (s. auch Abb. 7). Auch die Eserinwirkung läßt sich durch Nicotinsäure, nicht aber durch Kö 592 aufheben. Demgegenüber ist der Fettsäurenanstieg im *Kältestress* ganz überwiegend adrenergisch bedingt, denn er läßt sich nicht nur durch Nicotinsäure, sondern auch durch Kö 592 fast vollständig verhindern.

Eine Interpretation der Versuchsergebnisse mit den Hemmstoffen muß davon ausgehen, daß die verwendeten lipolytischen Substanzen einen verschiedenen Angriffspunkt im lipolytischen System haben. Wie schon erwähnt, aktivieren Noradrenalin und ACTH durch einen noch unbekannten Mechanismus die Adenylcyclase des Fettgewebes, so daß vermehrt cyclisches 3,5-AMP gebildet wird, während Theophyllin die Phosphodiesterase hemmt, so daß gebildetes 3,5-AMP nicht mehr abgebaut werden kann (Abb. 3).

Beta-Sympathicolytika hemmten in einem weiten Dosisbereich selektiv nur die Wirkung des Noradrenalins. Daraus kann man schließen, daß sie auf Grund ihrer strukturellen Ähnlichkeit mit den Brenzkatechinaminen diese von den adrenoceptiven Strukturen der Adenylcyclase verdrängen, aber nicht imstande sind, die aktivierende Wirkung von Polypeptiden (z. B. ACTH) am Enzym zu verhindern.

In hohen Konzentrationen hemmten Beta-Sympathicolytica und *Alpha-Sympathicolytika* auch die Wirkung des ACTH. Ob der Angriffspunkt dieser „unspezifischen" Wirkung die Adenylcyclase ist oder lipasenäher liegt, muß noch offen bleiben.

Diese Interpretation der Ergebnisse findet eine Stütze in Versuchen, in denen wir die Beziehungen zwischen Stimulatoren und Hemmstoffen der Lipolyse mathematisch prüften. In Anlehnung an die Methode von Ariëns et al. bestimmten wir den *Hemmtyp* und die „affinity" zum lipolytischen System („affinity" = $-\log K_1$, wobei K_1 die molare Hemmstoffkonzentration bei Halbsättigung des

Tabelle 8. *Hemmtyp und Wirksamkeit verschiedener Hemmstoffe der Lipolyse*

Versuche am epididymalen Fettgewebe der Ratte. Bestimmung des Hemmtyps (kompetitiv, nicht-kompetitiv) nach der Methode von Ariëns et al. Berechnung der Wirksamkeit der Hemmstoffe (K_1 in mol/l) nach der Methode von Hunter und Downs. Struktur der Hemmstoffe siehe Tab. 6. Nach Stock und Westermann, 1966c

| Hemmstoffe | Stimulierung der Lipolyse durch: | | | |
| | Noradrenalin | | ACTH | |
	Hemmtyp	K_1	Hemmtyp	K_1
Beta-Sympathicolytika:				
Kö 592	kompetitiv	$1,9 \times 10^{-7}$	nicht-kompetitiv	$5,2 \times 10^{-4}$
Propranolol	kompetitiv		nicht-kompetitiv	
L-Inpea	kompetitiv	$9,0 \times 10^{-7}$	nicht-kompetitiv	$1,2 \times 10^{-3}$
Alpha-Sympathicolytika:				
Phentolamin	nicht-kompetitiv	$2,8 \times 10^{-4}$	nicht-kompetitiv	$3,3 \times 10^{-4}$
Thymoxamin	nicht-kompetitiv	$1,3 \times 10^{-3}$	nicht-kompetitiv	$6,6 \times 10^{-4}$
Methoxaminderivate:				
Isopropylmethoxamin	kompetitiv	$1,2 \times 10^{-4}$	nicht-kompetitiv	$8,9 \times 10^{-4}$
Butylmethoxamin	kompetitiv	$1,1 \times 10^{-4}$	nicht-kompetitiv	$6,0 \times 10^{-4}$

Systems ist). Wie zu erwarten, wird die lipolytische Noradrenalinwirkung durch *Beta-Sympathicolytika* kompetitiv, durch *Alpha-Sympathicolytika* aber nicht-kompetitiv gehemmt. Die lipolytische Wirkung des ACTH wird durch Alpha- und Beta-Sympathicolytika in nicht-kompetitiver Weise gehemmt. Versuche mit den *Methoxaminderivaten* (s. auch Tab. 6) ergaben, daß ihre „affinity" (K_1) weit schwächer ist als diejenige der Beta-Sympathicolytika, daß sie aber ähnlich wie diese die Noradrenalinwirkung kompetitiv und die ACTH-Wirkung nicht-kompetitiv hemmen (Tab. 8). Obwohl diese Methoxaminderivate keine typischen sympathicolytischen Eigenschaften haben (Burns et al.: Burns und Lemberger), sind sie offenbar wie die Beta-Sympathicolytika imstande, Brenzkatechinamine von den adrenoceptiven Strukturen der Adenylcyclase zu verdrängen.

Die „katalytische" Wirkung der *Brenzkatechinamine* und die antagonistische Wirkung der *Beta-Sympathicolytika* und *Methoxaminderivate* im lipolytischen System läßt sich auch auf molekularer Basis erklären. Nach Vorstellungen von Bloom und Goldman (1966), die sich auf die Receptortheorie von Belleau (1965) stützen, kommt es zu einer Komplexbildung zwischen ATP, Mg^{++} und den Brenzkatechinaminen (z. B. Noradrenalin). An dieser Komplex-

bildung ist vor allem die Aminogruppe, aber auch die Beta-Hydroxylgruppe und der Phenyl-
kern des Amins beteiligt. Haftpunkte des ATP-Mg-Amin-Komplexes an der *Adenylcyclase*
(s. Abb. 3) sind wahrscheinlich die 3-Hydroxylgruppe der Ribose des ATP und die Aminogruppe des Brenzkatechinamins. Durch seine Bindung an das Amin wird das Substrat der
Adenylcyclase (ATP) nicht nur in eine günstige Position zum Enzym gebracht, sondern auch
die negative Ladung des P_1-Sauerstoffs neutralisiert, so daß die nucleophile Verdrängungs-
reaktion (Bildung von cyclischem Adenosin-3′, 5′-Monophosphat unter Abspaltung von
Pyrophosphat) erleichtert wird.

So wird verständlich, daß auch Beta-Sympathicolytika und Methoxaminderivate (Struktur s. Tab. 6) mit ihren Beta-Hydroxyl- und Aminogruppen Haftstellen am ATP und an der
Adenylcyclase besetzen können, aber wegen der fehlenden Hydroxylgruppen am Ring und der
längeren Seitenketten nicht imstande sind, die „katalytische" Wirkung der Brenzkatechinamine vollständig zu übernehmen; sie verdrängen deshalb die Brenzkatechinamine von ihren
Haftstellen am Enzym und Substrat und wirken als kompetitive Antagonisten (s. Tab. 8).

Der Befund, daß *Alpha-Sympathicolytika* (z. B. Phentolamin) die lipolytische Wirkung des
Noradrenalins nicht-kompetitiv hemmen (Tab. 8), weist schon darauf hin, daß ihr Angriffspunkt im lipolytischen System nicht die Adenylcyclase des Fettgewebes ist. Kürzlich konnten
wir nachweisen (AULICH et al., 1967), daß Konzentrationen von Phentolamin, welche die
lipolytische Wirkung des Noradrenalins in vitro hemmten, auch imstande waren, die lipolytische Wirkung von 3,5-AMP bzw. seines Dibutyrylderivates zu hemmen. Die lipolytische
Wirkung des Theophyllins, die auf einer Anhäufung von endogenem 3,5-AMP beruht (s Abb.3),
wurde ebenfalls durch Phentolamin in nicht-kompetitiver Weise gehemmt. Im Gegensatz zu
den Beta-Sympathicolytika (z. B. Kö 592) verhindern Alpha-Sympathicolytika offenbar nicht
die Bildung, sondern die Wirkung des gebildeten 3,5 AMP.

Weit schwieriger ist es, den Angriffspunkt der *Nicotinsäure* im lipolytischen
System zu lokalisieren. Diese Substanz unterscheidet sich von den Sympathico-
lytika u. a. dadurch, daß sie nicht nur eine durch Hormone (z. B. Noradrenalin,
ACTH) oder Theophyllin stimulierte Lipolyse verhindert, sondern auch die
„Spontanlipolyse" hemmt (s. auch Abb. 8). Daraus könnte man schließen, daß
Nicotinsäure das lipolytische System lipasenäher blockiert als Sympathicolytika.

Wenn auch das Schema des lipolytischen Systems (Abb. 3) an einigen Stellen
experimentell noch nicht hinreichend gesichert ist, so zeigt es doch, daß die Lipolyse, d. h. die Aktivierung der Triglyceridlipase, über eine Kette enzymatischer
Reaktionen erfolgt, die durch verschiedene körpereigene und körperfremde Stoffe
beeinflußt werden können. Die von ARIËNS et al. entwickelten Modellvorstellungen
über die Wirkungsbeziehungen zwischen Pharmakon und Receptor (Bestimmung
der „affinity" und „intrinsic activity") geben uns die Möglichkeit, Stimulatoren
und Hemmstoffe der Lipolyse nicht nur besser zu charakterisieren, sondern auch
ihre Wirkungsbeziehungen zueinander (Hemmtyp) aufzudecken, und damit den
Mechanismus der endokrinen Lipolyse einer Klärung näherzubringen.

Zusammenfassung

1. Die Lipolyse, d. h. die hydrolytische Aufspaltung von Triglyceriden (Neu-
tralfetten) in Glycerin und Fettsäuren, wird durch mindestens zwei verschiedene
Lipasen des Fettgewebes katalysiert; Diglyceride und Monoglyceride werden
wesentlich schneller hydrolysiert als Triglyceride. Während das bei der Lipolyse
entstehende Glycerin die Zellmembranen passieren kann, werden die Fettsäuren
mit Hilfe eines Carrier-Mechanismus aus der Fettzelle hinaustransportiert, gelangen in den Blutstrom und stehen dann den Organen als hochwertiger Brennstoff
zur Verfügung.

2. Die Triglyceridlipase des Fettgewebes läßt sich durch zahlreiche körpereigene (Sympathicusstoffe, Hypophysenhormone) und körperfremde Stoffe (Brenzkatechinamine, Xanthinderivate) so stark aktivieren, daß der Fettsäurenspiegel des Blutes auf das Mehrfache des Normalwertes ansteigen kann. Die Aktivierung erfolgt wahrscheinlich — ähnlich wie bei der Phosphorylase — durch cyclisches Adenosin-3',5'-Monophosphat (3,5-AMP), das sich durch die Tätigkeit einer Adenylcyclase aus ATP bildet und durch eine Phosphodiesterase abgebaut wird.

3. Lipolytisch wirksame Substanzen können somit an mindestens zwei verschiedenen Stellen des lipolytischen Systems angreifen: sie können die Adenylcyclase stimulieren (wie z. B. Noradrenalin, ACTH), so daß vermehrt 3,5-AMP gebildet wird; sie können aber auch die Phosphodiesterase hemmen (wie z. B. Coffein, Theophyllin), so daß gebildetes 3,5-AMP nicht mehr abgebaut werden kann.

4. Auch Hemmstoffe der Lipolyse haben offenbar einen verschiedenen Angriffspunkt und Wirkungsmechanismus im lipolytischen System. So wird z. B. die lipolytische Noradrenalinwirkung durch Beta-Sympathicolytika (z. B. Kö 592, Propranolol) und Methoxaminderivate kompetitiv, durch Alpha-Sympathicolytika (z. B. Phentolamin, Thymoxamin) aber nicht-kompetitiv gehemmt.

Literatur

Ahlquist, R. P.: A study of the adrenotropic receptors. Amer. J. Physiol. **153**, 586 (1948).

Ariens, E. J., J. M. van Rossum, and A. M. Simonis: A theoretical basis of molecular pharmacology. Part I: Interaction of one or two compounds with one receptor system. Arzneimittel-Forsch. **6**, 282 (1956).

Astwood, E. B., R. J. Barrett, and H. Friesen: Two metabolically active peptides from porcine pituitary glands. Proc. nat. Acad. Sci. (Wash.) **47**, 1525 (1961).

Aulich, A., K. Stock, and E. Westermann: Lipolytic effects of cyclic adenosine-3,5'-monophosphate and its dibutyryl derivative, and their inhibition by α- and β-adrenolytics. Life Sci. (1967) Im Druck.

Barrett, R. J., H. Friesen, and E. B. Astwood: Characterization of pituitary and peptide hormones by electrophoresis in starch gel. J. biol. Chem. **237**, 432 (1962).

Beaton, J. R., A. J. Szlavko, B. M. Box, and J. A. F. Stenevson: Biological effects of anorexogenic and fat-mobilizing substances from rat urine. Canad. J. Physiol. Pharmacol. **42**, 657 (1964).

Belleau, B.: Conformational pertubation in relation to the regulation of enzyme and receptor behaviour. Advances in Drug Research, Vol. 2, p. 89. London: Academic Press 1965.

Bernsmeier, A., u. W. Rudolph: Myocardstoffwechsel. Verh. dtsch. Ges. Kreisl.-Forsch. **27**, 59 (1961).

Bieck, P., K. Stock, and E. Westermann: Lipolytic action of serotonin in vitro. Life Sci. **5**, 2157 (1966).

— — — Über die Bedeutung des Serotonins im Fettgewebe. Naunyn-Schmiedebergs Arch. Pharmak. exp. Path. **256**, 218 (1967).

Bing, R. J., A. Siegel, I. Ungar, and M. Gilbert: Metabolism of the human heart. II. Studies on fat, ketone and amino acid metabolism. Amer. J. Med. **16**, 504 (1964).

Birk, Y., and C. H. Li: Isolation and properties of a new, biologically active peptide from sheep pituitary glands. J. biol. Chem. **239**, 1048 (1964).

Bizzi, A., A. Jori, E. Veneroni, and S. Garattini: Effect of 3,5-Dimethylpyrazole on blood free fatty acids and glucose. Life Sci. **3**, 1371 (1964).

Black, J. W., A. F. Crowther, R. G. Shanks, L. H. Smith, and A. C. Dornhorst: A new adrenergic β-receptor antagonist. Lancet **1964**, I, 1080.

BLOOM, B. M., and I. M. GOLDMAN: The nature of catecholamine-adenine mononucleotide interactions in adrenergic mechanisms. Advances in Drug Research, Vol. 3, p. 121. London: Academic Press 1966.

BRODIE, B. B., R. P. MAICKEL, and D. N. STERN: Autonomic nervous system and adipose tissue. In: Handbook of Physiology, Section 5, Adipose Tissue, p. 583. Baltimore: Williams and Wilkins Co., 1965.

BURNS, J. J., K. I. COLVILLE, L. A. LINDSAY, and R. A. SALVADOR: Blockade of some metabolic effects of catecholamines by N-isopropyl methoxamine (BW 61—43). J. Pharmacol. exp. Ther. **144**, 163 (1964).

—, and L. LEMBERGER: N-Tertiary butyl methoxamine, a specific antagonist of the metabolic actions of epinephrine. Fed. Proc. **24**, 298 (1965).

CARLSON, L. A., and L. ORÖ: The effect of nicotinic acid on the plasma free fatty acids. Demonstration of a metabolic type of sympathicolysis. Acta med. scand. **172**, 641 (1962).

—, and J. ÖSTMAN: Effect of salicylates on plasma free fatty acids in normal and diabetic subjects. Metabolism **10**, 781 (1961).

CHALMERS, T. M., G. L. S. PAWAN, and A. KEKWICK: Fat-mobilizing and ketogenic activity of urine extracts: relation to corticotrophin and growth hormone. Lancet **1960**, II, 6.

DOLE, V. P.: Effect of nucleic acid metabolites on lipolysis in adipose tissue. J. biol. Chem. **236**, 3125 (1961).

FAIN, J. N., V. P. KOVACEV, and R. O. SCOW: Effect of growth hormone and dexamethasone on lipolysis and metabolism in isolated fat cells of the rat. J. biol. Chem. **240**, 3522 (1965).

FASSINA, G.: Effects on lipidmobilisation of the Beta-adrenergic blocking drugs, propranolol and INPEA. J. Pharm. Pharmacol. **18**, 399 (1966).

FRIESEN, H. J., M. IRIE, and R. J. BARRETT: An immunologic study of two metabolically active peptides from the anterior pituitary gland. J. exp. Med. **115**, 513 (1962).

GEMMILL, C. L.: Fuel for muscular exercise. Physiol. Rev. **22**, 32 (1942).

GERRITSEN, G. C., and W. E. DULIN: The effect of 5-methylpyrazole-3-carboxylic acid on carbohydrate and free fatty acid metabolism. J. Pharmacol. exp. Ther. **150**, 491 (1965 a).

— — Effect of a new hypoglycemic agent, 3,5-dimethylpyrazole, on carbohydrate and free fatty acid metabolism. Diabetes **14**, 507 (1965 b).

GORDON, R. S., and A. CHERKES: Unesterified fatty acids in human blood plasma. J. clin. Invest. **35**, 206 (1956).

— — Production of unesterified fatty acids from isolated rat adipose tissue incubated in vitro. Proc. Soc. exp. Biol. (N.Y.) **97**, 150 (1958).

HAVEL, R. J.: Autonomic nervous system and adipose tissue. In: Handbook of Physiology, Section 5, Adipose Tissue, p. 575. Baltimore: Williams and Wilkins 1965.

HORTON, E. W.: Biological activities of pure prostaglandines. Experientia (Basel) **21**, 113 (1965).

HUNTER, A., and C. E. DOWNS: The inhibition of arginase by amino acids. J. biol. Chem. **157**, 427 (1945).

HYNIE, S., G. KRISHNA, and B. B. BRODIE: Theophylline, a tool for the study of the interaction of thyroid and sympathetic systems in hormone-induced lipolysis. Fed. Proc. **24**, 188 (1965).

ISSEKUTZ, B.: Effect of exercise on the metabolism of plasma free fatty acids. In: Fat as a tissue, pp. 228. New York: Mc Graw-Hill Book Co. 1964.

JUNGAS, R. L., and E. G. BALL: Studies on the metabolism of adipose tissue. XII. The effects of insulin and epinephrine on free fatty acid and glycerol production in the presence and absence of glucose. Biochemistry **2**, 383 (1963).

KEUL, J., E. DOLL, H. STEIM, U. FLEER und H. REINDELL: Über den Stoffwechsel des menschlichen Herzens. III. Der oxydative Stoffwechsel des menschlichen Herzens unter verschiedenen Arbeitsbedingungen. Pflügers Arch. ges. Physiol. **282**, 43 (1965).

KLAINER, L. M., Y. M. CHI, S. L. FREIDBERG, T. W. RALL, and E. W. SUTHERLAND: Adenyl cyclase. IV. The effect of neurohormones on the formation of adenosine-3',5'-phosphate by preparations from brain and other tissues. J. biol. Chem. **237**, 1239 (1962).

PILKINGTON, T. R. E., R. D. LOWE, B. F. ROBINSON, and E. TITTERINGTON: Effect of adrenergic blockade on glucose and fatty acid mobilization in man. Lancet **1962**, II, 316.

RABEN, M. S., R. LANDOLT, F. A. SMITH, K. HOFMANN, and H. YAJIMA: Adipokinetic activity of synthetic peptides related to corticotropin. Nature (Lond.) **189**, 681 (1961).

Rizack, M. A.: An epinephrine-sensitive lipolytic activity in adipose tissue. J. biol. Chem. **236**, 657 (1961).
— Activation of an epinephrine-sensitive lipolytic activity from adipose tissue by adenosine-3,5′-phosphate. J. biol. Chem. **239**, 392 (1964).
Rudman, D., S. J. Brown, and M. F. Malkin: Adipokinetic actions of adrenocorticotropin, thyroid-stimulating hormone, vasopressin, α- and β-melanocyte-stimulating hormones, fraction H, epinephrine and norepinephrine in the rabbit, guinea pig, hamster, rat, pig and dog. Endocrinology **72**, 527 (1963).
—, M. F. Malkin, S. J. Brown, L. A. Garcia, and L. L. Abell: Inactivation of adrenocorticotropin, α- and β-melanocyte-stimulating hormones, vasopressin and pituitary fraction H by adipose tissue. J. Lipid Res. **5**, 38 (1964).
—, F. Seidman, S. J. Brown, and R. L. Hirsch: Adipokinetic activity of porcine fraction H in the rabbit, guinea pig, rat and mouse. Endocrinology **70**, 233 (1962).
Schotz, M. C., and I. H. Page: Effect of adrenergic blocking agents on the release of free fatty acids from rat adipose tissue. J. Lipid Res. **1**, 466 (1960).
Schwabe, U., u. A. Hasselblatt: Abfall von Blutzucker und unveresterten Fettsäuren nach Isoxazolderivaten. Naunyn-Schmiedebergs Arch. exp. Path. Pharmak. **251**, 121 (1965).
— — Hemmung der Lipolyse im Fettgewebe durch 5-Methylisoxazol-3-carbonsäure. Naunyn-Schmiedebergs Arch. exp. Path. Pharmak. **255**, 76 (1966).
Steinberg, D.: The dynamics of FFA mobilization and utilization. In: Drugs Affecting Lipid Metabolism. Basel: Karger 1966 (Im Druck).
—, E. Shafrir, and M. Vaughan: Direct effect of glucagon on release of unesterified fatty acids (UFA) from adipose tissue. Clin. Res. **7**, 220 (1959).
—, M. Vaughan, P. J. Nestel, and S. Bergström: Effects of prostaglandin E opposing those of catecholamines on blood pressure and on triglyceride breakdown in adipose tissue. Biochem. Pharmacol. **12**, 764 (1963).
Stock, K., and E. Westermann: Concentration of norepinephrine. serotonin and histamine, and of amine-metabolizing enzymes in mammalian adipose tissue. J. Lipid Res. **4**, 297 (1963).
— — Effect of α-methyl-dopa and α-methyl-m-tyrosine on the mobilization of free fatty acids. Experientia (Basel) **20**, 495 (1964).
— — Quantitative estimation and tissue distribution of Kö 592, 1-(3-methylphenoxy)-3-isopropyl-aminopropanol (2)-hydrochloride, a new β-receptor blocking agent. Biochem. Pharmacol. **14**, 227 (1965 a).
— — Über die Bedeutung des Noradrenalingehaltes im Fettgewebe für die Mobilisierung unveresterter Fettsäuren. Naunyn-Schmiedebergs Arch. exp. Path. Pharmak. **251**, 465 (1965 b).
— — Über die lipolytische Wirkung von natürlichem und synthetischem adrenocorticotropen Hormon (ACTH). Naunyn-Schmiedebergs Arch. exp, Path. Pharmak. **251**, 488 (1965 c).
— — Über den Mechanismus der lipolytischen Wirkung des Physostigmins. Naunyn-Schmiedebergs Arch. Pharmak. exp. Path. **252**, 433 (1966 a).
— — Hemmung der Lipolyse durch α- und β-Sympathicolytica, Nicotinsäure und Prostaglandin E_1. Naunyn-Schmiedebergs Arch. Pharmak. exp. Path. **254**, 334 (1966 b).
— — Competitive and non-competitive inhibition of lipolysis by α- and β-adrenergic blocking agents, methoxamine derivates and prostaglandin E_1. Life Sci. **5**, 1667 (1966 c).
Strand, O., M. Vaughan, and D. Steinberg: Rat adipose tissue lipases: hormone sensitive lipase activity against triglycerides compared with activity against lower glycerides. J. Lipid Res. **5**, 554 (1964).
Sutherland, E. W., and T. W. Rall: The relation of adenosine-3′,5′-phosphate and phosphorylase to the action of catechol amines and other hormones. Pharmacol. Rev. **12**, 265 (1960).
Vaughan, M.: Effect of hormones on phosphorylase activity in rat adipose tissue. J. biol. Chem. **235**, 3049 (1960).
—, and J. Barchas: Effects of melatonin and related compounds on the release of glycerol from rat adipose tissue in vitro. J. Pharmacol. exp. Ther. **152**, 298 (1966).
—, J. E. Berger, and D. Steinberg: Hormone sensitive lipase activities in adipose tissue. J. biol. Chem. **239**, 401 (1964).

—, and D. Steinberg: Glyceride biosynthesis, glyceride breakdown and glycogen breakdown in adipose tissue: mechanisms and regulation. In Handbook of Physiology, Section 5, Adipose Tissue, p. 239. Baltimore: Williams and Wilkins 1965.

Wenke, M. E., E. Mühlbachová, and S. Hynie: Effects of some sympathicotropic agents on the lipid metabolism. Arch. int. Pharmacodyn. CXXXVI, 104 (1962).

Westermann, E.: Cumulative effects of reserpine on the pituitary-adrenocortical and sympathetic nervous system. In Drugs and Enzymes, pp. 381—392. Oxford: Pergamon Press 1965.

— Sympathicus und Fettstoffwechsel. Acta neuroveg. (Wien) XXX, H. 1—4 (1967).

— Die Lipolyse und ihre pharmakologische Beeinflußbarkeit. Fette in der Medizin 7, 8 (1966).

— Drugs affecting the mobilization of free fatty acids. In Pathophysiological and clinical aspects of lipid metabolism, p. 38—48. Stuttgart: Georg Thieme 1966.

— Stimulierung der Lipolyse durch Hypophysenhormone. Fette in der Medizin (1967) (Im Druck).

—, P. Bieck und K. Stock: Ausschüttung lipolytisch wirksamer Hypophysenhormone durch Stimulierung von „Muscarin-Receptoren" im Gehirn. Naunyn-Schmiedebergs Arch. exp. Path. Pharmak. 255, 93 (1966).

—, u. K. Stock: Wirkung von α-Methyl-Dopa und α-Methyl-m-Tyrosin auf den Fettstoffwechsel der Ratte. Naunyn-Schmiedebergs Arch. exp. Path. Pharmak. 247, 299 (1964).

— — Über die Wirkung von β-Sympathicolytica auf die Lipolyse. Naunyn-Schmiedebergs Arch. exp. Path. Pharmak. 250, 290 (1965).

— — und P. Bieck: False transmitter substances in mammalian adipose tissue. Progr. biochem. Pharmacol., Vol. 3, pp. 233—247. Basel-New York: Karger 1967.

White, J. E., and F. L. Engel: A lipolytic action of epinephrine and norepinephrine on rat adipose tissue in vitro. Proc. Soc. exp. Biol. (N.Y.) 99, 375 (1958).

— — Lipolytic action of corticotropin on rat adipose tissue in vitro. J. Clin. Invest. 37, 1556 (1958); Übersicht bei Engel, F. L., and H. E. Lebovitz: Peptide Hormones. Some new developments and their clinical implications. Amer. J. Med. 35, 721 (1963).

Williamson, J. R.: Adipose tissue. Morphological changes associated with lipid metabolism. J. Cell. Biol. 20, 57 (1964).

Diskussion

E. Westermann:

In der Diskussion wurde u. a. nach der Wirksamkeit und dem Wirkungsmechanismus verschiedener Pharmaka gefragt — dazu möchte ich noch Stellung nehmen. 1. *Xanthinderivate:* Ihre lipolytische Wirkung beruht ja darauf, daß sie die Phosphodiesterase im Fettgewebe hemmen und den Abbau von cyclischem Adenosin-3′,5′-monophosphat verhindern. Für eine komplette Hemmung des Enzyms sind aber relativ hohe Konzentrationen notwendig. An Ratten benötigten wir mehr als 50 mg/kg Theophyllin um einen signifikanten Fettsäureanstieg im Plasma zu erzielen. Von Coffein würde man wahrscheinlich weniger benötigen, da neben einer Hemmung der Phosphodiesterase auch die zentral erregende, sympathicomimetische Wirkung des Coffeins sich lipolytisch auswirken kann. 2. *Äthanol:* An Ratten verursachen hohe Dosen von Äthanol (1 bis 2 g/kg i.v.) einen Anstieg der unveresterten Fettsäuren im Plasma und eine Fetteinlagerung in der Leber. Diese Wirkung wird offenbar durch das sympathico-adrenale System vermittelt, denn sie ließ sich, wie Estler und Ammon zeigen konnten, durch Vorbehandlung der Tiere mit dem Beta-Sympathicolytikum Kö 592 stark hemmen bzw. verhindern. 3. *Herzglykoside:* Der interessante Befund, daß auch Ouabain die Lipolyse zu hemmen vermag, steht im Einklang mit Versuchsergebnissen von Mosinger u. Mitarb. Diese Autoren fanden, daß auch andere Stoffwechselinhibitoren (z. B. Chinin, Phlorrhizin, Chlormercuribenzoat, Monojodacetat) eine durch Adrenalin stimulierte Lipolyse in vitro hemmten, während z. B. Cyanid und 2,4-Dinitrophenol an diesem Testobjekt keine Hemmwirkung hatten. Offenbar beeinflussen Eingriffe in den anaeroben Stoffwechsel die endokrine Lipolyse stärker als Eingriffe an den aeroben Stoffwechsel.

Fettsäure- und Glucosestoffwechsel am Fettgewebe unter den Bedingungen der hormonsensitiven Lipolyse*

K. F. WEINGES

Aus der II. Med. Klinik und Poliklinik der Universität des Saarlandes, Homburg-Saar
(Direktor: Prof. Dr. H. P. WOLFF)

Mit 8 Abbildungen

Referat

Fett wird im Organismus im wesentlichen als Triglyceride eingelagert, in einer Form, in der es jeder Zeit wieder mobilisiert werden kann. Unter dem Begriff der Lipolyse versteht man eine durch ein bestimmtes Enzymsystem induzierte Hydrolyse dieser Triglyceridester in der Zelle, wobei Fettsäuren (NFS) und Glycerin (G) in die Blutbahn bzw. das umgebende Medium abgegeben werden.

Wie die Fettsynthese, so wird auch die Lipolyse im wesentlichen durch Hormone gesteuert. Dem fettaufbauenden Insulin stehen die lipolytisch wirkenden Hormone Adrenalin, Noradrenalin, Glucagon sowie wahrscheinlich auch das adrenocorticotrope Hormon (ACTH) und das Wachstumshormon (STH) als Antagonisten gegenüber. Nach Injektion dieser Hormone kommt es im peripheren Blut zu einem deutlichen Anstieg von NFS und G (Abb. 1). Der gleiche Effekt ist auch in vitro bei der Inkubation mit Fettgewebe und den entsprechenden Hormonen zu beobachten (Abb. 2a und b).

Untersuchungen der letzten Jahre haben gezeigt, daß die Katecholamine, wie auch das Glucagon und ACTH im Fettgewebe direkt ein Lipasesystem aktivieren, etwa in Parallelität zum Phosphorylasesystem in der Leber.

HOLLENBERG, RABEN und ASTWOOD (1) konnten erstmals zeigen, daß die lipolytische Aktivität eines Fettgewebshomogenates durch vorhergehende Inkubation des Gewebes mit ACTH bzw. Adrenalin gesteigert werden kann. 1964 erweiterten VAUGHAN u. Mitarb. (2) die bisherigen Kenntnisse über eine hormonell aktivierbare Lipase im Fettgewebe. Sie konnten in Gewebshomogenaten die Existenz einer hormonaktivierbaren triglyceridspezifischen Lipase sowie einer durch hormonelle Vorbehandlung nicht beeinflußbaren Monoglyceridlipase nachweisen. Während das letztere Enzym sich im klaren Überstand nach Abzentrifugieren eines Homogenats nachweisen ließ, war die Triglyceridlipase an den beim Zentrifugieren entstehenden Fettkuchen gebunden. Bisherige Versuche, das Enzym durch Extraktion mit organischen Lösungsmitteln von seinem „natürlichen Substrat" zu trennen, führten zu unlöslichen Eiweißfraktionen, wobei erhebliche Aktivitätsverluste in Kauf genommen werden mußten. Eine weitere Anreicherung des Enzyms ist bisher nicht geglückt (3). Eigene Untersuchungen über die Lipaseaktivierung wurden mit einer leichten Modifikation des von VAUGHAN u. Mitarb. (2)

* Eigene Untersuchungen wurden durch die Deutsche Forschungsgemeinschaft unterstützt.

angegebenen Testverfahrens gewonnen, wobei deren Angabe über die Eigenschaft des Lipasesystems bestätigt werden konnte (*13, 14*). Das pH-Optimum des Lipasesystems lag bei 7,3, das Verhältnis von freien Fettsäuren zu freiem Glycerin von 2,6 läßt eine beinahe ausschließliche Spaltung von Triglyceriden vermuten. Offenbar ist für die volle Aktivität des Fermentes ein bestimmtes Verhältnis des

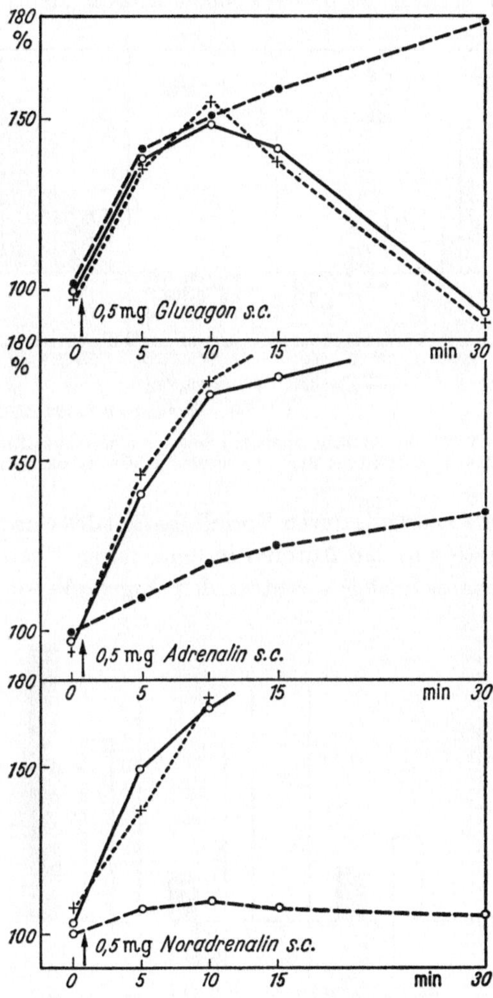

Abb. 1. Verhalten von Blutzucker, nichtveresterten Fettsäuren und Glycerin im peripheren Blut nach Injektion von Glucagon, Adrenalin und Noradrenalin. ·———· Blutzucker; o———o NFS; + · · · · + Glycerin

wasserunlöslichen Substrates und des wäßrigen Lösungsmittels notwendig, wie es schon von SARDA und DESNUEELLE (*4*) an anderen Lipasen beschrieben worden ist. Hier fände sich eine Erklärungsmöglichkeit für den raschen Aktivitätsverlust der Lipase nach Abtrennung des endogenen Substrates.

Auffallend ist die rasche Aktivierung des Lipasesystems durch eine nur 5- bis 10minütige Vorinkubation des Gewebes mit Adrenalin bzw. Glucagon.

Es besteht eine Abhängigkeit zwischen Aktivitätssteigerung und der Hormonkonzentration (Abb. 3). Die Tatsache der sehr schnellen Aktivierung des

Lipasesystems schließt die Neusynthese von Enzym unter der Einwirkung der genannten Hormone praktisch aus. Offenbar besteht ein dynamisches Verhältnis zwischen aktiver und inaktiver Lipase, wie es schon für das Phosphorylasesystem beschrieben worden ist (5).

Inwieweit die hier beschriebene Lipase mit dem von Björntorp und Fuhrmann (6) sowie von Rizack (7) beschriebenen Enzym identisch ist, wissen wir

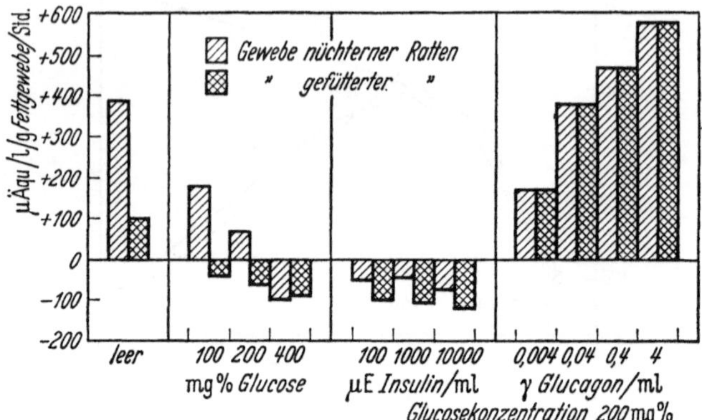

Abb. 2a. Übersicht über das Verhalten der nichtveresterten Fettsäuren im Inkubationsmedium mit Fettgewebe unter dem Einfluß verschiedener Glucose-, Insulin- und Glucagonkonzentrationen

nicht. Diese Lipase, die ebenfalls durch Vorinkubation des Gewebes mit Adrenalin aktivierbar war, konnte von den Autoren in dem klaren Überstand nach Zentrifugation des Homogenates nachgewiesen werden. Eigene Versuche, die Ergebnisse

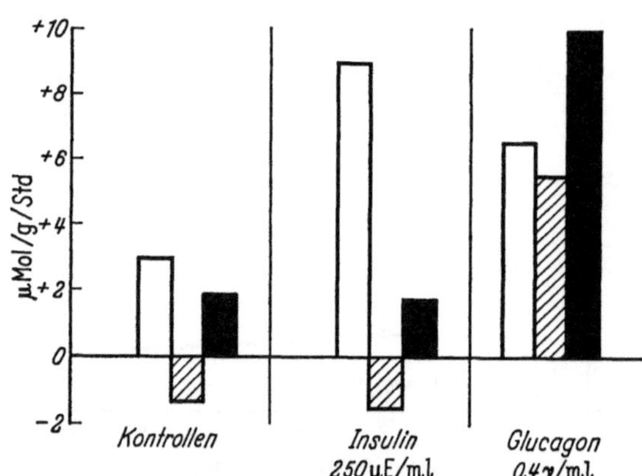

Abb. 2b. Verhalten von Glucose, nichtveresterten Fettsäuren und Glycerin im Inkubationsmedium mit Fettgewebe unter Einfluß von Insulin und Glucagon. ☐ Glucoseaufnahme; ▨ Freisetzung von freien Fettsäuren; ■ Freisetzung von Glycerin

von Rizack zu reproduzieren, sind bisher gescheitert, möglicherweise infolge von Unterschieden in der Vorbehandlung des Tiermaterials. Über den eigentlichen Wirkungsmechnismus der Hormone auf dieses Lipasesystem ist noch wenig bekannt. Vielleicht wird uns Herr Westermann in seinem Vortrag über die pharmakologische Beeinflussung und den Mechanismus der endokrinen Lipolyse hier einen Einblick bieten.

Wie schon oben erwähnt, findet die Lipolyse nicht in Form einer einfachen Abgabe von Triglyceriden in das zirkulierende Blut, sondern erst nach einer intracellulären hydrolytischen Spaltung in Fettsäuren und Glycerin statt. Glycerin wird vollständig von der Fettzelle abgegeben, da infolge Fehlens von Glycerokinase im Fettgewebe ein erneutes Einschleusen in den eigenen Zellstoffwechsel nicht möglich ist. Die frei gewordenen Fettsäuren stehen ebenfalls im wesentlichen der Deckung des Stoffwechselbedarfes von Organen und Muskulatur zur Verfügung. Durch eine leichte reversible Bindung an Albumin sind die Fettsäuren „transportfähig" und zirkulieren im Blut. Infolge der intracellulären hydrolytischen Spaltung der Triglyceride kommt es aber auch zu einer beträchtlichen Anhäufung von freien Fettsäuren in der Fettzelle selbst (Abb. 4). Diese Fettsäuren können wieder mit Co-Enzym

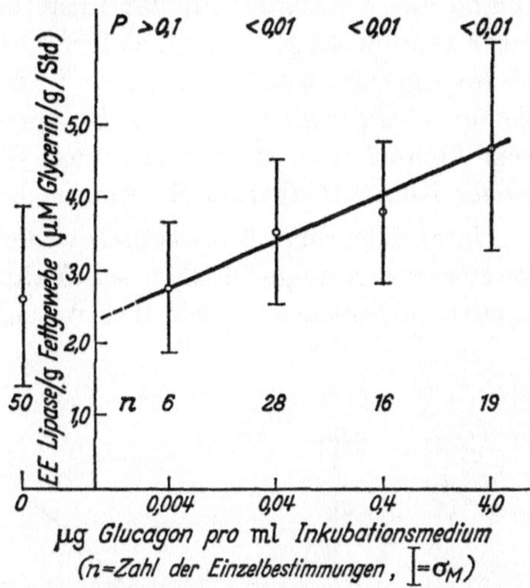

Abb. 3. Lipaseaktivität im Fettgewebe in Abhängigkeit zur Hormonkonzentration (Glucagon)

A verestert und so der Triglyceridsynthese zugeführt werden, wozu eine Neubildung von Alpha-Glycerophosphat aus Glucose über Dihydroxyacetonphos-

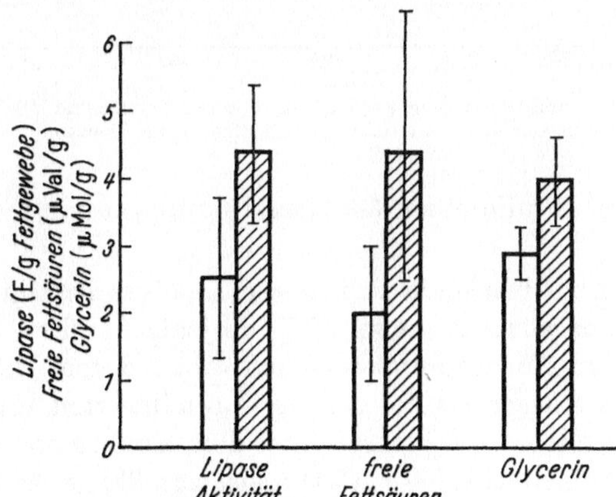

Abb. 4. Der Einfluß von Glucagon auf Lipaseaktivität und die intracellulären Spiegel von freien Fettsäuren und Glycerin im Fettgewebe in vitro. ☐ Kontrollen; ▨ Glucagon 4 µg/ml

phat notwendig ist. Hier findet sich eine wesentliche Beeinflussung des Glucosestoffwechsels in der Fettzelle während der Lipolyse.

Verfolgt man das Verhalten der Konzentration von nichtveresterten Fettsäuren, freiem Glycerin, Glucose und Milchsäure im Inkubationsmedium während einer Hormon-induzierten Lipolyse im epididymalen Fettanhang der Ratte in vitro (Abb. 5), so findet man sofort einen Anstieg der nichtveresterten Fettsäuren und des freien Glycerins im umgebenden Medium, während die Glucose- und

Milchsäurekonzentration zunächst unverändert bleibt. Bei anhaltender Zunahme des freien Glycerins innerhalb der Inkubationszeit von 4 Std kommt es nach etwa 60 bis 120 min zu einem Sistieren der Fettsäurefreisetzung, und bis zur 4. Std nimmt die Konzentration der nichtveresterten Fettsäuren im Medium wieder leicht ab, obwohl genügend „Träger"-Albumin zur Verfügung steht. Nach 30 min ist ein signifikanter Glucoseschwund im Inkubationsmedium nachzuweisen, der bis zur 4. Std weiter zunimmt. Entsprechend der Glucoseaufnahme vom Fettgewebe kommt es zu einer verstärkten Bildung von Milchsäure, die sich in ansteigender Konzentration im Medium nachweisen läßt.

Unter dem Einfluß lipolytisch wirkender Hormone haben wir somit am Fettgewebe eine gesteigerte Glucoseaufnahme. Der Glucosestoffwechsel während der Lipolyse unterscheidet sich aber wesentlich von demjenigen bei der Lipogenese

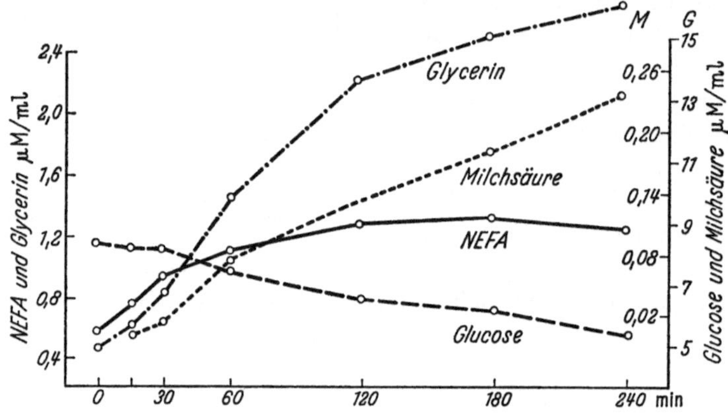

Abb. 5. Freisetzung von NEFA und Glycerin im Vergleich zu Glucoseaufnahme und Milchsäurebildung am Fettgewebe der Ratte in vitro unter dem Einfluß von Glucagon

unter Einwirkung von Insulin, über den Herr Jeanrenaud in seinem Referat berichten wird.

Bei einer mit 4 μg/ml Glucagon induzierten Lipolyse beträgt die Glucoseaufnahme, in μM/g/h ausgedrückt, etwa 50% derjenigen unter Einwirkung von 500 μE/ml Insulin. Die Milchsäurebildung und -abgabe vom Gewebe ist bei der Lipolyse beträchtlich stärker als bei der Insulin-induzierten Lipogenese. Abb. 6 veranschaulicht den Glucosestoffwechsel unter dem Einfluß lipolytisch wirkender Hormone. Die Glucoseoxydation am 1.-C-Atom ist signifikant verringert, das heißt, daß es während der Lipolyse zu einer relativen Hemmung des Pentosephosphatweges der Glucose kommt. Dagegen läuft beschleunigt die Glykolyse ab, gekennzeichnet durch die erhöhte Milchsäurebildung und Glucoseoxydation am 6.-C-Atom. Auf der Stufe der Triosen wird Dihydroxyacetonphosphat zur Bildung von Alpha-Glycerophosphat und neuen Veresterungen mit aktivierten Fettsäuren in erhöhtem Maße abgezweigt. Dabei scheint keine vollständige Äquilibrierung zwischen Glycerinaldehyd-3-P und Dihydroxyaceton-P stattzufinden. Entsprechend dem Verbrauch an Dihydroxyaceton-P wird Glycerinaldehyd-3-P abgebaut, was in dem erhöhten Anfall von Milchsäure und schließlich auch der Oxydation des 6.-C-Atoms der Glucose im Citronensäurecyclus zum Ausdruck kommt.

Bei Verwendung markierter Glucose kann man den Abbauweg verfolgen und die Einbauraten in die verschiedenen Fraktionen messen. Auf Abb. 7 sind die Einbauraten von am 1.-C-Atom und am 6.-C-Atom markierter Glucose in das ge-

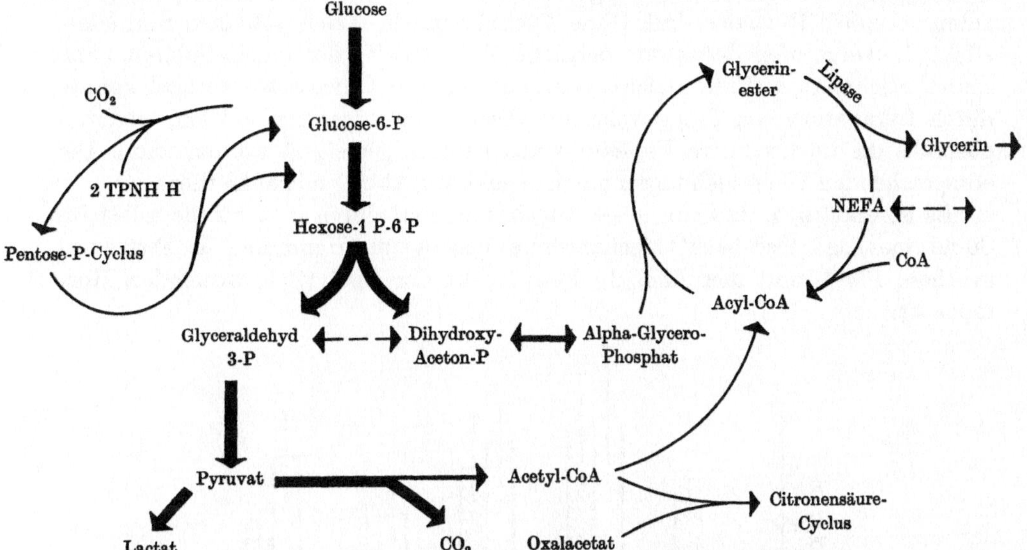

Abb. 6. Glucosestoffwechsel im Fettgewebe unter dem Einfluß von Glucagon

	Glucose-Aufnahme μM/g/Std	CO_2 % d. aufgen. Glucose		Triglyceride (% d. aufgen. Glucose)				Lactat % d. aufgen. Glucose	
				Glycerid-Fettsäuren		Glycerid-Glycerin			
		C 1	C 6	C 1	C 6	C 1	C 6	C 1	C 6
Kontrolle	3,93 ± 2,07	32,4	18,2	22,4	27,8	30,5	25,1	5,8	11,4
Glucagon 4 γ/ml	6,53 ± 2,63	21,0	19,2*	10,4	11,8	44,7	31,4*	4,2*	18,4
Ölsäure 3%	6,03 ± 1,18	19,8	17,9*	11,7	18,2	39,1	32,5*	3,1*	17,1

Abb. 7. Einbauraten von ^{14}C-1 und ^{14}C-6 markierter Glucose in CO_2, Glycerid-Fettsäuren, Glycerid-Glycerin und Milchsäure nach 1 stündiger Inkubation von Fettgewebe mit Glucagon oder Ölsäure

bildete CO_2, die Fettsäuren, das Glycerin und die Milchsäure abgebildet. Gleichzeitig sind die statistischen Signifikanzen angegeben. Eine Verringerung des Einbaues findet sich bei der Oxydation des 1.-C-Atoms von Glucose und bei der Bildung von Fettsäure. Dagegen läßt sich eine erhöhte Einbaurate in das Glycerin der Triglyceride und in die Milchsäure sowie eine verstärkte Oxydation am 6.-C-Atom nachweisen (*15, 16*).

Es bestand die Frage, ob die Veränderungen des Glucosestoffwechsels unter Bedingungen der Lipolyse im Fettgewebe eine direkte oder indirekte Wirkung der entsprechenden Hormone sind. Ohne Zweifel handelt es sich um einen Sekundäreffekt, hervorgerufen durch den beträchtlichen Anstieg der intracellulären Fettsäurekonzentration. Eine gleiche Wirkung auf den Glucosestoffwechsel konnte durch Inkubation von Fettgewebe mit Ölsäure hervorgerufen werden, wodurch ebenfalls die intracelluläre Fettsäurekonzentration gesteigert werden kann. Die entsprechenden Untersuchungsergebnisse sind auf Abb. 7 mit aufgeführt.

Es ist erklärlich, daß ein hohes Angebot an Fettsäuren in der Zelle selbst im Sinne eines sog. „feed-back"-Mechanismus auch zu einer Hemmung der Fettsäuresynthese führt, und dies kein direkter Effekt der lipolytisch wirkenden Hormone ist.

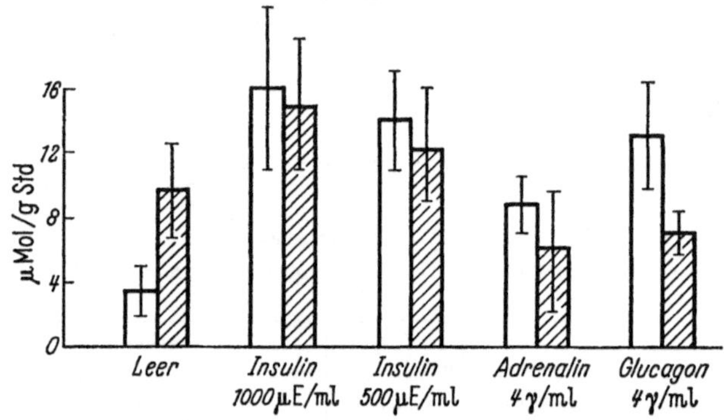

Abb. 8. Glucoseaufnahme und Glucose-6-P-Spiegel des Fettgewebes bei Zusatz von Insulin, Adrenalin oder Glucagon. ☐ Glucoseaufnahme, ▨ Glucose-6-Phosphat

Unter der Vorstellung, daß Insulin zur Lipogenese die Glucose durch Aktivierung eines Transportsystems beschleunigt in die Zelle bringt, bei der Lipolyse dagegen in erhöhtem Maße Glucose zur Neubildung von Alpha-Glycerophosphat bzw. Glycerin benötigt wird und entsprechend einem Konzentrationsgefälle in die Zelle hineingesaugt wird, haben wir zunächst einmal den Glucose-6-Phosphatspiegel im Fettgewebe unter Einwirkung von Insulin und lipolytisch wirkenden Hormonen untersucht (Abb. 8) (*17*). Unter Insulin kommt es im Vergleich zu den Kontrollwerten zu einem signifikanten Anstieg von Glucose-6-Phosphat, bei der Lipolyse trotz gesteigerter Glucoseaufnahme zu einem Abfall. Diese Untersuchungsergebnisse scheinen uns im Hinblick auf den Wirkungsmechanismus, insbesondere von Insulin, von Interesse. Eine sinnvolle Interpretation wird erst nach der Messung von Konzentrationen anderer Glycolyseintermediate, wie z. B. Fructose-1,6-diphosphat, 6-phosphogluconat sowie der Triosephosphate, möglich sein.

Ich habe versucht, in einer kurzen Übersicht den Stoffwechsel von Fettsäuren und Glucose im Fettgewebe unter den Bedingungen der Lipolyse darzustellen. Zahlreiche Probleme stehen noch offen und bedürfen der klinischen und experimentellen Klärung. Noch nicht geklärt sind z. B. der Transport der Fettsäuren durch die Zellmembranen sowie die Vorgänge bei der Aufnahme intakter Triglyceride vom Fettgewebe. Sehr viel spricht für die Annahme, daß sie während des Durchtrittes durch die Zellmembranen oder schon in den Endothelien der Capillaren mit Hilfe von Lipoproteinlipasen hydrolysiert werden (8). Es gibt jedoch auch Anhaltspunkte dafür, daß Triglyceride zunächst ohne Veränderungen in ein besonderes Compartment der Fettzelle aufgenommen, kurzfristig gespeichert und dann hier hydrolytisch gespalten und gegebenenfalls reverestert werden können (9, 10).

Ohne Zweifel hat das Fettgewebe für den Energiestoffwechsel des Organismus eine große Bedeutung. Es sind heute noch keine Aussagen darüber möglich, welcher und ein wie großer Teil des menschlichen oder tierischen Fettgewebes aktiv am Gesamtstoffwechsel teilnimmt. Auf der einen Seite verlaufen 60 bis 80% des gesamten Calorienumsatzes im Organismus über die Fettsäuren (Halbwertzeit im Plasma 2 min). als deren wichtigste Quelle das Fettgewebe angesehen werden muß. Auf der anderen Seite konnte gezeigt werden, daß die im Fettgewebe gespeicherten Triglyceride eine Halbwertzeit von 300 bis 500 Tagen, also über 1 Jahr, haben (11, 12). Um diese widersprechenden Daten in Übereinstimmung zu bringen, muß daher die Existenz eines sehr aktiven Compartments in der Fettzelle angenommen werden, das für den raschen Umsatz von Triglyceriden und Fettsäuren verantwortlich ist. während ein großer Teil der gespeicherten Triglyceride sich nicht oder nur sehr langsam am Gesamtenergieumsatz des Organismus beteiligen. Fett ist die rationellste Energiespeicherung — 1 Calorie Glucose isotonisch gelöst = 5 g, 1 Calorie Triglyceride = 125 mg —. Die Größe und Bedeutung des Fettgewebsspeichers geht aus der Tatsache hervor, daß die im Blut zirkulierenden Substrate den Energiebedarf des Organismus für 10 min und das in der Leber enthaltene Fett für durchschnittlich 80 bis 100 min decken können. Demgegenüber enthalten die Fettspeicher eines normalgewichtigen Mannes von 70 kg Gewicht (Fettmasse etwa 15 bis 20 kg) den calorischen Bedarf für 40 bis 50 Tage, in Fällen schwerer Fettsucht sogar für etwa 1 Jahr.

Literatur

1) HOLLENBERG, C. H., M. S. RABEN, and E. B. ASTWOOD: Endocrinology 68, 589 (1961).
2) VAUGHAN, M., I. E. BERGER, and D. STEINBERG: J. biol. Chem. 239, 401 (1964).
3) STRAND, O., M. VAUGHAN, and D. STEINBERG: J. Lipid Res. 5, 554 (1964).
4) SARDA, L., and P. DESNUELLE: Biochim. biophys. Acta (Amst.) 30, 513 (1958).
5) BROWN, D. H., and C. F. CORI ed. Boyer, P. D., H. A. LARDY, and K. MYRBACK: 2d ed:
      Vol. 5, pp 207—228. New York: Academic Press Inc. 1961.
6) BJÖRNTORP, P., and R. H. FUHRMANN: Am. J. Physiol. 203, 316 (1962).
7) RIZACK, M. A.: J. biol. Chem. 236, 657 (1961).
8) BEZMAN, A., J. M. FELTS, and R. I. HAVEL: J. Lipid Res. 3, 427 (1962).
9) RODBELL, M.: J. Biol. Chem. 235, 1613 (1960).
10) SHAPIRO, B., M. STATTER, and G. ROSE: Biochim. biophys. Acta (Amst.) 44, 337 (1960).
11) DOLE, V. P., and M. A. RIZACK: J. Lipid Res. 2, 90 (1961).
12) HIRSCH, J., J. W. FFARQUHAR, E. A. AHRENS, M. L. PETERSON, and W. STOFFEL: Amer.
      J. clin. Nutr. 8, 499 (1960).
13) WEINGES, K. F., u. G. LÖFFLER: Klin. Wschr. 43, 175 (1965).
14) LÖFFLER, G., K. F. WEINGES und H. KETTL: Klin. Wschr. (Im Druck).
15) —, H. GEERLING und K. F. WEINGES: Verh. dtsch. Ges. inn. Med. 71, 470 (1965).
16) CAHILL, G. F., B. LEBEOUF, and R. B. FLINN.: J. biol. Chem. 235, 1246 (1960).
17) LÖFFLER, G., K. F. WEINGES und H. KETTL: In Vorbereitung.

Regulation and consequences of the mobilization of lipids from adipose tissue

Lars A. Carlson

Department of Internal Medicine, Karolinska Sjukhuset and King Gustaf Vth Research Institute, Stockholm, Sweden

With 5 Figures

Lecture

Introduction

Lipids are continously mobilized from adipose tissue in the form of free fatty acids (FFA) into blood plasma. The *physiological importance* of FFA is easily appreciated if one realizes that in the fasting state more than 50 per cent of the energy consumption is covered by oxidation of FFA. The *clinical significance* of FFA should be considered against the fact that in several diseases we have excessively high levels of FFA in the blood. Clinical and physiological aspects of FFA mobilization have been reviewed in detail elsewhere (*1*). In connection with endocrine aspects it may be pertinent to mention here that hyperthyroidism, pheochromocytoma and diabetes are examples of conditions where we usually encounter high FFA levels in blood.

Regulation of FFA mobilization

Adipose tissue is constantly mobilizing lipids which are taken up in the blood-stream. As stated above, the lipid is mobilized in the form of free fatty acid (Fig. 1). The essential factor which determines the amount of free fatty acids mobilized, is the amount of these substances present in the adipose tissue and this again is regulated by two factors; the formation of free fatty acids from stored triglycerides, the lipolytic process, and the re-esterification or re-synthesis of these free fatty acids to triglycerides.

There is thus an *increase* in the mobilization of free fatty acids either when lipolysis is increased or when re-synthesis of triglycerides is reduced, since each of these processes increases the intracellular pool of free fatty acids. Conversely a *decrease* occurs if there is a reduction in lipolysis or an increase in re-synthesis; both diminish the intracellular pool of free fatty acids.

The mobilization of fatty acids from adipose tissue is an extremely rapid process and the rate can be doubled or halved in the space of a few minutes in response to changes in carbohydrate metabolism or hormonal influences on the adipose tissue. Fig. 2 depicts various factors known to influence the rate of FFA mobilization in man.

Catecholamines and activity of the sympathetic nervous system rapidly *increase* mobilization and so raise the plasma concentration. By infusing catecholamines, the free fatty acid fraction can be increased from 0.5 to 2 to 4 meq/l in 10 min and this rise would seem to be induced by stimulating lipolysis in the adipose tissue.

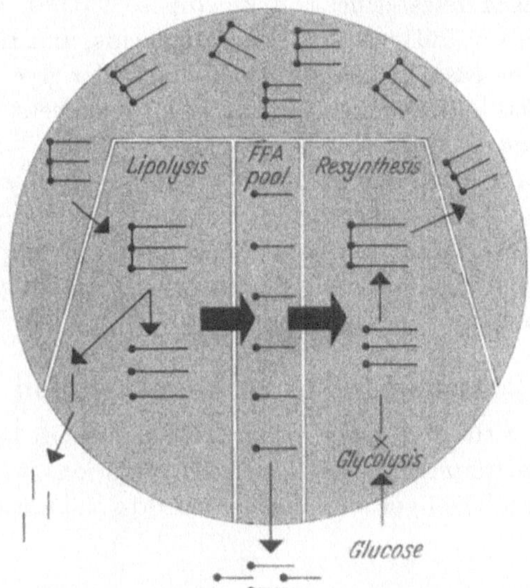

Fig. 1. Mobilization of free fatty acids from an adipose tissue cell. The figure shows how the triglycerides leave the fat droplet and enter the cytoplasm to undergo lipolysis. The pool of free fatty acids (FFA pool) is the immediate precursor of the free fatty acids in the plasma. The size of this pool regulates the outflow of fatty acids from the adipose tissue. Symbols: •— Fatty acids, •— Triglycerides, | Alpha-glycerophosphate, | Glycerol

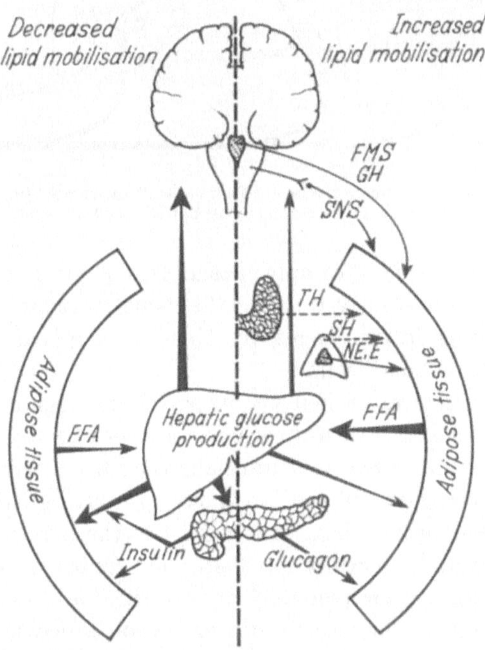

Fig. 2. Factors known to influence the rate of mobilization of FFA from adipose tissue in man. To the left factors inhibiting and to the right factors stimulating the mobilization. Taken from (1)

12a*

An increased glucose metabolism in the adipose tissue (a higher blood-sugar level and/or insulin activity) *decreases* the mobilization of fatty acids, and their concentration in the plasma falls rapidly. This reduction in mobilization appears to be related to increased re-esterification in adipose tissues, a process which of course reduces the intracellular pool of free fatty acids, and the re-synthesis may be induced by an increase in the formation of alpha-glycerophosphates from glucose. It is of special interest in this connection that recent work indicates that insulin in addition has an anti-lipolytic activity (*2*).

A new field has also been opened up in endocrinology by recent biochemical work by BERGSTRÖM and co-workers (cf. *3*) which has elucidated the structure and occurrence of the prostaglandin hormones. This group of compounds has a strong antilipolytic effect on human adipose tissue in vitro (*4*) although their effects when injected in vivo at present appears surprisingly complex (cf. *5, 6*).

Consequences of FFA mobilization

The destination of the free fatty acids passing through the plasma has been studied by isotope techniques and from such investigations it has been found that about one third goes to the liver and another third to the muscles (Fig. 3). It is of

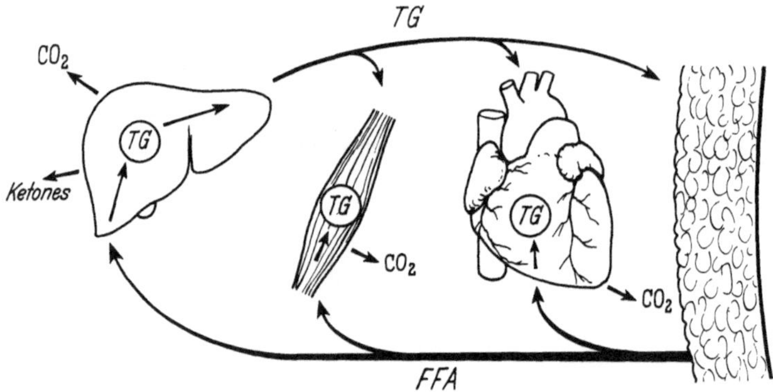

Fig. 3. The mobilization of FFA from adipose tissue and their subsequent metabolism in various organs. Taken from (*12*). TG = plasma or tissue triglycerides

the greatest importance to, for example, pathophysiological conditions, that the liver and other organs apparently take up the same fraction of free fatty acids, irrespective of the amount in the plasma and this would appear to hold good under widely diverse nutritional conditions.

Those fatty acids which are taken up by peripheral organs which are unable to give up lipids, as is the case with muscles, can either be stored in the organ or oxidized (Fig. 3). Since under *normal* conditions the fat content in the peripheral organs remains fairly constant, all the fat taken up must be oxidized.

The liver occupies a special place with regard to the metabolism of free fatty acids. Fig. 4 shows diagrammatically the metabolic routes for free fatty acids in the liver. Once taken up by the liver they are esterified and normally the greater part of them is required by the organs own oxidation processes. Part is incorporated in the triglycerides of the plasma lipoproteins and part goes to form ketone bodies, while a certain amount is stored up. If, now, the flow of fatty acids to the liver should for some reason increase beyond that organ's requirements for its oxidation processes, there are thus various ways in which it can deal with the superfluous lipids. One is to store more fat in the form of triglycerides and this can lead to *fatty liver*. Another is to dispose of more fat by increasing the synthesis of plasma triglycerides, which can result in *hyperlipaemia*. Thirdly more ketone bodies may be formed with the consequent production of *ketonaemia*.

Research during recent years on fatty acid metabolism in adipose tissue and in the plasma, has greatly contributed to our understanding of certain pathological conditions. One example is diabetes in which disease there is a high rate of mobilization of fatty acids from the adipose tissue, possibly due primarily to a disturbance of carbohydrate metabolism. This leads to an increase in the amount of free fatty acids in the plasma, and this in turn to, among other things, an increase in

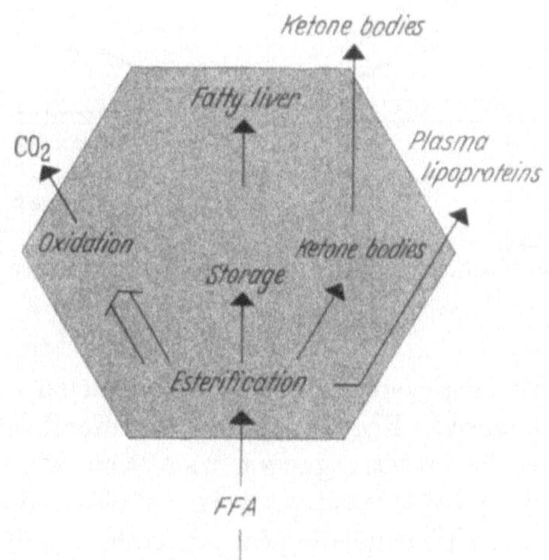

Fig. 4. Metabolic pathways in a liver cell for FFA

the uptake of fatty acids by the liver, an uptake in excess of the liver's needs and so there develops the clinically well known triad, fatty liver, hyperlipaemia and keto-acidosis (Fig. 4). The results of this increased mobilization upon other organs is as yet unknown, but it is possible that in the future the control of diabetes will be adjusted with respect also to the free fatty acids.

Fatty liver, stress hyperlipaemia, thyrotoxicosis and trauma are all examples of conditions in which there is an increase in the mobilization of fatty acids and it will not be long before clinical research provides important information as to the pathogenesis of these diseases and it is to be hoped wider knowledge upon the important problem of treatment.

Inhibition of FFA mobilization

Recently there has been great interest in the possibility to inhibit FFA mobilization (cf. *7, 8*). Since we demonstrated in 1962 that nicotinic acid inhibits catecholamine induced mobilization of FFA (*9*) we have used this agent to block FFA mobilization in various physiological and clinical conditions (cf. *10, 11, 12*). I will here specifically mention the effect of inhibition of FFA mobilization with nicotinic acid on blood ketones. Fig. 5 shows that in diabetes nicotinic acid rapidly lowers plasma FFA levels. This decrease is immediately followed by a significant depression of ketone bodies in blood plasma. These studies clearly demonstrate the importance of FFA mobilization for the diabetic keto-acidosis.

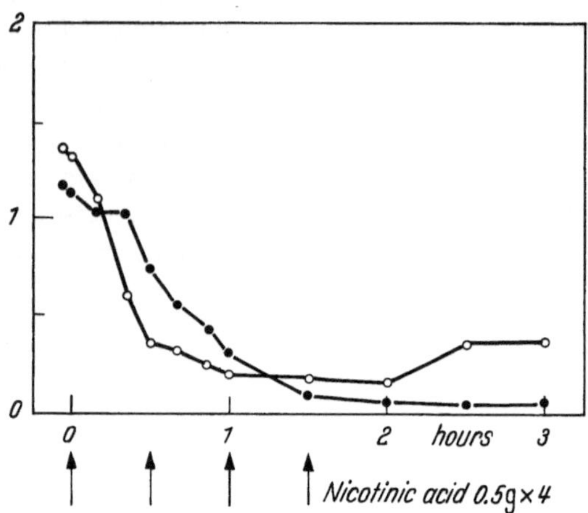

Fig. 5. Effect of nicotinic acid on blood plasma levels of FFA and beta-hydroxybutyric acid in diabetes. o——o Plasma FFA μmole/ml, ●——● Plasma β-HBA μmole/ml

Summary

Clinical and physiological aspects of the mobilization of FFA from adipose tissue were briefly reviewed. Regulation of this mobilization at the adipose tissue cell level and in the intact organism was discussed. The consequences of FFA mobilization, especially excessive, were commented upon. Inhibition of lipid mobilization as a new pharmacological principle was discussed. An example of this was given with nicotinic acid. It was shown that in diabetes the administration of nicotinic acid rapidly lowers plasma levels of FFA. This is promptly followed by a marked depression of plasma ketone bodies.

References

1) CARLSON, L. A., J. BOBERG, and B. HÖGSTEDT: Some physiological and clinical implications of lipid mobilization from adipose tissue. In Handbook of Physiology. V. Adipose tissue, Chapter 63. Washington: Amer. Physiol. Soc. 1965.

2) JUNGAS, R. L., and E. G. BALL: Studies on the metabolism of adipose tissue. XII. The effects of insulin and epinephrine on free fatty acid and glycerol production in the presence and absence of glucose. Biochemistry 2, 383 (1963).

3) BERGSTRÖM, S., and B. SAMUELSSON: Prostaglandins. Ann. Rev. Biochem. 34, 101 (1965).

4) —, and L. A. CARLSON: Inhibitory action of prostaglandin E_1 on the mobilization of free fatty acids and glycerol from human adipose tissue in vitro. Acta physiol. scand. 63, 195 (1965).

5) CARLSON, L. A.: Cardiovascular and metabolic effects of prostaglandins. In Progress in Biochemical Pharmacology II. Basel: Karger. In press.

6) — Metabolic and cardio-vascular effects in vivo of prostaglandins. In Vol. II of the Nobel Symposium, Stockholm. In press.

7) —, and P. R. BALLY: Inhibition of lipid mobilization. In Handbook of Physiology V. Adipose Tissue, Chapter 57. Washington: Amer. Physiol. Soc. 1965.

8) WESTERMANN, E.: Mechanismus und pharmakologische Beeinflussung der endokrinen Lipolyse. (This meeting)

9) CARLSON, L. A., and L. ORÖ: The effect of nicotinic acid on the plasma free fatty acids. Demonstration of a metabolic type of sympathicolysis. Acta med. scand. **172**, 641 (1962).

10) — Inhibition of the mobilization of free fatty acids from adipose tissue. Ann. N.Y. Acad. Sci. **131**, 119 (1965).

11) — Consequences of inhibition of normal and excessive lipid mobilization. Studies with nicotinic acid. In Progress in Biochemical Pharmacology II. Basel: Karger. In press.

12) — Recent advances in the metabolism of plasma lipids. In Progress in Biochemical Pharmacology III, Basel: Karger. In press.

Die Wirkung des Insulins am Fettgewebe*

B. Jeanrenaud und W. Stauffacher

Aus dem Institut für klinische Biochemie der Universität Genf, Schweiz

Mit 8 Abbildungen

Referat

Das Insulin ist ein anaboles Hormon, das die Aufnahme, die Synthese oder aber die Speicherung von Stoffen wie Kohlenhydraten, Fetten und Eiweißen fördert. Diese generelle anabole Wirkung des Hormons kommt auch im Fettge-

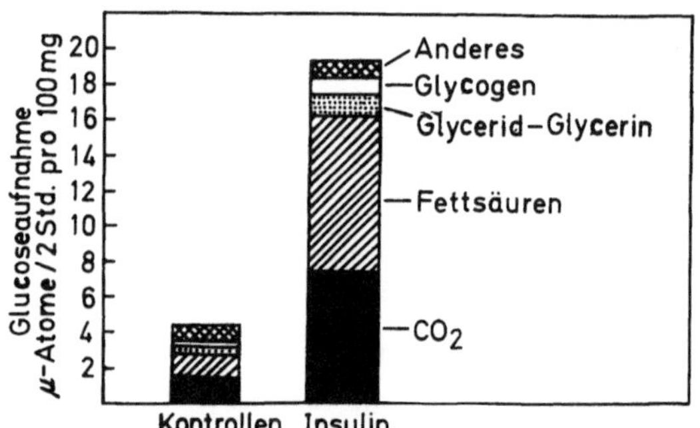

Abb. 1. Wirkung des Insulins auf die Inkorporation von Glucose-^{14}C-Kohlenstoff in verschiedene Stoffwechselprodukte im Fettgewebe. Die Höhe der Balken stellt die absoluten Werte der Glucoseaufnahme in An- und Abwesenheit von Insulin dar, die verschieden schraffierten und getönten Abschnitte die auf die einzelnen Produkte des Glucosestoffwechsels entfallenden Anteile der aufgenommenen Glucose. Nach Flatt, J. P., u. E. G. Ball: J. biol. Chem. **239**, 675 (1964)

webe zum Ausdruck, und zwar in zweifacher Hinsicht. Insulin stimuliert einerseits die Fettsynthese und vermindert anderseits die Lipolyse, d. h. die hydrolytische Spaltung von Triglyceriden in Fettsäuren und Glycerin. Seine Wirkung auf die synthetischen Vorgänge im Fettgewebe wird in Abb. 1 zusammenfassend dargestellt: die durch Insulin bewirkte Stimulation der Glucoseaufnahme drückt sich in einer Zunahme der Inkorporation von markiertem Kohlenstoff in alle untersuchten Stoffwechselprodukte aus, darunter auch in die Lipide.

Schon seit längerer Zeit wurde vermutet, daß die Folgen der Einwirkung des Insulins auf das Fettgewebe auf eine primäre Wirkung des Hormons im Bereich der Zellmembran zurückzuführen seien. Diese Ansicht stützte sich unter anderem auf folgende Gegebenheiten: erstens ist es möglich, sämtliche Konsequenzen der Insulinwirkung durch eine Erhöhung der Glucosekonzentration im Inkubationsmedium zu imitieren. Zweitens stimuliert Insulin die verschiedenen Stoffwechselwege der Glucose im Zellinneren in ungefähr gleichem Ausmaße, ein Phänomen, das

* Mit Unterstützung des Schweiz. Nationalfonds zur Förderung der wissenschaftlichen Forschung (Kredit Nr. 3244), Bern, Schweiz und der Emil Barell-Stiftung zur Förderung der medizinisch-wissenschaftlichen Forschung, Basel (Schweiz).

am besten dadurch erklärt werden kann, daß Insulin einen initialen Schritt des Glucosestoffwechsels beschleunigt, wie z. B. die Bereitstellung des für alle Stoffwechselwege als Ausgangsprodukt dienenden Glucose-6-Phosphates. Daß dies am ehesten durch eine Beschleunigung der Glucoseaufnahme bewerkstelligt werden kann, wurde ersichtlich als es sich zeigte, daß die für die initiale Phosphorylierung der Glucose verantwortliche Hexokinase eine derart große Affinität für den Zucker besitzt, daß sie bereits bei physiologischen Glucosekonzentrationen völlig gesättigt ist (1). Somit kam sie als geschwindigkeitsbestimmender, für die Regulation der Glucoseaufnahme wichtiger Schritt und als Ort der Insulinwirkung nicht in Frage.

Die Vermutung der Membranwirkung des Insulins wurde beinahe zur Gewißheit als die bahnbrechenden Arbeiten von LEVINE und ihre Fortführung in anderen Laboratorien (2 bis 6) den Beweis für ihre Richtigkeit in der Muskulatur lieferten. Es zeigte sich, daß Glucose in einer Art und Weise durch die Zellmembran der Muskulatur transportiert wird, die auf Grund heutigen Wissens am besten als eine durch einen in der Zellwand lokalisierten, mobilen Träger („Carrier") erleichterte Diffusion bezeichnet wird und daß Insulin diesen Schritt der Glucoseverwertung stimuliert.

Ein derartiges Transportsystem zeichnet sich durch folgende Charakteristika aus: es zeigt Stereospezifität in bezug auf den zu transportierenden Zucker und transportiert demzufolge nur bestimmte Monosaccharide, nicht aber andere. Es weist Sättigungskinetik auf, was bedeutet, daß die Transportkapazität des Systems begrenzt ist, und schließlich findet als Konsequenz der Sättigungskinetik Kompetition zwischen verwandten Zuckern um Trägerplätze sowie Gegendiffusion statt, ein Begriff, der in der Folge noch erläutert wird.

Vor kurzem gelang es CROFFORD an unserem Institut die Existenz eines analogen Transportsystems für Glucose im Fettgewebe nachzuweisen (7, 8). Einige wichtige Punkte seiner Beweisführung sollen hier dargelegt werden.

Die Zellmembran der Fettgewebszellen ist für gewisse Substanzen wie z. B. Sorbitol praktisch undurchlässig, während sie für Glucose bedingt und für Harnstoff und Wasser vollkommen permeabel ist. Diese Eigenschaft macht es möglich, die Verteilungsvolumen ins Zellinnere penetrierender und extracellulär bleibender Substanzen im Fettgewebe zu messen, wie dies die Zusammenstellung in Tab. 1 zeigt. Erwartungsgemäß ist das Verteilungsvolumen von mit ^{14}C und mit ^{3}H markiertem Sorbitol identisch. Dagegen ist das für Tritium-markiertes Wasser und für 3-O-Methylglucose — einen penetrierenden aber nicht phosphorylierbaren Zucker — gemessene Verteilungsvolumen signifikant größer als das für das extracellulär lokalisierte Sorbitol gefundene. Die Differenz zwischen den Verteilungsräumen penetrierender und nicht penetrierender Substanzen ergibt das für den penetrierenden Stoff zugängliche intracelluläre Volumen, das im Falle von Zuckern dem intracellulären Wasservolumen entspricht. Daß dieser Raum mit etwa 4 μl/100 mg Fettgewebe sehr klein ist, erstaunt nicht wenn man sich die Größe der innerhalb der Fettzelle vorhandenen und für Wasser nicht zugänglichen Fettmasse vergegenwärtigt.

Wohl der eindeutigste und überzeugendste Beweis dafür, daß im Fettgewebe ein dem in der Muskulatur gefundenen Transportsystem analoger Mechanismus für die Glucoseaufnahme verantwortlich sein muß, ist das Vorkommen von

Gegendiffusion. Die Phänomene, die diesem Begriff zugrunde liegen sowie ihre —
noch immer hypothetische — Erklärung sind in Abb. 2 schematisch dargestellt.
Im Falle des reinen Glucosetransportes (Abb. 2 oben links) verbindet sich die
Glucose auf der Außenseite der Membran entsprechend der dort herrschenden
Glucosekonzentration mit dem in der Zellmembran lokalisierten Träger. Der
Glucose-Trägerkomplex diffundiert gegen die Innenseite der Membran, wo die
Dissoziation des Zuckers vom Träger erfolgt und die Glucose sofort phosphory-
liert wird, während der leere Träger wieder gegen die Außenseite diffundiert. Wenn

Tabelle 1. *Intracellulärer und extracellulärer Raum in inkubiertem Fettgewebe*

Epididymales Fettgewebe (Mittelwert 190 mg) wurde während 2 Std bei 37° in Krebs-
Ringer-Bicarbonat-Medium inkubiert (Albumin 3,5%, Glucose 5 mM, Insulin 10 mE/ml). Die
Konzentration der radioaktiven „Marker" war 5 mM, Radioaktivität: 1 μC/Fläschchen für
^{14}C und 25 μC/Fläschchen für ^{3}H. In den Experimengen mit H_2O-^{3}H wurde das Wasser
erst 15 min vor Beendigung der Inkubation beigegeben. Die angegebenen Werte stellen den
Mittelwert der Resultate von zwölf Experimenten (Standard Error) dar. [Aus (7) mit Geneh-
migung des Verlages]

Radioaktiver „Marker"	Verteilungsvolumen	Diffe-renz*	p**
	μl/100 mg Gewebegewicht		
D-Sorbitol-U-^{14}C	13,7 (0,7)		
D-Sorbitol-1-^{3}H	13,9 (0,7)	0,2	NS***
D-Sorbitol-1-^{3}H	11,8 (0,7)		
Sucrose-U-^{14}C	11,4 (0,6)	0,4	NS
D-Sorbitol-U-^{14}C	13,0 (0,5)		
H_2O-^{3}H	17,2 (0,6)	4,2	$< 0,01$
D-Sorbitol-1-^{3}H	15,4 (0,6)		
3-O-Methyl-^{14}C-D-Glucose	19,4 (0,6)	4,0	$< 0,01$
H_2O-^{3}H	17,2 (0,9)		
3-O-Methyl-^{14}C-D-Glucose	17,5 (0,8)	0,3	NS

* Entspricht dem intracellulären Verteilungsvolumen des penetrierenden Markers.
** Wahrscheinlichkeit mit der ein gefundener Wert sich nicht von O unterscheidet.
*** NS, nicht signifikant.

das Gewebe an Stelle von Glucose mit einem transportierten aber nicht phosphorylierbaren Zucker inkubiert wird (Abb. 2 oben rechts), steigt im Zellinneren die
Konzentration des freien Zuckers an. Da die Verhältnisse für die Assoziation mit
und die Dissoziation vom Träger auf beiden Seiten der Membran identisch sind,
kommt es beim Vorhandensein freier Zucker im Zellinneren zu einer Rekombi-
nation von Zuckermolekülen mit dem Träger und zum Rücktransport von 3-O-
Methylglucose gegen die Außenseite der Membran. Nach einiger Zeit stellt sich ein
Gleichgewichtszustand ein, in welchem Innen- und Außenkonzentration sowie
Einwärts- und Auswärtstransport des Zuckers gleich groß sind. Wenn nun (Abb. 2
unten links) dieser Gleichgewichtszustand durch die Zugabe von Glucose zum
Inkubationsmedium gestört wird, kommt es auf der Außenseite der Membran zur
Kompetition zwischen den beiden Zuckern und zu einer Abnahme des Einwärts-
transportes von 3-O-Methylglucose zugunsten der Glucose. Auf der Innenseite

wird die Glucose phosphoryliert, so daß dort keine Kompetition zwischen den beiden Zuckern stattfindet, und die 3-O-Methylglucose weiterhin entsprechend ihrer intracellulären Konzentration nach außen transportiert wird. Somit überwiegt ihr Transport nach außen über den nun reduzierten Einwärtstransport bis sich durch das Absinken der intracellulären Konzentration ein neues Transportgleichgewicht eingestellt hat (Abb. 2 unten rechts). Durch die Bildung eines Glucosekonzentrationsgradienten an der Zellmembran wurde also eine gegen Konzentrationsgradienten gerichtete Diffusion eines zweiten Zuckers induziert, ein Phänomen, das der oben erwähnten Gegendiffusion entspricht. Wenn auch die Annahme des geschilderten Transportsystems für Zucker nicht die einzige Er-

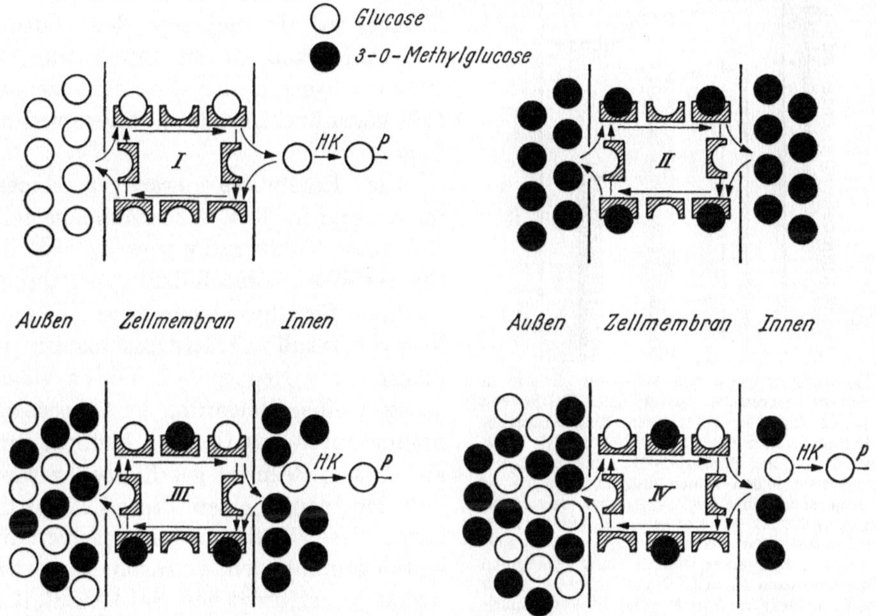

Abb. 2. Graphisches Modell des durch einen in der Zellmembran lokalisierten „Träger" gewährleisteten Glucosetransportes. Reiner Glucosetransport: oben links, Transport eines nicht phosphorylierbaren Zuckers: oben rechts, Gegendiffusion: unten links und rechts. Erläuterungen s. Text

klärungsmöglichkeit für das Auftreten von Gegendiffusion darstellt (9), so gilt heute doch allgemein ihr Nachweis in einem Gewebe als schlüssiger Beweis für das Vorliegen eines der Muskulatur analogen Transportsystems für Zucker.

Wie Abb. 3 zeigt, ist es auch im inkubierten Fettgewebe möglich, durch die Zugabe von Glucose Gegendiffusion von 3-O-Methylglucose zu induzieren, wogegen Saccharose, die im Gegensatz zur Glucose nicht ins Zellinnere einzudringen vermag, wirkungslos bleibt. Demzufolge kann angenommen werden, daß Glucose auch im Fettgewebe durch ein „Trägersystem" durch die Zellmembran transportiert wird, das demjenigen der Muskulatur entspricht.

Es bleibt nun noch zu zeigen, daß das Insulin auch im Fettgewebe wirklich diesen ersten Schritt der Glucoseverwertung beschleunigt. Dies geschieht durch die gleichzeitige Messung der Verteilungsvolumena von Sorbitol und Glucose in inkubiertem Fettgewebe in An- und Abwesenheit von Insulin. Im Kontrollgewebe, wie in dem mit Insulin inkubierten, wird durch die Substraktion der beiden

Verteilungsräume das theoretische intracelluläre Verteilungsvolumen für Glucose berechnet. Dabei werden je nach Bedingungen drei verschiedene Antworten erhalten:

1. Die Verteilungsvolumen beiden Zucker sind gleich groß.

2. Die Differenz zwischen den zwei Volumen ist positiv, was bedeutet, daß das Verteilungsvolumen der Glucose größer ist als dasjenige des Sorbitols, und daß sich freie Glucose im Zellinneren befindet.

3. Kann die Differenz auch negativ sein, indem das Verteilungsvolumen der Glucose kleiner ist als das für Sorbitol gemessene. Dieser Fall tritt dann ein, wenn die Geschwindigkeit der Diffusion der Glucose durch den extracellulären Raum kleiner ist als diejenige der Glucoseaufnahme, und es im Interstitium zu einem Absinken der Glucosekonzentration gegenüber dem Inkubationsmedium kommt.

Die Ergebnisse derartiger Experimente sind in Tab. 2 zusammengestellt. Bei einer Temperatur von 37° ist das theoretische intracelluläre Verteilungsvolumen für Glucose bereits in Abwesenheit von Insulin negativ und Insulin verstärkt diese Negativität. Da es gleichzeitig zu einer Steigerung der Glucoseaufnahme durch das Gewebe kommt, muß aus diesem Resultat geschlossen werden, daß das Insulin einen Prozeß distal der unter diesen Bedingungen geschwindigkeitsbestimmenden extracellulären Diffusion beschleunigt hat. Bei 17,5 °C, d. h. unter Bedingungen, die die Stoffwechselvorgänge im Zellinneren verlangsamt ablaufen lassen, ist das intracelluläre Verteilungsvolumen für Glucose bereits in Abwesenheit von Insulin positiv und Insulin verstärkt diese Positivität. Es ist

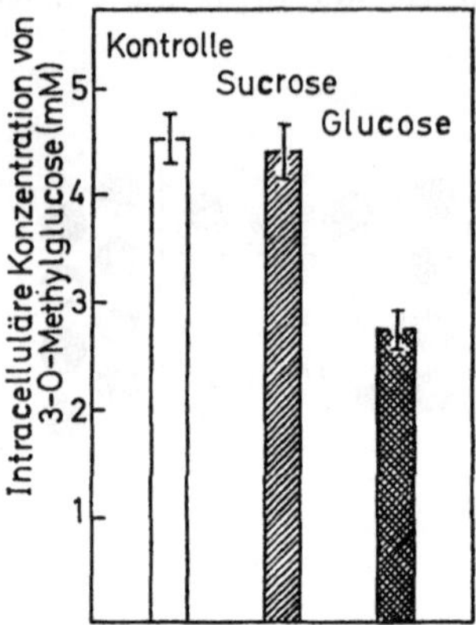

Abb. 3. Gegendiffusion von 3-O-Methylglucose in inkubiertem Fettgewebe. Epididymales Fettgewebe von Ratten wurde bei 37° in Krebs-Ringer-Bicarbonat-Medium (Albumin 3,5%) mit 3-O-Methyl-^{14}C-D-Glucose (5 mM) und Sorbitol-1-^{3}H (5 mM) inkubiert. Nach 2 Std wurde den Kontrollinkubationen 0,1 ml H_2O beigegeben, einer zweiten Gruppe (osmotische Kontrollen) 0,1 ml Saccharoselösung (Endkonzentration 80 mM). Der dritten Gruppe von Fläschchen wurde 0,1 ml einer Glucoselösung beigegeben (Endkonzentration 80 mM). Nach weiteren 30 min wurde die Inkubation beendet, und die Verteilungsvolumina von Sorbitol und 3-O-Methylglucose wurden bestimmt. Daraus ließ sich die intracelluläre Konzentration von 3-O-Methylglucose berechnen. Jeder Balken stellt den Mittelwert der Resultate von zwölf Experimenten dar ($\pm$-Standard Error). Der Unterschied zwischen „Glucose" und „Saccharose" oder „Kontrollen" ist statistisch signifikant (p 0,01). (Aus (8) mit Genehmigung des Verlages und der Autoren)

deshalb anzunehmen, daß bei 17,5° die intracelluläre Phosphorylierung teilweise geschwindigkeitsbestimmend ist, und daß Insulin durch die Beschleunigung eines Schrittes proximal der Phosphorylierung zu einer Akkumulation freier Glucose im Zellinneren geführt hat. Da dies nur durch eine Beeinflussung des Glucosetransportes möglich ist, kann der Beweis der direkten Membranwirkung des Insulins als erbracht gelten.

Während längerer Zeit herrschte die Ansicht vor, daß Insulin alle seine Wirkungen durch die primäre Beschleunigung der Glucoseaufnahme ausübe. Heute müssen wir anerkennen, daß das Hormon nicht nur eine, sondern mehrere seiner Wirkungen am Fettgewebe unter Bedingungen entfalten kann, die eine primäre Beeinflussung des Glucosestoffwechsels ausschließen.

Ein wichtiger Teil der antilipolytischen Wirkung des Insulins ist darauf zurückzuführen, daß das Hormon der Zelle durch das erhöhte Angebot von Glucose, das für die Veresterung der Fettsäuren notwendige Alpha-Glycerophosphat zur

Tabelle 2. *Veränderung des theoretischen intracellulären Verteilungsvolumens von Glucose in inkubiertem Fettgewebe unter der Einwirkung von Insulin*

Der epididymale Fettanhang gefütterter Ratten wurde der Länge nach in zwei gleiche Teile geteilt. Von den derart erhaltenen vier Gewebsstücken jedes Tieres wurde je ein Paar in An- und Abwesenheit von Insulin bei 37 °C, das andere bei 17,5 °C gleichzeitig in Krebs-Ringer-Bicarbonat-Medium (Albumin 3,5%, Glucose 20 mM) inkubiert. Jeder Wert stellt den Mittelwert von neun Experimenten (Standard Error) dar. [Aus (7) mit Genehmigung des Verlages]

Temperatur	Insulin	Glucose-aufnahme	Theoretisches intracelluläres Glucose-Verteilungsvolumen		Insulineffekt	—
		μMol	μl/100 mg	p*	μl/100 mg	p*
37,5°	O	3,8 (0,2)	— 1,0	< 0,01	— 2,0	< 0,01
37,5°	+	22,9 (3,2)	— 3,1	< 0,01		
17,5°	O	2,4 (0,3)	+ 0,7	0,02	+ 1,0	0,01
17,5°	+	6,1 (1,7)	+ 1,8	< 0,01		

* Wahrscheinlichkeit mit der eine beobachtete Differenz sich nicht von O unterscheidet.

Verfügung stellt. Wie in Abb. 4 dargestellt, entfaltet Insulin aber auch in Abwesenheit von Glucose eine deutliche antilipolytische Wirkung (*10* bis *13*), die mittels Antikörpern gegen das Hormon unterdrückt werden kann und deshalb als

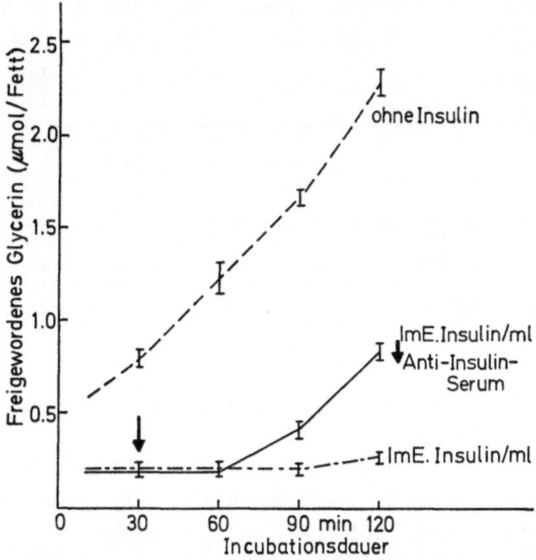

Abb. 4. Zeitlicher Verlauf der Freisetzung von Glycerin aus epididymalem Fettgewebe von nach Hungern (120 Std) wiedergefütterten (24 Std) Ratten. Epididymales Fettgewebe von 16 Ratten wurde nach dem Poolsystem auf 24 Warburg-Fläschchen verteilt und bei 37° in Krebs-Ringer-Bicarbonat-Medium (Albumin 3%) ohne Glucose inkubiert. Zwei Drittel der Fläschchen enthielten 1 mE Insulin. Zu dem mit einem Pfeil markierten Zeitpunkt wurde die eine Hälfte der Insulin enthaltenden Fläschchen mit 0,1 ml Anti-Insulinserum (Neutralisationskapazität 50 mU) beschickt, die andere mit 0,1 ml normalem Meerschweinchenserum. (Aus (*13*) mit Genehmigung des Verlages und der Autoren)

sehr spezifisch anzusehen ist. Außer dieser direkten Hemmung der Lipolyse sind noch andere, von der Beeinflussung des Glucosetransportes und der Anwesenheit von Glucose unabhängige Wirkungen des Insulins am Fettgewebe beobachtet worden: Insulin stimuliert den Transport gewisser Aminosäuren ins Zellinnere (*14*), die Inkorporation von Acetat, Pyruvat (*15, 16*) und bestimmter Aminosäuren (*17*) in Proteine; es beeinflußt die Konzentration von Natrium und Kalium an der Zellmembran (*18*) und bewirkt eine Steigerung des elektrischen Potentials an der

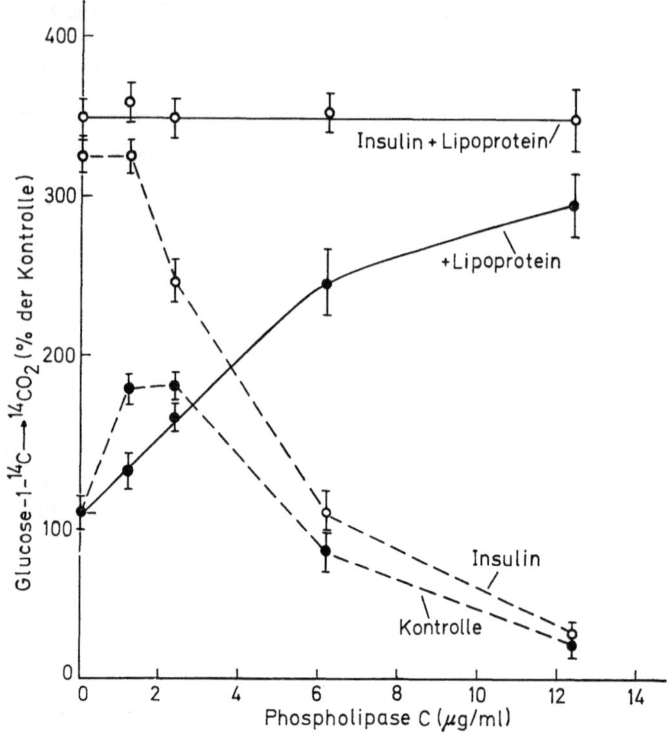

Abb. 5. Wirkung zunehmender Konzentrationen von Phospholipase C auf die basale und die durch Insulin stimulierte Glucoseoxydation isolierter Fettzellen in An- und Abwesenheit von Eigelb-Phospholipiden. Fettzellen (35 mg/Fläschchen) wurden während 15 min bei 37° in Krebs-Ringer-Bicarbonat-Medium mit oder ohne Eigelb-Phospholipide (3,5 μM Phospholipide/ml) und in Gegenwart von Phospholipase C in den angegebenen Konzentrationen inkubiert. Abschließend erfolgte während 2 Std eine Inkubation in Krebs-Ringer-Bicarbonat-Medium in Gegenwart von Glucose-1-^{14}C (3 mM) und 1 E Phospholipase-Antitoxin/ml. Insulin, wo angegeben, 1 mE/ml. Die eingetragenen Werte stellen den Mittelwert von drei Experimenten dar (— Standard Error). [Aus (*21*) mit Genehmigung des Verlages und der Autoren)

Zellmembran (*19*). Außerdem wurde über eine insulinspezifische Steigerung der Pinocytose im Fettgewebe berichtet (*20*).

Wir haben uns also mit der Tatsache auseinanderzusetzen, daß Insulin mehrere, scheinbar grundverschiedene Prozesse beeinflußt, die nicht ohne weiteres auf einen Nenner zu bringen sind. Grob lassen sie sich insofern in zwei Gruppen unterteilen als sich einige von ihnen mit Transportmechanismen an der Zellmembran — allerdings in einem weiter gefaßten, und nicht nur Zucker einschließenden Sinn — in Verbindung bringen lassen, wogegen dies bei einer zweiten Gruppe nicht ohne weiteres möglich ist. Kann man nun derart vielfältige Konsequenzen der Einwirkung des Hormons unter *einen* Hut bringen? Dies ist heute in eindeutiger

Form noch nicht möglich. Immerhin scheint uns, daß die kürzlich von RODBELL veröffentlichten Ergebnisse seiner Arbeiten mit isolierten Fettzellen (*21, 22*) Hinweise für Erklärungsmöglichkeiten geben, die möglicherweise für die künftige Forschung auf diesem Gebiet von großer Bedeutung sind.

RODBELL stellte fest (Abb. 5), daß die Inkubation von isolierten Fettzellen in Gegenwart geringer Mengen von Phospholipase C (einem Phospholipid-spaltenden Enzym) einen der Insulinwirkung analogen Effekt auf die Oxydation von Glucose zur Folge hat, indem die Phospholipase die Produktion von CO_2 gegenüber den Kontrollwerten deutlich steigert. Gleichzeitig zeigte es sich (Abb. 5 punktierte Linien), daß höhere Konzentrationen des Enzyms offenbar eine weitgehende Zerstörung der biologischen Membran zur Folge haben, was darin zum Ausdruck

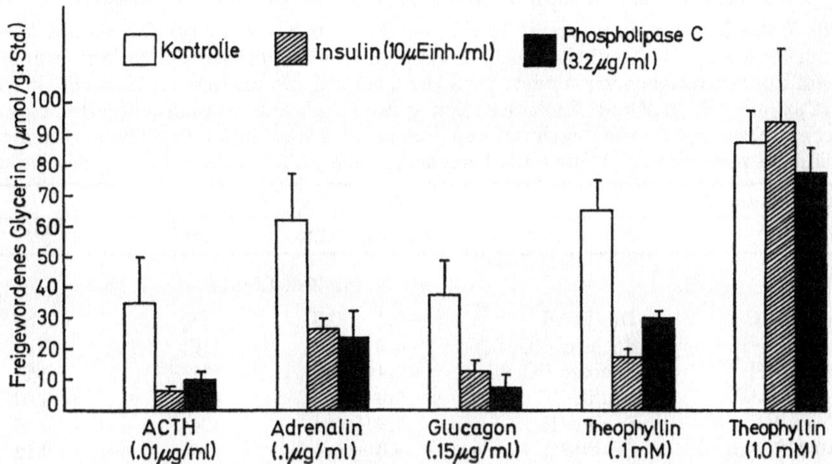

Abb. 6. Hemmung der durch Hormone und Theophyllin stimulierten Lipolyse (Glycerinfreisetzung) in isolierten Fettzellen durch Insulin und Phospholipase C in Abwesenheit von Glucose. Fettzellen (21 mg/Fläschchen) wurden während 15 min in Krebs-Ringer-Bicarbonat-Albumin-Medium in Gegenwart von 3,2 mg Phospholipase und 2,5 μM Eigelb-Phospholipiden bei 37° inkubiert. Anschließend erfolgte während einer Std Inkubation in Gegenwart von 1 E Phospholipase-Antitoxin und von lipolytischen Hormonen oder Theophyllin in der angegebenen Konzentration. Insulin wo angegeben: 10μE/ml. [Aus (*22*) mit Genehmigung des Verlages und der Autoren]

kommt, daß bei steigender Konzentration der Phospholipase die Produktion von CO_2 auch in Anwesenheit von Insulin progressiv abnimmt. Es ist aber möglich (Abb. 5 ausgezogene Linien) den Einfluß der Phospholipase auf die Fettzellen zu steuern, indem dem Enzym in Form von Lipoproteinen neben der Zellmembran ein zweites Substrat zur Verfügung gestellt wird. Unter diesen Bedingungen bleibt die Insulinwirkung auch bei hohen Konzentrationen von Phospholipase erhalten und steigende Konzentrationen des Enzyms induzieren in Abwesenheit von Insulin eine konzentrationsabhängige insulinähnliche Wirkung, die in quantitativer Hinsicht der eigentlichen Insulinwirkung vergleichbar ist. RODBELL konnte außerdem zeigen, daß Phospholipase C auch die Inkorporation von Glucose in die Lipide und von Histidin in die Proteine der Fettzellen in analoger Weise stimuliert.

Wie Abb. 6 zeigt, beschränkt sich die Wirkung der Phospholipase nicht nur auf die anabolen Vorgänge innerhalb der Fettzellen, sondern es kommt auch zu einer der Wirkung des Insulins durchaus vergleichbaren Hemmung der Hormon- oder Theophyllin-induzierten Lipolyse, und zwar in Abwesenheit von Glucose. Es scheint somit möglich zu sein, an Fettzellen mehrere der bisher bekannten Wirkungen des Insulins mittels Phospholipase nachzuahmen, und zwar auch solche, die nicht mit einer Stimulation der Glucoseaufnahme erklärbar sind.

Die Wichtigkeit dieser Befunde für die Deutung der Wirkungsweise des Insulins auf die Zellmembran wurde kürzlich durch die Feststellung in Frage gestellt, daß die Zellmembran der von Rodbell verwendeten insulinempfindlichen isolierten Fettzellen für Mono-, Di- und Polysaccharide sowie für Natrium, Kalium und Albumin vollkommen durchlässig sei (23). Wir befassen uns seit einiger Zeit intensiv mit den Permeabilitätseigenschaften der Membran dieser Zellen und finden regelmäßig (s. Tab. III), daß das Verteilungsvolumen von 3-O-Methyl-

Tabelle 3. *Intracelluläre Wasservolumen inkubierter isolierter Fettzellen*

Isolierte Fettzellen wurden während 30 min bei 37 °C in Krebs-Ringer-Bicarbonat-Medium (Albumin 3,5%) in Abwesenheit von Glucose und Insulin inkubiert. „Marker" wurden in folgenden Konzentrationen verwendet: Inulin 0,12 mg/ml, alle anderen 5 mM. Radioaktivität: ^{14}C, 0,12 μC/ml; ^{3}H, 10 μC/ml. Nach Beendigung der Inkubation wurden die Verteilungsvolumen der einzelnen Substanzen bestimmt und daraus das intracelluläre Verteilungsvolumen der ins Zellinnere penetrierenden Substanz berechnet. [Aus (24) mit Genehmigung des Verlages]

Radioaktiver „Marker"		Differenz		
A	B	(A—B) ± SEM	(n)*	p**
		μl/100 mg Zell-Lipide		
Inulin-^{14}C	Inulin-^{3}H	—0,1 ± 0,3	(8)	NS***
Sorbitol-^{3}H	Sorbitol-^{14}C	0,2 ± 0,5	(16)	NS
Inulin-^{3}H	Sucrose-^{14}C	—0,4 ± 1,3	(11)	NS
Sorbitol-^{3}H	Inulin-^{14}C	5,9 ± 0.5	(23)	< 0,01
Urea-^{14}C	Inulin-^{3}H	6,3 ± 0,4	(24)	< 0,01
3-0-MG-^{14}C	Inulin-^{3}H	5,6 ± 0,4	(24)	< 0,01
Sorbitol-^{3}H	3-0-MG-^{14}C	0,4 ± 0,4	(16)	NS

  * n = Zahl der Experimente.
  ** Wahrscheinlichkeit mit der die Differenz (A—B) sich zufälligerweise von 0 unterscheidet.
  *** NS = nicht signifikant.

glucose in Fettzellsuspensionen größer ist als dasjenige für Di- oder Polysaccharide. Das durch die Differenz der beiden Verteilungsvolumen berechnete intracelluläre Wasservolumen entspricht zudem mit 5 bis 6 μl/100 mg Zellgewicht ziemlich genau dem auch im intakten Gewebe gefundenen Wert. Wenn dieser Befund schon auf das Bestehen einer noch immer selektiv durchlässigen Zellmembran hinweist, wird die Annahme völliger Permeabilität angesichts der Tatsache völlig unhaltbar, daß es gelingt (Abb. 7) in einer, der für das intakte Gewebe verwendeten völlig analogen Versuchsanordnung durch die gleichzeitige Inkubation von Fettzellen mit Glucose und 3-O-Methylglucose Gegendiffusion von 3-O-Methylglucose zu induzieren (24). Dieser Befund kann nur dahingehend gedeutet werden, daß das Glucosetransportsystem dieser Zellen intakt ist und daß deshalb sowohl das Insulin als auch die Phospholipase in den Versuchen von Rodbell ihre Wirkung an der Zellmembran ausübten.

Wie können wir uns nun die Wirkung der Phospholipase erklären und vor allem die völlige Analogie ihrer Wirkung mit derjenigen des Insulins? Wenn wir als

Hypothese annehmen, daß sowohl das Insulin als auch die Phospholipase die lamelläre Struktur der Phospholipide einer äußeren Schicht der Zellmembran in eine micelläre umwandeln, wie dies in Abb. 8 dargestellt ist, könnte dies eine unspezifische Erhöhung der Permeabilität dieser äußeren Schicht der Zellmembran für zahlreiche Substanzen zur Folge haben. Gleichzeitig würden aber auch die in einer tieferen Schicht der Membran gelegenen, jeweils für ein Substrat spezifischen Transportsysteme für ihr Substrat besser zugänglich. Die Spezifität der Insulinwirkung wäre damit weniger die Konsequenz einer Spezifität des Hormons oder eines Receptors, als vielmehr derjenigen der durch die Hormonwirkung zugänglich gemachten Transportsysteme. Es ist leicht einzusehen, daß eine derartige Deutung der Insulinwirkung die scheinbar unspezifische Wirkung des Hormons auf den Transport verschiedenster Substrate wie sie eingangs erwähnt wurden, erklären ließe. Wenn wir uns erlauben, diese von RODBELL entwickelte Hypothese zu erweitern, können wir uns vorstellen, daß eine durch das Insulin bewirkte reversible Strukturänderung der Zellmembran zur Bildung oder Freisetzung von Substanzen führt, die im Zellinneren Modifikationen von Enzymaktivitäten oder Veränderungen der Permeabilität intracellulärer Strukturen zur Folge haben können. Diese Annahme entspricht der Theorie von SUTHERLAND (25), nach welcher

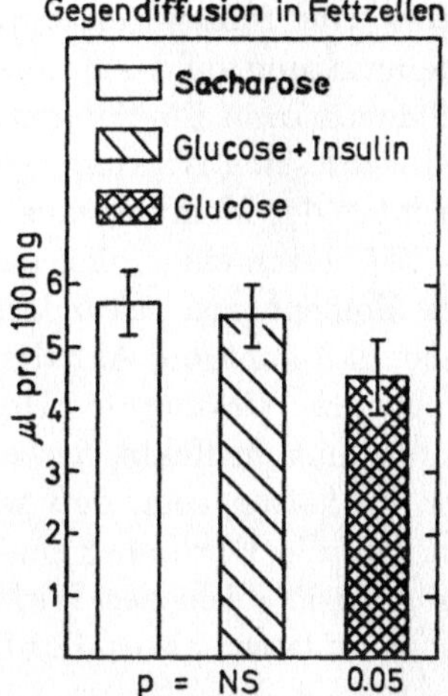

Abb. 7. Gegendiffusion in isolierten Fettzellen. Die Zellen wurden aus epididymalem Fettgewebe von Ratten gewonnen und während 30 min bei 37° in Krebs-Ringer Bicarbonat-Albumin-Medium inkubiert. 3-0-Methylglucose-Konzentration 0,05mM Glucose-resp. Saccharose-Konzentration 20mM. Die Resultate werden in Form des intracellulären Verteilungsvolumens von 3-0-Methylglucose bei Annahme gleichbleibender Konzentration (0,05mM) angegeben. [Umgezeichnet nach (24)]

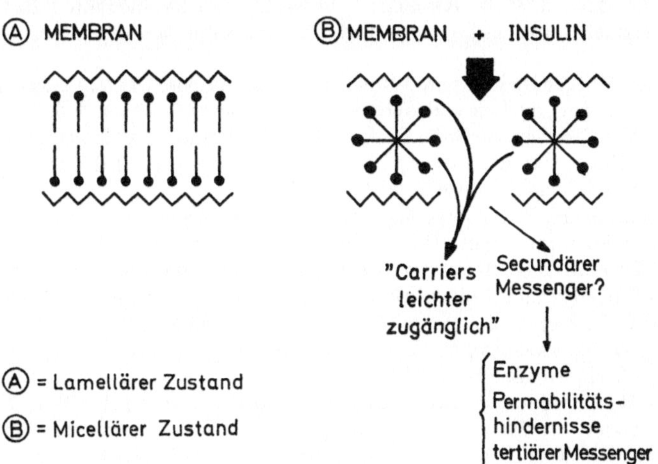

Abb. 8. Schematische Darstellung einer möglichen Erklärung der Insulinwirkung an der Zellmembran. Erläuterungen s. Text

Hormonwirkungen auf die Zellmembran durch die Aktivierung von in der Zellmembran lokalisierten oder gebildeten sekundären Übermittlern („second messengers") dem Zellinnern „mitgeteilt" werden und so die physiologische Hormonwirkung auslösen. Damit wäre es auch möglich, die zahlreichen offenbar vom Transport von Substraten durch die Zellmembran unabhängigen Folgen der Insulineinwirkung auf das Fettgewebe mit einem primären Effekt des Hormons auf die Zellmembran in Einklang zu bringen.

Ob Insulin seine Wirkung tatsächlich im Sinne einer Modifikation der Phospholipidstruktur der Membran ausübt oder wie kürzlich von anderer Seite gefordert wurde (25), durch einen eher der Proteolyse analogen Mechanismus, ist ungewiß und im Moment von sekundärer Bedeutung. Wichtig erscheint uns heute die Tatsache, daß konkrete Anhaltspunkte dafür vorliegen, daß *eine* relativ unspezifische primäre Wirkung des Hormons auf die Zellmembran zur Erklärung aller bekannten Insulineffekte herbeigezogen werden kann. Dabei müssen wir uns darüber im klaren sein, daß wir noch weit davon entfernt sind, feststellen zu können, daß die Forderung einer einzigen primären Wirkung des Hormons dazu beiträgt, das Problem des Wirkungsmechanismus des Insulins weniger komplex erscheinen zu lassen als es dies bisher war.

Literatur

1) Di Pietro, D. L.: Hexokinase of white adipose tissue. Biochim. biophys. Acta (Amst.) **67**, 305 (1963).

2) Levine, R., and M. S. Goldstein: On the Mechanism of Action of Insulin. Recent Progr. Hormone Res. **11**, 343 (1955).

3) Park, C. R., D. Reinwein, M. J. Henderson, E. Cadenas, and H. E. Morgan: The Action of Insulin on the Transport of Glucose through the Cell-membrane. Amer. J. Med. **26**, 674 (1959).

4) Randle, P. J., and F. G. Young: The Mechanism of Action of Insulin. Brit. med. Bull. **16**, 237 (1960).

5) Fisher, R. B., and P. Zachariah: The Mechanism of the Uptake of Sugars by the Rat Heart and the Action of Insulin on this mechanism. J. Physiol. (Lond.) **158**, 73 (1961).

6) Morgan, H. E., D. M. Regen, and C. R. Park: Identification of a mobile Carrier-mediated Sugar Transport System in Muscle. J. biol. Chem. **239**, 369 (1964).

7) Crofford, O. B., and A. E. Renold: Glucose Uptake by Incubated Rat Epididymal adipose tissue. Rate limiting steps and Site of Insulin Action. J. biol. Chem. **240**, 14 (1965).

8) — — Glucose Uptake by Incubated Rat Epididymal adipose tissue. Characteristics of the Glucose Transport System and Action of Insulin. J. biol. Chem. **240**, 3237 (1965).

9) Heckmann, K.: Die Permeabilität Biologischer Membranen. In Mechanisms of Hormone Action, A Nato Advanced Study Institute. Karlson, P. (Ed.) Stuttgart: Thieme. New York and London: Academic Press 1965.

10) Perry, W. F., and H. F. Bowen: Factors affecting the in-vitro production of non-esterified fatty acids from adipose tissue. Canad. J. Biochim. **40**, 749 (1962).

11) Jungas, R. L., and E. G. Ball: Studies on the Metabolism of adipose Tissue. XII: The Effects of Insulin and Epinephrine on Free Fatty and Glycerol Production in the Presence and Absence of Glucose. Biochemistry **2**, 383 (1963).

12) Mahler, R., W. S. Stafford, M. E. Tarrant, and J. Ashmore: The Effect of Insulin on Lipolysis. Diabetes **13**, 297 (1964).

13) Froesch, E. R., H. Bürgi, P. Bally, and A. Labhart: Insulin Inhibition of Spontaneous Adipose Tissue Lipolysis and Effects upon Fructose and Glucose Metabolism. Mol. Pharmacol. **1**, 280 (1965).

14) Goodman, H. M.: Stimulatory Action of Insulin on Leucine Uptake and Metabolism in Adipose Tissue. Amer. J. Physiol. **206**, 129 (1964).

15) KRAHL, M. E.: Incorporation of ^{14}C amino acid precursors into adipose tissue protein: an Insulin stimulation not involving glucose or amino acid transport. Biochim. biophys. Acta (Amst.) 35, 556 (1959).

16) CARRUTHERS, B. M., and A. I. WINEGRAD: Effects of insulin on amino acid and ribonucleic acid metabolism in rat adipose tissue. Amer. J. Physiol. 202, 605 (1962).

17) KRAHL, M. E.: Stimulation of peptide synthesis in adipose tissue by insulin without glucose. Amer. J. Physiol. 206, 618 (1964).

18) GOURLEY, D. R. H., and M. D. BETHEA: Insulin effect on adipose tissue sodium and potassium. Proc. exp. Biol. Soc. (N.Y.) 115, 821 (1964).

19) BEIGELMAN, P. M., and P. B. HOLLANDER: Effects of Hormones upon adipose tissue membrane electrical potentials. Proc. Soc. exp. Biol. (N.Y.) 116, 31 (1964).

20) BARNETT, R., and E. G. BALL: Metabolic and ultrastructural changes induced in adipose tissue by insulin. J. biophys. biochem. Cytol. 8, 83 (1960).

21) RODBELL, M.: Metabolism of isolated fat cells. II. The similar effects of Phospholipase C (Clostridium perfringens α-Toxin) and of insulin on glucose and amino acid metabolism J. biol. Chem. 241, 130 (1966).

22) —, and A. B. JONES: Metabolism of isolated fat cells. III. The similar inhibitory action of Phospholipase C (Clostridium perfringens α-Toxin) and of insulin on lipolysis stimulated by lipolytic hormones and Theophylline. J. biol. Chem. 241, 140 (1966).

23) AUTOR, A., and W. S. LYNN: Insulin activity in isolated fat cells which are completely permeable to glucose. Biochem. biophys. Res. Commun. 17, 80 (1964).

24) CROFFORD, O. B., W. STAUFFACHER, B. JEANRENAUD, and A. E. RENOLD: Glucose Transport in isolated Fat Cells: Procedures for Measurement of the Intracellular Water Space. Helv. physiol. pharmacol. Acta 24, 45 (1966).

25) SUTHERLAND, E. W., I. ØYE, and R. W. BUTCHER: The Action of Epinephrine and the Role of the Adenyl Cyclase system in Hormone Action. Recent Progr. Hormone Res. 21, 623 (1965).

26) RIESER, P., and C. RIESER: Insulin catalyzed Proteolysis. Biochem. biophys. Res. Commun. 17, 373 (1964).

Carbohydrate metabolism and lipid storage and breakdown in Diabetes

P. J. RANDLE

Department of Biochemistry, University of Bristol

Manuskript nicht eingegangen. Der Beitrag ist als Minkowski-Preis-Vorlesung in der Zeitschrift Diabetologia 2, 237 (1966) abgedruckt.

Der Insulinstoffwechsel des pankreaslosen Hundes*

K. Schöffling

Aus der Abteilung für Klinische Endokrinologie (Prof. Dr. E. F. Pfeiffer)
an der I. Med. Klinik der Universität Frankfurt a. M. (Prof. Dr. F. Hoff)

Mit 8 Abbildungen

Referat

Mit der Entwicklung (Martin et al., 1958; Renold et al., 1960; Sheps et al., 1960), Modifizierung (Beigelman, 1958, 1959; Humbel, 1959; Ball et al., 1959; Steelman et al., 1960; Ball und Merill, 1961; Leonards et al., 1962) und Verbesserung (Ditschuneit et al., 1962) des Verfahrens zur Messung der Seruminsulinaktivität (ILA) mit Hilfe des epididymalen Fettgewebes der Ratte, die als erste Insulinbestimmungsmethode für die Bearbeitung klinischer Probleme geeignet war, ergab sich auch die Frage nach der Spezifität dieser Methode.

Bereits 1959 versuchte Leonards Ursprung und Funktion dieser Seruminsulinaktivität zu klären. Er berichtete schon damals, daß nach der Pankreatektomie die ILA nicht aus dem Blut verschwindet. Dieses Ergebnis wurde im Gegensatz zu seinen beiden anderen Resultaten, d. h. der fehlenden Extrahierbarkeit und der fehlenden Hemmbarkeit durch Antikörper, von mehreren Untersuchern bestätigt (Sheps et al., 1960; Goldberg und Egdahl, 1961; Slater et al., 1961; Egdahl und Goldberg, 1962; Leonards et al., 1962; Steinke et al., 1962; Saure, 1963; Samaan et al., 1963; Froesch et al., 1963), so daß Berson 1962 resümierte: „Es bestehen viele Hinweise dafür, daß diese „insulin-like-activity" kein Insulin ist". Ein Verschwinden der ILA sahen lediglich Samaan et al. (1963) und Froesch et al. (1963), die erste Arbeitsgruppe bei einem von fünf Hunden nach zusätzlicher Alloxanbehandlung und die zweite bei schwer alloxandiabetischen Ratten im Stadium der erheblichen Ketose.

Aus diesen Arbeiten ragen die Untersuchungen von Steinke et al. (1962) und Leonards et al. (1962) heraus, weil sie sich nicht auf die Messung der nach der Pankreatektomie persistierenden ILA beschränkten, sondern auch versuchten, wie später noch gezeigt werden wird, die Eigenschaften der Restinsulinaktivitäten weiter aufzuklären. In der Serie von Steinke et al. (1962) fiel die am Fettgewebe gemessene Seruminsulinaktivität am 1. Tage nach der Pankreatektomie auf die Hälfte ab und blieb bis zum Tode der Tiere bei stark erhöhten Blutzucker- und Ketonkörperwerten in diesem Bereich. Endgültige Aussagen waren auf Grund dieser beiden Arbeiten ebenso wenig möglich wie an Hand der erwähnten anderen Untersuchungen, da die Überlebensdauer vollständig pankreatektomierter Tiere nur 5 bis 8 Tage beträgt und da sich im Anschluß an die Pankreatektomie der Allgemeinzustand der Tiere so verschlechtert, daß die Zahl der Untersuchungen begrenzt werden muß. In sämtlichen Arbeiten waren immer nur relativ kleine

---

* Mit Unterstützung der Deutschen Forschungsgemeinschaft Bad Godesberg.

Versuchsreihen untersucht worden, und niemals wurden bisher in einem Kollektiv unter gleichen Bedingungen sämtliche Insulinbestimmungsverfahren angewandt.

In Anbetracht der Bedeutung, die dem Ergebnis des klassischen endokrinologischen Exstirpationsexperimentes für die Wertigkeit biologischer und immunologischer Insulinbestimmungsmethoden zukommt, erschienen uns neue Experimente erforderlich, die 1962 gemeinsam mit dem Ehepaar SIREK in Toronto begonnen wurden. Da wir damals die Verlängerung der Versuchsdauer als möglicherweise entscheidenden Faktor für die Klärung der bestehenden Fragen ansahen, wählten wir für unsere Experimente die Houssay-Präparation. Die vollständige Ausschaltung der Hypophyse und die zwangsläufige Bremsung der Cortisolproduktion waren in Anbetracht der Tatsache, daß die Seruminsulinaktivität als das Produkt aus Insulin und möglichen Synergisten und Antagonisten anzusehen war, ein Nachteil. Er mußte aber zur Lebensverlängerung der Versuchstiere ohne Fremdinsulinzufuhr in Kauf genommen werden.

Die damaligen Untersuchungen an elf Hunden (SIREK et al., 1963; SCHÖFFLING et al., 1963, 1965a) zeigten in Übereinstimmung mit den Experimenten von BALL und KNOBIL (1963) an Affen bereits im unmittelbaren Anschluß an die Hypophysektomie einen Abfall der Fettgewebs-ILA auf die Hälfte. Nach der 2 Wochen später durchgeführten Pankreatektomie stieg der Blutzucker sofort an, die ILA zeigte in den 35 Tagen nach der zweiten Operation keine signifikanten Änderungen. Mit der Diaphragmatechnik konnten wir bei der Hälfte der untersuchten Houssay-Tiere Insulinaktivitäten nachweisen. In Testversuchen fanden wir aber bei keinem Versuchstier immunologisch meßbares Insulin (Methode: MORGAN und LAZAROW, 1963).

Wir haben in Frankfurt die Untersuchungen während der vergangenen 3 Jahre wiederholt, ausgebaut und ergänzt. Die Arbeiten wurden gemeinsam mit den Herren BEYER, HANS DITSCHUNEIT, MELANI, BÖHLE, AMMON, FAULHABER und PFEIFFER durchgeführt, die Doktoranden PETZOLDT, WALTER, ALTHOFF, HERWIG DITSCHUNEIT, LENTZ, CORDES und KLÖSS haben im Rahmen ihrer Dissertationen an differenten Teilgebieten dieser Serien mitgearbeitet.

In dieser Zeit wurden 73 Hunde im Houssay-Stadium untersucht. Die Tiere wurden auf transbuccalem Wege (Methode: ESSEX und ASTARABADI, 1953) hypophysektomiert und 3 Wochen später pankreatektomiert (Methode: A. SIREK, 1957, 1966). Die Vollständigkeit beider Exstirpationen und die Unversehrtheit von Duodenum und der großen Gefäße dieses Bereichs wurde bei der Autopsie gesichert. Die Blutzuckerbestimmungen erfolgten enzymatisch nach HUGGETT und NIXON (1957), die Messung der unveresterten Fettsäuren mit einer Modifikation der Doleschen Technik (1956a, b). Die Seruminsulinaktivität am Fettgewebe (Serumverdünnung 1:2) erfaßten wir mit der durch DITSCHUNEIT et al. (1962) verbesserten Methode von MARTIN et al. (1958). Als Meßgröße diente die $C^{14}O_2$-Bildung, die Bestimmung erfolgte in Hyamin im Flüssigkeitsszintillationszähler. Auf eine zusätzliche Verwendung anderer Meßgrößen (Glucoseverbrauch, Synthese von radioaktivem Lipid oder Glykogen und Veränderung des respiratorischen Quotienten bei der Umwandlung von Glucose in Lipid) wurde verzichtet, da auf Grund der Beobachtungen von RENOLD et al. (1962), STEINKE et al. (1962), LEONARDS et al. (1962), DITSCHUNEIT et al. (1963) und FROESCH et al. (1963)

weder eine Verbesserung des Ergebnisses noch eine zusätzliche Information erwartet werden konnte.

Mit dem Verfahren von VALLANCE-OWEN und HURLOCK (1954) wurde die Insulinwirkung im unverdünnten Serum am Zwerchfell (Glucosemessung im Inkubationsmedium reduktometrisch im Autoanalyzer nach HOFFMANN, 1937) bestimmt. Die Technik von YALOW und BERSON (1959, 1960) in der Modifikation von MELANI et al. (1965), basierend auf den Verbesserungen von MEADE und KLITGAARD (1962), diente zum Nachweis des immunologischen Insulins (IMI).

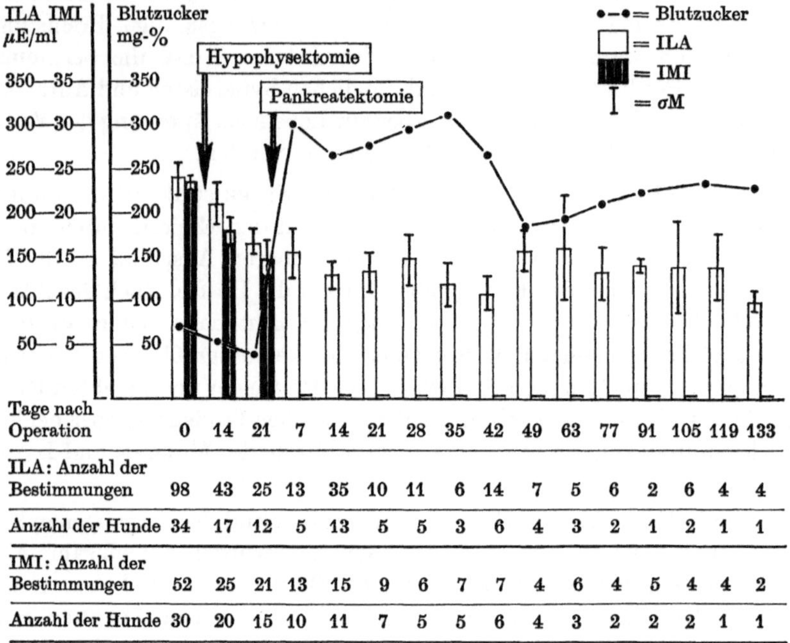

Tage nach Operation	0	14	21	7	14	21	28	35	42	49	63	77	91	105	119	133
ILA: Anzahl der Bestimmungen	98	43	25	13	35	10	11	6	14	7	5	6	2	6	4	4
Anzahl der Hunde	34	17	12	5	13	5	5	3	6	4	3	2	1	2	1	1
IMI: Anzahl der Bestimmungen	52	25	21	13	15	9	6	7	7	4	6	4	5	4	4	2
Anzahl der Hunde	30	20	15	10	11	7	5	5	6	4	3	2	2	2	1	1

Abb. 1. Einfluß von Hypophysektomie und Pankreatektomie auf Blutzucker, Serum-ILA und -IMI bei Hunden

In unserer zweiten Verlaufsserie (SCHÖFFLING et al., 1965 b, c), in der wir bei 17 Tieren Blutzucker, unveresterte Fettsäuren, Fettgewebs- und Diaphragma-ILA sowie IMI im peripheren Blut über mehr als 4 Monate verfolgten, beobachteten wir (Abb. 1): Abfall der am Fettgewebe gemessenen ILA von 240 µE/ml auf 175 µE/ml in der 2. Woche nach der Hypophysektomie. Nach der vollständigen Pankreatektomie schwankte diese ILA zwischen 100 und 160 µE/ml. Sie blieb bei sämtlichen Tieren, d. h. auch bei den Hunden, die länger als 100 Tage beobachtet werden konnten, in diesem Bereich und erreichte bei keinem Versuchstier zu irgend einem Zeitpunkt den Nullwert.

Der immunologisch gemessene Insulinspiegel betrug im Normalstadium 22 µE/ml. Er fiel auf 15 µE/ml nach der Hypophysektomie ab. Unmittelbar nach der Pankreatektomie sank der Spiegel des immunologischen Insulins in Übereinstimmung mit den Resultaten von GOLDBERG und EGDAHL (1961) und BERSON (1962) auf Null und konnte auch während der folgenden 126 Tage nie mehr nachgewiesen werden.

Beim Vergleich der Spezifität der beiden biologischen Seruminsulinaktivitätsmessungen wurden bisher die Beobachtungen von GROEN et al. (1952), VALLANCE-OWEN und LUKENS (1957), OKUMURA (1960) und STEINKE et al. (1962) für die Zwerchfellmethode ins Feld geführt, da diese Autoren in Einzelversuchen gezeigt hatten, daß die Diaphragmaaktivität im Serum des pankreatektomierten Tieres deutlich vermindert ist oder fehlt. Wir hatten schon in der ersten Serie (SCHÖFFLING et al., 1963, 1965 a) bei der Hälfte der Tiere eine Steigerung der Nettoglucoseaufnahme des Zwerchfells nachweisen können, in Anbetracht der schwierigen Methodik aber noch keine endgültigen Schlüsse gezogen.

Jetzt konnten wir 114 Serumproben von 13 Hunden der zweiten Serie (Abb. 2), die bei Versuchsbeginn, 14 Tage nach der Hypophysektomie und zwischen dem 14. und 105. Tag nach der Pankreatektomie entnommen worden waren, mit dem Diaphragmaverfahren untersuchen, nachdem methodische Differenzen mit Sicherheit ausgeschaltet waren (SCHÖFFLING et al., 1965 b). Als Standard dienten 1000 μE Schweineinsulin. Die Steigerung der Nettoglucoseaufnahme dieses

	Schweine-insulin 1000 μE/ml	normal	hypophys-ektomiert	Houssay
Anzahl der Bestimmungen	35	33	14	32
p		< 0,001	< 0,6	< 0,02
Anzahl der Hunde	—	13	9	13

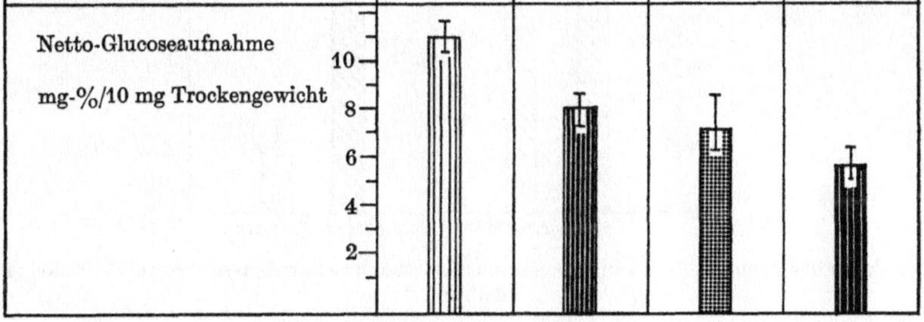

Abb. 2. Einfluß der Seren von normalen, hypophysektomierten und hypophysektomiert-pankreatektomierten (Houssay)-Hunden auf die Netto-Glucoseaufnahme des Rattendiaphragmas

Standards betrug 11 mg-%/10 mg Diaphragmatrockengewicht bei einer Basalaufnahme von 7,5 mg-%. Die Nettoglucoseaufnahme der Zwerchfellhälften stieg nach Zusatz von normalem Hundeserum um 8 mg-% an. Während sich die Nettoglucoseaufnahme des Blutes hypophysektomierter Hunde nicht von der normaler Hunde unterschied, bestand eine Differenz der Resultate dieser Gruppen gegenüber dem Ergebnis, das mit den Seren von Houssay-Hunden erzielt wurde. Sämtliche Seren der hypophysektomiert-pankreatektomierten Tiere zeigten aber eine gesteigerte Nettoglucoseaufnahme, die sich signifikant von der Basalaufnahme unterschied. Eine Umrechnung der Diaphragmaergebnisse in μE/ml haben wir nicht vorgenommen, weil sie uns bei Berücksichtigung der Fehlerbreite dieser Methodik unsinnig erscheint (DITSCHUNEIT, 1965). Der orientierende Vergleich unserer Diaphragmaresultate an Houssay-Hunden mit den Ergebnissen des 1000 μE-Insulin-Kontrollansatzes ergibt aber bei Zugrundelegung der von VALLANCE-OWEN et al. (1955) für die Dosiswirkungsbeziehung am Zwerchfell gefundenen Gesetzmäßigkeiten einen Wert, der im Bereich von 500 μE/ml liegt und damit der Wirkung unverdünnter Houssay-Seren auf das Fettgewebe entsprechen dürfte (Ditschuneit et al., 1965).

In einer dritten Serie führen wir zur Zeit bei Houssay-Hunden eine zusätzliche Alloxanbehandlung durch. Die bisher vorliegenden Ergebnisse ergeben keine Hinweise dafür, daß es nach der Alloxanbehandlung zu einer Änderung des Postpankreatektomiezustandes kommt.

Inzwischen versuchten wir weiterhin die Eigenschaften der im Muskel- und Fettstoffwechsel aktiven Serumbestandteile, die wir seit 1958 nach dem Vorschlag Renolds „insulin-like-activity" nennen, festzulegen und zu differenzieren. Hierzu wurde die ILA nach dem von uns modifizierten Verfahren von Scott und Fisher (1938) extrahiert (Schöffling et al., 1965 a, Beyer et al., 1965 b) und am Fettgewebe getestet. Im Normalstadium konnten 70%, im Houssay-Stadium 33% der

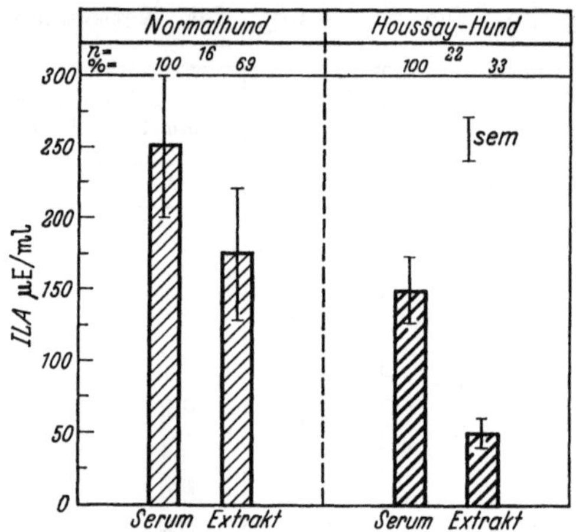

Abb. 3. Extraktion der Seruminsulinwirkung von normalen hypophysektomiert-pankreatektomierten (Houssay)-Hunden

Insulinaktivität extrahiert werden (Abb. 3). Das letzte Ergebnis stimmt mit dem Resultat von Steinke et al. (1962), der 40% aus dem gemischten Serum fünf pankreatektomierter Hunde extrahieren konnte, überein. Beide Beobachtungen widersprechen der Untersuchung von Leonards et al. (1959, 1962), der allerdings eine differente Technik benutzte.

Leonards et al. (1962), Samaan et al. (1963) und Froesch et al. (1963, 1964) konnten mit Cystein bzw. einem Cystein-Harnstoffgemisch sowie mit Natron- bzw. Kalilauge die ILA zerstören. Renold et al. (1960) und Steinke et al. (1962) erreichten mit Glutathion eine Reduktion der Seruminsulinaktivität auf etwa ein Drittel. Wir konnten durch Zusatz von 0,065 Mol reduzierten Glutathions das in Puffer gelöste kristallisierte Insulin bis auf einen Rest von 3% zerstören, während sich die am Fettgewebe gemessene Seruminsulinaktivität von Normalhunden auf 21% und diejenige von Houssay-Hunden auf 46% verminderte.

In unserer ersten Serie beobachteten wir im in-vitro-Versuch die auch schon von Steinke et al. (1961, 1962) festgestellte vollständige Hemmbarkeit der ILA im Serumextrakt des Normaltieres und des Houssay-Hundes durch einen Meerschweinchen-Antischweineinsulin-Antikörper (Schöffling et al., 1963). Wir konnten damals mit Antiinsulinserum auch 70% der Rest-ILA des unbehandelten Serums von drei Houssay-Hunden ausschalten (Schöffling et al., 1965 a).

Dieses überraschende Resultat erforderte größere Kontrollversuche in der zweiten Serie. Hierzu wurde Meerschweinchen-Antiinsulinserum nach dem Verfahren von Robinson und Wright (1961) mit Schweineinsulin hergestellt. 1 ml unseres Antiserums hemmt in vitro 1 E Schweineinsulin vollständig; jedem Versuchsansatz wurden 0,01 ml zugegeben, so daß im Testglas 10000 μE Insulin gehemmt werden konnten.

Unsere in-vitro-Versuche der zweiten Serie führten zu folgenden Ergebnissen (Beyer et al., 1965 b): Durch Zusatz des Antiserums konnten die im Fettgewebe

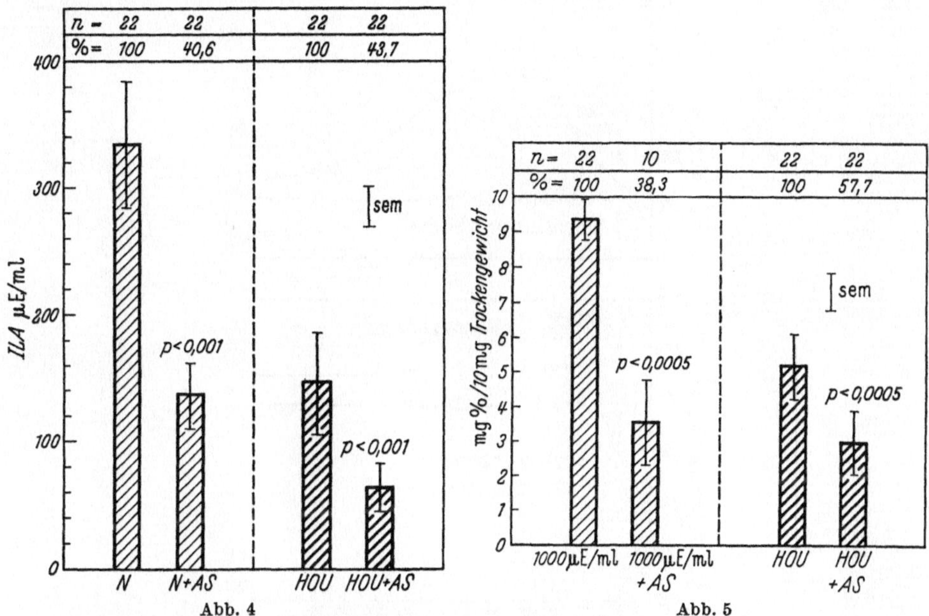

Abb. 4   Abb. 5

Abb. 4. Hemmung der Serum-ILA am Fettgewebe durch Meerschweinchen-Anti-Insulinserum bei zwölf normalen und Houssay-Hunden

Abb. 5. Hemmung der Glucoseaufnahme des Rattendiaphragmas durch Meerschweinchen-Anti-Insulinserum beim hypophysektomiert-pankreatektomierten (Houssay)-Hund im Vergleich zu 1000 μE/ml Schweineinsulin

wirksamen Insulinaktivitäten von zwölf Hunden im Normal-, Posthypophysektomie- und Houssay-Stadium um 60% vermindert werden (Abb. 4). Unser erstes Ergebnis wurde damit bestätigt, die damalige Deutung des Phänomens, daß möglicherweise durch die Ausschaltung der Hypophyse Faktoren verschwinden, die die Bindungsfähigkeit der ILA an Antikörper beeinflussen, war falsch, da auch 60% der Insulinaktivität des im Normalstadium entnommenen, nicht vorbehandelten Hundeserums inaktiviert werden konnten.

Die Ergebnisse unserer Antiinsulin-in-vitro-Versuche stehen im Gegensatz zu den Resultaten der Arbeitskreise von Renold und Steinke (1958, 1960, 1962, 1963), Leonards (1959, 1962), Froesch (1961, 1962, 1963, 1964), Samaan (1961, 1962, 1963) und Moloney (1962), die immer nur einen kleinen Teil der ILA durch Hinzufügen des Antikörpers hemmen konnten. Steinke et al. (1962) sahen mit ihrem Antiserum überhaupt keinen Effekt auf die nicht vorbehandelte ILA des pankreatektomierten Hundes. Mit dem gleichen Antiserum konnten wir inzwischen auch die Fettgewebs-ILA im Nüchternserum von Stoffwechselgesunden und Diabetikern zur Hälfte hemmen (Ditschuneit et al., 1966). Auf Grund dieser Tatsache und der Einheitlichkeit und Reproduzierbarkeit unserer tierexperimentellen Ergebnisse verbleibt als Erklärung der Diskrepanz zu den Resultaten anderer Autoren nur die Möglichkeit, daß uns — wahrscheinlich zufällig — die Herstellung eines wesentlich potenteren Antiserums gelang. Wie groß die Bedeutung der zwischengeschalteten Vorgänge auf Bindungsvermögen oder Molekülverände-

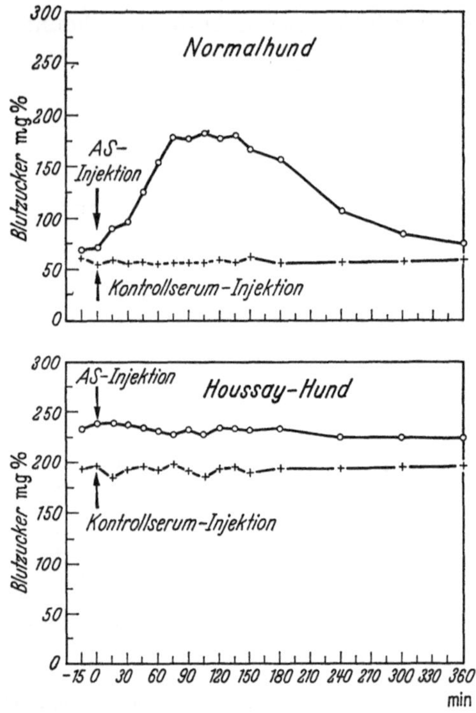

Abb. 6. Verhalten des Blutzuckers nach intravenöser Injektion von Meerschweinchen-Anti-Insulinserum (3 ml/kg) o-o-o und Kontrollserum +·+·+ bei drei normalen und drei hypophysektomiert-pankreatektomierten (Houssay)-Hunden

rungen am Insulin sein kann, zeigt schon die Tatsache, daß die Hemmbarkeit nach der Extraktion ansteigt, Kontrollen mit Antihundeinsulin und anderen Antiseren (Coombs-Serum, Schilddrüsen-Antiserum, Diphtherie- und Tetanus-Antitoxin) werden zur Zeit durchgeführt.

Mit dem gleichen Meerschweinchen-Antischweineinsulin-Antikörper konnten wir auch die am Diaphragma wirkende Insulinaktivität unserer Houssay-Hunde, allerdings nur um 40%, vermindern (Abb. 5). Taylor und Randle (1959) hatten die gesamte Zwerchfell-ILA von Rinderserum mit einem Meerschweinchen-Antirinderinsulin aufheben können. Ob der Unterschied zwischen diesen beiden Resultaten auf die species-spezifische Differenz des Antiserums unseres Versuchsansatzes zurückzuführen ist, wird zur Zeit untersucht.

Während die Rest-ILA von 15 Houssay-Hunden durch Meerschweinchen-Antischweineinsulinserum in den beiden in-vitro-Versuchsanordnungen gehemmt werden konnte, blieb in vivo das gleiche Antiserum auf den Blutzucker hypophysektomiert-pankreatektomierter Tiere wirkungslos. Die intravenöse Zufuhr von 3 ml Antiserum/kg, d. h. einer Menge, die im Testansatz 35 bis 50 E Insulin hemmt, führte am intakten Tier in Übereinstimmung mit der Beobachtung von ARMIN et al. (1961) zu einem Anstieg des Blutzuckers auf 256% des Ausgangswertes. Die gleiche Menge rief beim Houssay-Tier keine Änderung des Blutzuckerspiegels hervor. Meerschweinchenleerserum war in beiden Versuchsgruppen wirkungslos (Abb. 6).

Das erhaltene Regulationsvermögen dieser Houssay-Tiere wurde aus der anschließend durchgeführten Glucagonbelastung deutlich. Die Hunde zeigten nach intravenöser Zufuhr von 1 mg Glucagon mit einer Änderung des Blutzuckers von 271 auf 312 mg-% im Verlaufe von 30 min zwar einen geringeren Anstieg als Hunde im Normalstadium (Anstieg von 57 auf 120 mg-% in 20 min), waren aber keinesfalls in einem reaktionsunfähigen Endstadium.

Aus diesen Untersuchungen ergibt sich damit, daß das Meerschweinchen-Antischweineinsulinserum, das im in-vitro-Versuch die beiden biologischen Insulinaktivitäten etwa zur Hälfte hemmen konnte, im in-vivo-Versuch — gemessen an der Blutzuckerregulation — wirkungslos blieb.

In unseren beiden Serien wurden die biologischen und immunologischen Insulinaktivitäten nur im peripheren Blut gemessen, so daß zur Frage der veränderten Antikörperhemmbarkeit der ILA vor und nach der Leberpassage, die SAMAAN et al. (1962, 1963) gefunden hatten, FROESCH et al. (1962, 1963) und SIESS et al. (1965) aber nicht bestätigen bzw. stützen konnten, noch nicht Stellung genommen werden kann.

Im nächsten Untersuchungsgang wurde geprüft, ob sich die Eiweißbindung der Fettgewebs-Insulinaktivitäten im Normal- und im Houssay-Stadium unterscheidet. Hierzu stand uns das Verfahren der zonenelektrophoretischen Fraktionierung zur Verfügung, das sich nach den Untersuchungen von DITSCHUNEIT et al. (1962), CUENDET (1962) und DITSCHUNEIT (1964) für die Trennung des „gebundenen", d. h. an basische Proteine gekoppelten Insulins vom „freien" Insulin eignet. Die von DITSCHUNEIT (1964) gewonnenen Resultate berechtigen zu der Annahme, daß die mit diesem Verfahren erzielte Aufspaltung mit der Ionenaustauschertrennung nach ANTONIADES et al. (1958) weitgehend identisch ist.

Die Gegenüberstellung unserer Ergebnisse der Trennung und Insulinbestimmung in den einzelnen Fraktionen im Normal- und Houssay-Stadium (Abb. 7) zeigt, daß sowohl in der „freien" Alpha-2- als auch in der „gebundenen" Gamma-Globulinfraktion der ILA-Gehalt um etwa 50 μE abnimmt, während sich der ILA-Gehalt in der Albumin-Alpha-1- und in der Beta-Fraktion nicht ändert. Im Houssay-Stadium ist also das „freie" Insulin nicht verschwunden, d. h. die Rest-ILA besteht damit nicht nur aus „gebundenem" oder „komplexem" Insulin, das ANTONIADES et al. (1958, 1961a, b, 1962 a, b) als den biologisch inaktiven Anteil ansahen.

Natur und Funktion der persistierenden ILA des Houssay-Hundes wurden schließlich in Belastungsversuchen (BEYER et al., 1965 a) untersucht. SAMAAN et al. (1963) hatten es erstaunlicherweise für möglich gehalten, daß die nach der Pankreatektomie zirkulierende ILA Insulin aus extrapankreatischen Inseln ist. Gegen diese Vorstellung sprach schon die Überlegung, daß nicht die Hälfte des

Insulins extrapankreatischen Ursprungs sein kann. Unsere Glucosebelastungen widerlegen die wenig wahrscheinliche Annahme vollständig. Nach intravenöser Glucosebelastung (1 g/kg) steigen im Normalstadium Blutzucker, ILA und IMI gleichartig an, im Houssay-Stadium geht dem Blutzuckeranstieg weder eine Änderung der ILA noch ein Wiedererscheinen der IMI parallel. Damit wird auch gezeigt, daß der von Egdahl und Goldberg (1962) bei zwei Tieren beobachtete ILA-Anstieg nach Glucose die Folge unvollständiger Pankreasentfernung sein muß.

Mit Tolbutamid versuchten wir ebenfalls die Stimulation von extrapankreatischem Inselgewebe. Mit diesem Versuch wollten wir zugleich feststellen, ob sich Anhaltspunkte für die Vorstellungen von Antoniades et al. (1962 c) und Hasselblatt (1963) gewinnen lassen, die annehmen, daß Sulfonylharnstoffe zirkulierendes, komplexes Insulin aus seiner Bindung befreien. Nach Tolbutamid (0,1 g/kg) reagierte der Hund im Normalstadium mit dem typischen Blutzuckerabfall, dem

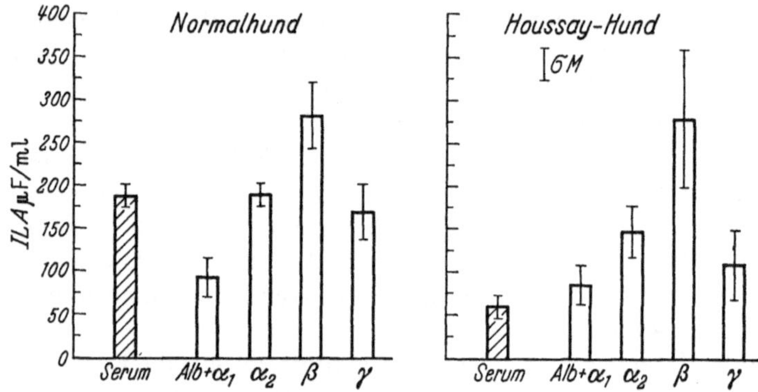

Abb. 7. Insulinwirkung am Fettgewebe von elektrophoretisch getrennten Seren von normalen und Houssay-Hunden

seit den Untersuchungen von Pfeiffer et al. (1958) bekannten ILA-Anstieg und einer noch rascheren IMI-Zunahme. Am Houssay-Hund ließ sich dagegen bei einem leichten Blutzuckeranstieg weder eine signifikante Änderung der ILA noch ein Auftreten der IMI erkennen. Ohne Effekt auf ILA und IMI waren beim Houssay-Hund im Kurzversuch schließlich auch intravenöse Injektionen von humanem und bovinem Wachstumshormon.

Auf Grund dieser Ergebnisse schied extrapankreatisches Inselgewebe als Produktionsstätte der persistierenden Insulinaktivitäten des Houssay-Hundes aus, und es ergab sich die Frage nach anderen Bildungsorten. Banting und Best konnten 1922 mit den damaligen Möglichkeiten weder aus der Leber noch aus der Milz blutzuckersenkendes Insulin extrahieren. 1964/65 zeigten Siess et al., daß die isolierte Rattenleber im Durchströmungsversuch eine Substanz an das Medium abgibt, die ebenso wie Insulin die Glucose-1-C^{14}-Oxydation durch das epididymale Fettgewebe stimuliert, jedoch durch Meerschweinchen-Antirinderinsulin-Antikörper nicht hemmbar ist. Diese hepatische ILA ist, wie Siess et al. (1964, 1965) zeigen konnten, kein Umwandlungsprodukt des Pankreasinsulins. Da die Rattenleber in diesen Versuchen eine Bildungskapazität von 1300 μE/Std hatte, zogen die Autoren den Schluß, daß die nach der Pankreatektomie persistierende ILA wahrscheinlich hepatischen Ursprungs ist.

Diese Beobachtungen der WIELANDschen Arbeitsgruppe veranlaßten uns zu Untersuchungen, die noch nicht abgeschlossen sind, deren erste Ergebnisse aber erwähnt werden sollen. Leber- und Muskelgewebe von Normalhunden und Houssay-Tieren wurden dem Pankreasextraktionsverfahren von SCOTT und FISHER (1938) in unserer Modifikation unterzogen. In den zwei Gewebearten von je fünf Hunden wurden nach Gefriertrocknung, Extraktion und Dialyse die am epididymalen Fettgewebe wirksamen Insulinaktivitäten bestimmt. Dabei fanden wir im Lebergewebe von Houssay-Hunden, die 10 bis 16 Tage zuvor pankreatektomiert worden waren, eine Insulinaktivität von 1121 $\pm$ 252 μE/g Trockengewicht und in der Oberschenkelmuskulatur mit 409 $\pm$ 59 μE/g etwa ein Drittel dieses Wertes.

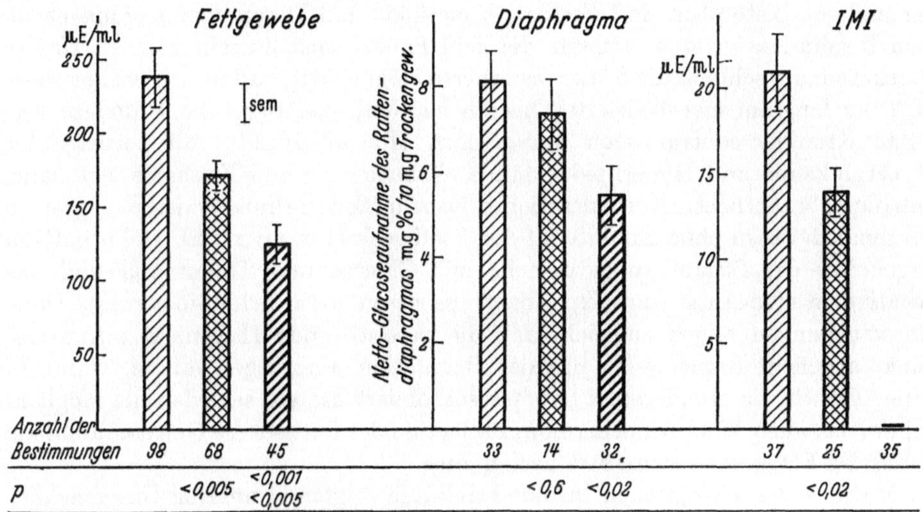

Abb. 8. Einfluß der Seren von normalen ▨, hypophysektomierten ▧ und hypophysektomiert-pankreatektomierten (Houssay)-Hunden ▨ auf das isolierte Fettgewebe und Rattendiaphragma im Vergleich zu dem immunologisch meßbaren Insulin (IMI)

Zusammenfassend ergibt sich aus unseren Untersuchungen:

1. Die vergleichende Bestimmung sämtlicher Insulinaktivitäten in Seren pankreatektomierter Tiere zeigt, daß die Methode von YALOW und BERSON (1959, 1960) den Kriterien eines Hormonbestimmungsverfahrens am besten entspricht. Die immunologisch meßbare Insulinaktivität verschwindet unmittelbar nach der Pankreatektomie aus dem zirkulierenden Blut, während sich die beiden biologischen Seruminsulinaktivitäten im Anschluß an die Pankreasexstirpation nur vermindern und über Monate Spiegel bestehen bleiben, die bei der Hälfte des Ausgangswertes liegen (Abb. 8).

2. Aus dem Verschwinden der immunologisch meßbaren Insulinaktivität der Pankreatektomie kann jedoch nicht geschlossen werden, daß das Verfahren auch den „wahren" Insulingehalt erfaßt. Unsere verschiedenen Insulinantikörper-Versuchsansätze haben gezeigt, daß die Ergebnisse weitgehend von dem untersuchten „immunologischen System" abhängig sind. Wie BERSON und YALOW (1961) und PFEIFFER (1966 a, b) gezeigt haben, muß der biologisch aktive Teil eines Hormons keinesfalls dem immunologisch reaktiven Teil entsprechen. Die Diskrepanz der Resultate unserer Antiserum-Hemmversuche zu den Ergebnissen

anderer Autoren macht deutlich, wie stark die Messung in immunologischen Systemen von der neutralisierenden Kapazität des Antiserums oder möglicherweise auch von der unterschiedlichen Bindung der zu untersuchenden Substanz an Eiweißkörper abhängig sein kann.

3. Die bei Mensch und Tier beobachteten Veränderungen des Spiegels der beiden biologischen Seruminsulinaktivitäten nach Glucose-, Sulfonylharnstoff- und Insulinzufuhr und bei Kranken mit Insulom (Pfeiffer, 1962, 1964; Pfeiffer et al., 1961, 1963; Renold, 1965; Renold und Steinke, 1962; u. a.) haben gezeigt, daß mit diesen Verfahren eine Aktivität gemessen wird, die eine Beziehung zu dem hat, was wir heute Insulin nennen.

4. Unsere Langzeitbeobachtungen nach totaler Pankreatektomie ergaben auf der anderen Seite aber, daß Fettgewebsmethode und Diaphragmatechnik neben dem Insulin Aktivitäten erfassen, die kein Pankreasinsulin sein können. Unsere Versuchsdauer schließt die früher diskutierte Möglichkeit, daß es sich bei der Rest-ILA um langsam metabolisiertes Insulin handelt, aus. Der über 4 Monate verfolgte Krankheitsablauf beim diabetischen Houssay-Hund mit permanenter Hyperglykämie und Hyperlipidacidämie, Abmagerung und Kachexie legt nahe, daß die in beachtlichen Konzentrationen bis zum Tode zirkulierenden biologischen Insulinaktivitäten ohne Einfluß auf den Stoffwechsel in vivo sind. Die negativen Ergebnisse der Stimulierungsversuche mit Glucose und Tolbutamid und das negative in-vivo-Antiserum-Experiment beweisen diese Schlußfolgerung. Diese Untersuchungen zeigen zugleich, daß die persistierende ILA nicht aus extrapankreatischem Inselgewebe, das der Regulation unterliegen müßte, stammen kann. Da wir die Hunde auch hypophysektomiert hatten, scheiden die Möglichkeiten, daß auch Wachstumshormon, Prolactin oder Cortisol die Glucoseaufnahme durch das Fettgewebe stimuliert hatten, aus.

5. Die beiden biologischen Insulinaktivitäten zeigten in unseren Untersuchungen ein qualitativ gleichartiges, quantitativ wenig unterschiedliches Verhalten. Wir konnten somit keine Anhaltspunkte gewinnen, die für eine höhere Spezifität der Diaphragmamethode sprächen.

6. Die beiden biologischen Seruminsulinaktivitäten werden mit Hilfe der Messung von Stoffwechseleffekten erfaßt, die kristallisiertes Insulin auf Fett- und Muskelgewebe in vitro hat. Diese Eigenschaften besitzen auch die persistierenden Restaktivitäten. Sie sind außerdem — zumindest teilweise — ebenso wie das Pankreasinsulin extrahierbar und mit Antikörpern hemmbar und können mit Cystein und Glutathion zerstört werden. Die Bezeichnung „insulin-like-activity" besteht damit auch für diese Substanzen zu Recht.

7. Unsere Resultate stützen nicht die Konzeption, die aus den Beobachtungen mit den „atypischen", „nicht hemmbaren" oder „komplexen" biologischen Insulinaktivitäten entwickelt worden sind. Nachdem mit dem Antiserum in jedem Versuchsstadium die Hälfte der Fettgewebsinsulinaktivität ausgeschaltet werden konnte, ist es wenig wahrscheinlich, daß das mit Antikörpern „hemmbare" Insulin dem biologisch aktiven Anteil entspricht. Auch werden die Vermutungen, daß die „hemmbare" und die „typische" Fettgewebsinsulinaktivitäten der immunologisch meßbaren Insulinaktivität entsprechen, unwahrscheinlich. Da die persistierende Insulinaktivität des Houssay-Hundes in sämtlichen Fraktionen der Zonenelektrophorese nachweisbar blieb und zum Teil auch am Diaphragma wirk-

sam war, kann sie nicht dem Typ des „gebundenen" Insulins von ANTONIADES entsprechen.

8. Als Bildungsorte der Rest-Insulinaktivitäten kommen wahrscheinlich die Leber und möglicherweise auch der Skeletmuskel in Frage. Über die Funktion der Rest-Insulinaktivitäten kann noch keine Aussage gemacht werden. Wir halten es jedoch für unwahrscheinlich, daß eine Substanz, die in vitro so aktiv in den Stoffwechsel des Fett- und Muskelgewebes eingreifen kann, gänzlich ohne physiologische Bedeutung ist.

Literatur

ANTONIADES, H. N., P. M. BEIGELMAN, R. B. PENELL, G. W. THORN, and J. R. ONCLEY: ILA of human plasma constituents. III. Elution of ILA from cationic exchange resins. Metabolism 7, 266 (1958).

— —, R. B. TRANQUADA, and K. GUNDERSON: Studies on the state of insulin in blood: „Free" insulin and insulin complexes in human sera and their in vitro biological properties. Endocrinology 69, 46 (1961) (a).

—, J. A. BOUGAS, R. CAMERINI-DAVALOS, H. M. PYLE, S. J. MAZURKIE, O. LOZANO-CASTANEDA, and A. MARBLE: Insulinregulating mechanism and diabetes mellitus: Effect of tolbutamide on the insulin regulatory mechanisms. New Engl. J. Med. 269, 953 (1962) (c).

—, and K. GUNDERSON: Studies on the state of insulin in blood: Dissociation of purified human blood insulin complex(es) by incubation with adipose tissue extracts in vitro. Endocrinology 68, 36 (1961) (b).

— — Studies on the state of insulin in blood: Material and methods for estimation of „free" and „bound" ILA in serum. Endocrinology 70, 95 (1962) (a).

— —, P. M. BEIGELMAN, H. M. PYLE, and J. A. BOUGAS: Studies on the state, transport and regulation of insulin in human blood. Diabetes 11, 261 (1962) (b).

ARMIN, J., N. F. CUNNINGHAM, R. T. GRANT, M. K. LLOYD, and P. H. WRIGHT: Acute insulin deficiency provoked in the dog, pig and sheep by single injections of antiinsulin serum. J. Physiol. (Lond.) 157, 64 (1961).

BALL, E. G., D. B. MARTIN, and O. COOPER: Studies on the Metabolism of Adipose Tissue. I. The Effect of Insulin on Glucose Utilization as Measured by the Manometric Determination of Carbon Dioxide Output. J. biol. Chem. 234, 774 (1959).

—, and E. KNOBIL: Insulinlike activity of serum from normal and hypophysectomized monkeys. Endocrinology 72, 658 (1963).

—, and M. A. MERRILL: A manometric assay of insulin and some results of the application of the method to sera and islet-containing tissues. Endocrinology 69, 596 (1961).

BANTING, F. G., and C. H. BEST: The internal secretion of the pancreas. J. Lab. clin. Med. 7, 251 (1922).

— — Pankreatic extracts. J. Lab. clin. Med. 7, 464 (1922).

BEIGELMAN, P. M.: Insulin-like activity of serum protein fractions. Diabetes 7, 365 (1958).

— Insulin-like activity of normal and diabetic human serum. Diabetes 8, 29 (1959).

BERSON, S. A.: In Immunoassay of hormones. Ciba Found. Coll. Endocrinol. 14, 180 (1962).

—, and R. S. YALOW: Plasma insulin in health and disease. Amer. J. Med. 31, 874 (1961).

— — —, J. AMMON, P. ALTHOFF und E. F. PFEIFFER: Extrahierbare und durch Antikörper hemmbare Insulinaktivitäten im Serum hypophysektomierter und pankreatektomierter Hunde. 1. Tagung Dtsch. Ges. f. Diabetologie, Bad Neuenahr, 15.—16. 10. 1965 (b).

BEYER, J., K. SCHÖFFLING, H. DITSCHUNEIT, F. MELANI, J. AMMON, A. WALTER, P. ALTHOFF und E. F. PFEIFFER: Das Verhalten von Blutzucker, Seruminsulinwirkung und immunologischem Insulin des hypophysektomierten und pankreatektomierten Hundes nach intravenöser Gabe von Glucose, Tolbutamid und Wachstumshormon. 1. Kongr. Europ. Diabetes Ges., Montecatini/Ital., 20.—22. 4. 1965 (a) Abstr. 23.

CUENDET, R. E.: Activité insulinique des fractions protéiniques du sérum humain normal. Inaug. Diss., Frankfurt am Main 1962.

DITSCHUNEIT, H.: Die biologische und klinische Bedeutung der Insulinwirkung von Blut und Bluteiweißfraktionen. Vergleichende Untersuchungen an Stoffwechselgesunden, Diabetikern und Prädiabetikern. Habil. Schrift, Frankfurt am Main 1964.

14*

Ditschuneit, H.: Comparison of various methods for measuring insulin and insulin-like-activity. Boerhaave Courses for Postgraduate Medical Education, Univ. of Leyden/Holl., 28.—29. 10. 1965.

—, J. Beyer, F. Melani, K. Schöffling, M. Telib und E. F. Pfeiffer: Vergleich zwischen biologischer und radio-immunologischer Insulinbestimmung. Symp. on „Labelled Proteic Hormones for Metabolic Studies" of Europ. Atomic Energy Com., Pisa, 16.—20. 1. 1966.

—, J. D. Faulhaber und E. F. Pfeiffer: Verbesserung der Methode zur Bestimmung von Insulin im Blut mit Hilfe radioaktiver 1-^{14}C-Glucose und dem epididymalen Fettgewebe. Atompraxis 8, 172 (1962).

—, G. Martinek und R. Morsoc: Der Einfluß von Kationenaustauschern auf die Seruminsulinaktivitäten am isolierten Rattendiaphragma und epididymalen Rattengewebefett. 1. Kongr. Europ. Diab. Ges., Montecatini/Ital., 20.—22. 4. 1965 (Abstr. 74).

—, E. F. Pfeiffer, R. Cuendet, H. Kolb, C. Wahl und W. H. Rott: Über die Seruminsulinwirkung bei Stoffwechselgesunden und Diabetikern. 1. Symp. Dtsch. Diab. Com., Düsseldorf, 26.—27. 10. 1962; In Oberdisse, K., u. K. Jahnke: Fortschritte der Diabetesforschung. Stuttgart: Thieme 1963.

—, A. Weisswanger und E. F. Pfeiffer: Unveröffentlicht, 1963.

Dole, V. P.: Fractionation of plasma non-esterified fatty acids. Proc. Soc. exp. Biol. (N.Y.) 93, 532 (1956).

— A relation between non-esterified fatty acids in plasma and the metabolism of glucose. J. clin. Invest. 35, 150 (1956).

Egdahl, R. H., and H. Goldberg: Pancreatic and hepatic influences on serum insulin-like-activity in the dog. Surg. Gynec. Obstet. 114, 202 (1962).

Essex, H. E., and T. M. Asterabadi: Transbuccal hypophysectomy in the dog. Ann. Surg. 138, 143 (1953).

Froesch, E. R.: Insulin im Blut: Durch Insulin-Antikörper hemmbare und nicht hemmbare Insulinaktivität und ihre physiologische Bedeutung. 1. Symp. Dtsch. Diab. Com., Düsseldorf, 26.—27. 10. 1962; in Oberdisse, K., u. K. Jahnke: Fortschritte der Diabetesforschung. Stuttgart: Thieme 1963.

—, H. Bürgi, E. B. Ramseier, P. Bally, and A. Labhart: Antibody-suppressible and nonsuppressible insulin-like activities in human serum and their physiologic significance. An insulin assay with adipose tissue of increased precision and specificity. J. clin. Invest. 42, 1816 (1963).

— —, W. A. Müller und A. Labhart: Mit Antiinsulinserum hemmbare und nicht hemmbare Insulinaktivität im menschlichen Serum. Schweiz. med. Wschr. 94, 309 (1964).

Goldberg, H. L., and R. H. Egdahl: Studies suggesting the extra-pancreatic production of substances with insulin-like activity. Fed. Proc. 20, 190 (1961).

Groen, J., C. E. Kamminga, A. F. Willebrands, and J. R. Blickman: Evidence for the presence of insulin in blood serum. A method for an approximate determination of the insulin content of blood. J. clin. Invest. 31, 97 (1952).

Hasselblatt, A.: Liberation of insulin bound to serum protein by tolbutamide. Metabolism 12, 302 (1963).

Hoffman, W. S.: A rapid photoelectric method for the determination of glucose in blood and urine. J. biol. Chem. 120, 51 (1937).

Huggett, A. St. G., and D. A. Nixon: Use of glucose oxidase, peroxidase and o-dianisidine in determination of blood and urinary glucose. Lancet 1957, 2, 368. — Biochem. J. 66, 12 (1957).

Humbel, R. E.: Messung der Serum-Insulin-Aktivität mit epididymalem Rattenfettgewebe in vitro. Experientia (Basel) 15, 256 (1959).

Leonards, J. R.: Insulin-like activity of blood, what is it? Fed. Proc. 18, 272 (1959).

—, B. R. Landau, and G. Bartsch: Assay of insulin and insulin-like-activity with rat epididymal fat pad. J. Lab. clin. Med. 60, 552 (1962).

Martin, D. B., A. E. Renold, and Y. M. Dagenais: An assay for insulin-like-activity using rat adipose tissue. Lancet 1958, 2, 76.

Meade, R. C., and H. M. Klitgaard: Simplified method for immuno-assay of human serum insulin. J. nucl. Med. 3, 407 (1962).

MELANI, F., H. DITSCHUNEIT, K. M. BARTELT, H. FRIEDRICH und E. F. PFEIFFER: Über die radioimmunologische Bestimmung von Insulin im Blut. Klin. Wschr. 43, 1000 (1965).

MOLONEY, P. J.: Endogenous and pancreatic insulins. In Immunoassay of Hormones. Ciba Found. Colloq. London 14, 169 (1962).

MORGAN, C. R., and A. LAZAROW: Immunoassay of insulin: Two antibody system. Plasma insulin levels of normal, subdiabetic and diabetic rats. Diabetes 12, 115 (1963).

OKUMURA, K.: Measurement of serum insulin activity and the investigation about the nature of diabetes mellitus. Folia endocr. japon. 35, 1564 (1960).

PFEIFFER, E. F.: Dynamik der Insulinsekretion. 1. Symp. Dtsch. Diab. Com. Düsseldorf, 26.—27. 10. 1962; In OBERDISSE, K., u. K. JAHNKE: Fortschritte der Diabetesforschung. Stuttgart: Thieme 1963.

— Insulin im Blut. Dtsch. Ges. Verdau.- u. Stoffwechselkr. 22. Tag., Wiesbaden, April 1964. Gastroenterologia (Basel) Suppl. 104, 46 (1965).

— Preliminary Remarks: Labelled Plasma Proteins for Metabolic Studies. In Symposion on „Labelled Proteic Hormones for Metabolic Studies" of Europ. Atomic Energy Com., Pisa, 16.—20. 1. 1966 (a).

— Immunologie des Insulins. Verh. dtsch. Ges. inn. Med. 72, 1966 (b) (Im Druck).

—, H. DITSCHUNEIT und R. ZIEGLER: Über die Bestimmung von Insulin im Blute am epididymalen Fettanhang der Ratte mit Hilfe markierter Glucose. IV. Die Dynamik der Insulinsekretion des Stoffwechselgesunden und des Altersdiabetikers nach wiederholter Belastung mit Glucose, Sulfonylharnstoffen und menschlichem Wachstumshormon — ein Beitrag zur Pathogenese des menschlichen Altersdiabetes. Klin. Wschr. 39, 415 (1961).

—, M. PFEIFFER, H. DITSCHUNEIT und CHANG-SU AHN: Über die Bestimmung von Insulin im Blute am epididymalen Fettanhang der Ratte mit Hilfe markierter Glucose. II. Experimentelle und klinische Erfahrungen. Klin. Wschr. 37, 1239 (1959).

—, A. E. RENOLD, D. B. MARTIN, Y. M. DAGENAIS, J. W. MEAKIN, D. H. NELSON, G. SHOEMAKER und G. W. THORN: Untersuchungen über die Rolle des Pankreas im Wirkungsmechanismus blutzuckersenkender Sulfonylharnstoffe. III. Kongr. Internat. Diab. Fed., Düsseldorf, 21.—25. 7. 1958; In OBERDISSE, K., u. K. JAHNKE: Diabetes mellitus. Stuttgart: Thieme 1959.

RAMSEIER, E. B., E. R. FROESCH, P. BALLY und A. LABHART: Serum-Insulinbestimmung am Fettgewebe in vitro: Beeinflussung durch andere Hormone, „freie" und „gebundene" Insulinaktivität. 4. Congr. Int. Diab. Fed., Genf, Méd. Hyg. 1961, S. 643.

RENOLD, A. E.: Die Bestimmung des Insulingehaltes des Blutes. Triangel 7, 26 (1965).

—, D. B. MARTIN, Y. M. DAGENAIS, J. STEINKE, R. J. NICKERSON, and M. C. SHEPS: Measurement of small quantities of insulin like activity using rat adipose tissue. I. A proposed procedure. J. clin. Invest. 39, 1487 (1960).

—, and J. STEINKE: Studies with measurements of insulin-like activity (ILA) in serum. 1. Symp. Dtsch. Diab. Com., Düsseldorf, 26.—27. 10. 1962. In OBERDISSE, K., u. K. JAHNKE: Fortschritte der Diabetesforschung. Stuttgart: Thieme 1963.

ROBINSON, B. H. B., and P. H. WRIGHT: Guinea-pig anti-insulin serum. J. Physiol. (Lond.) 155, 302 (1961).

SAMAAN, N. A., W. J. DEMPSTER, R. FRASER, N. W. PLEASE, and D. STILLMAN: Further immunological studies on the form of circulating insulin. J. Endocr. 24, 263 (1962).

—, W. J. DEMPSTER, R. FRASER, and D. STILLMAN: Changes in levels of „atypical" circulating insulin after infusing „typical" insulin through the liver. J. Endocr. 26, 1 (1963).

—, and R. FRASER: „Typical" and „atypical" serum insulin-like activity in untreated Diabetes mellitus. Lancet 1963, 1, 311.

— —, and W. J. DEMPSTER: The „typical" and „atypical" forms of serum insulin. Diabetes 12, 339 (1963).

—, D. STILLMAN, and R. FRASER: Abnormalities in serum insulin-like activity in liver disease. Lancet 1962 II, 1287.

SAURE, E.: Insulinaktivitäten im Plasma von Hunden nach Pankreatektomie. Inaug. Diss., Frankfurt am Main 1963.

SCOTT, D. A., and A. M. FISHER: The Insulin and the zinc content of normal and diabetic pancreas. J. clin. Invest. 17, 725 (1938).

Sheps, M. C., R. J. Nickerson, Y. M. Dagenais, J. Steinke, D. B. Martin, and A. E. Renold: Measurement of small quantities of insulin-like activity using rat adipose tissue. II. Evaluation of performance. J. clin. Invest. **39**, 1499 (1960).

Siess, E., A. Teinzer, E. Struck und O. Wieland: Bildung eines insulinartigen Wirkstoffes durch die isolierte Rattenleber. Diabetologia **1**, 21 (1965).

— — und O. Wieland: Bildung nicht hemmbarer „Insulin-Like-Activity" (ILA) in der Rattenleber. Herbsttagung d. Dtsch. Ges. f. physiol. Chemie, Köln, 21.—24. 10. 1964.

Sirek, A.: A hook-like instrument for atraumatic ligation of minute vessels. Proc. Soc. exp. Biol. (N.Y.) **94**, 526 (1957).

— „Diabetes following pankreatectomy". In Handbuch des Diabetes mellitus, Hrsg. E. F. Pfeiffer, München: Lehmann 1966 (Im Druck).

—, K. Schöffling, and H. Ditschuneit: Serum-insulin-like Activity in Houssay-Dogs. 23. Ann. Meeting Amer. Diab. Ass., Atlantic City, Juni 1963.

Slater, J. D. H., N. A. Samaan, R. Fraser, and D. Stillman: Immunological studies with circulating insulin. Brit. med. J. **1**, 1712 (1961).

— —, H. Ditschuneit, F. Melani, E. Böhle, A. Walter, P. Althoff und E. F. Pfeiffer: Über die Beeinflussung der biologischen Seruminsulinaktivitäten und des immunologischen Insulins durch Hypophysektomie und Wachstumshormonbelastung. Verh. dtsch. Ges. inn. Med. **71**, 355 (1965) (c).

—, J. Beyer, P. Althoff, A. Walter, H. Ditschuneit, F. Melani, H. H. Ditschuneit, J. Ammon und E. F. Pfeiffer: Weitere Untersuchungen über das Verhalten der beiden Insulinaktivitäten und des immunologisch nachweisbaren Insulins am hypophysektomierten und pankreatektomierten Hund. 1. Kongr. Europ. Ges. f. Diabetologie, Montecatini Terme/Ital., 20.—22. 4. 1965 (b) Abstr. 24.

—, H. Ditschuneit, R. Petzoldt, J. Beyer, E. F. Pfeiffer, A. Sirek, H. Geerling, and O. V. Sirek: Serum insulin-like activity in hypophysectomized and depancreatized dogs. Diabetes **14**, 658 (1965) (a).

Schöffling, K., A. Sirek, H. Ditschuneit, R. Petzoldt, O. Sirek e E. F. Pfeiffer: Attiveta insuliniche nel siero di cani houssay. 1. Symp. internazionale sul diabete, Modena/ Ital., 21.—22. 9. 1963. Clin. ter. **30**, 154 (1964).

Steelman, S. L., R. Oslapas, and R. D. Busch: An improved in vitro method for determination of serum „insulin-like" activity. Proc. Soc. exp. Biol. (N.Y.) **105**, 595 (1960).

Steinke, J., A. Sirek, V. Lauris, F. D. W. Lukens, and A. E. Renold: Measurement of small quantities of insulin-like-activity with rat adipose tissue. III. Persistance of serum insulin-like-activity after pancreatectomy. J. clin. Invest. **41**, 1699 (1962).

—, K. W. Taylor, K. Gunderson, and A. E. Renold: Serum insulin-like activity (ILA) of untreated patients with recent onset of Diabetes mellitus. 4. Cong. Int. Diab. Fed., Genf, Méd. et Hyg., 1961, S. 632.

Taylor, K. W., and P. J. Randle: The effect of insulin antiserum on the insulin activity of serum and protein fractions of serum. J. Endocr. **19**, 221 (1959).

Vallance-Owen, J., and B. Hurlock: Estimation of plasma-insulin by the rat diaphragm method. Lancet **1954**, I, 68.

— —, and N. W. Please: Plasma insulin activity in Diabetes mellitus. Lancet **1955 II**, 583.

—, and F. D. W. Lukens: Studies on insulin antagonism in plasma. Endocrinology **60**, 625 (1957).

Yalow, R. S., and S. A. Berson: Assay of plasma insulin in human subjects by immunological methods. Nature (Lond.) **184**, 1648 (1959).

— — Immunoassay of endogenous plasma-insulin in man. J. clin. Invest. **39**, 1157 (1960).

— — Plasma insulin concentrations in nondiabetic and early diabetic subjects. Diabetes **9**, 254 (1960).

Zur Frage der Biguanidwirkung bei Fettsucht

H. LIEBERMEISTER, W. SCHILLING, H. DAWEKE und K. JAHNKE*

Aus der II. Med. Universitätsklinik Düsseldorf
(Direktor: Prof. Dr. K. OBERDISSE)

Mit 2 Abbildungen

In letzter Zeit wurde verschiedentlich berichtet, daß bei fettsüchtigen Diabetikern unter Biguanidverabreichung eine Gewichtsabnahme zu beobachten ist. Auf diese Tatsache hatten HALLER und STRAUZENBERG bereits 1963 hingewiesen (1). 1 Jahr später berichteten PATEL und STOWERS über eine Serie von 165 adipösen Diabetikern, bei denen unter Phenforminbehandlung eine monatliche Gewichtsabnahme von durchschnittlich etwa 2% des Idealgewichts eingetreten war (2). Über ähnliche Beobachtungen erschienen in der Folgezeit Arbeiten von WELLER (3), MOSS (4), M. I. SCHWARTZ u. Mitarb. (5) sowie PEDERSEN (6). Dieser Effekt wurde von den Erstbeschreibern auf die anorexigene Wirkung der Biguanide bezogen. Die späteren Autoren diskutierten jedoch außerdem bestimmte Stoffwechseleffekte dieser Stoffe.

Systematische Untersuchungen zu der Frage, ob diese Gewichtsreduktion auch bei nichtdiabetischen Adipösen eintritt, sind uns bisher nicht bekannt geworden.

Diese Frage zu klären, haben wir bei 35 unausgewählten, nichtdiabetischen Adipösen unserer Fettsuchtambulanz eine N-Butyl-Biguanidbehandlung (Silubin R) durchgeführt. Es handelte sich dabei um 31 Frauen und vier Männer, 31 der Patienten hatten ein Übergewicht von mehr als 30% nach Broca, vier unter 30%, 19 waren über und 16 unter 40 Jahre alt. Abgesehen von einer körperlichen Untersuchung wurde ein oraler Standardglucosetoleranztest (o. GTT) nach 100 g Glucose und eine Bestimmung des Glucoseassimilationskoeffizienten nach CONARD im Anschluß an 25 g Glucose intravenös durchgeführt. Bei dieser Gelegenheit erfolgten Blutabnahmen zur Untersuchung des Verhaltens der freien Fettsäuren im Serum unter der oralen Glucosebelastung, ferner überprüften wir im Nüchternserum die Lactat- (7) und Pyruvatspiegel (8), das freie Glycerin (9), die veresterten Fettsäuren (10), die Triglyceride (11) und das Acetacetat (12). Als Kontrollgruppe dienten 30 Personen mit ähnlicher Alters-, Geschlechts- und Gewichtsverteilung. Von den 35 Patienten der Silubingruppe fielen bei 21 beide Glucosebelastungen normal aus, bei neun war eine der Belastungen, bei fünf waren beide Glucosetoleranzteste im Sinne eines latenten Diabetes verändert. In der Kontrollgruppe fanden sich bei 13 Personen beide Glucosebelastungen normal, neun wiesen eine normale und eine pathologische Belastung, acht zwei pathologische Belastungen auf. Manifeste Diabetiker fanden sich in keiner der beiden Gruppen. Im Anschluß an diese Untersuchungen erhielten die Patienten täglich 200 mg Butyl-Biguanid (Silubin-R) bzw. eines Placebopräparates für einen Zeitraum von 5 Wochen. Wir forderten sie ferner auf, ihre Ernährungsgewohnheiten nicht zu ändern. Während

* Mit dankenswerter Unterstützung der Deutschen Forschungsgemeinschaft.

dieser ambulanten Behandlungsperiode erfolgten mindestens drei Gewichtskontrollen, im Anschluß daran wiederholten wir die Glucosetoleranzteste mit gleichzeitiger Blutentnahme für die Stoffwechseluntersuchungen.

Für das Gesamtkollektiv der silubinbehandelten Patienten ergab sich eine durchschnittliche Gewichtsabnahme von 1,4 kg während der Beobachtungszeit, für die Untergruppe mit zwei normalen Glucosebelastungen betrug die Gewichtsabnahme 1,06 kg, für die mit ein oder zwei erniedrigten Toleranztesten 1,91 kg. Diese Gewichtsveränderungen gegenüber dem Ausgangswert waren sämtlich statistisch signifikant. Die mit Placebo behandelte Kontrollgruppe zeigte keine Gewichtsabnahme, vielmehr betrug die Differenz zum Ausgangswert $+$ 0,26 kg und war nicht signifikant.

Der Unterschied in der Gewichtsänderung zwischen den Silubin- und Placebo-Gesamtkollektiven ist mit einem p von unter 0,05 mit Wahrscheinlichkeit als

Gewichtsabnahme

	An-zahl	Gesamt-kollektiv	An-zahl	beide GTT normal	An-zahl	eine oder beide GTT patholog.
Silubin	35	—1,40 $\pm$0,37* p $>$ 0,001	21	—1,06 $\pm$0,33* p $>$ 0,002	14	—1,91 $\pm$0,81* p $>$ 0,05
Placebo	30	$+$0,256 $\pm$0,367*	13	—0,0846 $\pm$0,632*	17	$+$0,52 $\pm$0,435*

* Mittelwert der Gewichtsänderung
$\pm$ Standardabweichung des Mittelwertes

Abb. 1

signifikant, der zwischen den Vergleichsgruppen mit einer oder zwei pathologischen Glucosebelastungen ist bei einem p von etwa 0,005 als hochsignifikant anzusehen. Für die Untergruppe mit zwei normalen Glucosebelastungen war eine Signifikanz für die Gewichtsänderung beim Vergleich der Silubin- und Placebowirkung mit einem p von unter 0,20 nicht zu sichern (Abb. 1).

Fettsüchtige haben bekanntlich erhöhte Nüchternspiegel von freien Fettsäuren im Serum, die unter Glucosebelastung prompt abfallen. Von Interesse war daher, dieses Verhalten vor und nach Silubinbehandlung zu untersuchen. Der Abfall der freien Fettsäuren (*13*) während der ersten 2 Std unter oraler Glucosebelastung ließ sich mit hoher Signifikanz (p unter 0,001) in Form einer Regressionsgeraden darstellen, wenn die Blutentnahmezeiten logarithmisch auf der Abszisse aufgetragen wurden. Bei 18 Patienten mit normalen GTT fanden wir vor und nach Silubinbehandlung keine wesentlichen Unterschiede im Verhalten der freien Fettsäuren während der oralen Glucosebelastung.

$$(\bar{y} = 458 \pm 156\,\mu\text{mol/l, b} = -1,416 \pm 0,17)$$
$$(\bar{y}' = 464 \pm 154\,\mu\text{mol/l, b}' = -1,36 \pm 0,17)$$

Bei 14 Patienten mit ein oder zwei pathologischen GTT blieb zwar die Neigung der Regressionsgeraden für den Abfall der freien Fettsäuren unter Glucosezufuhr vor und nach der Silubinbehandlung gleich, jedoch lagen die Konzentrationen der freien Fettsäuren im Serum zu jedem Zeitpunkt der oralen Glucosebelastung nach der Behandlung mit Silubin signifikant höher als vorher (Anstieg von

$$\bar{y} = 465 \pm 152 \text{ auf } 576 \pm 151 \, \mu\text{mol/l, p unter } 0{,}005,$$
$$b = -1{,}28 \pm 0{,}18, \; b' = -1{,}21 \pm 0{,}21).$$

Für die übrigen oben angeführten Metaboliten im Nüchternserum, nämlich: Lactat, Pyruvat, Acetat, freies Glycerin, veresterte Fettsäuren und Triglyceride, ließ sich ein statistisch signifikanter Unterschied zwischen den Werten vor und nach der Silubinbehandlung nicht sichern (Abb. 2).

	beide GTT normal Silubin		1 oder 2 GTT pathologisch Silubin	
	vor	nach	vor	nach
Cholesterin mg-%	$223 \pm 46{,}2$ $n = 18$	$219{,}4 \pm 44{,}6$ $n = 17$	$228{,}2 \pm 43{,}3$ $n = 13$	$217{,}6 \pm 28{,}5$ $n = 13$
EFS mg-%	$381{,}2 \pm 88{,}6$ $n = 17$	$365{,}6 \pm 103{,}0$ $n = 17$	$394{,}1 \pm 78{,}0$ $n = 13$	$364{,}6 \pm 71{,}1$ $n = 13$
Triglyceride mg-%	$76{,}8 \pm 21{,}3$ $n = 14$	$82{,}3 \pm 29{,}2$ $n = 16$	$111{,}1 \pm 48{,}8$ $n = 12$	$103{,}8 \pm 58{,}3$ $n = 13$
freies Glycerin μMol/l	$114{,}2 \pm 77{,}7$ $n = 17$	$106{,}3 \pm 39{,}4$ $n = 17$	$133{,}7 \pm 65{,}1$ $n = 13$	$146{,}9 \pm 124{,}1$ $n = 13$
Acetacetat enzymatisch μMol/l	$25{,}1 \pm 15{,}3$ $n = 8$	$30{,}4 \pm 17{,}9$ $n = 8$	$20{,}7 \pm 4{,}2$ $n = 6$	$27{,}5 \pm 7{,}8$ $n = 7$
Lactat μMol/l	$701{,}0 \pm 156{,}5$ $n = 7$	$646{,}6 \pm 106{,}8$ $n = 7$	$720{,}4 \pm 101{,}2$ $n = 8$	$788{,}6 \pm 188{,}7$ $n = 8$
Pyruvat μMol/l	$43{,}5 \pm 11{,}1$ $n = 7$	$47{,}4 \pm 12{,}8$ $n = 7$	$44{,}47 \pm 8{,}75$ $n = 7$	$57{,}11 \pm 26{,}40$ $n = 8$

Mittelwerte $\pm$ Standardabweichung

Abb. 2

Wir haben die mittleren Blutzuckerwerte zu den verschiedenen Zeitpunkten während des oralen Glucosetoleranztestes vor und nach Silubinbehandlung miteinander verglichen und fanden dabei keinen signifikanten Unterschied. Eine Änderung der Glucosetoleranz durch die Silubinbehandlung ließ sich unter unseren Bedingungen auch bei der Gruppe mit latent-diabetischer Stoffwechsellage nicht nachweisen.

Bei unseren Untersuchungen ergaben sich also:

1. Eine signifikante Gewichtsabnahme bei Adipösen mit normaler oder erniedrigter Glucosetoleranz.

2. Eine gegenüber Placebo signifikante Abnahme des Körpergewichts beim Gesamtkollektiv der Silubinbehandelten und beim Teilkollektiv mit erniedrigter Glucosetoleranz im Sinne eines Drogeneffektes.

3. Ein signifikanter Anstieg der freien Fettsäuren im Serum nach der Silubinbehandlung bei den Patienten mit verminderter Glucosetoleranz.

Diskussion

Die Silubinwirkung auf das Körpergewicht war bei unseren Untersuchungen bei den Patienten mit verringerter Glucosetoleranz stärker ausgeprägt. Über eine

Herabsetzung des Appetits klagte nur einer der 35 Patienten. Übelkeit, Erbrechen oder Durchfälle wurden nicht angegeben. Diese beiden Tatsachen und die Beobachtung von Patel und Stowers, daß Patienten, die neben Phenformin noch Sulfonylharnstoffe erhielten, eine geringere Gewichtsabnahme zeigten, lassen die Vermutung, daß die Abnahme des Körpergewichts unter Biguaniden lediglich auf einer anorexigenen Wirkung beruhe, als nicht befriedigend erscheinen.

Auch die Erhöhung der Fettsäurenspiegel unter der oralen Glucosebelastung fanden wir lediglich bei den Patienten mit latent diabetischer Stoffwechsellage. Untersuchungen über das Verhalten der freien Fettsäuren nach längerdauernder Einnahme von Biguaniden sind bisher nur spärlich veröffentlicht worden. Moorhouse u. Mitarb. fanden bei sieben diabetischen Frauen keine signifikante Änderung des Verhaltens der freien Fettsäuren nach Phenfomin (14). Schless stellte bei einem adipösen Diabetiker nach 10 Tagen DBI bei Untersuchung der AV Differenz im Unterarmgewebe eine vermehrte Freisetzung von Fettsäuren fest, bei einem Adipösen ohne Diabetes ergab sich keine eindeutige Veränderung. Diese Beobachtungen an allerdings nur zwei Personen stützen unsere Feststellungen (15). Eine Hemmung der Aufnahme von FFS am Fettgewebe in vitro tritt nach L'Age erst bei unphysiologisch hohen Biguaniddosen ein (16).

Grodsky beobachtete bei fünf nichtdiabetischen Adipösen und vier adipösen Diabetikern einen Abfall des immunologisch nachweisbaren Insulin nach 3tägiger Behandlung mit Phenformin (17). Bekanntlich würde eine Herabsetzung des Serum-Insulinspiegels ebenfalls zu einer Steigerung der Lipolyse und verminderten Lipogenese führen (18). Ob dieser Mechanismus unsere Beobachtungen erklären kann, soll durch Untersuchung der Insulinspiegel bei den Patienten vor und nach Behandlung mit Silubin, die wir in Angriff genommen haben, abgeklärt werden.

Für die bereitwillige Hilfe bei der statistischen Auswertung der Ergebnisse danken wir Herrn Dr. A. Breitbach.

Literatur

1) Haller, H., u. S. E. Strauzenberg: In 2. Symposium über Diabetesfragen in Karlsburg 1963, S. 393—404.

2) Patel, D. D., and J. M. Stowers: Lancet **1964**, II, 282.

3) Weller, Ch.: Lancet **1965**, I, 53.

4. Moss, I. M.: Med. Tms. (Lond.) **92**, 645 (1964).

5) Schwartz, M. J., S. Mirsky, and L. E. Schaefer: Lancet **1965**, I, 959.

6) Pedersen, J.: Lancet **1964**, II, 821. — Acta endocr. (Kbh.) **49**, 479 (1965).

7) Hohorst, H. J.: In H. U. Bergmeyer: Meth. d. enzym. Analyse, S. 266. Weinheim (Bergstr.): Verl. Chemie 1962.

8) Boehringer, C. F.: Vorläufige Arbeitsvorschrift vom Mai 1964.

9) Kreutz, F. H.: Klin. Wschr. 7, 362 (1962).

10) Rosenthal, H. L., M. L. Pfluke, and J. Callerami: Clin. chim. Acta 4, 329 (1959).

11) Kreutz, F. H.: Clin. Chem. 4, 492 (1963).

12) Williamson, D. H., J. Mellanby, and H. A. Krebs: Biochem. J. 82, 90 (1962).

13) Dole: modif. n. F. Lochner: Pflügers Arch. ges. Physiol. 271, 405 (1960).

14) Moorhouse, J. A., J. Steinberg, and N. J. Rosen: J. clin. Endocr. 23, 1080 (1963).

15) Schless, G. L.: Metabolism 13, 934 (1964).

16) L'Age, M., J. Stehr und P. Wahl: Klin. Wschr. 41, 659 (1963).

17) Grodsky, G. M., J. H. Karam, Ch. Pavlatos, and P. H. Forsham: Metabolism 12, 278 (1963).

18) Renold, A. E., O. B. Crofford, W. Stauffacher und B. Jaenrenaud: Diabetologia 1, 4 (1965).

Beziehungen
zwischen Fettsäurestoffwechsel und Ketonkörperbildung unter dem Einfluß von Noradrenalininfusionen bei normalen, übergewichtigen und diabetischen Menschen

B. Willms, M. Böttcher, N. Sakamoto, B. Bremer und H. D. Söling

Aus der Med. Universitätsklinik und Poliklinik Göttingen (Direktor: Prof. Dr. W. Creutzfeldt)

In Übereinstimmung mit Scow und Chernick (*1*) fanden wir an isoliert perfundierten Lebern von alloxandiabetischen Ratten, die mit unveresterten Fettsäuren (NEFA) belastet wurden, keine gesteigerte Ketogenese im Vergleich zu Lebern von Normaltieren. Daraus wurde der Schluß gezogen, daß die Ketonkörperbildung der Leber nur vom NEFA-Angebot abhängt.

Demgegenüber fanden Blackard und Omori (*2*) in vivo unterschiedliche Ketonkörperkonzentrationen nach Noradrenalin-induziertem NEFA-Anstieg. Normalgewichtige Diabetiker bildeten bei gleichem NEFA-Spiegel mehr Ketonkörper als übergewichtige Diabetiker.

Diese Diskrepanz zwischen in-vitro- und in-vivo-Befunden veranlaßte uns, den Einfluß der Faktoren Übergewicht und Diabetes auf die Ketonkörperbildung in vivo zu untersuchen.

Während einer 90 min dauernden Noradrenalininfusion von 0,08 μg/kg/min wurden folgende Serum- bzw. Blutkonzentrationen gemessen: Unveresterte Fettsäuren nach Dole und Meinertz (*3*), freies Glycerin mit Glykerokinase nach Wieland (*4*), Triglyceride nach Hydrolyse enzymatisch als Glycerin, Beta-Hydroxybuttersäure und Acetoacetat mit Beta-Hydroxybuttersäuredehydrogenase in einem modifizierten Test nach Williamson u. Mitarb. (*5*), Glucose mit Glucoseoxydase, Insulin-ähnliche Aktivität (ILA) und immunologisch meßbares Insulin (IMI). Die Anwendung enzymatischer Methoden schien uns besonders bei der Bestimmung der Ketonkörper von Vorteil zu sein gegenüber den unspezifischen chemischen Methoden.

Die folgenden Gruppen wurden miteinander verglichen: Normalgewichtige und übergewichtige Stoffwechselgesunde, normalgewichtige und übergewichtige Altersdiabetiker sowie insulinabhängige jugendliche Diabetiker (Tab. 1).

Die Ausgangswerte der NEFA sind bei den übergewichtigen (Bd) und normalgewichtigen (Bm) Altersdiabetikern und in gleichem Maße bei den übergewichtigen Nichtdiabetikern (D) gegenüber der Kontrollgruppe (A) erhöht. Die höchsten Werte finden wir bei den Insulinmangeldiabetikern (C).

Die Nüchternwerte für das freie Glycerin liegen in den Gruppen der übergewichtigen Diabetiker (Bd), der Insulinmangeldiabetiker (C) und der übergewichtigen Nichtdiabetiker (D) — wie bei den unveresterten Fettsäuren — gegenüber der Kontrollgruppe (A) erhöht.

Die Triglyceride sind bei den mageren Altersdiabetikern (Bm) im Normbereich, bei den mageren Diabetikern vom jugendlichen Typ (C) und den übergewichtigen Nichtdiabetikern (D) deutlich erhöht und noch höher bei den insulinunabhängigen übergewichtigen Diabetikern (Bd).

Bei den Gesamtketonkörpern (Acetoacetat und Beta-Hydroxybutyrat zusammengerechnet) bestehen in den Ausgangswerten beträchtliche Unterschiede. Die Werte der übergewichtigen (Bd) und normalgewichtigen Altersdiabetiker (Bm) wie auch die der übergewichtigen Nichtdiabetiker (D) sind auf etwa das Doppelte

Tabelle 1. *Nüchternwerte vor Noradrenalininfusion*

		Glucose	NEFA	freies Glycerin	Tri-glyceride	Gesamt-keton-körper	ILA
		mg-%	m Val/l	m Mol/l	m Mol/l	μ Mol/l	μ E/ml
A)	Kontrollgruppe	74	0,516	0,082	0,924	91,5	305
Bd)	übergewichtige Altersdiabetiker	164	0,774	0,101	1,279	176,2	411
Bm)	normalgewichtige Altersdiabetiker	190	0,695	0,073	1,064	231,7	273
C)	Insulinmangeldiabetiker	302	0,993	0,096	1,148	1054,7	339
D)	übergewichtige Nichtdiabetiker	77	0,775	0,102	1,175	206,3	554

Nüchternwerte nach 12stündigem Fasten über Nacht, mindestens 16stündiger Insulinkarenz (bei Gruppe C) bzw. mindestens 3tägigem Aussetzen der Tolbutamidtherapie (Bd und Bm). Aufgetragen sind die Konzentrationen (in Mittelwerten) der Glucose, NEFA (unveresterte Fettsäuren), des freien Glycerins, der Triglyceride, der Gesamtketonkörper (Acetoacetat und Beta-Hydroxybutyrat zusammengerechnet) und der ILA (insulin-like-activity)

erhöht, während die Diabetiker vom jugendlichen Typ (C) einen elffach höheren Nüchternspiegel an Ketonkörpern aufweisen.

Die gemessenen Seruminsulinwerte liegen sowohl immunologisch als auch biologisch am höchsten in der Gruppe der übergewichtigen Nichtdiabetiker (D), niedriger, aber auch noch deutlich über der Kontrollgruppe, bei den übergewichtigen Altersdiabetikern (Bd).

Während der NA-Infusion steigt die Blutglucose am höchsten an bei den Insulinmangeldiabetikern (C), weil diesen offenbar die gegenregulatorische Insulinausschüttung fehlt. Die NEFA steigen bei den normalgewichtigen Altersdiabetikern (Bm) etwa gleich an wie bei den Kontrollen. Bei den jugendlichen Diabetikern (C) ist der Anstieg mit 0,737 mval/l ausgeprägter, am stärksten ist er jedoch bei den übergewichtigen Diabetikern (Bd) und den übergewichtigen Nichtdiabetikern (D).

Die Werte für das freie Glycerin steigen am stärksten an — etwa auf das Dreifache der Kontrollgruppe — bei den übergewichtigen Diabetikern (Bd) und den übergewichtigen Nichtdiabetikern (D). Die mageren Altersdiabetiker (Bm) und Insulinmangeldiabetiker (C) liegen etwa gleich wie die Kontrollen.

Während der Noradrenalininfusion beobachteten wir den stärksten Anstieg der Triglyceride bei den Normalpersonen, geringer war er bei den mageren Diabetikern

(Bm), am geringsten aber bei den beiden fettsüchtigen Gruppen. Die Ketonkörperkonzentrationen steigen bei den mageren Altersdiabetikern (Bm) doppelt so stark an wie bei den Kontrollen. Bei den übergewichtigen Nichtdiabetikern (D) gleich stark wie bei den übergewichtigen Diabetikern (Bd), am ausgeprägtesten jedoch bei den Insulinmangeldiabetikern (C). Die Ergebnisse sind in der Tab. 2 zusammengefaßt.

Die Zunahme der Gesamtketonkörperkonzentration im Blut war bei den übergewichtigen Diabetikern und Nichtdiabetikern, bezogen auf den NEFA-Anstieg, auf das Doppelte gesteigert gegenüber den Kontrollwerten. Bei den normalgewichtigen Altersdiabetikern war das molare Verhältnis gleich wie bei den beiden übergewichtigen Gruppen. Den größten Anstieg an Acetoacetat und Beta-

Tabelle 2. *Maximaler Anstieg unter der Noradrenalininfusion*

| | | Differenzen zum Ausgangswert | | | |
| | | Glucose | NEFA | freies Glycerin | Triglyceride | Gesamtketonkörper |
		mg-%	m Val/l	m Mol/l	mMol/l	μMol/l
A)	Kontrollgruppe	22	0,642	0,047	1,269	221
Bd)	übergewichtige Altersdiabetiker	32	1,292	0,151	0,495	823
Bm)	normalgewichtige Altersdiabetiker	20	0,564	0,065	0,569	408
C)	Insulinmangeldiabetiker	70	0,737	0,059	0,602	1632
D)	übergewichtige Nichtdiabetiker	24	1,350	0,145	0,387	1057

Hydroxybutyrat fanden wir in der Gruppe der Insulinmangeldiabetiker: pro mMol NEFA-Anstieg nahm die Ketonkörperkonzentration $5^1/_2$mal stärker zu als bei Normalpersonen.

Wie wir gestern von Herrn SÖLING gehört haben, läßt sich eine erhöhte Ketonkörperkonzentration entweder durch eine verstärkte Ketogenese oder durch eine verringerte Ketolyse oder drittens durch eine Kombination dieser beiden Mechanismen erklären. Eine verstärkte Ketogenese bei konstantem NEFA-Angebot kann einmal durch eine primäre Steigerung der Fettsäureoxydation zustande kommen, zum anderen dadurch, daß die Veresterung der in die Leber gelangenden NEFA verringert ist und somit mehr Acyl-S-CoA-Verbindungen für die Fettsäureoxydation zur Verfügung stehen.

Im Verhältnis zum NEFA-Anstieg wie auch absolut ist die Zunahme der Triglyceridkonzentration am meisten in der Gruppe der übergewichtigen Diabetiker und Nichtdiabetiker reduziert. Trotzdem liegt der Ketonkörperanstieg, bezogen auf den Anstieg der NEFA, zwei- bis dreimal niedriger als bei den jugendlichen Insulinmangeldiabetikern, die eine deutlich stärkere Triglyceridbildung aufweisen als die übergewichtigen Patienten. Dieser Befund spricht dagegen, daß der verstärkte Ketonkörperanstieg bei Patienten mit Insulinmangeldiabetes auf einer Hemmung der Triglyceridbildung beruht.

Die übergewichtigen Nichtdiabetiker weisen in den von uns gemessenen Parametern des Fettstoffwechsels die gleichen Veränderungen auf wie die übergewichtigen Diabetiker. Wir finden hier keinen Unterschied zwischen Diabetikern und Nichtdiabetikern. Der Gewichtsfaktor scheint demnach beim Altersdiabetes dominierend zu sein. während bei den jugendlichen Insulinmangeldiabetikern der Faktor Insulinmangel bestimmend ist.

Literatur

1) Scow, R. O., and S. S. Chernick: Recent Progr. Hormone Res. **16**, 497 (1960).
2) Blackard, W. G., and Y. Omori: Diabetes **13**, 518 (1964).
3) Dole, V. P., and H. Meinertz: J. biol. Chem. **235**, 2595 (1960).
4) Wieland, O.: In Methoden der enzymatischen Analysen, hrsg. v. H. U. Bergmeyer. Weinheim: Verlag Chemie 1962.
5) Williamson, D. H., J. Mellanby, and H. A. Krebs: Biochem. J. **82**, 90 (1962).

Über den Einfluß des Lichtes
auf den endogenen Fettstoffwechsel*

F. Hollwich, B. Dieckhues und G. Jünemann

Aus der Augenklinik der Westf. Wilhelms-Universität Münster (Westf.)
(Direktor: Prof. Dr. F. Hollwich)

Mit 2 Abbildungen

Die Einwirkung eines Stress auf den Stoffwechsel der freien Fettsäuren ist wiederholt untersucht worden. Neben pyrogenen Reizen ist bekannt, daß auch akustische und Lichtreize über eine vegetative Funktionsänderung auf den Verlauf der Fettsäurekurve einwirken. Uns interessierte in diesem Zusammenhang einmal die Frage, ob die Wirkung von Lichtreizen auf den Fettstoffwechsel über das Auge geht und zum anderen, ob die Ausschaltung der Lichtreize zu Störungen im Fettsäurestoffwechsel führt.

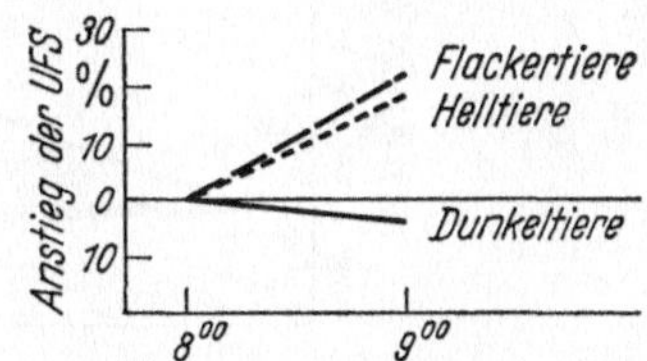

Abb. 1. Einfluß des Lichtes auf das Verhalten der UFS dunkeladaptierter weißer Ratten (90 Tiere)

Der Einfluß des Lichtes über das Auge auf den allgemeinen Stoffwechsel und auf einzelne Organfunktionen ist hinreichend bekannt. Erwähnt seien die Beobachtungen über den Einfluß des tagesrhythmischen Hell-Dunkel-Wechsels im Pflanzen- und Tierreich sowie bei blinden und sehenden Menschen (Hollwich, Halberg, Radnot, Haus u. a.). Es kann heute als gesichert gelten, daß neben dem optischen Anteil der Sehbahn, der das Sehen vermittelt, noch ein sog. „energetischer Anteil der Sehbahn" (Hollwich) von der Retina zum Hypothalamus zieht. H. Becher und sein Schüler Knoche konnten vor kurzem in Degenerationsversuchen einen retino-hypophysären Faserzug im histologischen Bild nachweisen. Über diesen Weg können Lichtreize regelnd in die Tätigkeit der Hypophyse und den Hormonhaushalt und vermutlich sekundär auch in den Fettstoffwechsel eingreifen.

Es ergibt sich jetzt die Frage, ob die nach Lichtreizen auftretenden Veränderungen an eine intakte Lichtaufnahme über das Auge gebunden sind, oder ob andere Einflüsse hierfür verantwortlich zu machen sind. Zu diesem Zweck prüften wir das Verhalten der freien Fettsäuren im Blutserum bei Ratten und Kaninchen, die unter normalem tageszeitlichen Hell-Dunkel-Wechsel bzw. über längere Zeit im Dunkeln gehalten wurden. Um extraoculäre Lichteinwirkungen auszuschließen, wurden gleichartige Versuche außerdem an normalen und beidseitig enucleierten Tieren durchgeführt. Weiterhin sollte untersucht werden, wie die Fettsäuren auf eine Stress-Situation durch Lichtblitze reagieren. Die Bestimmung der freien Fettsäuren erfolgte nach der Methode von Konitzer, Voigt und Solle.

---

* Herrn Prof. Dr. med. et phil. H. Becher zum 70. Geburtstag.

Die Ergebnisse haben wir in den folgenden Tabellen zusammengestellt.

Auf der Abb. 1 sind zunächst die Ergebnisse freier Fettsäurebestimmungen bei Hell- und Dunkeltieren aufgetragen. Drei Gruppen von jeweils 30 Albinoratten wurden 5 Tage lang in völliger Dunkelheit gehalten. Nach einer anschließenden ersten Blutabnahme aus der Zungenvene, die bei punktförmiger Beleuchtung im Dunkeln vorgenommen wurde, verblieb die eine Gruppe weiterhin im Dunkeln, während die beiden anderen Gruppen 1 Std dem Tageslicht von etwa 1500 bis 2500 Lux bzw. einem Flackerlicht von 2000 Lux bei einer Frequenz von 60 Blitzen/min (gleichgroßes Hell-Dunkelintervall) ausgesetzt wurden. Während bei den Dunkeltieren kein Anstieg der unveresterten Fettsäuren (UFS) festzustellen war, kam es sowohl bei den Helltieren als auch bei den Flackertieren zu einem deutlichen Anstieg der freien Fettsäuren im Serum.

Vergleichende Untersuchungen mit enucleierten Tieren (Abb. 2), also solchen Tieren, bei denen unter sonst gleichen Versuchsbedingungen lediglich die Lichtreception ausgeschaltet war, ergaben ein ähnliches Verhalten: Sehtüchtige Ratten,

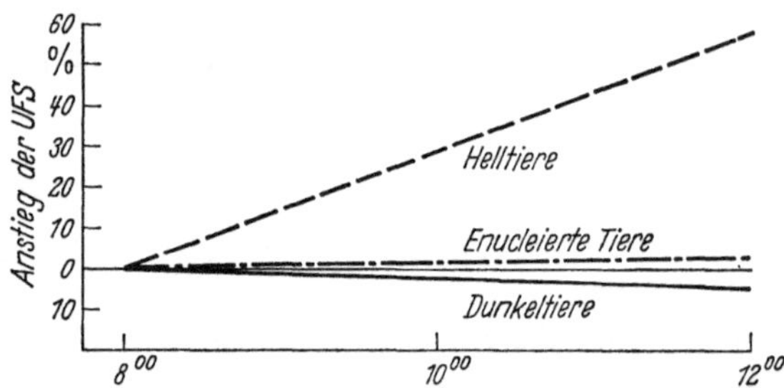

Abb. 2. Fehlender Anstieg der UFS enucleierter Ratten nach Tageslichteinwirkung (90 Tiere)

die dem natürlichen Hell-Dunkel-Tagesrhythmus ausgesetzt waren, zeigten mit der Zunahme der Tageshelligkeit auch ein deutliches Ansteigen der UFS um 60%, während *enucleierte* Ratten unter denselben Licht-, Wärme- und Futterbedingungen keine Änderungen der freien Fettsäuren im Serum erkennen ließen. Gleiches fand sich bei den als Kontrolltiere mitlaufenden Dunkeltieren.

Gleichartige Versuche wurden mit Kaninchen durchgeführt. Kaninchen haben den Vorteil, daß mehrmals an einem Tag Blut entnommen werden kann, sie haben aber den Nachteil einer gewissen Labilität. Zu unseren Versuchen benutzen wir deshalb solche Tiere, die aus anderen Gründen schon an eine Blutentnahme aus der Ohrvene gewöhnt waren. Außerdem wurden stärkere Geräusche und andere Stress-Faktoren nach Möglichkeit vermieden. 30 Kaninchen wurden 5 Tage lang im Dunkeln gehalten. Die eine Gruppe, jeweils zehn Tiere, verblieb anschließend im Dunkeln, die zweite wurde normalem Tageslicht ausgesetzt und die letzte Gruppe erhielt eine stressartig wirkende Flackerlichtbeleuchtung von 2000 Lux mit 60 Blitzen/min. Die Blutabnahme aus der Ohrvene erfolgte bei allen Kaninchen um 8 Uhr, 9 Uhr und 10 Uhr. Die Werte für die unveresterten Fettsäuren zeigten auch hier bei den Dunkeltieren praktisch keine Änderung, während bei den Tieren, die dem Tageslicht bzw. künstlichen Flackerlicht ausgesetzt wurden, ein deutlicher Anstieg zu verzeichnen war.

Aus den Versuchen lassen sich folgende Schlüsse ziehen:

1. Normales Tageslicht und Lampenlicht wirken auf den Fettstoffwechsel im Sinne einer Steigerung der freien Fettsäuren im Serum ein.

2. Die Wirkung des Lichtes ist an eine intakte Lichtreception über das Auge gebunden.

Literatur

BECHER, H.: Acta neuroveg. (Wien) 8, 421 (1953).
— In Auge und Zwischenhirn. Beih. Klin. Mbl. Augenheilk. 23, 1 (1955).
HALBERG, F.: J. appl. Physiol. 12, 381 (1958).
HAUS, E.: Ann. N.Y. Acad. Sci. 117, 292 (1964).
HOLLWICH, F.: In Auge und Zwischenhirn. Beih. Klin. Mbl. Augenheilk. 23, 95 (1955).
— Ann. N.Y. Acad. Sci. 117, 105 (1964).
— Studium Generale 17, 752 (1964).
KNOCHE, H.: Z. Zellforsch. 51, 658 (1960).
KONITZER, K., S. VOIGT und M. SOLLE: Acta biol. med. germ. 12, 502 (1964).
RADNOT, M., and E. WALLNER: Ann. N.Y. Acad. Sci. 117, 244 (1964).

Wirkung von 3,5-Dimethylisoxazol auf die Lipolyse und den Stoffwechsel von Fettsäuren

U. Schwabe und A. Hasselblatt

Aus dem Pharmakologischen Institut der Universität Göttingen
(Direktor: Prof. Dr. L. Lendle)

Mit 2 Abbildungen

3,5-Dimethylisoxazol wurde zunächst als blutzuckersenkender Stoff entdeckt (Dulin und Gerritsen, 1963). Eine weitaus größere Bedeutung kommt jedoch der Tatsache zu, daß 3,5-Dimethylisoxazol in niedriger Dosis die Konzentration der unveresterten Fettsäuren (UFS) im Plasma senkt. Auch beim Menschen fällt der UFS-Spiegel schon nach oraler Gabe von 0,2 mg/kg stark und anhaltend ab (Schwabe und Hasselblatt, 1966). Der Fettsäureabfall beruht darauf, daß die Spaltung von Triglyceriden im Fettgewebe gehemmt und dadurch die Mobilisation von Fettsäuren unterdrückt wird.

Einen Eindruck von der starken Wirkung dieses Stoffes vermittelt die Dosiswirkungskurve, die zeigt, daß der Fettsäurespiegel hungernder Ratten schon nach Gabe von 50 µg/kg s.c. auf Werte gesenkt wird, wie sie bei gefütterten Tieren beobachtet werden. Steigert man die Dosis, so wird der Effekt nicht weiter verstärkt.

Da die Plasmakonzentration ein entscheidender Faktor für die Höhe der Fettsäureaufnahme in den Organen ist, war zu erwarten, daß nach 3,5-Dimethylisoxazol weniger Fettsäuren in die Gewebe gelangen und der Fettgehalt abnimmt. Am deutlichsten wirken sich diese Veränderungen in der Leber aus, die einen großen Teil der im Blut zirkulierenden UFS aufnimmt und zu Triglyceriden verestert. Als Folge des reduzierten Fettsäureangebots sinkt der Triglyceridgehalt der Leber stark ab. Nach 1 mg/kg s.c. 3,5-Dimethylisoxazol wird der Triglyceridgehalt schon nach 2 Std signifikant gesenkt. Nach 4 Std ist das Maximum des Abfalls erreicht, und nach 8 Std lassen die Werte wieder eine ansteigende Tendenz erkennen.

Ein wesentlicher Teil der Lebertriglyceride wird an Lipoproteine gebunden und als Lipoproteide in das Blut abgegeben. Als weitere Folge der Lipolysehemmung im Fettgewebe müßte nach 3,5-Dimethylisoxazol daher auch die Lipoproteidgabe der Leber zurückgehen. Diese Syntheseleistung ist erkennbar an der Höhe des Triglyceridspiegels im Plasma. Die Abb. 1 zeigt, daß nach einmaliger Gabe von 3,5-Dimethylisoxazol in der Dosis von 1 mg/kg s.c. die Plasmatriglyceride von Hungerratten stark und über lange Zeit abfallen. Nach 4 Std ist ein signifikanter Abfall um 50% eingetreten, das Maximum wird nach 8 Std mit einer Abnahme um 70% vom Ausgangswert erreicht. Danach steigt der Triglyceridspiegel wieder langsam an und kehrt nach 16 Std wieder auf die Werte der Kontrolltiere zurück. Die Veränderungen der Plasmatriglyceride gehen dem Verhalten der Lebertriglyceride weitgehend parallel und folgen mit einem kurzen Intervall von 2 bis

4 Std genau dem zeitlichen Verlauf des UFS-Spiegels, der zum Vergleich mit abgebildet ist. Die Abnahme der Plasmakonzentration der beiden wichtigsten Lipidfraktionen, die Fettsäuren transportieren, führt dazu, daß das Fettsäureangebot an die Organe auf zweifache Weise sinkt.

Die Fettsäureoxydation, die ebenfalls vom Fettsäureangebot abhängig ist, müßte unter 3,5-Dimethylisoxazol abnehmen. Wir haben daher den Gehalt an Acetyl-CoA, das als Intermediärprodukt bei der Beta-Oxydation der Fettsäuren fortlaufend entsteht, in der Leber bestimmt. Wie aus mehreren Untersuchungen bekannt ist, variiert der Acetyl-CoA-Gehalt in der Leber in Abhängigkeit von der Stoffwechselsituation. Im Hunger, wenn viel Fettsäuren oxydiert werden, ist der Acetyl-CoA-Gehalt hoch, im gefütterten Zustand niedrig. Erhalten Hungertiere 3,5-Dimethylisoxazol, so fällt das Acetyl-CoA innerhalb von 2 Std auf die Werte

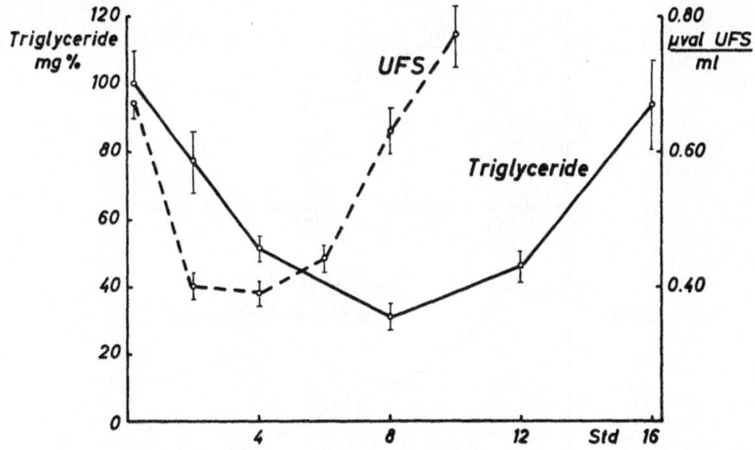

Abb. 1. Wirkung von 3,5-Dimethylisoxazol 1 mg/kg s.c. auf die Konzentration von UFS und Triglyceriden im Plasma bei Ratten nach 16 Std Hunger. Mittelwerte von je sechs bis acht Tieren ± Standardabweichung des Mittelwertes

von gefütterten Tieren ab (Abb. 2). Schon 30 min nach Gabe des Lipolyse-Hemmstoffes findet sich eine signifikante Abnahme. Die Veränderungen des Acetyl-CoA-Gehaltes folgen also in kurzem zeitlichen Abstand zum Fettsäureabfall im Plasma, der schon nach 15 min nachweisbar ist.

Der Gehalt an aktivierten Fettsäuren (langkettige Acyl-CoA-Thioester) in der Leber, die als Substrat für die Fettsäureoxydation dienen, wird durch 3,5-Dimethylisoxazol ebenfalls zeitabhängig gesenkt. Dieser Prozeß verläuft aber langsamer, so daß erst nach 4 Std die Werte von gefütterten Tieren erreicht werden (Abb. 2). Das kann als Hinweis dafür gelten, daß die aktivierten Fettsäuren keineswegs allein vom Substratangebot her den Acetyl-CoA-Gehalt in der Leber bestimmen. Es spielen offenbar noch andere Faktoren eine Rolle für die aktuelle Konzentration von Acetyl-CoA, wodurch die schnellere Abnahme nach 3,5-Dimethylisoxazol bedingt ist.

Dabei ist in erster Linie an Reaktionen zu denken, bei denen Acetyl-CoA für Synthesen verbraucht wird. Wir prüften daher den Einbau von markiertem Acetat in Fettsäuren am Ganztier. Schon 1 Std nach Gabe von 3,5-Dimethylisoxazol wurde der Acetateinbau in Fettsäuren in der Leber und im Fettgewebe

15*

erhöht. 3,5-Dimethylisoxazol vermag also die gedrosselte Fettsäuresynthese des Hungertieres wieder zu steigern. Da der Effekt schon frühzeitig beobachtet wird, dürfte er eine zusätzliche Erklärung dafür bieten, daß die Gewebskonzentration von Acetyl-CoA schneller abfällt als nach dem Angebot an langkettigen Acyl-CoA-Thioestern in der Leber zu erwarten ist. Es liegt nahe, die gesteigerte Fettsäuresynthese in Verbindung mit der Abnahme der aktivierten Fettsäuren in der Leber zu sehen. Die langkettigen Fettsäurethioester des Coenzym A sind in vitro wirksame Hemmstoffe der Acetyl-CoA-Carboxylase, die Malonyl-CoA bildet und damit

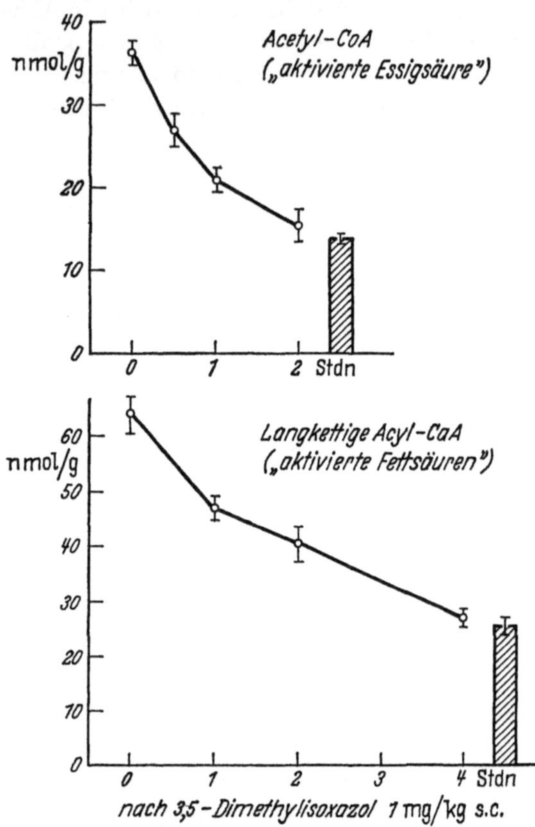

Abb. 2. Wirkung von 3,5-Dimethylisoxazol 1 mg/kg s.c. auf die Konzentration des Acetyl-CoA und langkettiger Acyl-CoA-Thioester in der Leber bei Ratten nach 16 Std Hunger. Mittelwerte von je sechs Tieren ± Standardabweichung des Mittelwertes. ▨ gefütterte Tiere

die Fettsäuresynthese einleitet. Wird die Konzentration der aktivierten Fettsäuren durch 3,5-Dimethylisoxazol vermindert, so müßte damit auch die Enzymhemmung aufgehoben werden. Ob die Steigerung der Fettsäuresynthese tatsächlich als Sekundäreffekt der Lipolysehemmung anzusehen ist, können wir nicht entscheiden, da die Möglichkeit besteht, daß 3,5-Dimethylisoxazol zusätzlich noch direkte Wirkungen auf die Leber hat.

Die Zunahme der Fettsäuresynthese sowie der niedrige Gehalt von Acetyl-CoA und aktivierten Fettsäuren in der Leber müssen dazu führen, daß die Bildung von Acetessigsäure aus Acetyl-CoA abnimmt. Über die Wirkung von 3,5-Dimethylisoxazol auf die Ketogenese wird im folgenden Vortrag berichtet.

Literatur

DULIN, W. E., and G. C. GERRITSEN: Hypoglycemic activity of 3,5-dimethylisoxazole. Proc. Soc. exp. Biol. (N.Y.) **113**, 683 (1963).

SCHWABE, U., u. A. HASSELBLATT: Vergleich der Wirkung von Insulin und 3,5-Dimethylisoxazol auf den Stoffwechsel von unveresterten Fettsäuren, Glycerin und Glucose. Klin. Wschr. **44**, 707 (1966).

Hemmung der Ketogenese durch 3,5-Dimethylisoxazol

A. Hasselblatt, P. Bubenheimer und U. Schwabe

Aus dem Pharmakologischen Institut der Universität Göttingen
(Direktor: Prof. Dr. L. Lendle)

Mit 2 Abbildungen

Die heterocyclische Verbindung 3,5-Dimethylisoxazol hemmt die lipolytische Spaltung der Neutralfette im Fettgewebe und hindert den Organismus daran, seine Fettdepots zu mobilisieren. Das muß sich besonders dann auswirken, wenn der Organismus gezwungen ist, auf Depotfett zurückzugreifen, um seinen Energiebedarf zu decken, also wenn im Hunger die verfügbaren Kohlenhydratreserven verbraucht sind und beim Diabetes, wenn Glucose nicht verwertet werden kann. In beiden Fällen wird die Lipolyse im Fettgewebe aktiviert, die Konzentration der unveresterten Fettsäuren im Blut steigt an, und der Fettsäureabbau in der Leber wird gesteigert. Dadurch steigt die Konzentration des bei der Fettsäureoxydation gebildeten Acetyl-CoA an. Es kommt zur Ketose, wenn dabei mehr aktivierte Essigsäure anfällt, als im Leberstoffwechsel verwertet werden kann. Dann wird Acetyl-Co-A zu Acetacetat kondensiert, das ebenso wie sein Reduktionsprodukt, die Beta-Hydroxybuttersäure, in das Blut übertritt. Durch 3,5-Dimethylisoxazol läßt sich die Lipolyse im Fettgewebe hemmen und dadurch verhindern, daß die Leber hungernder oder diabetischer Tiere mit unveresterten Fettsäuren überschwemmt wird. Wie im vorhergehenden Vortrag gezeigt wurde, läßt sich dadurch vermeiden, daß sich im Hunger Acetyl-CoA in der Leber ansammelt. Hier wurde geprüft, ob es möglich ist, durch eine Behandlung mit 3,5-Dimethylisoxazol die Ketonkörperbildung in der Leber zu hemmen und so die Hungerketose und die diabetische Ketose zu unterdrücken.

Eine Hungerketose entwickelt sich bei Ratten, die 40 Std gehungert hatten (Abb. 1). Dabei steigt die Konzentration der unveresterten Fettsäuren im Blut auf 0,78 μval/ml an, bei gefütterten Tieren wurde 0,32 μval/ml gemessen. Die Ketonkörper im Blut wurden enzymatisch bestimmt, es wurden 1,67 μval/ml Beta-Hydroxybuttersäure und 0,73 μval/ml Acetessigsäure gefunden, Vergleichswerte bei gefütterten Tieren waren 0,058 μval/ml und 0,048 μval/ml. Die Hungerketose wird unterdrückt, wenn den Tieren 2 Std vor der Blutentnahme 1 mg/kg 3,5-Dimethylisoxazol s.c. injiziert wurde. Die Konzentration der Beta-Hydroxybuttersäure sinkt auf etwa ein Viertel, die des Acetacetats auf etwa ein Drittel ab; die Abnahme der unveresterten Fettsäuren im Blut auf 0,42 μval/ml zeigt an, daß gleichzeitig die Lipolyse unterdrückt wurde. In einigen Selbstversuchen senkte eine orale Dosis von 0,2 mg Dimethylisoxazol/kg am Menschen die nach 36 Std Hunger erhöhten Blutwerte der Ketonkörper. Dabei fiel zuerst die Fettsäurekonzentration im Blut ab, erst anschließend folgten die Ketonkörper; die Hemmung der Ketogenese setzte also ein, nachdem das Angebot an unveresterten Fettsäuren eingeschränkt war.

Eine diabetische Ketose wurde bei Ratten durch intravenöse Infusion oder intraperitoneale Injektion von 5 bis 6 ml eines Meerschweinchen-Antiinsulinserums ausgelöst. Durch das Serum wird das körpereigene Insulin der Tiere gebunden, es kommt daher zu einem akuten Insulinmangel. Innerhalb von 7 Std sind die unveresterten Fettsäuren im Blut und die Blutketonkörper stark angestiegen, der Blutzucker erreicht mit 328 mg-% diabetische Werte (Abb. 2). Die durch den Insulinmangel ausgelöste Ketose wurde unterdrückt, wenn den Tieren 2 Std vor der Blutentnahme 2 mg/kg 3,5-Dimethylisoxazol injiziert wurde. Die Konzentration der Beta-Hydroxybuttersäure im Blut sank von 1,70 auf 0,41 μval/ ml, die des Acetacetats von 1,07 auf 0,33 μval/ml. Auch in Versuchen an alloxan-

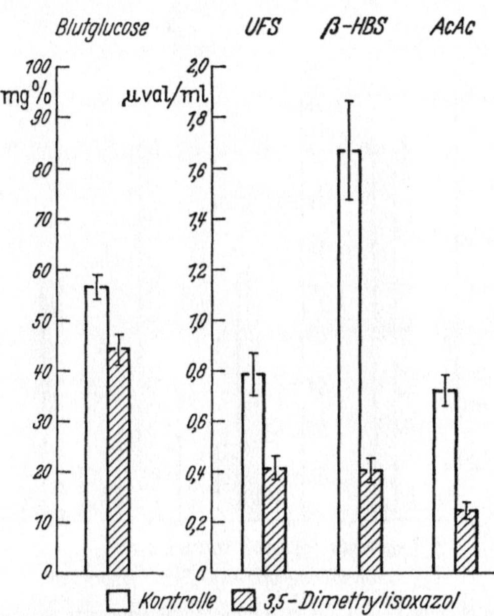

Abb. 1. 3,5-Dimethylisoxazol (1 mg/kg) senkt bei Ratten die nach 40 Std Hunger erhöhte Konzentration der unveresterten Fettsäuren (UFS) und der Ketonkörper Beta-Hydroxybuttersäure (Beta-HBS) und Acetessigsäure (AcAc) im Blut. Die Blutglucose wird geringfügig erniedrigt

diabetischen Ratten wurde die Ketose, die nach Absetzen der Insulinbehandlung auftrat, durch 3,5-Dimethylisoxazol unterdrückt. Es ist also möglich, durch eine Hemmung der Lipolyse die Ketose im Hunger und beim Diabetes zu unterdrücken. Das ist am ehesten damit zu erklären, daß das Angebot an unveresterten Fettsäuren eingeschränkt wird. Offenbar bildet die Leber hungernder oder diabetischer Tiere nur deshalb Ketonkörper, weil sie von der Peripherie her mit Fettsäuren überlastet wird. Wenn die Lipolyse in der Peripherie unterdrückt und so die Mobilisation von freien Fettsäuren verhindert wird, bleibt auch bei völligem Fehlen von Insulin die Ketose aus.

Bei hungernden Tieren hat 3,5-Dimethylisoxazol eine geringe blutzuckersenkende Wirkung (Abb. 1). Bei alloxandiabetischen Ratten werden die hyperglykämischen Blutzuckerwerte erniedrigt (DULIN und GERRITSEN, 1963) und damit auch, wie eigene Versuche zeigten, die Glucosurie eingeschränkt. Bei einem vollständigen Fehlen von Insulin, wie in unseren Versuchen nach der Injektion von Antiinsulinserum, hatte 3,5-Dimethylisoxazol keine Wirkung auf die diabetische Hyperglykämie (Abb. 2). Eine Wirkung von 3,5-Dimethylisoxazol auf den Blutzucker der Ratte findet sich also nur dort, wo noch Insulin oder an alloxandiabetischen Tieren zumindest noch eine Restaktivität von Insulin wirksam ist. Sie fehlt dagegen bei vollständig insulinfreien Tieren. Im Gegensatz zu den Versuchen an Ratten hatte 3,5-Dimethylisoxazol am stoffwechselgesunden Menschen im Hunger keine Wirkung auf den Blutzucker. Erfahrungen an Diabetikern liegen nicht vor. Wir haben daher keinen Anhalt dafür, daß 3,5-Dimethylisoxazol am Menschen die Blutzuckerkonzentration beeinflußt. Sicher ist jedoch, daß auch am Menschen durch das Isoxazolderivat die Lipolyse gehemmt und die Keto-

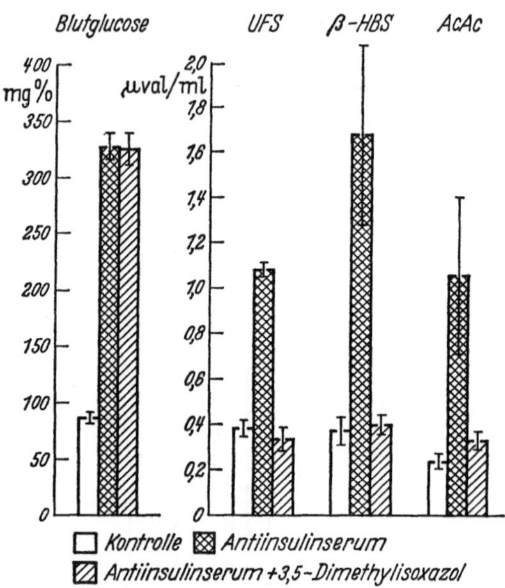

Abb. 2. 3,5-Dimethylisoxazol (2 mg/kg) senkt die im Insulinmangel gesteigerte Konzentration der unveresterten Fettsäuren (UFS) und der Ketonkörper Beta-Hydroxybuttersäure (Beta-HBS) und Acetessigsäure (AcAc) im Blut. Die Hyperglykämie wird nicht beeinflußt. Die Kontrolltiere erhielten Serum von nicht gegen Insulin sensibilisierten Meerschweinchen

genese unterdrückt werden kann. Gegen eine therapeutische Anwendung in der Therapie der diabetischen Ketose sprechen zunächst noch unsere geringen Kenntnisse möglicher toxischer Wirkungen der Substanz. Aber auch grundsätzliche Überlegungen sind zu berücksichtigen, bevor eine Anwendung von 3,5-Dimethylisoxazol bei diabetischen Patienten empfohlen werden kann. Im Gegensatz zu Insulin vermag das Isoxazolderivat nicht die Glucoseutilisation entscheidend zu verbessern. Gleichzeitig senkt es das Angebot an Ketonkörpern und unveresterten Fettsäuren, die bei gestörtem Kohlenhydratstoffwechsel die Rolle unentbehrlicher Energieträger übernehmen können. Daher kann 3,5-Dimethylisoxazol beim Diabetiker ein Energiedefizit auslösen, wodurch der Organismus gezwungen wird, die Gluconeogenese aus Protein zu steigern und den Ausfall der Ketonkörper und Fettsäuren durch ein gesteigertes Glucoseangebot auszugleichen. Bei der unkontrollierten diabetischen Ketose, wo die Glucoseverwertung gestört und die Gluconeogenese ohnehin gesteigert ist, scheint dieser Weg jedoch wenig geeignet, das

Energiedefizit zu beseitigen. Eine Anwendung des Lipolysehemmstoffes 3,5-Dimethylisoxazol bei diabetischer Ketose erscheint daher höchstens dort sinnvoll, wo durch gleichzeitige Gabe von Insulin gewährleistet ist, daß die Glucoseverwertung verbessert wurde, so daß der Ausfall der Ketonkörper und Fettsäuren durch einen erhöhten Glucoseumsatz ausgeglichen werden kann.

Literatur

DULIN, W. E., and G. C. GERRITSEN: Hypoglycemic activity of 3,5-dimethylisoxazole. Proc. Soc. exp. Biol. (N.Y.) **113**, 683 (1963).

Pathologische Fettdeposition in der Leber als endokrin-metabolische Anomalie

B. Knick, F. Rother, H.-J. Lange und H. Niemczyk

Aus der II. Med. Klinik und Poliklinik
(Direktor: Prof. Dr. P. Schölmerich)
und dem Institut für Med. Statistik und Dokumentation
(Direktor: Prof. Dr. Dr. S. Koller)
der Universität Mainz

Mit 2 Abbildungen

Alle modernen Daten zur Pathophysiologie des Diabetes mellitus weisen darauf hin, daß die Erkrankung in vielen Fällen bereits lange Jahre vor klinischer Symptommanifestation beginnt. Aus dem „potentiellen Diabetes" des multifaktoriell genetisch determinierten Individuums kann sich in jahre- oder jahrzehntelangen Phasen das Stadium des latenten oder asymptomatischen Diabetes entwickeln, ehe die Manifestation aller typischen Symptome zustande kommt. Von besonderer Bedeutung ist in Anbetracht dieser Diabetesstadien die Fahndung nach frühdiabetischen Stoffwechselanomalien, unter welchen man längst vor Blutzuckererhöhung und Harnzuckerausscheidung faßbare, möglicherweise jahre- oder jahrzehntelang vorausgehende Alterationen zu verstehen hat. Zu diesen Stoffwechselanomalien, die sich noch vor pathologischer Veränderung der Glucosetoleranz ausprägen können, gehört in der Entwicklungsrichtung zum sthenischen Altersdiabetes die primär-metabolische Leberverfettung (Übersicht Abb. 1 „Pathogenese des Diabetes mellitus"). Im folgenden sollen Untersuchungen über die mit der primär-metabolischen Leberverfettung korrelierten frühdiabetischen Stoffwechselanomalien mitgeteilt werden.

100 Kranke mit unterschiedlich ausgeprägter Leberparenchymverfettung, bei denen ein chronischer Alkoholabusus anamnestisch, durch Angehörigenbefragung und durch klinische Beobachtungsbefunde ausgeschlossen war, konnten mit einem Diabetessuchtest überprüft werden. Dieser Gruppe wurde ein Kollektiv von 78 sicher stoffwechselgesunden Probanden und 56 Diabetikern gegenübergestellt. Als Diabetessuchtest wurde der intravenöse Tolbutamidtest nach der Technik von Unger und Madison (1 g Tolbutamid[1] intravenös im Anschluß an 8- bis 10stündige Nahrungskarenz, Bestimmung des Nüchternblutzuckers, 20-, 30-, 40- und 60-min-Wert) durchgeführt. Die Blutzuckerbestimmungen erfolgten nach der enzymatischen Methode von Huggett und Nixon. Die Auswertung der Tests wurde nach Lange und Knick durchgeführt.

Bei 35 Patienten mit ausgeprägter Steatosis hepatis konnten gegenüber einem Vergleichskollektiv von 28 Stoffwechselgesunden Werte der Plasmainsulinaktivität bestimmt werden. Die Bestimmungen erfolgten nach der von Froesch, Bürgi, Ramseier, Bally und Labhart angegebenen Methodik. Zur Bestimmung der Insulinreserven wurden Untersuchungen der Insulinaktivität des Plasmas nach Tolbutamid- oder Glucosestimulation durchgeführt. Zur

---

[1] Artosin-Testampullen (C. F. Boehringer & Söhne, Mannheim), Rastinon-Testampullen (Farbwerke Hoechst AG, Frankfurt a. M.-Höchst).

Prüfung der Unterschiede zwischen den beiden Kollektiven, die hinsichtlich der Plasma-Insulinaktivität untersucht wurden, gelangte der Rang-Test nach WILCOXON für unverbundene Stichproben bzw. der T-Test nach STUDENT zur Anwendung. Als Irrtumswahrscheinlichkeit legten wir 5% fest (p = 5%). Bei den Fettleberkranken handelte es sich um Probanden jenseits des 40. Lebensjahres. Die Aufschlüsselung nach dem Körpergewicht erfolgte mit dem Index zur differenzierten Gradeinteilung in Fettleibige bzw. Magere (Ist-Gewicht/Soll-Gewicht), wobei als Soll-Gewicht der Wert aus der Life-Extension-Tabelle entnommen wurde. Die Kranken der Fettlebergruppe waren übergewichtig.

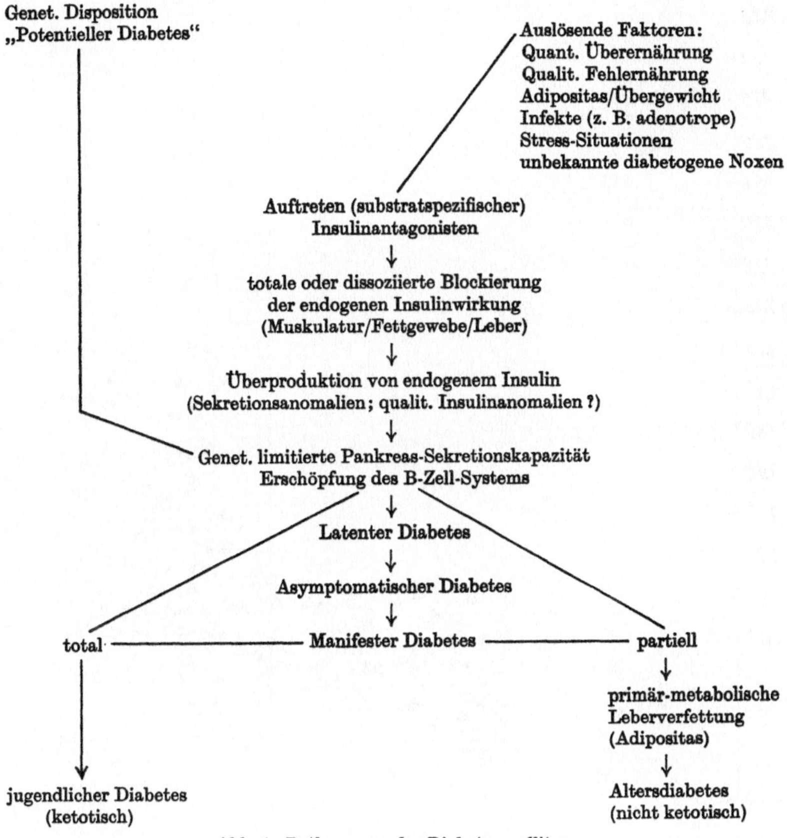

Abb. 1. Pathogenese des Diabetes mellitus

Die leberbioptischen Untersuchungen wurden laparoskopisch oder durch Blindpunktion nach MENGHINI gewonnen. Sämtliche histopathologischen Befunde wurden einheitlich vom gleichen Autor revidiert und nach quantitativem und qualitativem Verfettungsgrad, Fettverteilung, Mesenchymreaktion, Lokalisation und Häufigkeit von Loch- oder Glykogenkernen differenziert.

Ergebnisse

Die Tolbutamid-Testergebnisse unter Verwertung des T3-Trennmaßes nach LANGE und KNICK zeigt Abb. 2. Im Kollektiv der Kranken mit Leberverfettung finden sich in hohem Maße pathologische Tolbutamid-Testresultate im Sinne eines asymptomatischen Diabetes mellitus. Die große Anzahl pathologischer Testresultate liegt weit über dem, was man bei Prüfung mittels des bei Gesunden abgeleiteten Erwartungswertes und bei Einsetzen dieses Wertes in eine Poissonverteilung als rein zufällig erwarten durfte. Es kann damit begründet werden, daß den erhaltenen pathologischen Tolbutamid-Testresultaten gehäuft der Sachverhalt „latenter oder asymptomatischer Diabetes mellitus" zuzuordnen ist. Wir erhalten damit auch eine Bestätigung dafür, daß eine Syntropie zwischen pathologischem Ausmaß der Leberfetteinlagerung im Sinne der primär-metabolischen

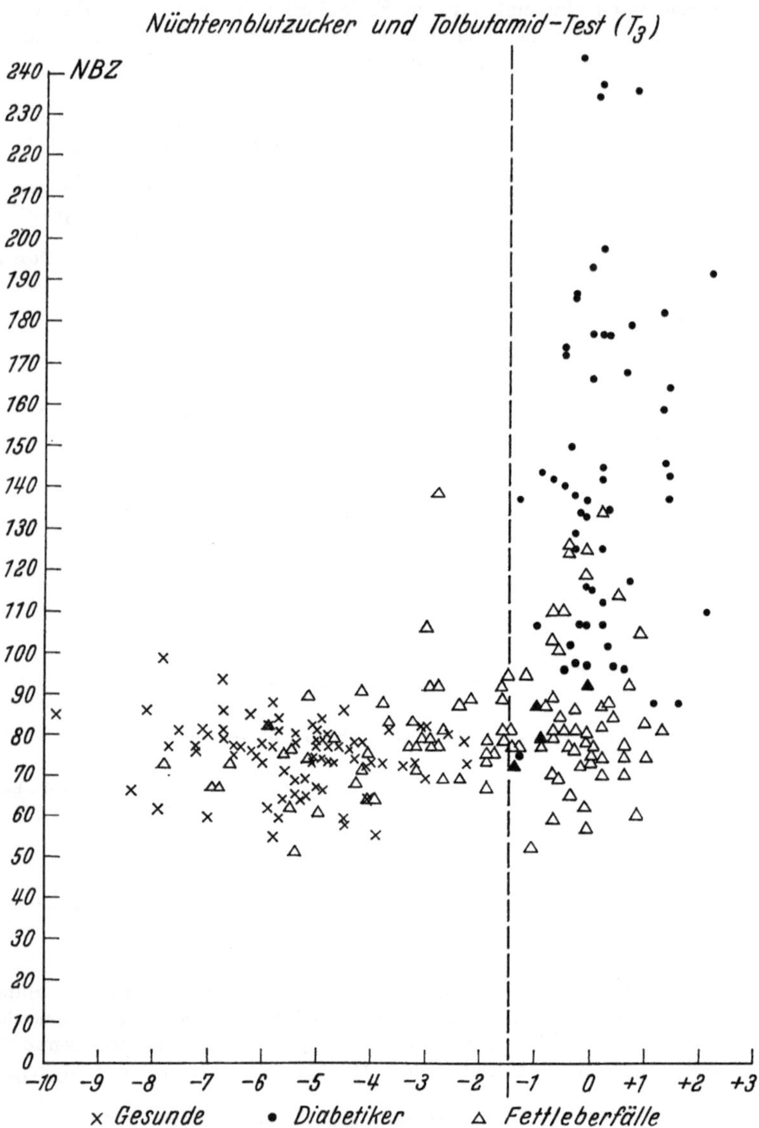

Abb. 2. Tolbutamid-Testresultate unter Bezug auf Nüchternblutzuckerwerte bei den untersuchten Kollektiven von Leberverfettungszuständen, diabetischen Individuen, Stoffwechselgesunden

Leberverfettung und diabetischer Stoffwechselanomalie besteht. Die Untersuchungen der Plasma-Insulinaktivität (ILA) ergab bei dem Kollektiv der Fettleberkranken gegenüber dem Vergleichskollektiv Stoffwechselgesunder gesichert höhere Nüchternwerte. Bei Bestimmungen der Insulinreserve nach Tolbutamid- oder Glucosestimulation zeigen die Bestimmungen der Plasma-Insulinaktivität pathologische Verhältnisse im Sinne einer exzessiven, verzögerten Insulinausschüttung bei hohen Nüchtern-Ausgangswerten an. Bei den untersuchten Fettleberkranken finden sich somit hohe Plasma-Insulinaktivitäten mit verzögerter Sekretion als frühdiabetische Anomalie. Mit Berücksichtigung der erhaltenen Untersuchungsergebnisse sind die endokrin-metabolischen Befunde bei dem Zustandsbild der primär-metabolischen Leberverfettung schematisch unter den mit hoher endogener Insulinämie verbundenen Glucose-Toleranzstörungen einzuordnen. Wie die vorliegenden Untersuchungen zeigen, sind krankhafte Leberverfettungszustände viel häufiger bereits pathologisches Substrat einer Insulin-Fettgewebswirkung als klinisch geläufig ist. Lebersteatosen des primär-metabolischen Typs sind zu 65 bis 70% mit Übergewicht oder Adipositas korreliert. Mit hoher Wahrscheinlichkeit spielen Ernährungsfaktoren als induzierende Momente hierbei eine entscheidende Rolle.

Literatur

BAIER, H., B. KNICK, D. BEHRENS, A. V. D. EMDEN und J. RUCKES: Med. Welt (Stuttg.) 1964, 1813, 1861.

BERSON, S. A., and R. S. YALOW: Diabetes 14, 549 (1965).

BOTTERMANN, P., K. SCHWARZ und K. KOPETZ: Dtsch. med. Wschr. 90, 917 (1965).

DAWEKE, H., H. VAN LANDEGHEN, W. WINKELMANN und E. BACH: Klin. Wschr. 43, 190 (1965).

FROESCH, E. R., H. BÜRGI, E. B. RAMSEIER, P. BALLY, and A. LABHART: J. clin. Invest. 42, 1816 (1963).

HUGGETT, A. ST., and D. A. NIXON: Biochem. J. 66, 12 (1956).

KALK, H.: Dtsch. med. Wschr. 84, 1898 (1959).

KARAM, J. H., G. N. GRODSKY, and P. H. FORSHAM: Diabetes 12, 197 (1963).

KNICK, B., H. BAIER, D. BEHRENS, F. ROTHER und K. HECKMANN: Gastroenterologia (Basel) Suppl. ad Vol. 104, 196 (1965).

—, H.-J. LANGE und K. HECKMANN: Dtsch. med. Wschr. 90, 1286 (1965).

LANGE, H.-J. u. B. KNICK: Klin. Wschr. 43, 215 (1965).

— —, G. STARK und F. KAHLERT: Verh. dtsch. Ges. inn. Med. 71, 375 (1965).

POPPER, H.: Pers. Mitteilung.

RENOLD, A. E., O. B. CROFFORD, W. STAUFFACHER, and B. JEANRENAUD: Diabetologia 1, 4 (1965).

ROTHER, F., H. SCHOTT, B. KNICK, H.-J. LANGE und H. FALLEN: Verh. dtsch. Ges. inn. Med. 71, 757 (1965).

Tables of normal body-weight of the Life Extension Institute of New York City; Wiss. Tabellen. Basel: Geigy 1956.

Zur Biogenese von freien und konjugierten Steroiden in der menschlichen Nebenniere *

G. W. Oertel, P. Knapstein und L. Treiber

Aus der Abteilung für Experimentelle Endokrinologie, Institut für Hygiene und Mikrobiologie.
Universität des Saarlandes, Homburg

Die Biosynthese von Steroiden in endokrin-aktivem Gewebe ist seit langem der Gegenstand zahlreicher Veröffentlichungen (*1* bis *6*) und darf als weitgehend aufgeklärt gelten (*7*). Im Verlaufe derartiger Untersuchungen ließen sich nicht nur verschiedene Synthesewege aufzeigen, die zu freien C_{21}-, C_{19}- und C_{18}-Steroiden führen, sondern man erhielt außerdem Hinweise für die Bildung und gegebenenfalls eine Sekretion von Sulfoconjugaten (*8* bis *10*). Da die im Nebennierenvenenblut offenbar vermehrt auftretenden Sulfoconjugate verschiedener C_{21}- und C_{19}-Steroide jedoch wahrscheinlich als Steroidsulfatide vorliegen (*11*), erschien der Nachweis einer in-vitro-Bildung letzterer Conjugate in der menschlichen Nebennierenrinde durchaus angebracht.

Tabelle 1. *Konzentration von Substrat und Co-Enzymen*

Ver-such	Substrat	Konzentration		Co-Enzyme
		μg	I/min	μMol
1	7-Alpha-^{3}H-Cholesterin	0,022	196000	20 ATP 10 DPN.H_2 50 $MgCl_2$
2	7-Alpha-^{3}H-Pregnenolon	0,632	1360000	20 ATP 10 DPN.H_2 50 $MgCl_2$
3	7-Alpha-^{3}H-Dehydroepiandrosteron	0,029	1270000	100 ATP 10 Co-Enzym A 10 CTP 100 $MgCl_2$

Zu diesem Zwecke wurden jeweils 4 g Gewebsschnitte eines histologisch gesicherten Nebennierenrindenadenoms in 0,2 M Phosphatpuffer von pH 7,2 mit den in Tab. 1 zusammengestellten Konzentrationen an verschiedenen Substraten: 7-Alpha-^{3}H-Cholesterin, 7-Alpha-^{3}H-Pregnenolon und 7-Alpha-^{3}H-Dehydroepiandrosteron, an Co-Enzymen und Co-Faktoren 1 Std bei 37 °C an der Luft bebrütet. Die Aufarbeitung der Inkubate 1, 2 und 3 geschah in üblicher Weise. Nach Homogenisieren der Inkubate extrahierte man zunächst die freien Steroide mittels Methylenchlorid und Äthylacetat und anschließend die gesamten Conjugate mit 6 Vol Äthanolaceton (1:1 v/v). Für die Auftrennung der Gesamtconjugate in

* Mit Unterstützung der Deutschen Forschungsgemeinschaft, Bad Godesberg.

Steroidsulfatide, Steroidglucuronoside und Steroidsulfate sorgte die Anionenaustauscher-Chromatographie an aktiviertem und vorbehandeltem DEAE-Sephadex mit nachfolgender Lösungsmittelverteilung der ersten Eluate zwischen Äthylacetat und Natriumbicorbonatlösung. Die einzelnen Conjugatfraktionen wurden sodann durch Dünnschichtchromatographie auf Kieselgel-G in Heptanäther (1:1 v/v) oder Chloroform-Methanol-Ammoniak (20:5:0,2 v/v) gereinigt, bevor man sie der Solvolyse in Äthylacetat/Schwefelsäure bzw. der enzymatischen Hydrolyse mit Beta-Glucuronidase zuführte. Die freigesetzten Steroide wurden durch mehrfache Dünnschicht- und Papierchromatographie in Einzelverbindungen aufge-

Tabelle 2. *Ausbeute an verschiedenen Steroiden bei Bebrütung von NNR-Schnitten mit Cholesterin, Pregnenolon oder Dehydroepiandrosteron*

Ver-such	Steroid	Ausbeute					
		frei		-sulfatid		sulfat-	
		I/min	%	I/min	%	I/min	%
1	Corticosteron	230	0,12	—	—	—	—
	17-OH-Pregnenolon	6250	3,18	620	0,32	760	0,39
	17-OH-Progesteron	1020	0,75	—	—	—	—
	Dehydroepiandrost.	7170	3,64	8370	4,25	6050	3,07
	Pregnenolon	1360	0,69	710	0,36	1630	0,83
	Cholesterin	21270	10,80	14670	7,45	6980	3,55
2	X	31860	2,34	1040	0,08	—	—
	„Pregnentetrolon"	20120	1,55	4620	0,34	4810	0,35
	Cortisol	50740	3,73	3350	0,25	2670	0,20
	Corticosteron	15540	1,14	1620	0,12	3770	0,28
	17-OH-Pregnenolon	148660	10.93	52720	3,87	67280	4,95
	Desoxycorticosteron	1980	0,15	360	0,03	—	—
	17-OH-Progesteron	5800	0,43	—	—	—	—
	Dehydroepiandrost.	47780	3,51	10350	0,76	18660	1,37
	Pregnenolon	107990	7,94	26740	1,97	48930	3,59
	Androstendion	28300	2,08	—	—	—	—
3	Androstendiol	51260	4,04	4670	0,37	7400	0,58
	Dehydroepiandrost.	436880	34,40	80230	6,32	51210	4,03
	Androstendion	18750	1,48	—	—	—	—

trennt. Während die Festlegung radioaktiver Zonen im Dünnschichtscanner Berthold LB-2720 erfolgte, nahm man die quantitative Messung der verschiedenen Komponenten im Packard Tricarb Szintillationszähler vom Typ 314 EX vor unter Verwendung von 0,4% PPO und 0,04% POPOP in Methanol-Toluol (1:200 v/v). Eine endgültige Identifizierung isolierter Substanzen mit mehr als 500 I/min gelang durch umgekehrte Isotopenverdünnung und Reinigung bis zur konstanten spezifischen Radioaktivität.

Die Bebrütung von Nebennierenrindengewebe mit Cholesterin erbrachte die in Tab. 2 zusammengefaßten Ergebnisse. Es zeigte sich, daß Cholesterin als Substrat vornehmlich in Dehydroepiandrosteron umgewandelt wurde sowohl was die Fraktion freier Steroide wie auch die der Sulfoconjugate anbetrifft. In der Fraktion freier Steroide fand man weiter signifikante Mengen von 17-Hydroxypregnenolon. Steroidglucuronoside konnten weder in diesem, noch in den Versuchen 2 und 3 nachgewiesen werden. Bemerkenswert erschien außerdem die

Tatsache, daß ein größerer Teil des Substrates in den Fraktionen der Steroidsulfatide bzw. Steroidsulfate enthalten war.

Setzte man statt Cholesterin das in der biosynthetischen Reaktionsfolge weiter unten stehende Pregnenolon ein, so verschob sich die qualitative und quantitative Zusammensetzung der gebildeten Verbindungen. An Stelle der erwarteten höheren Ausbeute an Dehydroepiandrosteron wurde hier eine bevorzugte Hydroxylierung des Substrats zu 17-Hydroxypregnenolon festgestellt mit etwa 11% anfänglicher Radioaktivität in der Fraktion freier Steroide und beinahe der gleichen Menge in den Fraktionen der Sulfoconjugate. Außer dem in quantitativer Hinsicht herausragenden Dehydroepiandrosteron entstanden aus Pregnenolon verschiedene Corticosteroide in signifikanter Konzentration, wogegen beim ersten Versuch lediglich Spuren freien Corticosterons auftraten. Während die als „X" bezeichnete, sehr polare Verbindung bislang völlig unbekannt blieb, verhielt sich das als „5-Pregnentetrolon" angegebene Steroid chromatographisch annähernd wie 5-Pregnen-3-Beta, 11-Beta, 17-Alpha, 21-tetrol-20-on, ohne daß allerdings eine einwandfreie Charakterisierung möglich gewesen wäre. Bei Inkubation von Nebennierenrindengewebe mit Dehydroepiandrosteron ließen sich 5-Androsten-3-Beta, 17-Beta-diol (Androstendiol) und 4-Androsten-3,17-dion (Androstendion) als Metaboliten nachweisen. Als wichtiger aber muß bei Versuch 3 die mehr als 10% betragende Umwandlung von freiem Dehydroepiandrosteron in Dehydroepiandrosteronsulfat und -sulfatid angesehen werden.

Vergleicht man die vorliegenden Ergebnisse miteinander, so fällt sogleich auf, daß aus Cholesterin wesentlich mehr Dehydroepiandrosteron gebildet wurde als aus dem Dehydroepiandrosteron näherstehenden Pregnenolon. Vor allem sei auf die relativ hohe Ausbeute an Sulfoconjugaten des Dehydroepiandrosterons im ersten Versuch hingewiesen, die ihre Erklärung vielleicht durch einen direkten Metabolismus (12) sulfo-conjugierten Cholesterins findet. Zugleich könnten diese Befunde für einen zum Teil direkten Abbau der Seitenkette des Cholesterins sprechen, ohne daß Pregnenolon als obligatorische Zwischenstufe auftritt. was mit Befunden oder Auffassungen anderer Autoren (13, 14) in Einklang stünde. Auf der anderen Seite erhielt man nach Bebrütung von Nebennierenrindengewebe mit Cholesterin nur 3,8% vorgelegter Radioaktivität in den Fraktionen freien und sulfoconjugierten 17-Hydroxypregnenolons. Aus Pregnenolon gewann man dagegen 17-Hydroxypregenenolon mit einer Ausbeute von 19,7%, so daß in diesem Falle erheblich größere Mengen an Präkursoren für die Umwandlung in Corticosteroide verfügbar waren.

Zusammenfassend darf festgestellt werden, daß im Nebennierenrindengewebe unter den angegebenen Versuchsbedingungen sowohl Cholesterin wie auch Pregnenolon und Dehydroepiandrosteron teilweise in Sulfoconjugate überführt werden können, wobei offenbar die Konzentration der Steroidsulfatide die der Steroidsulfate übersteigt. Des weiteren zeichnet sich in den hier berichteten Versuchen ein bereits erwähnter, direkter Metabolismus von Sulfoconjugaten und ein unmittelbarer Abbau von Cholesterin zu Dehydroepiandrosteron ab. Da jedoch in den vorstehenden Experimenten kein normales Nebennierenrindengewebe benutzt wurde, dem man überdies Co-Enzyme und Co-Faktoren zufügte, ist jedweder Rückschluß auf die Biogenese von freien und sulfoconjugierten C_{21}- und C_{19}-Steroiden unter Normalbedingungen nur in begrenztem Maße möglich.

Literatur

1) HECHTER, O., and G. PINCUS: Phys. Rev. **34**, 459 (1954).
2) HAYANO, M., and R. I. DORFMAN: J. biol. Chem. **201**, 175 (1953).
3) SLAUNWHITE, W. R., and L. T. SAMUELS: J. biol. Chem. **220**, 341 (1956).
4) RYAN, K. J., and O. W. SMITH: J. biol. Chem. **236**, 705, 710 (1961).
5) SAMUELS, L. T.: In Metabolic Pathways I., p. 389. GREENBERG, D. M., Ed. New York-London: Academic Press 1960.
6) DORFMAN, R. I., and F. UNGAR: Metabolism of Steroid Hormones, p. 123. New York-London: Academic Press 1965.
7) —, and D. C. SHARMA: Steroids **6**, 229 (1965).
8) BAULIEU, E. E.: J. clin. Endocr. **20**, 900 (1960); **22**, 501 (1962).
9) PAYNE, A. H., and M. MASON: Steroids **5**, 21 (1965).
10) OERTEL, G. W.: Hoppe-Seylers Z. physiol. Chem. **336**, 236 (1964).
11) — Biochem. Z. **334**, 431 (1961).
12) BAULIEU, E. E., C. CORPECHOT, and R. EMILIOZZI: Steroids **2**, 429 (1963).
— Proc. Sec. Int. Congr. Endocrinol. Excerpta medica Found. (Amst.) **83**, 1116 (1965).
13) BURSTEIN, S., and R. I. DORFMAN: Acta endocr. (Kbh.) **40**, 188 (1962).
14) GUAL, C., A. E. LEMUS, I. T. KLINE, M. GUT, and R. I. DORFMAN: J. clin. Endocr. **22**, 1193 (1962).

Funktionsdiagnostische Untersuchungen bei Erkrankungen der Nebennierenrinde unter Bestimmung der Corticosteroide im Plasma mit einer fluorometrischen Methode *

H. Bethge, D. von der Nahmer, W. Winkelmann und H. Zimmermann

2. Med. Klinik und Poliklinik der Universität Düsseldorf
(Direktor: Prof. Dr. K. Oberdisse)

Mit 2 Abbildungen

Für die spezifische Funktionsdiagnostik der Nebennierenrinde sind Bestimmungen der Corticosteroide im Plasma und Harn bekannt. Einer breiteren Anwendung diagnostischer Verfahren, die auf der Bestimmung der Plasmacorticosteroide beruhen, stand bisher die relativ schwierige Cortisolbestimmung nach Porter und Silber (*1*) entgegen, insbesondere aber auch die relativ große, für eine Bestimmung benötigte Plasmamenge von etwa 10 ml.

Die Einführung fluorometrischer Methoden zur Bestimmung der 11-Hydroxycorticosteroide (11-OHCS) im Plasma (*2, 3, 4*), hat in dieser Hinsicht neue Möglichkeiten eröffnet. Für eine Bestimmung sind nur 1 bis 3 ml Plasma erforderlich. Die Analysen sind einfach und schnell durchzuführen. Die oft diskutierten Nachteile, insbesondere die mangelhafte Spezifität, können nach unseren Erfahrungen bei Einhaltung konstanter Bedingungen auf ein Minimum reduziert werden (*5*).

Gegenüber diagnostischen Verfahren, die auf Bestimmung der Harnsteroide beruhen, haben Teste zur Beurteilung der Nebennierenrindenfunktion und ihrer Störungen unter Bestimmung der Corticosteroide im Plasma ganz wesentliche Vorteile: Es ist möglich, durch kurzfristige Experimente und diagnostische Eingriffe in das Reglersystem zwischen HVL und NNR innerhalb von Stunden wesentliche Aufschlüsse über die aktuelle Nebennierenrindenfunktion zu gewinnen. Der Nachteil des Harnsammelns entfällt. Die Untersuchungszeit läßt sich in der Regel auf die Hälfte der üblichen Zeit verkürzen. Die unter Umständen notwendige Substitutionstherapie von Patienten mit Morbus Addison oder mit einem operativ behandelten Cushing-Syndrom braucht aus diagnostischen Gründen nur für wenige Stunden unterbrochen zu werden.

Ziel unserer Untersuchungen war es, durch zahlreiche Corticoidbestimmungen im Plasma unter verschiedenen experimentellen Bedingungen in einer möglichst kurzen Zeit ein Höchstmaß an diagnostischen Aufschlüssen zu erhalten.

In dieser Hinsicht sind die fluorometrischen Methoden wegen der möglichen zahlreichen Blutentnahmen in kurzen Zeiten von besonderem Wert, und zwar gerade dann, wenn durch dynamische Untersuchungen am selben Patienten unter verschiedenen Bedingungen funktionelle Zusammenhänge geklärt werden sollen.

---

* Mit dankenswerter Unterstützung der Deutschen Forschungsgemeinschaft.

Wir haben neben schon bekannten diagnostischen Verfahren einige neue Teste zur Diagnostik der gestörten Nebennierenrindenfunktion angewendet oder ausgebaut: 1. Bestimmung der Tagesrhythmik der Corticosteroide im Plasma. 2. 8-Std-ACTH-Test. 3. Abgekürzter Dexamethason-Test unter Bestimmung der Corticosteroide im Plasma zur Diagnose des Cushing-Syndroms. 4. Kombinierter ACTH-Dexamethason-Test zur näheren Differentialdiagnose des Cushing-Syndroms — Tumor oder Hyperplasie? 5. Insulin-Toleranz-Test zur Beurteilung des Hypothalamus-HVL-NNR-Systems.

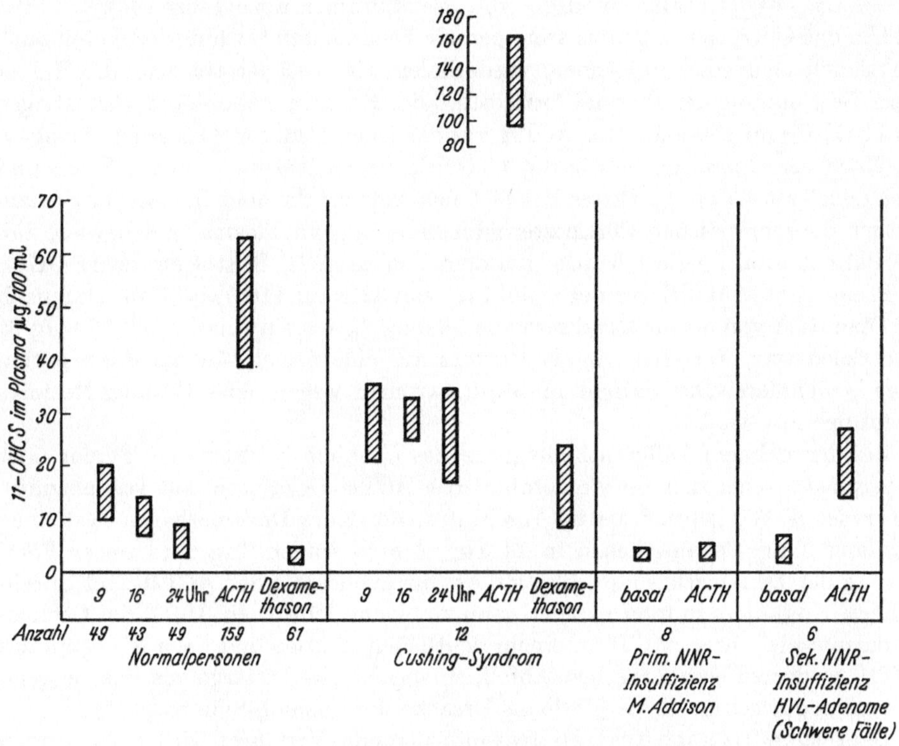

Abb. 1. 11-OHCS im Plasma zu verschiedenen Tageszeiten (endogene Tagesrhythmik), nach ACTH (8-Std i.v.-ACTH-Test) und nach Dexamethason (Kurz-Dexamethason-Test, s. Text) bei Normalpersonen, Cushing-Patienten und Patienten mit primärer und sekundärer Nebennierenrindeninsuffizienz. Balken: Bereich der Standardabweichung

Unter Basalbedingungen ist besonders die endogene Cortisol-Tagesrhythmik interessant (Abb. 1). Um 9, 16 und 24 Uhr wurden bei 49 Normalpersonen Mittelwerte von 14, 10 und 6 µg-% 11-OHCS im Plasma gemessen. Bei zwölf Cushing-Patienten wurden erhöhte Werte festgestellt und außerdem eine Aufhebung der Cortisol-Tagesrhythmik. Unter ACTH stiegen die 11-OHCS im Plasma bei 159 Normalpersonen auf Werte um 50 µg-% an. Bei den zwölf Cushing-Patienten wurden dagegen sehr stark erhöhte Werte um 120 µg-% gefunden. Bei acht Patienten mit Morbus Addison kam es zu keinem Anstieg der Corticosteroidkonzentration im Plasma von sehr niedrigen Werten aus. Sechs Patienten mit schwerer sekundärer NNR-Insuffizienz zeigten von erniedrigten Ausgangswerten aus einen signifikant geringeren Anstieg im normalen intravenösen ACTH-Test.

16*

Besonders aufschlußreich waren die Ergebnisse, die wir mit einem standardisierten Kurz-Dexamethason-Test unter Bestimmung der 11-OHCS im Plasma erzielten. Wir geben dabei innerhalb von 16 Std 3 mg Dexamethason und nehmen danach eine Blutprobe ab. Bei 61 Normalpersonen wurde unter diesen Bedingungen eine 11-OHCS-Konzentration im Plasma von $3,2 \pm 1,2 \mu g\text{-}\%$ festgestellt, ein Wert, der mit dem Basalspiegel bei M. Addison übereinstimmt; dagegen wurde bei den zwölf Cushing-Patienten ein Mittelwert von $17,2 \pm 9,1 \mu g\text{-}\%$ ermittelt. Dieser Test hat sich uns als ein sehr wertvolles und einfaches Verfahren erwiesen, das echte Cushing-Syndrom von Pseudoformen abzugrenzen (6).

Um das Operationsergebnis von operativ behandelten Cushing-Patienten auch funktionell beurteilen zu können, wiederholen wir postoperativ den ACTH-Test unter Bestimmung der Plasma-Corticosteroide: Bei dem Patienten S. Sch. stiegen die 11-OHCS im Plasma unter ACTH vor der Operation von 14,2 auf $119,0 \mu g\text{-}\%$ an. Nach der Operation betrug die 11-OHCS-Konzentration vor ACTH 4,4 und nach dem Test $4,7 \mu g\text{-}\%$. Dieses Beispiel demonstriert die hohe biologische Spezifität der fluorometrischen Corticosteroidbestimmung im Plasma und bewies, daß der Patient total operiert wurde. Bei dem Patienten H. B. stiegen die 11-OHCS im Plasma unter ACTH vor der Operation von 32,1 auf $116,0 \mu g\text{-}\%$ an. Daß nach der Operation von einem Basalwert von $16,0 \mu g\text{-}\%$ aus ein Anstieg auf $27,0 \mu g\text{-}\%$ zu erzielen war, werteten wir als Hinweis auf eine unvollständige Exstirpation einer Nebenniere. Der Patient mußte inzwischen wegen eines Cushing-Rezidivs erneut operiert werden.

Bei der näheren Differentialdiagnose des Cushing-Syndroms — Tumor oder Hyperplasie — hat sich uns ein kombinierter ACTH-Dexamethason-Test als nützlich erwiesen: Wir geben dabei im Anschluß an den Kurz-Dexamethason-Test einen Tag lang 3 mg Dexamethason in 24 Std. Am folgenden Tag wird unter Fortführung der Dexamethasonmedikation ein intravenöser 4-Std-ACTH-Test durchgeführt. Kommt es unter Dexamethason zu einem deutlichen Abfall des Corticosteroidspiegels, unter ACTH zu einem deutlichen Anstieg und nach Absetzen des ACTH wieder zu einem raschen Abfall, so spricht das Testergebnis überzeugend für eine doppelseitige Hyperplasie als Ursache des Cushing-Syndroms (5).

Der Insulin-Toleranz-Test als stress-induzierendes Verfahren wird von mehreren Autoren angewandt, um das Hypothalamus-HVL-NNR-System zu prüfen (7, 8, 9, 10). In der Abb. 2 sind die Ergebnisse zusammengestellt, die wir mit diesem Test bei verschiedenen Krankheitsbildern gewonnen haben: Normalerweise kommt es bekanntlich während der Insulin-Hypoplykämie zu einem Anstieg der Corticosteroide im Plasma. Ein ebenfalls normales Testergebnis — bei im Mittel erhöhtem Ausgangswert — konnten wir auch bei zehn Patientinnen mit Anorexia nervosa nachweisen, bei denen ja immer wieder eine Störung des HVL-NNR-Systems diskutiert wurde. Ein völlig normales Verhalten während des Insulin-Toleranz-Testes konnten wir zusammen mit Irmscher auch bei sechs Patienten mit zentralem Diabetes insipidus demonstrieren (11). Dieser Befund ist insofern interessant als das ADH jahrelang als der Corticotropin-releasing-factor galt. Die Versuche bei Diabetes insipidus Patienten, denen ja das ADH fehlt, bekräftigen die Auffassung, daß dem ADH für die physiologische ACTH-Freisetzung keine Bedeutung zukommt. Bei Patienten mit sekundärer NNR-Insuffizienz auf Grund von hypothalamischen oder hypophysären Prozessen wird ein Anstieg der Corticosteroide im Plasma während der Insulin-Hypoglykämie oft vermißt. Aber auch bei acht Patienten mit Cushing-Syndrom fanden wir keinen Anstieg der Plasma-Corticosteroide während der Insulin-Hypoglykämie (12). Wir deuten den Befund im Sinne der primär hypothalamischen Pathogenese des Cushing-Syndroms. Andererseits wurde bei Patienten mit Pseudo-Cushing-Syndrom — es handelt sich um drei Patienten, die uns wegen einer auffälligen klinischen Symptomatik unter der Diagnose Cushing-Syndrom überwiesen wurden — ein normaler, vielleicht sogar überschießender Anstieg gefunden.

Die Befunde, die wir mit der fluorometrischen Bestimmung der 11-OHCS im Plasma gewonnen haben, zeigen überzeugend, daß die Methode eine hohe biolo-

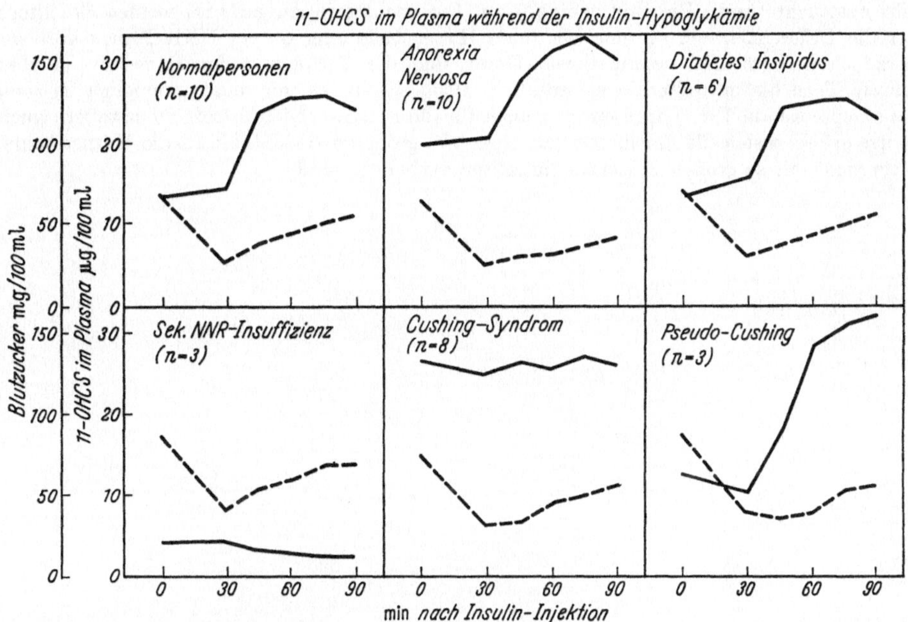

Abb. 2. Insulin-Toleranz-Test bei zehn gesunden Versuchspersonen, zehn Patientinnen mit Anorexia nervosa, sechs Patienten mit Diabetes insipidus, drei Patienten mit sekundärer Nebennierenrindeninsuffizienz, acht Patienten mit Cushing-Syndrom und drei Patienten mit „Pseudo-Cushing". Mittelwerte der 11-OHCS: ausgezogene Linien. Mittelwerte des Blutzuckers: gestrichelte Linien

gische und eine für klinische Fragestellungen voll befriedigende methodische Spezifität besitzt und daß sie sich besonders für schnelle funktionsdiagnostische Untersuchungen der Nebennierenrinde bestens eignet.

Literatur

1) PORTER, R. H., and C. C. SILBER: J. biol. Chem. 210, 923 (1954).
2) MOOR, P. DE, O. STEENO, M. RASKIN, and A. HENDRIKX: Acta endocr. (Kbh.) 33, 297 (1960).
3) MATTINGLY, D.: J. clin. Path. 15, 374 (1962).
4) STAHL, F., u. G. DÖRNER: Acta biol. med. germ. 13, 424 (1964).
5) BETHGE, H., W. WINKELMANN und H. ZIMMERMANN: Klin. Wschr. 43, 1274 (1965).
6) —, M. TH. BRAUNS, H.-G. SOLBACH, W. WINKELMANN und H. ZIMMERMANN: Klin. Wschr. 44, 870 (1966).
7) AMATRUDA, T. T., D. HOLLINGSWORTH, N. D. D'ESOPO, G. V. UPTON, and P. K. BONDY: J. clin. Endocr. 20, 339 (1960).

8) LANDON, J., V. WYNN, and V. H. T. JAMES: J. Endocr. **27**, 183 (1963).

9) —, V. H. T. JAMES, and D. J. STOKER: Lancet **1965**, II, 1156.

10) KAPLAN, N. M.: J. clin. Endocr. **23**, 953 (1963).

11) BETHGE, H., K. IRMSCHER, D. VON DER NAMHER und H. ZIMMERMANN: Acta endocr. (Kbh.) **53**, 429 (1966).

12) —, W. WINKELMANN und H. ZIMMERMANN: Acta endocr. (Kbh.) **51**, 166 (1966).

Diskussion

J. R. BIERICH (Hamburg):

Der von Ihnen empfohlene abgekürzte Hemmtest mit Dexamethason kann meines Erachtens in dieser Form den Liddleschen Test noch nicht ersetzen. Er läßt lediglich eine Abtrennung von auf der einen Seite Morbus Cushing und Cushing-Syndrom, auf der anderen Seite Fettsucht (und „Pseudo-Cushing") zu. Die wichtigere Aufgabe ist meines Erachtens aber die Differenzierung, ob eine bilaterale Hyperplasie oder ob ein NNR-Tumor vorliegt. Hierzu sind abgestufte Dexamethason-Dosen und die Verfolgung der Harnsteroide über mehrere Tage bisher weiterhin erforderlich. Doch scheint es mir nicht unmöglich zu sein, eine entsprechende Versuchsanordnung auch für die Plasmacorticosteroide zu erstellen; auch bei uns erfreuen sich die Plasmasteroide einer viel größeren Beliebtheit als die Harnsteroide, da sie nicht mit so großen Fehlermöglichkeiten verbunden sind.

Corticosteron- und Cortisolsekretionsraten beim Cushing-Syndrom *

W. Winkelmann, H. Bethge, W. Jellinghaus und H. Zimmermann

Aus der 2. Med. Klinik und Poliklinik der Universität Düsseldorf
(Direktor: Prof. Dr. K. Oberdisse)

Mit 1 Abbildung

Bei der differentialdiagnostischen Abgrenzung des Cushing-Syndroms hat sich die fluorometrische Bestimmung der 11-OHCS im Plasma unter Basalbedingungen, nach Stimulierung der Nebennierenrinde mit ACTH und nach Bremsung mit Dexamethason bewährt (*1, 2*). Eine quantitative Aussage über die gesteigerte Steroidproduktion der Nebennierenrinde bei diesem Krankheitsbild bietet die Bestimmung der Sekretionsraten, zumal dabei das Cortisol und das Corticosteron getrennt erfaßt werden können.

Während über die Cortisolsekretion beim Cushing-Syndrom schon mehrfach berichtet worden ist (*3, 4, 5, 6*), finden sich nur wenige Angaben über die Höhe der Corticosteronsekretion (*7, 8*). Wir haben deshalb bei zehn Patienten mit einem Cushing-Syndrom sowohl die Corticosteron- als auch die Cortisolsekretionsrate und bei zwei weiteren nur die letztere bestimmt.

Der Methode liegt das Isotopenverdünnungsprinzip (*9, 10*) zugrunde. $0{,}5\,\mu$C 4-^{14}C-Cortisol (spez. Aktivität 29,2 mC/mmol) oder $0{,}2\,\mu$C 4-^{14}C-Corticosteron (spez. Aktivität 46 mC/mmol) bzw. zuletzt $0{,}1\,\mu$C 1,3-^{3}H-Corticosteron (spez. Aktivität 10 C/mmol) wurden getrennt an verschiedenen Tagen morgens in 20 ml physiologischer NaCl-Lsg. intravenös injiziert. Nach der Methode von Karl u. Mitarb. (*4, 8*) wurden im 24-Std-Urin Tetrahydrocortisol (THF) und Tetrahydrocortison (THE) sowie Tetrahydrocorticosteron (THB) nach papierchromatographischer Abtrennung bestimmt und die Sekretionsraten berechnet.

Bei jeweils zehn Normalpersonen betrug die mittlere Ausscheidung von THB 0,17 mg/Tag (Schwankungsbreite 0,13 bis 0,26 mg), von THF 1,04 (0,56 bis 1,84) mg/Tag und von THE 1,81 (0,89 bis 3,26) mg/Tag. Von den Patienten mit einem Cushing-Syndrom wurden im Mittel 0,69 (0,32 bis 1,33) mg THB/Tag, 9,2 (2,5 bis 17,5) mg THF/Tag und 9,2 (2,0 bis 17,6) mg THE/Tag ausgeschieden. Die Steigerung gegenüber den Normalpersonen war mit dem neunfachen Wert beim THF am ausgeprägtesten und betrug für THE das Fünffache und für THB das Vierfache. Das Verhältnis der Cortisolmetaboliten THF und THE verschob sich von 0,58 bei Normalpersonen zugunsten des THF auf 1,0 beim Cushing-Syndrom.

Die von uns bestimmte mittlere Ausscheidung von THF, THE und THB liegt in der gleichen Größenordnung wie die bisher mitgeteilten entsprechenden Werte (*11, 12, 13*). Nach exogener ACTH-Belastung von Normalpersonen und teilweise auch beim Cushing-Syndrom war ein relativ stärkerer Anstieg der Ausscheidung

* Mit Unterstützung der Deutschen Forschungsgemeinschaft.

von THF gegenüber THE nachzuweisen (*12, 14, 15*). Dieser von uns an einer größeren Zahl von Patienten bestätigte Befund könnte durch eine teilweise Erschöpfung des 11-Dehydrogenasesystems bedingt sein.

In Abb. 1 sind die Sekretionsraten von Corticosteron und Cortisol bei jeweils zehn Normalpersonen denen bei zehn bzw. zwölf Cushing-Patienten gegenübergestellt. Die Corticosteronsekretion betrug bei der ersten Gruppe im Mittel 3,5 mg/Tag bei einer Schwankungsbreite von 2,8 bis 4,4 mg/Tag. Bei zehn Patienten mit einem Cushing-Syndrom lag sie zwischen 2,4 und 38,7 mg/Tag bei einem mittleren Wert von 12,5 mg/Tag. Die Cortisolsekretion betrug bei den Normalpersonen im Mittel 16,0 mg/Tag und schwankte zwischen 11,4 und 21,1 mg/Tag.

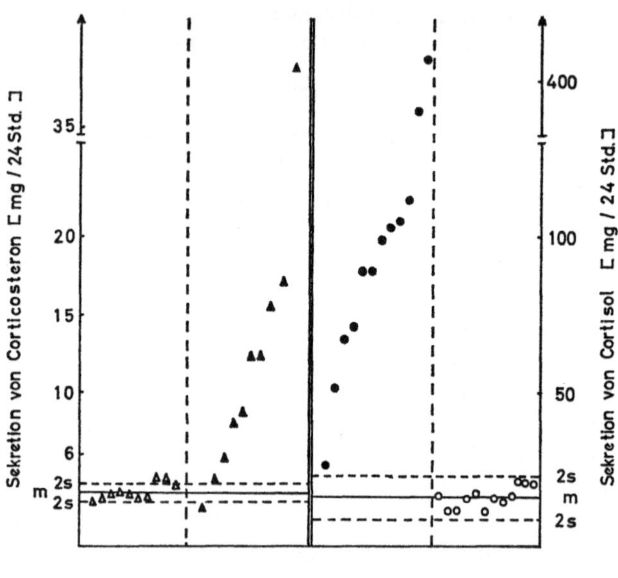

Abb. 1. Corticosteron- und Cortisolsekretionsraten bei Normalpersonen und Patienten mit einem Cushing-Syndrom

Zwölf Cushing-Patienten sezernierten täglich zwischen 26 und 407 mg (Mittelwert 137 mg/Tag).

Weitere klinische Daten sowie das Verhältnis zwischen Cortisol- und Corticosteronsekretion bei den untersuchten Patienten sind aus Tab. 1 zu ersehen. Es handelte sich in allen Fällen um eine Nebennierenrindenhyperplasie, denen bei zwei Patienten (J. K. und S. Sch.) ein Hypophysenadenom zugrunde lag.

Bei einer Patientin (M. G.) war die Cortisolsekretion nur geringgradig erhöht, die des Corticosterons lag im oberen Normbereich. Ein jugendlicher Patient (S. Sch.) mit erheblicher Adipositas und Hypertonie hatte eine normale Corticosteronsekretion von 2,4 mg/Tag bei deutlich erhöhter Cortisolsekretion. Bei acht weiteren Patienten waren beide Sekretionsraten eindeutig erhöht.

Das Verhältnis der Cortisol- zur Corticosteronsekretion, das bei den Normalpersonen im Mittel 4,6 betrug, verschob sich bei den Cushing-Patienten zugunsten des Cortisols auf einen Mittelwert von 14,8. Bei Einteilung der Patienten in zwei Altersgruppen unterhalb und oberhalb des 20. Lebensjahres ergab sich für die erste ein Quotient von 21,8 und für die zweite von 7,8.

Die 11-OHCS im Plasma waren im Dexamethason-Kurztest bei allen Patienten nicht ausreichend gebremst.

Das Serumkalium war teilweise erniedrigt und zeigte eine gewisse Abhängigkeit von der Cortisolsekretion. Es fand sich eine lineare Beziehung zwischen dem Logarithmus der Cortisolsekretion und dem Serumkalium mit einem Korrelationskoeffizienten von — 0,46.

Die von uns ermittelte Corticosteron- und Cortisolsekretion bei Normalpersonen stimmt mit den bisher mitgeteilten Werten gut überein (*6, 11, 13, 16, 17, 18*). Bei 26 Patienten mit einer Nebennierenrindenhyperplasie fanden COPE und PEARSON (*6*) Cortisolsekretionsraten zwischen 36 und 138 mg/Tag; BROOKS u. Mitarb. (*3*) bestimmten bei sieben Patienten Werte zwischen 24 und 111 mg/Tag. Extrem

Tabelle 1. *Zusammenstellung der Cortisol- und Corticosteronsekretionsraten sowie weiterer Untersuchungsbefunde bei den Patienten mit einem Cushing-Syndrom*

Name	Geschlecht	Alter	Größe	Gewicht	RR	K	Na	11-OHCS n. 3 mg Dex.	Sekretion von Cortisol und Corticosteron		Cortisol-Corticosteron-Quotient
		(J.)	(cm)	(kg)	(mm Hg)	(mVal/l)		(γ-%)	(mg/Tag)		tient
M. G.	w.	32	170	81	180/120	4,20	136	10,2	26	4,3	6,1
M. L.	w.	44	164	58	190/120	3,75	143	26,5	52	—	—
A. E.	m.	33	182	88	150/90	3,70	145	10,1	67	8,6	7,8
A. B.	w.	44	161	80	165/100	4,00	137	15,5	71	—	—
H. B.	m.	19	174	89	150/95	4,15	137	12,9	89	5,7	15,6
R. E.	w.	19	170	75	180/100	3,20	145	27,9	99	7,9	12,5
E. D.	m.	40	171	78	180/100	3,30	145	28,4	103	12,3	8,4
G. P.	m.	34	173	94	190/130	3,50	140	17,6	105	12,3	8,5
S.Sch.	m.	16	170	113	190/120	4,20	147	15,0	112	2,4	47,0
J. K.	m.	57	151	53	215/110	3,40	142	17,6	128	15,5	8,3
H. L.	m.	9	135	39	145/90	2,70	150	83,0	390	38,7	10,1
D. R.	m.	17	177	68	160/110	2,40	154	66,2	407	17,0	24,0
normal								3,3 ±1,2	16,0 ±3,5	3,5 ±0,3	4,6

hohe Sekretionsraten wurden bisher nur bei Nebennierenrindencarcinomen und extrahypophysären ACTH-produzierenden Tumoren gemessen (*3, 6*). Die Nebennierenrinden unserer beiden Patienten (D. R. und H. L.) mit extrem gesteigerter Cortisolsekretion boten makroskopisch und histologisch jedoch das Bild einer Hyperplasie. Für das Vorliegen eines ACTH-produzierenden Tumors fand sich kein Anhalt.

Über die Corticosteronsekretion beim Cushing-Syndrom liegen bisher nur vereinzelte Ergebnisse vor. BIGLIERI u. Mitarb. (*7*) fanden unter vier Patienten nur bei einem Nebennierenrindencarcinom einen erhöhten Wert von 9,0 mg/Tag. Bei zwei von KARL untersuchten Patienten war die Corticosteronsekretion erhöht (*11*).

Das Verhältnis der Cortisol- zur Corticosteronsekretion bei unseren Normalpersonen stimmt mit den bisher angegebenen Werten überein (*13, 18, 19*). Während KARL nach einmaliger Gabe von ACTH eine Verschiebung des Cortisol-Corticosteronquotienten zugunsten des Corticosterons von 4,95 auf 1,78 ermittelte (*19*), steigt der Quotient beim Cushing-Syndrom an, d. h. es wird bei gesteigerter oder normaler Corticosteronsekretion relativ vermehrt Cortisol ausgeschüttet. Soweit die Zahl der Fälle eine Aussage zuläßt, ist dies offenbar bei den jugendlichen Patienten bis zum 20. Lebensjahr in deutlich stärkerem Maße der Fall.

Der Cortisol-Corticosteronquotient wird entscheidend von dem Aktivitätsverhältnis der 17-Alpha-Hydroxylase und der 21-Alpha-Hydroxylase der Nebennierenrinde bestimmt. Die erhobenen Befunde könnten auf Verschiebungen in diesem Fermentsystem beim Cushing-Syndrom zurückzuführen sein.

Literatur

1) Moor, P. de, O. Steeno, M. Ruskin, and A. Hendrikx: Acta endocr. (Kbh.) **33**, 297 (1960).

2) Bethge, H., W. Winkelmann und H. Zimmermann: Klin. Wschr. **43**, 1274 (1965).

3) Brooks, R. V., and F. T. G. Prunty: J. Endocr. **20**, XIII (1960).

4) Karl, H. J., L. Raith und W. Decker: 9. Symp. Dtsch. Ges. Endokrinologie, S. 84, 1963.

5) Prunty, F. T. G., R. V. Brooks, J. Dupre, T. M. D. Gimlette, J. S. M. Hutchinson, R. R. McSwiney, and J. H. Mills: J. clin. Endocr. **23**, 737 (1963).

6) Cope, C. L., and J. Pearson: J. clin. Path. 18, 82 (1965).

7) Biglieri, E. G., S. Hane, P. E. Slaton jr., and P. H. Forsham: J. clin. Invest. **42**, 516 (1963).

8) Karl, H. J., L. Raith und W. Fischer: 11. Symp. Dtsch. Ges. Endokrinologie, S. 156, 1965.

9) Cope, C. L., and E. G. Black: Clin. Sci. **17**, 147 (1958).

10) Tait, J. F.: J. clin. Endocr. **23**, 1285 (1963).

11) Romanoff, L. P., C. W. Morris, P. Welch, R. M. Rodriguez, and G. Pincus: J. clin. Endocr. **21**, 1413 (1961).

12) Cost, W. S., and J. J. M. Vegter: Acta endocr. (Kbh.) **41**, 571 (1962).

13) Karl, H. J., u. L. Raith: Klin. Wschr. **43**, 867 (1965).

14) Guignard-de-Mayer, J. A., J. F. Crigler jr., and N. J. Gold: J. clin. Endocr. **23**, 1271 (1963).

15) Okamoto, M.: Endocr. Jap. **10**, 159 (1963).

16) Peterson, R. E., and C. E. Pierce: J. clin. Invest. **39**, 741 (1960).

17) Flood, C., D. S. Layne, S. Ramcharan, E. Rossipal, J. F. Tait, and S. A. S. Tait: Acta endocr. (Kbh.) **36**, 237 (1961).

18) van der Straeten, M., A. Vermeulen, and N. Orie: Acta endocr. (Kbh.) **43**, 430 (1963).

19) Karl, H. J., u. L. Raith: Klin. Wschr. **44**, 303 (1966).

Diskussion

W. Teller (Marburg):

Das Verhältnis von Tetrahydrocortisol (THF) zu Tetrahydrocortison (THE) ist altersabhängig. Bei Kindern liegt es unter 0,5, während Erwachsene einen Anstieg von $\frac{THF}{THE}$ auf 0,7 bis 0,8 aufweisen. Eine weitere Erhöhung dieses Quotienten ($\frac{THF}{THE} > 1,0$) kann außer beim Cushing-Syndrom auch nach Stimulation der NNR mit ACTH gesehen werden. Wir sind daher nicht der Ansicht, daß die vermehrte Ausscheidung von THF beim Cushing-Syndrom auf einer Erschöpfung der 11-Hydroxy-Dehydrogenasen beruht.

Histotopochemische Untersuchungen an der Nebennierenrinde während der Restitutionsphase nach langfristiger Cortisonvorbehandlung[*]

P. MEUSERS und M. HERRMANN

Aus dem Anatomischen Institut der Universität Bonn (Direktor: Prof. Dr. E. TONUTTI)

Mit 2 Abbildungen

In früheren Untersuchungen konnte nach langfristiger Cortisonzufuhr das Wiederingangkommen der Nebennierenrindenfunktion durch Messung der 17-OHCS-Ausscheidung und der Kernvolumina der Zona fasciculata verfolgt werden. Beim Meerschweinchen beträgt der Zeitraum bis zur Normalisierung, der als Restitutionsphase bezeichnet wird, etwa 10 Tage. Der Übergang zur Norm erfolgt mit einer überschießenden Reaktion. Geordnete Regulationsvorgänge, z. B. Antwort auf eine Stress-Situation, sind im Hypothalamus-Hypophysenvorderlappen-Nebennierenrindensystem erst nach Ablauf der Restitutionsphase festzustellen (HERRMANN und WINKLER, 1958, 1959). Mit histochemischer Methodik wurden jetzt Veränderungen an einigen Fermentsystemen, die mit der Steroidsynthese in der Nebennierenrinde in Zusammenhang gebracht werden können, während der Restitutionsphase verfolgt.

Material und Methodik

48 männliche Meerschweinchen im Gewicht um 250 g wurden 28 Tage mit 5 mg Cortison[1]/die intramuskulär behandelt und in Gruppen zu sechs Tieren am 1., 3., 5., 7., 9., 11., 13. und 15. Tag nach Abschluß der Vorbehandlung gegen 9 Uhr morgens mit Chloroform abgetötet. Zum Vergleich dienten 15 unbehandelte Tiere. Sofortige Entnahme der Nebennieren. Auffrieren der linken Nebennieren auf Gefrierkammern zur weiteren Verarbeitung im Kryostaten und Fixierung der rechten Nebenniere in Formol 1:9 (mit physiologischer Kochsalzlösung pH 7,0) bei 0 °C.

Folgende Fermente wurden untersucht: An Kryostatschnitten Glucose-6-Phosphat-dehydrogenase (Acceptor TNBT; Co-Faktor NADP). Methode modifiziert nach SCARPELLI u. Mitarb., 1958.

3 β-ol-Steroiddehydrogenase (Acceptor TNBT; Substrat: Na-Succinat). Methode nach WATTENBERG, 1958.

An Formol fixiertem Material: Alkalische Phosphatasen (Substrat: Alpha-Naphthyl-phosphat; pH 9,2). Methode modifiziert nach GÖSSNER, 1958.

Spezifisch an der Steroidsynthese beteiligt ist die 3-β-ol-Steroiddehydrogenase, die den Syntheseschritt Dehydroepiandrosteron ——— $\varDelta$ 4-androsten-3,17-dion katalysiert. Hier finden wir in Fasciculata und Glomerulosa eine deutliche Abnahme der Aktivität bis zum 5. Tag nach Abschluß der Behandlung (Abb. 1 a).

[*] Mit Unterstützung der Deutschen Forschungsgemeinschaft.
[1] Cortison „CIBA".

Ab 7. Tag ist in der Glomerulosa keine Abweichung vom Normalverhalten festzustellen. Der Aktivitätsanstieg in der Fasciculata wird mit einer deutlichen Erhöhung gegenüber dem normalen Fermentbild (Rebound) eingeleitet. Erst danach werden normale Aktivitätsverhältnisse auch in dieser Zone gefunden.

Als Fermentgruppe, die im Elektrolythaushalt und im Sekretionsverhalten der Zelle eine wesentliche Rolle spielt (Gemzell und Samuels, 1950), seien die alkalischen Phosphatasen genannt, deren genauer Angriffspunkt nicht bekannt ist. Hier ist die Aktivität nach Abschluß der Behandlung deutlich vermindert. Erst am 11. Tag werden normale Enzymaktivitäten gefunden, am 13. Tag ist sogar eine Zunahme gegenüber normal festzustellen. Vor allem möchten wir auf die gute Übereinstimmung im Verhalten von Kernvolumina, 17-OHCS-Ausscheidung und Fermentaktivität hinweisen (Abb. 2).

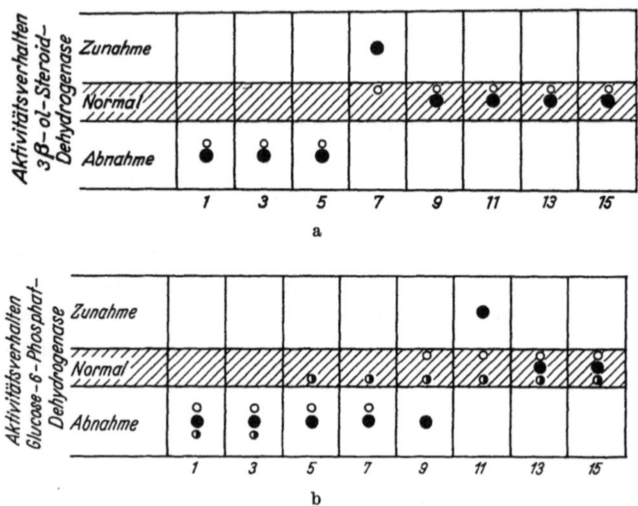

Abb. 1 a u. b. Aktivitätsverhalten a der 3 β-ol-Steroiddehydrogenase und b der Glucose-6-Phosphatdehydrogenase. 1 bis 15: Tage nach Abschluß der Vorbehandlung; ◎ Zona glomerulosa; ● Zona fasciculata; ◑ Zona reticularis

Das gleiche Aktivitätsverhalten findet sich auch bei der Glucose-6-Phosphatdehydrogenase. Sie katalysiert den Schritt Glucose-6-Phosphat ——— 6-Phosphogluconsäure, wobei $TPNH^+ + H^+$ frei wird. Dieses ist wesentlich für die ACTH-Wirkung auf die Nebennierenrinde im Rahmen der Steroidsynthese. Sofort nach Abschluß der Vorbehandlung wird bei diesem Ferment in allen drei Rindenzonen eine deutliche Aktivitätsverminderung gefunden (Abb. 1b). Während die Zona reticularis ab 5. Tag und die Zona glomerulosa ab 9. Tag wieder ein normales Fermentbild aufweisen, finden wir am 11. Tag eine deutliche, über die Norm hinausgehende Zunahme der Aktivität in der Zona fasciculata. Ab 13. Tag ist auch in dieser Rindenzone ein normales Fermentverhalten nachzuweisen.

Wir können also bei allen drei untersuchten Enzymen eine gute Übereinstimmung der Aktivität mit den gemessenen Kernvolumen- und 17-OHCS-Ausscheidungswerten feststellen. Den leichten Anstieg der 17-OHCS-Ausscheidung um den 7. Tag können wir jetzt mit der erhöhten Aktivität der 3-β-ol-Steroiddehydrogenase und geringfügigen Zunahme der alkalischen Phosphatasen in Zusammenhang bringen. Der früher beschriebene Rebound von Kernvolumen und 17-OHCS zum Abschluß der Restitutionsphase ist allem Anschein nach erst möglich, wenn alle Fermente ein normales Verhalten aufweisen. Erst von diesem Zeitpunkt an steht dem Funktionssystem Hypothalamus-Hypophysenvorderlappen-Nebennierenrinde ein funktionstüchtiges Rindenorgan zur Verfügung.

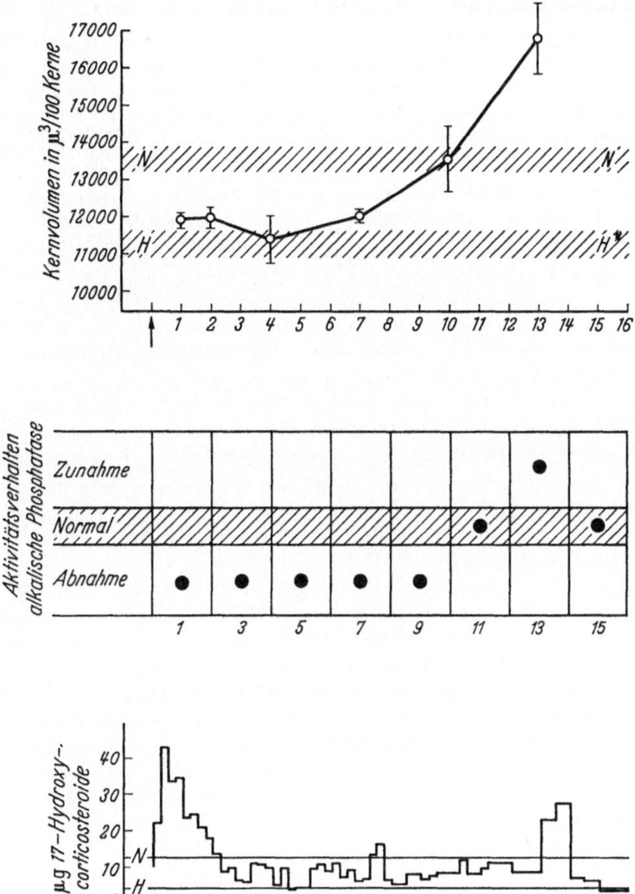

Abb. 2. Gegenüberstellung des Verhaltens von Kernvolumina der Zona fasciculata der Nebennierenrinde, 17-OHCS-Ausscheidung im Harn und Fermentaktivität der Nebennierenrinde (hier alkalische Phosphatasen) von Meerschweinchen nach Abschluß einer 28tägigen Vorbehandlung mit 5 mg Cortison/die i.m. *N* Normalbereich; *H* Werte hypophysenloser Tiere; ↑ = Zeitpunkt der letzten Injektion; ● Zona fasciculata

Literatur

GEMZELL, C., and L. SAMUELS: The effect of hypophysectomy, adrenalectomy and of ACTH administration on the phosphorus metabolism of the rat. Endocrinology **47**, 48 (1950).

GOESSNER, W.: Histochemischer Nachweis hydrolytischer Enzyme mit Hilfe der Azofarbstoffmethode. Histochemie **1**, 48 (1958).

HERRMANN, M., u. G. WINKLER: Volumen der Nebennierenrindenzellkerne und 17-OHCS-Ausscheidung bei Diphtherietoxin-vergifteten Meerschweinchen nach langfristiger Cortisonvorbehandlung. Naturwissenschaften **45**, 267 (1958).

Herrmann, M., u. G. Winkler: Zellkernvolumen der Nebennierenrinde und 17-OHCS-Ausscheidung beim Meerschweinchen nach langfristiger Cortisonvorbehandlung und nach Diphtherietoxinvergiftung. Acta neuroveg. (Wien) **20**, 38 (1959).

Scarpelli, D. G., R. Hess, and A. G. E. Pearse: The cytochemical localisation of oxydative enzymes. I. Diphosphopyridine nucleotide diaphorase and triphosphopyridine nucleotide diaphorase. J. biophys. biochem. Cytol. **4**, 747 (1958).

Wattenberg, L. W.: Microscopic histochemical demonstration of steroid-3-Beta-01-Dehydrogenases in tissue sections J. Histochem. Cytochem. **6**, 225 (1958).

Fluorimetrische Bestimmung der 11-Hydroxycorticosteroide im Plasma unter der Therapie mit Corticoiden *

W. Hochheuser, M. Müller-Bardorff, P. C. Scriba und K. Schwarz

Aus der II. Med. Klinik der Universität München
(Direktor: Prof. Dr. Dr. G. Bodechtel)

Mit 2 Abbildungen

Die fluorimetrische Bestimmung der sog. 11-Hydroxycorticosteroide im menschlichen Plasma wenden wir in unserer Klinik zur Beurteilung der Nebennierenrindenfunktion an. Sie hat sich außerdem als geeignet erwiesen, die aus zahlreichen Untersuchungen bekannte hemmende Wirkung synthetischer Corticoide auf das Hypophysen-Nebennierenrindensystem erneut zu untersuchen, und zwar insbesondere im Hinblick auf die Dauer der Suppression. Bei der Porter-Silber-Reaktion werden die meisten synthetischen Corticoide mitbestimmt (1, 2); dagegen ergeben sie nach Mattingly (3) bei der auch von uns verwandten Methode keine oder nur eine sehr geringe, zu vernachlässigende Fluorescenz. Somit ist eine Unterscheidung zwischen exogen zugeführten Corticoiden und endogenen Corticosteroiden möglich (4).

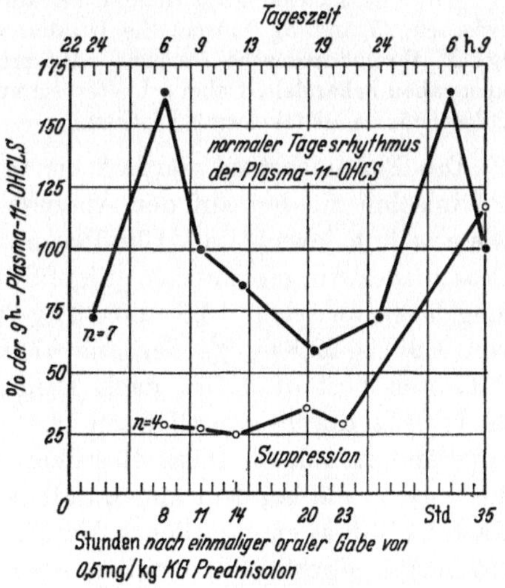

Unter den Bedingungen der erwähnten Methode ist der größte Prozentsatz der Plasmafluorescenz auf Cortisol und Corticosteron zu beziehen. Wenn wir im folgenden vereinfachend von Plasmacortisol sprechen, so meinen wir

Abb. 1. Vergleich des Tagesrhythmus der Plasma-11-OHCS mit deren Suppression nach einmaliger Gabe von Prednisolon

stets die fluorimetrisch bestimmten sog. 11-Hydroxycorticosteroide, deren Hauptanteil beim Menschen das Cortisol darstellt.

Will man die Fortdauer der Hemmwirkung nach Absetzen synthetischer Corticoide auf die körpereigene Corticosteroidinkretion untersuchen, so ist zu beachten, daß im Verlaufe von 24 Std der Plasmacortisolspiegel erheblichen Schwankungen unterliegt. Der wohlbekannte Tagesrhythmus sei am Beispiel von sieben Personen noch einmal demonstriert. Die niedrigsten Plasmacortisolwerte finden sich in den späten Abendstunden, die höchstens gegen 6 Uhr morgens. 3 Tage später haben wir bei vier von diesen Patienten mit einer einmalig um 22 Uhr oral verabreichten Dosis von 0,5 mg Prednisolon pro kg Körpergewicht die körpereigene Corticosteroidproduktion supprimiert. Im oberen Teil der Abb. 1 ist der normale Tagesrhythmus eingetragen, und zwar die Mittelwerte der sieben Patienten. Der Plasmacortisolspiegel

* Mit Unterstützung der Deutschen Forschungsgemeinschaft.

um 9 Uhr vormittags wurde dabei gleich 100% gesetzt. Die untere Kurve zeigt die Unterdrückung der Corticosteroidinkretion. Hier handelt es sich um Mittelwerte aus vier Bestimmungen, die ebenfalls in Prozent des 9-Uhr-Ausgangswertes angegeben wurden. Nehmen wir an, daß in den Abendstunden — also 20 bis 23 Std nach Prednisolon — die Suppression nachlassen würde, so könnte die Erholung der Corticosteroidinkretion nicht deutlich zum Ausdruck kommen, da sie mit dem tageszeitlich bedingten Absinken des Cortisolspiegels zusammenfallen würde. In unserem Beispiel besteht allerdings zu dieser Zeit noch eine Suppression. Am nächsten Tag um 9 Uhr, das ist 35 Std nach der Prednisolongabe, liegt eine gegenüber dem Ausgangswert leicht erhöhte Plasmakonzentration der Corticosteroide vor. Bei Untersuchungen über die Supprimierbarkeit der Nebennierenrindenaktivität ist also mit Überlagerungen durch die normalen Tagesschwankungen zu rechnen.

Um diese Störungen zu vermeiden, haben wir bei den folgenden Untersuchungen die Bedingungen dahingehend geändert, daß die Blutentnahmen immer zum gleichen Zeitpunkt, nämlich um 9 Uhr vormittags, erfolgten, und der Zeitpunkt der letzten Prednisolongabe variiert wurde. Sollte z. B. die Suppression 12 Std nach Absetzen von Prednisolon ermittelt werden, so nahm der Patient die letzten 5 mg am Vorabend um 21.00 Uhr ein, für den 24-Std-Wert am Vortag um 9.00 Uhr usw. Vor Beginn der Therapie wurde ebenfalls um 9.00 Uhr der Plasmacortisolspiegel bestimmt, bei einigen Patienten an mehreren Tagen, wobei sich nur geringfügige Schwankungen fanden. Dieser Ausgangswert wurde gleich 100% gesetzt.

Wir untersuchten nach diesem Verfahren sieben normalgewichtige Patienten im Alter zwischen 25 und 61 Jahren. Sie wurden wegen verschiedener Erkrankungen wie Morbus Boeck, thrombopenische Purpura oder primärchronische Polyarthritis mit oralen Prednisolongaben behandelt. Dabei erhielten sie mindestens 30 mg pro Tag für die Dauer von 2 bis 5 Wochen, im Mittel etwa 3 Wochen.

Das Plasmacortisol wurde 2 bis 48 Std nach der letzten Einnahme von 5 mg Prednisolon zu den auf der Abszisse angegebenen Zeiten (Abb. 2a) bestimmt, wie erwähnt, jeweils im 9-Uhr-Plasma. Die Fluorescenz ist für jeden Patienten in Prozent des Ausgangswertes aufgeführt. Die absoluten 9-Uhr-Werte vor Behandlung lagen zwischen 13,5 und 20 μg-%, also innerhalb unseres Normalbereiches von 4,6 bis 22,8 μg-%, der aus 67 Bestimmungen ermittelt wurde. Bei allen Patienten besteht 2 Std nach Prednisolon eine Verminderung der Ausgangsfluorescenz, durchschnittlich um 78,5%, die bis 18 Std nach Prednisolon praktisch unverändert anhält. Diese Restfluorescenz entspricht der unspezifischen Basisfluorescenz, die bei dem angewandten Verfahren in Kauf genommen wird (3, 5). Nach 24 Std ist ein deutliches Ansteigen des Cortisolspiegels auf im Mittel 37,5% des Ausgangswertes festzustellen. Aber auch 36 Std nach Prednisolon ist die Unterdrückung der endogenen Cortisolproduktion noch nachweisbar, die Fluorescenz beträgt nun etwa 70% des Ausgangswertes. Dagegen ist nach 48 Std der Ausgangswert meist überschritten.

Wie wirkt sich nun eine kurzzeitige Verabreichung von Prednisolon in verschiedener Dosierung auf die Corticosteroidinkretion aus ? Zur Untersuchung dieser Frage erhielten je sechs Patienten nach Bestimmung des Ausgangswertes 3 Tage lang 30 bzw. 15 mg Prednisolon über den Tag verteilt. Darauf wurde das Plasmacortisol 24 und 48 Std nach der letzten Gabe von 5 mg bestimmt. Nach einigen Tagen Pause verabreichten wir nochmals für 3 Tage Prednisolon und ermittelten anschließend den 12- bzw. 36-Std-Wert. Auch nach der relativ niedrigen Dosis von 15 mg Prednisolon pro Tag besteht noch eine im Mittel 24 Std fortdauernde Wirkung auf die Cortisolinkretion. Nach 36 Std zeigt sich ein Ansteigen über den Ausgangswert, dem nach 48 Std ein Abfall etwas unter den Ausgangswert folgt. Wir verfügen noch nicht über genügend Untersuchungen, die über 48 Std nach letzter Prednisoloneinnahme hinausgehen. Man kann sich jedoch vorstellen, daß die Cortisolinkretion sich nach Art einer gedämpften Schwingung wieder auf das Ausgangsniveau einpendelt.

Bei den Patienten, die 30 mg Prednisolon pro Tag erhielten, ist die Suppression intensiver und anhaltender, eine überschießende Gegenregulation wird in dem

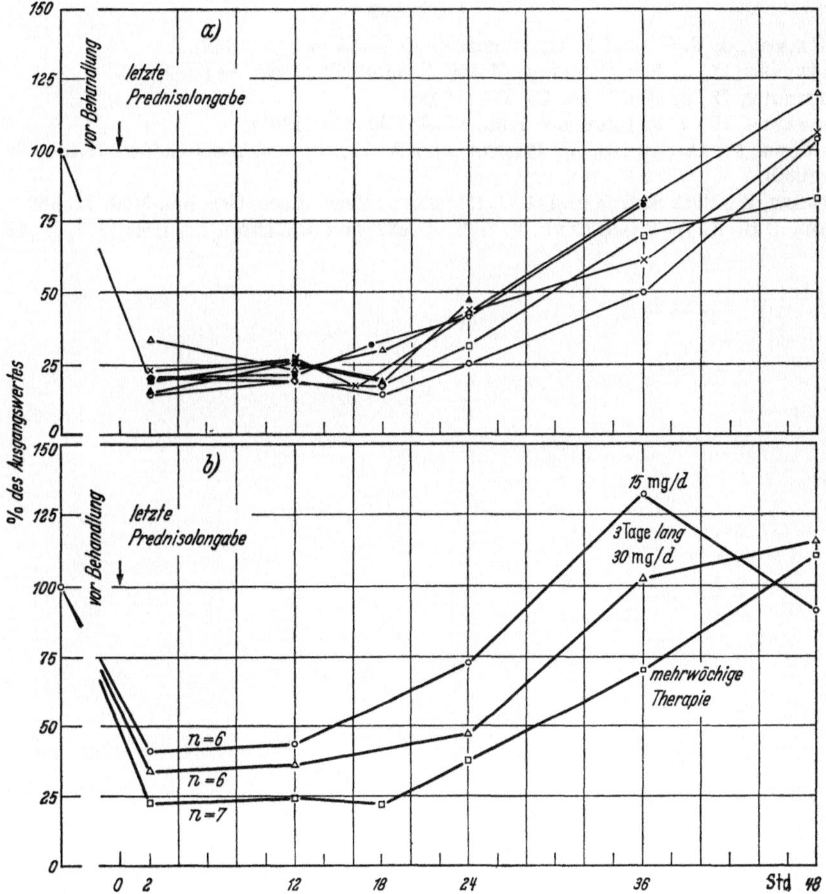

Abb. 2a und b. Fortdauer der Suppression der Plasma-11-OHCS; a) nach mehrwöchiger Prednisolonbehandlung (Einzelwerte); b) Vergleich der Wirkung einer 3tägigen Gabe von 15 bzw. 30 mg Prednisolon pro Tag und einer mehrwöchigen Behandlung (Mittelwerte)

untersuchten Zeitraum von 48 Std nicht so deutlich. Abb. 2b zeigt zum Vergleich die Mittelwerte der drei Gruppen. Nach 3tägiger Behandlung auch mit 30 mg Prednisolon ist die Suppression offenbar nicht so ausgeprägt wie nach mehrwöchiger Therapie. Die Wirkung der exogenen Corticoide beginnt nach 24 Std nachzulassen, nun erfolgt je nach Dosierung und Dauer der Behandlung früher und kräftiger die Erholung der Corticosteroidinkretion. Interessanterweise ist der Zeitraum, in dem die Suppression der Corticosteroidinkretion nach kurzzeitiger

Prednisolonbehandlung persistiert, etwa gleich der Dauer der Erhöhung der Glucosetoleranz nach Absetzen einer solchen Therapie (*6*).

Abschließend sei noch kurz auf einige Faktoren hingewiesen, die zu falschen Resultaten bei der fluorimetrischen Bestimmung der Plasmacorticosteroide führen können. Bei Patienten, die unter Behandlung mit Spirolacton standen, stellten wir eine irreführend hohe Fluorescenz im Plasma fest (*7*). Auch bei fluorimetrischer Bestimmung findet sich die bekannte Erhöhung des Plasmacortisols in der Schwangerschaft. Ferner wird Herr Bottermann nachher über eine Zunahme der Plasmafluorescenz unter sog. Ovulationshemmern berichten.

Literatur

1) Di Raimondo, V. C., and P. H. Forsham: Metabolism 7, 5 (1958).
2) Schönberg, D., u. J. R. Bierich: Mschr. Kinderheilk. 108, 188 (1960).
3) Mattingly, D.: J. clin. Path. 15, 374 (1962).
4) Brilmayer, H., u. F. Leupold: Klin. Wschr. 39, 551 (1961).
5) De Moor, P., O. Steeno, M. Raskin, and A. Hendrikx: Acta endocr. (Kbh.) 33, 297 (1960).
6) Schwarz, K., P. C. Scriba und G. G. Hofmann: Verh. dtsch. Ges. inn. Med. 71, 360 (1965).
7) Wood, J. B., A. W. Frankland, V. H. T. James, and J. Landon: Lancet 1965, I, 243.

Die Veränderungen des Steroidmusters im Harn bei idiopathischer, isosexueller Pubertas praecox [*]

W. TELLER

Aus der Universitäts-Kinderklinik Marburg a. d. Lahn (Direktor: Prof. Dr. F. LINNEWEH)

Mit 1 Abbildung

Über die Steroidausscheidung im Harn bei Kindern mit idiopathischer isosexueller Pubertas praecox (i.P.p.) liegen in der Literatur nur wenige Untersuchungen vor. In verschiedenen Fällen lag die Gesamtausscheidung an 17-Ketosteroiden nur wenig oberhalb des dem Alter der Kinder entsprechenden Normbereiches (THAMDRUP, 1961). Durch Fraktionierung der 17-Ketosteroide fanden LELONG et al. (1954) sowie BEAS et al. (1962) bei i. P. p. ein gegenüber der Norm verändertes Steroidmuster mit vermehrter Ausscheidung von Androsteron. Es schien somit die quantitative Bestimmung einzelner Steroidmetaboliten bei i.P.p. genauere Aussagen über pathologische Veränderungen im Steroidstoffwechsel zu liefern als Gesamtbestimmungen.

Material und Methoden

Bei 48 gesunden Personen vom Kleinkindes- bis zum Erwachsenenalter wurde die altersabhängige Normalausscheidung einzelner C_{19}- und C_{21}-Steroide untersucht und dem Steroidmuster von sechs Knaben und vier Mädchen mit i.P.p. gegenübergestellt.

Die *Methode* zur gleichzeitigen quantitativen Bestimmung von Androsteron (A), Ätiocholanolon (Ä), Dehydroepiandrosteron (DHA), 11-Beta-Hydroxyätiocholanolon, 11-Beta-Hydroxyandrosteron, 11-Ketoätiocholanolon, 11-Ketoandrosteron, Tetrahydrocortisol (THF), allo-Tetrahydrocortisol (allo-THF) und Tetrahydrocortison (THE) umfaßte folgende einzelne Schritte: Beta-Glucuronidase-Hydrolyse, Extraktion mit Tetrachlorkohlenstoff und Methylendichlorid, Solvolyse, Florisil-Säulenchromatographie, quantitative Papierchromatographie in verschiedenen Bush-Systemen, cm × cm-Elution, Mikro-Zimmermann- bzw. Mikro-Porter-Silber-Reaktion (methodische Einzelheiten s. TELLER, 1967).

Die Empfindlichkeit des Nachweises liegt bei dieser Methode im Bereich von 3 bis 5 μg eines Steroidmetaboliten. Durch Zusatz radioaktiver Steroide vor der Extraktion wurde die Wiederfindung geprüft. Der durchschnittliche Verlust für den gesamten Analysengang betrug: 11-Deoxy-C_{19}-Steroide = 24%, 11-Oxy-C_{19}-Steroide = 33%, C_{21}-Steroide = 46%.

Ergebnisse und Schlußfolgerungen

Während der Pubertät konnte eine vermehrte Ausscheidung der 5-Alpha-Metaboliten Androsteron und allo-THF im Harn nachgewiesen werden. Der

[*] Mit dankenswerter Unterstützung durch die Deutsche Forschungsgemeinschaft.

Quotient 5-Alpha/5-Beta der 11-Deoxy-C_{19}-Steroide (= A/Ä) sowie der Prozentsatz von allo-THF der drei bestimmten C_{21}-Metaboliten waren bei Adolescenten signifikant gegenüber Klein- und Schulkindern erhöht (Abbildung).

Die zehn untersuchten Patienten mit i.P.p. zeigten eine verstärkte Ausscheidung von 5-Alpha-Steroiden im Harn. Der Quotient 5 Alpha/5 Beta der 11-Deoxy-C_{19}-Steroide war in acht Fällen größer als der Altersnorm entsprechend, auch der Prozentsatz von allo-THF lag in allen untersuchten Fällen oberhalb der Norm (Tabelle). Beide Parameter entsprachen den Werten von Adolescenten, obwohl die drei jüngsten männlichen Patienten Prozentsätze von allo-THF aufwiesen, die weit über die Adolescentennorm hinausgingen.

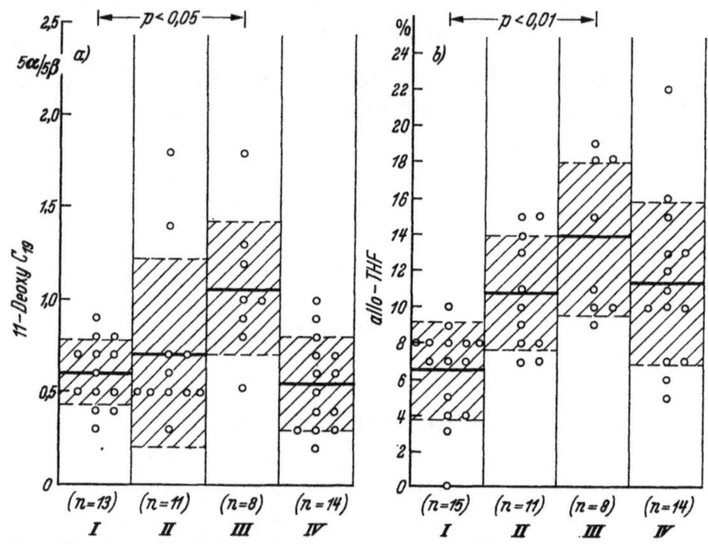

Abb. 1. a) Das Verhalten des 5-Alpha/5-Beta-Quotienten (Androsteron/Ätiocholanolon) der 11-Deoxy-C_{19}-Steroide sowie b) die prozentuale Ausscheidung von allo-Tetrahydrocortisol $\left(\dfrac{\text{allo-THF}}{\text{THF} + \text{allo-THF} + \text{THE}} \times 100\right)$ bei Normalpersonen verschiedenen Alters

a)			b)		
I. Klein- und Schulkinder	M = 0,6 ± 0,17		I. Klein- und Schulkinder	M = 6,4 ± 2,7	
II. Präadolescenten	M = 0,72 ± 0,51		II. Präadolescenten	M = 10,7 ± 3,1	
III. Adolescenten	M = 1,06 ± 0,36		III. Adolescenten	M = 13,7 ± 4,2	
IV. Erwachsene	M = 0,55 ± 0,29		IV. Erwachsene	M = 11,3 ± 4,5	

Unter den Reaktionen, denen die Steroide im Zwischenstoffwechsel unterliegen, haben zwei eine besondere Bedeutung: die Hydrierung der Doppelbindung von C_4 nach C_5 und die sich daran anschließende Reduktion der Ketogruppe am C_3-Atom. Für beide Reaktionen verfügt die Leber, der Hauptort des intermediären Stoffwechsels der Steroide, über eine Reihe NADP-abhängiger stereospezifischer Enzyme: $\varDelta^4$-Hydrogenasen (5 Alpha- und 5-Beta-Reduktasen) und 3-Hydroxysteroid-Dehydrogenasen.

In Tierversuchen konnte die Aktivität der Steroid-Reduktasen durch Thyroxin (McQuire und Tomkins, 1958), Alloxandiabetes (Gold und Garren, 1964) sowie durch Applikation von Oestrogenen und Testosteron (Deckx et al., 1965) fördernd oder hemmend beeinflußt werden.

Die Anstiege des 5-Alpha/5-Beta-Quotienten der 11-Deoxy-C_{19}-Steroide sowie des Prozentsatzes von allo-THF während der Pubertät werden als Zeichen der

Stimulation (Induktion) der 5-Alpha-Reduktasen durch Geschlechtshormone angesehen. Durch einmalige Zufuhr kleiner Mengen von Testosteron ließen sich bei präpuberalen Kindern analoge Veränderungen des Steroidstoffwechsels erzeugen. Dabei wurde eine sensible Periode festgestellt, welche gegen Ende des 1. Lebensjahres beginnt und die die Voraussetzung für die Entwicklung einer Pubertas praecox darzustellen scheint.

Die Induktion der 5-Alpha-Reduktasen durch Testosteronzufuhr ist reversibel. Einige Wochen nach der einmaligen Applikation eines Depot-Testosteronpräparates waren die 5-Alpha/5-Beta-Quotienten sowie die Prozentsätze von allo-THF wieder zur Norm abgefallen (TELLER, 1966).

Tabelle. *5-Alpha/5-Beta-Quotienten der 11-Deoxy-C_{19}-Steroide sowie Prozentsätze von allo-Tetrahydrocortisol bei Patienten mit idiopathischer, isosexueller Pubertas praecox im Vergleich zu Kleinkindern und Adolescenten*

Patienten mit idiopathischer isosexueller Pubertas praecox	5-Alpha/5-Beta 11-Deoxy-C_{19}-Steroide			% allo-THF		
	Altersnorm	Patienten	Adolescenten	Altersnorm	Patienten	Adolescenten
♂ Z. J. $1^8/_{12}$		2,0			50	
B. H. $3^6/_{12}$		0,9			34	
R. O. $3^6/_{12}$		1,2			36	
W. W. $5^5/_{12}$		0,9			17	
E. P. $6^7/_{12}$		1,1			16	
V. P. $9^{11}/_{12}$	0,6 ±0,17 (n = 13)	1,1	1,06 ±0,36 (n = 8)	6,4 ±2,7 (n = 15)	19	13,7 ±4,2 (n = 8)
♀ R. M. $3^3/_{12}$		1,2			19	
K. H. $3^5/_{12}$		1,3			18	
B. E. $4^8/_{12}$		0,6			16	
St. K. $7^2/_{12}$		0,6			11	

Bei der echten i.P.p. besteht aus noch unbekannten Ursachen ein kontinuierlicher Stimulus, welcher normalerweise erst im Verlaufe der Pubertät einsetzt und der die Steigerung der Aktivität der 5-Alpha-Reduktase aufrechterhält. Trotz einer häufig altersgemäß niedrigen Gesamtausscheidung an Steroidmetaboliten konnte in diesen Fällen von NEW et al. (1963) und DEGENHART et al. (1965) eine erhöhte Testosteronproduktion festgestellt werden. Sie mag die von uns bei i.P.p. gefundenen Veränderungen des Steroidmusters mit vermehrter Ausscheidung von 5-Alpha-Metaboliten induziert haben.

Zusammenfassung

Mittels eines Arbeitsganges, der Säulen- und Papierchromatographie sowie colorimetrische Mikromethoden umfaßt, wurden im Harn von 48 Normalpersonen vom Kleinkindes- bis zum Erwachsenenalter gleichzeitig drei 11-Deoxy-C_{19}-Steroide, vier 11-Oxy-C_{19}-Steroide und drei C_{21}-Steroide quantitativ bestimmt. Während der Pubertät trat eine vermehrte Ausscheidung von 5-Alpha-Metaboliten auf, was sich in einem gegenüber dem Kleinkindesalter signifikanten Anstieg des 5-Alpha/5-Beta-Quotienten der 11-Deoxy-C_{19}-Steroide und des Prozentsatzes von allo-Tetrahydrocortisol (allo-THF) äußerte. Zehn Patienten (sechs Jungen und vier Mädchen) mit idiopathischer, isosexueller Pubertas praecox wiesen bei altersgemäßer Gesamtausscheidung von Steroiden eine Vermehrung von Androsteron und allo-THF auf. Der 5-Alpha/5-Beta- Quotient sowie der Prozentsatz von allo-THF entsprachen denjenigen von Adolescenten. Möglicherweise hat bei diesen Patienten die Sekretion biologisch aktiver Keimdrüsenhormone zu einer Induktion der 5-Alpha-Reduktasen in der Leber geführt.

Literatur

Beas, F., R. P. Zurbrügg, S. G. Leibow, R. G. Patton, and L. J. Gardner: Familial male sexual precocity: report of the eleventh kindred found, with observations on blood group linkage and urinary C_{19}-steroid excretion. J. clin. Endocr. **22**, 1095 (1962).

Deckx, R., J. Raus, C. Denef, and P. De Moor: Sex difference in the metabolism of cortison by rat liver. Steroids **6**, 129 (1965).

Degenhart, H. J., H. K. A. Visser, R. Wilmink, and L. Frankena: Production and excretion of testosterone in children with congenital adrenal hyperplasia and precocious puberty. Acta endocr. (Kbh.) **49**, Suppl. **100**, 51 (1965).

Gold, N. I., and L. D. Garren: Effect of experimental diabetes on steroid metabolism. II. Alterations in androst-4-ene-3,17-dione and cortisol metabolism. J. biol. Chem. **239**, 2796 (1964).

McQuire, J. S., and G. M. Tomkins: Effect of thyroxine administration on the rate and steric course of enzymatic reduction of steroids. Nature (Lond.) **182**, 261 (1958).

Lelong, M., M. F. Jayle, R. Joseph, P. Canlorbe, P. Borniche, J. Rivron et R. Scholler: Pubertés précoces et virilisme précose chez les enfants des deux sexes. Sem. Hôp. (Paris) **30**, 79 (1954).

New, M., P. Pitt, and R. E. Peterson: Testosterone production in a three year old male with isosexual precocity. J. Pediat. **63**, 703 (1963).

Teller, W.: The influence of testosterone on the steroid metabolism in prepuberal children. Proc. IInd Symp. on Steroid Hormones, Ghent; Int. Congr. Series 101, Excerpta med. foundation (Amst.) 1966.

— Die Ausscheidung von C_{19}- und C_{21}-Steroiden im Harn unter normalen und pathologischen Bedingungen der Entwicklung und Reifung. Z. ges. exp. Med. (1967) (Im Druck).

Thamdrup, E.: Precocious Sexual development. Copenhagen: Munksgaard 1961.

Diskussion

J. R. Bierich (Hamburg):

An der Hamburger Universitäts-Kinderklinik haben wir in den vergangenen 10 Jahren 15 Kinder mit echter isosexueller idiopathischer Pubertas praecox beobachtet. Bei fünf von diesen Kindern liegen genaue Untersuchungen über das Spektrum der C_{21}-Steroide im Harn vor, die mit ähnlichen Methoden durchgeführt wurden wie sie Herr Teller genannt hat. Auch die Ergebnisse waren die gleichen; auch wir sahen eine vorzeitige Veränderung der Relation der 5α- zu den 5β-Steroiden, u. a. eine relativ erhöhte Ausscheidung von allo-THF. — Wir haben inzwischen angefangen, eine Reihe dieser Kinder mit hochpotenten Gestagenen zu behandeln, wobei wir den Erfolg hatten, daß die Menstruationen sistierten und die vorzeitige feminine Entwicklung des Körpers zurückging. Was dagegen ungehemmt weiterging, waren das accelerierte Wachstum und die beschleunigte Knochenkernentwicklung. Diese möchten wir vor allem auf die prämature Adrenarche dieser Kinder, d. h. die vorzeitige Produktion adrenaler Androgene zurückführen. In der Tat kam es nur zu einem geringen Absinken der 17-Ketosteroide.

Die Tagesrhythmik der ACTH- und Corticosteronsekretion unter Belastung und unter Hemmung der ACTH-Sekretion*

K. RETIENE, F. SCHULZ und J. MARCO

Aus der Abteilung für Klinische Endokrinologie (Prof. Dr. E. F. PFEIFFER)
der I. Med. Klinik der Johann Wolfgang Goethe-Universität und der Stadt Frankfurt (Main)

Mit 2 Abbildungen

Unter konstanten Ruhebedingungen weist der Blutspiegel fast aller Hormone charakteristische Tagesschwankungen im 24-Std-Verlauf auf. Solche bei den verschiedensten Tierspecies erhobenen Befunde lassen vermuten, daß es sich hier um ein Grundphänomen des Endokriniums aller Säugetiere handelt. Wir wissen schon lange, daß Licht und andere exogene Faktoren die Synchronisation dieser Rhythmen mit unserem 24-Std-Tag bewirken. Über die endogene Regulation und die physiologische Bedeutung der Rhythmen ist dagegen noch sehr wenig bekannt.

ZIMMERMANN und CRITCHLOW (4) konnten bei Ratten zeigen, daß verschiedene Mechanismen für die Freisetzung von ACTH unter Ruhe- und Stress-Bedingungen verantwortlich sind und diese Mechanismen an ihrer verschiedenen Reaktion gegenüber peripheren Steroiden unterschieden werden können. In unserer eigenen Arbeitsgruppe konnten wir bereits früher über eine parallele Tagesrhythmik der ACTH- und Cortisolsekretion beim Menschen berichten, die durch einen Gipfel am frühen Morgen und tiefste Werte um Mitternacht charakterisiert ist (1). Diese Rhythmik war bei allen Überfunktionszuständen der NNR sowie nach Zufuhr exogener Steroide aufgehoben, ließ sich jedoch bei Stoffwechselgesunden und Kranken mit Nebenniereninsuffizienz unter absoluten Ruhebedingungen immer nachweisen (2). Auch diese Befunde sprechen für eine endogene Regulation und Kontrolle der ACTH-Tagesrhythmik durch den peripheren Steroidblutspiegel.

Unsere vorliegenden Experimente haben wir durchgeführt, um einige der vielen offenen Fragen über die Regulation und die Bedeutung der physiologischen Tagesrhythmik, insbesondere im Hinblick auf die therapeutische Anwendung von NNR-Hormonen, zu beantworten.

Sämtliche Untersuchungen erfolgten an weiblichen Wistar-Ratten mit einem Gewicht von etwa 150 g. Vor jedem Experiment lebten die Tiere mindestens 2 Wochen lang in Einzelkäfigen, die in einem weitgehend isolierten Raum untergebracht waren. Trinkwasser und Hope-Farm Standarddiät für Ratten wurde täglich nur einmal zu einer bestimmten Zeit am Vormittag ad libidum verabreicht. Eine automatische Uhr kontrollierte einen bestimmten Tag-Nacht-Rhythmus, in dem künstliches Licht um 4 Uhr für 14 Std eingeschaltet und abends um 18 Uhr ausgeschaltet wurde. Am Tag vor jedem Experiment war der Raum für

---

* Stipendiat der Alexander von Humboldt-Stiftung.

mindestens 24 Std nicht betreten worden. Zur Bestimmung des Corticosteronblutspiegels in Ruhe wurde jedes Tier vorsichtig aus seinem Käfig genommen und
in einem benachbarten Raum innerhalb von 30 sec durch Scherenschlag dekapitiert. Das aufgefangene Blut wurde zentrifugiert und das Plasma bis zur fluores-
cenzoptischen Bestimmung nach Zenker und Bernstein (3) eingefroren. Sog.
Stress-Werte erhielten wir von Tieren, die erst 15 min nach einer Äthernarkose von
$1^1/_2$ min Dauer auf die gleiche Weise dekapitiert worden waren.

Abb. 1 zeigt die typische Tagesrhythmik des Corticosteronblutspiegels bei
weiblichen Ratten. Die einzelnen Punkte repräsentieren Mittelwerte von 10 bis
19 Tieren, die Schwankungen entsprechen der Standardabweichung der Mittelwerte. Insgesamt liegen alle unsere Werte etwa 10 bis 15 μg-% höher als vergleichbare Werte in der Literatur. Es muß sich dabei um eine Besonderheit des von uns

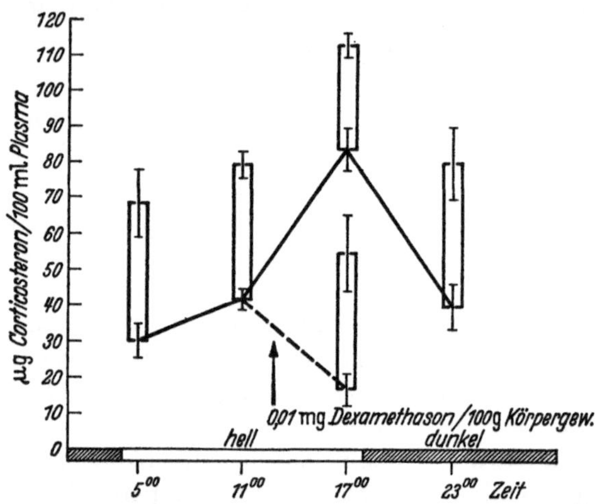

Abb. 1. Die Tagesrhythmik des Corticosteronspiegels im Blut von weiblichen Ratten. ☐ Stress-Anstieg, o——o
normale Tagesrhythmik, ●——● Abweichung nach Dexamethason I δ M

verwendeten Rattenstammes handeln. Der Gipfel am späten Nachmittag vor
Einbruch der Dunkelheit entspricht bei den nachtaktiven Ratten dem Gipfel am
frühen Morgen beim Menschen.

Die senkrechten Säulen derselben Abbildung demonstrieren den Stress-Effekt,
d. h. den Corticosteronanstieg nach $1^1/_2$ min Äthernarkose zu verschiedenen Tageszeiten. Es zeigt sich, daß der absolute Anstieg nach der standardisierten Belastung
zu allen von uns untersuchten Tageszeiten etwa gleich ist und sich den sehr unterschiedlichen Corticosteronruhewerten addiert.

Bei Ratten, die um 13 Uhr 0,01 mg wasserlösliches Dexamethason/100 g
Körpergewicht s.c. injiziert bekamen, war der physiologische Tagesgipfel der Corticosteronsekretion um 17 Uhr völlig unterdrückt, der Ätheranstieg jedoch auch
bei diesen Tieren in gleicher Weise wie bei unbehandelten Tieren nachweisbar.

Diese Experimente bestätigen die eingangs zitierten Befunde, daß nur die
physiologische Tagesrhythmik von den peripheren Steroiden im Sinne einer negativen Rückkopplung beeinflußt wird, während der für die Stress-Beantwortung
verantwortliche Mechanismus unabhängig vom Blutspiegel endogener oder exogener Steroide immer adäquat funktioniert.

Werden Tiere jedoch über längere Zeit mit Dexamethason behandelt, bewirkt die einmalige Ätherbelastung einen deutlich geringeren Corticosteronanstieg als im Kurzversuch. Zu unserer großen Überraschung zeigten Versuchstiere, die neben der täglichen Dexamethasoninjektion auch täglich belastet worden waren, am 3. Tag keinerlei Reaktion auf den Ätherreiz.

Wir können diesen Befund nur so deuten, daß durch die Dexamethasonblockade neben der Rhythmik auch die ACTH Synthese in der Hypophyse unterdrückt wurde. Der Ätherreiz scheint dagegen exklusiv die Freisetzung von ACTH zu bewirken. Nach mehrtägiger Steroidblockade und wiederholter Belastung trifft er jedoch auf eine leere Hypophyse und kann seine Funktion nicht mehr erfüllen. Diese Hypothese wird durch zur Zeit noch nicht ganz abgeschlossene Experimente gestützt, bei denen der hypophysäre ACTH-Gehalt in den gleichen Tieren ebenso vor und nach Äthernarkose gemessen wird.

Wir haben nun noch die zeitlichen Beziehungen zwischen Dexamethasongabe und Blockade bzw. Wiederauftreten der Tagesrhythmik studiert. Die einmalige Dexamethasongabe um 13 Uhr hat den Gipfel um 17 Uhr unterdrückt. Der nächste Gipfel ist aber nun nicht willkürlich verschoben oder quantitativ verändert, sondern erscheint zur rechten Zeit am folgenden Tag um 17 Uhr.

Auf der Abb. 2 haben wir schließlich die absoluten Corticosteronblutspiegel um 17 Uhr bei Kontrolltieren sowie Tieren, welche 4, 9 und 23 Std vorher mit Dexamethason behandelt worden waren,

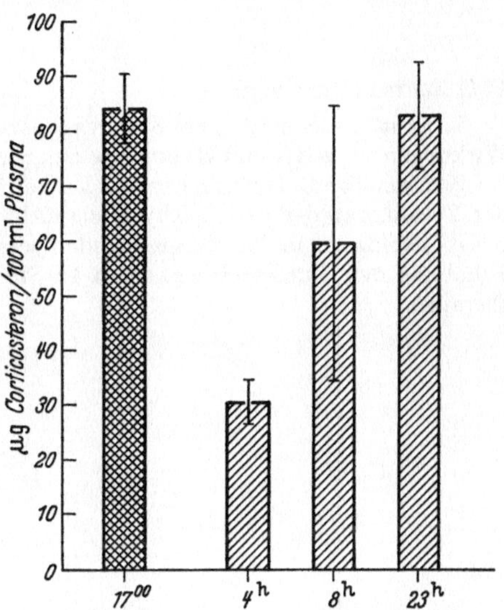

Abb. 2. Der Tagesgipfel des Plasmacorticosterons bei unbehandelten weiblichen Ratten (17 Uhr) und 4, 8 und 23 Std nach Dexamethasonbelastung (0,01 mg/100 g)

in Säulen dargestellt. 4 Std nach Dexamethason ist der Corticosteronblutspiegel, wie bereits auf den vorherigen Bildern gezeigt, erniedrigt. 9 Std nach Dexamethason ist der absolute Wert deutlich höher, die sehr große Schwankung zeigt aber, daß zu diesem Zeitpunkt noch eine große Zahl der Tiere in ihrer ACTH-Abgabe gehemmt sind. Jedoch 23 Std nach Dexamethasongabe ist der physiologische Anstieg um 17 Uhr vergleichbar mit den Kontrolltieren.

Alle unsere Befunde möchten wir wie folgt zusammenfassen:

1. Unter standardisierten Ruhebedingungen läßt sich bei Ratten eine charakteristische Tagesrhythmik der Corticosteronsekretion nachweisen.

2. Eine standardisierte Belastung führt zu allen Tageszeiten und unabhängig vom endogenen Steroidblutspiegel zu gleichgroßen Corticosteronanstiegen.

3. Dexamethason unterdrückt die physiologische Tagesrhythmik komplett, beeinflußt den absoluten, stress-bedingten Corticosteronanstieg jedoch nicht.

4. Es scheint weitgehend gesichert, daß Dexamethason nicht nur die Rhythmik der ACTH-Sekretion sondern auch die womöglich damit verbundene Synthese von

ACTH blockiert. Deshalb ist der Corticosteronanstieg bei wiederholter Belastung unter Dauertherapie mit Dexamethason nicht mehr nachweisbar.

5. Für die Therapie ergibt sich, daß nur die einmalige Steroidgabe kurz nach dem physiologischen Gipfel der ACTH-Produktion und -Sekretion verabreicht, ohne bisher nachweisbaren Einfluß auf die Tagesrhythmik des Hypophysen-NNR-Systems ist.

Literatur

1) Retiene, K., A. Espinoza, K. H. Marx und E. F. Pfeiffer: Klin. Wschr. **43**, 205 (1965).
2) —, G. Schumann, R. Tripp und E. F. Pfeiffer: Klin. Wschr. **44**, 716 (1966).
3) Zenker, N., and D. E. Bernstein: J. biol. Chem. **231**, 695 (1958).
4) Zimmermann, E., and V. Critchlow: Fed. Proc. Abstract 353, 1965.

Diskussion

P. C. Scriba (München):

1. Es ist zweckmäßig, bei Suppressionsversuchen die funktionellen von den strukturellen Wirkungen auf NNR und Hypophyse zu unterscheiden.

2. Einmalige Gaben von Corticoiden bewirken keine über 24 Std wirksame Spiegel, so daß der Vorteil, daß der ACTH-Rhythmus nicht gestört wird, mit dem Nachteil einer reaktiven NNR-Insuffizienz in den Morgenstunden bezahlt wird. Diese zeigt sich u. a. in einer flüchtigen Erhöhung der Glucosetoleranz etwa 15 Std nach Beendigung einer kurzzeitigen Corticoidtherapie.

Tierexperimentelle und klinische Untersuchungen zum Verhalten der Corticosteroidausscheidung im Harn nach einmaliger ACTH-Anwendung *

G. Winkler, M. Herrmann und A. Khalil

Aus der Endokrinologischen Abteilung der Med. Universitäts-Poliklinik Heidelberg
(Leiter: Prof. Dr. F. Bahner) und dem Anatomischen Institut der Universität Bonn
(Direktor: Prof. Dr. E. Tonutti)

Mit 2 Abbildungen

Beim Meerschweinchen führt eine einmalige ACTH-Injektion bekanntlich zu einem ganz charakteristischen Verhalten von 17-OHCS-Ausscheidung und Zellkernvolumen der Zona fasciculata der Nebennierenrinde (2). Es kommt zunächst

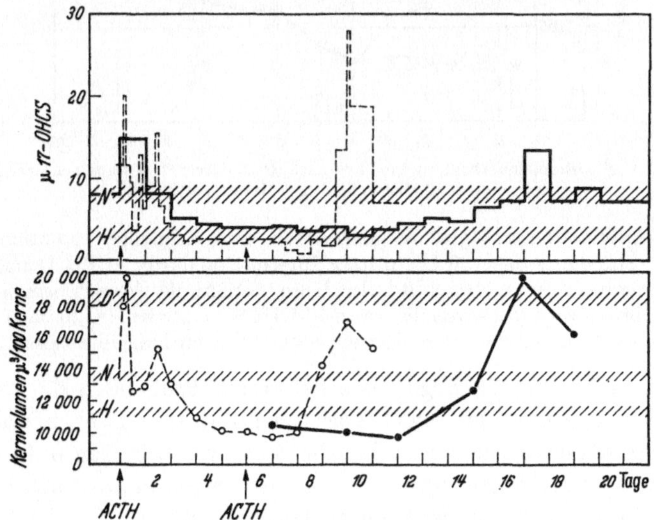

Abb. 1. Gegenüberstellung des Verhaltens von 17-OHCS-Ausscheidung und Kernvolumen der Zona fasciculata der Nebennierenrinde des Meerschweinchens nach einmaliger ACTH-Zufuhr (gestrichelte Kurve) = 1 × 4 IE ACTH „Hoechst" (zweiter int. Standard) und zweimaliger ACTH-Zufuhr (ausgezogene Kurve) = 2 × 8 IE ACTH „Hoechst" (dritter int. Standard), zweite Injektion 120 Std nach der ersten ACTH-Gabe. ↑ = ACTH-Injektion. Durchschnittsbereiche (m ±): N Normaltiere; H Hypophysenlose Tiere; D Normaltiere mit 5 d.l.m. Diphtherietoxin s.c. vergiftet

zu dem schon beschriebenen initialen Anstieg von Kernvolumen und Corticosteroidausscheidung innerhalb der ersten 24 Std. Darauf folgt ein Abfall auf subnormale Werte, die längere Zeit bestehen bleiben. Dieser Zeitraum wird auch als Depressionsphase bezeichnet. Die Normalisierung wird vom 9. bis 11. Tag nach der

* Mit Unterstützung der Deutschen Forschungsgemeinschaft.

einmaligen ACTH-Gabe über einen Rebound eingeleitet. Dabei verlaufen das Verhalten von Kernvolumina und 17-OHCS-Ausscheidung parallel. Während der Depressionsphase reagiert das Meerschweinchen weder auf ACTH noch auf Diphtherietoxinvergiftung mit einer Zunahme des Kernvolumens oder einen Anstieg der Corticosteroidausscheidung (2). Daß jedoch eine zusätzliche ACTH-Injektion während der Depressionsphase nicht völlig ohne Auswirkung bleibt, zeigt die Abb. 1. Daraus ist zu entnehmen, daß nach der interkurrenten ACTH-Gabe zunächst keine Veränderungen im Kernvolumen und der 17-OHCS-Ausscheidung nachzuweisen sind. Wie aus dem weiteren Kurvenverlauf hervorgeht, bleiben die am 10. Tag nach der ersten ACTH-Gabe sonst auftretenden erhöhten 17-OHCS-Ausscheidungs- und Kernvolumenwerte aus. Die Normalisierung beginnt jetzt erst am 17. Tag, also wiederum 10 Tage nach der zweiten ACTH-Injektion durch eine überschießende Reaktion.

Beim Menschen ergab nun die Verfolgung der Corticosteroidausscheidung an verschiedenen Probanden nach einmaliger ACTH-Gabe ein ähnliches Verhalten.

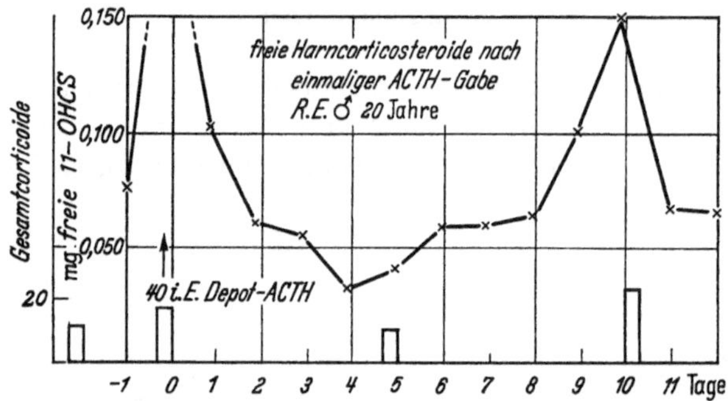

Abb. 2. Verlauf der Corticosteroidausscheidung im Harn nach einmaliger ACTH-Gabe bei einer Kontrollperson. x———x = 17-OHCS, Säulen = Gesamtcorticoide

Die ACTH-Applikation erfolgte morgens durch eine einmalige Injektion von 40 IE (zweiter Intern. Standard) bzw. 80 IE (dritter Intern. Standard) ACTH-Depot oder 25 IE ACTH als Dauertropfinfusion über 8 Std. Im Harn wurden die Gesamtcorticosteroide nach Staudinger in Einzelfällen (9), sowie die freien 17-OHCS modifiziert (11,6) nach Porter und Silber (7) und die 11-Oxy-Corticosteroide nach Sweat (8) routinemäßig bestimmt.

Die Abb. 2 zeigt nun die Ergebnisse bei einem Probanden der zunächst als Beispiel für die von uns untersuchten Fälle stehen soll. Hier ist ebenfalls der vorhin geschilderte charakteristische Verlauf nachzuweisen. Nach dem initialen Anstieg fallen die Ausscheidungswerte für einen längeren Zeitraum ab. Auch hier schließt sich eine die Norm übersteigende Nachschwankung an.

Aus den durchschnittlichen Verlaufskurven der 17-OHCS, der 11-Oxy-CS und der Gesamtcorticosteroide im Harn eines Kollektivs von elf Probanden geht hervor, daß bei allen drei Parametern im Prinzip der gleiche typische Verlauf auftritt.

Ein zunächst irritierendes Ergebnis erhielten wir mit der Ausscheidungskurve eines anderen Probanden. Nach der Injektion von 80 IE Depot-ACTH intramuskulär war auch hier der Erstgipfel deutlich erkennbar. Zwischen dem 4. und 6. Tag kam es jedoch völlig unerwartet zu einer überhöhten Ausscheidung, die im weiteren Verlauf wieder absinkt. Am 10. Tag war ein kleiner Gipfel angedeutet, ein Anstieg folgte am 15. Tag. Der Verlauf sieht demnach dem Verhalten nach einer zweiten

ACTH-Gabe im Tierversuch ähnlich. Wie wir nachträglich bei dem als Blindversuch durchgeführten Test erfuhren, hatte der Proband zwischen den Tagen 4 und 6 besonders starke sportliche Belastungen. Wir können vermuten, daß nach dem interkurrenten Stress mit erhöhter ACTH-Ausschüttung die Spätschwankung am 10. Tag nach der initialen ACTH-Gabe abgeschwächt wird, aber weitere 10 Tage nach dem interkurrenten Stress die Spätschwankung auftritt. Diese Beobachtung bedarf selbstverständlich der Nachprüfung an weiteren Fällen.

Überblicken wir unsere bisher vorliegenden Untersuchungen, so ist folgendes festzustellen: Beim Meerschweinchen bewirkt eine interkurrente ACTH-Gabe die Versetzung des nach der initialen Zufuhr am 10. Tag zu erwartenden Rebound-Effektes. Die Normalisierung beginnt jetzt mit einer überschießenden Reaktion von Kernvolumen und 17-OHCS-Ausscheidung 10 Tage nach der letzten ACTH-Injektion. Daraus, daß die zweite ACTH-Injektion keine sofortige Wirkung auf 17-OHCS und Kernvolumen zeigt, kann auf einen direkten zentralen Angriffspunkt geschlossen werden.

Ferner besteht kein Zweifel, daß es auch beim Menschen nach einmaliger ACTH-Applikation zu charakteristischen Schwankungen der Corticosteroidausscheidung kommt. Eine Erklärung für das von uns beobachtete Phänomen können wir zunächst nicht geben. Es ist aber anzunehmen, daß etwa 9 bis 11 Tage nach einem störenden Eingriff in die endokrine Regulation eine verstärkte Reaktionsbereitschaft des Hypothalamus-Hypophysenvorderlappen-Nebennierenrindensystems auftritt. Wir möchten abschließend darauf hinweisen, daß ein 10-Tage-Rhythmus für verschiedene biologische, aber auch patho-physiologische Phänomene bekannt ist. So fand HAEUBER (1) nach sog. Dreiviertelresektion der Nebennieren beim Meerschweinchen ein Maximum der Mitosezahl etwa am 10. Tag nach dem operativen Eingriff. Für die Corticosteroidausscheidung konnte LITTMANN (5) ein entsprechendes Verhalten nachweisen. Auch nach einmaliger Cortisoninjektion wurde beim Meerschweinchen eine überschießende Ausscheidung zum Abschluß der Depressionsphase am 10. Tag beobachtet (4). In den Rattenversuchen von VOGEL (10) kam es ebenfalls nach Injektion verschiedener Prednisolonester zu einem die Normwerte überschreitenden Anstieg der Plasmacorticosteronkonzentration nach dem 10. Tag.

Literatur

1) HAEUBER, H. D.: Endokrinologie 48, 241 (1965).
2) HERRMANN, M.: Endokrinologie 43, 155 (1962).
3) —, u. G. WINKLER: Naturwissenschaften 45, 267 (1958).
4) — — Arzneimittel-Forsch. 12, 720 (1962).
5) LITTMANN, L.: Endokrinologie 43, 109 (1962).
6) PETERSON, R., A. KARRER, and S. L. GUERRA: Analyt. Chem. 29, 144 (1957).
7) PORTER, C. C., and R. H. SILBER: J. biol. Chem. 185, 201 (1950).
8) SWEAT, M. L.: Analyt. Chem. 26, 773 (1954).
9) STAUDINGER, H. J., and V. BAUER: Klin. Wschr. 32, 330 (1954).
10) VOGEL, H. G.: Acta endocr. (Kbh.) 50, 621 (1965).
11) WINKLER, G., R. BLOBEL, M. HERRMANN und E. TONUTTI: Endokrinologie 45, 12 (1963).

Die Bestimmung der biologischen Halbwertzeit von extraktivem und synthetischem ACTH

P. M. Reisert, G. Haun und H. Rindfleisch

Aus der Med. Universitätsklinik Göttingen (Direktor: Prof. Dr. W. Creutzfeldt)

Mit 1 Abbildung

Die Bestimmung der biologischen Halbwertzeit (t/2) von heterologem und homologem ACTH bei der Ratte oder am Menschen wurde mehrfach untersucht (*1, 2, 3, 5* bis *10, 14*). Seit Verwendung empfindlicher Nachweismethoden der ACTH-Aktivitäten im Plasma fanden die Autoren in gewisser Übereinstimmung die t/2 von exogenem extraktiven und synthetischem ACTH nach einmaliger intravenöser Injektion zwischen 4 und 15 min schwankend (*2, 5, 6, 8, 9, 11*). Retiene u. Mitarb. (*7*) konnten eine Abhängigkeit der Halblebenszeit exogenen heterologen ACTHs (Cortrophin-Organon) von der injizierten Dosis nachweisen: größere Dosen hatten eine kürzere Halbwertzeit (50 IE = 5 min), als kleinere (10 IE = 13 min).

Wurde die t/2 des Corticotropin nach einer über mehrere Stunden dauernden Infusion ermittelt, dann fand sich diese, wie Retiene und Pfeiffer (s. auch (*6*) ebenfalls nachgewiesen haben, gegenüber der einmaligen Injektion von rund 7 bis 10 min auf 29 min verlängert. Meakin u. Mitarb. (*7*) sahen 1959 nach einer ACTH-Infusion über 8 Std bei zwei Patienten, daß das Verschwinden der Hormonaktivität in zwei Phasen verlief: einer Phase mit einer kurzen t/2 folgte eine solche mit einer deutlich längeren Halbwertzeit dieses Hormons. Dies steht in Übereinstimmung mit späteren Untersuchungen von Cats u. Mitarb. (*1, 2*).

Weil sich bisher über die Halbwertzeit von ACTH nach einer Tropfinfusion in der Literatur widersprüchliche Ergebnisse fanden und besonders, weil keine Untersuchungen über die t/2 des biologisch voll wirksamen, aber kurzkettigen synthetischen ACTH (β_{1-24}-Corticotropin der Firma Ciba) nach Infusion vorlagen, untersuchten wir vergleichend die Halbwertzeiten eines extraktiven Corticotropin (vom Schwein, Cortrophin-Organon) mit der des synthetischen Tetracosapeptides[1].

Methodik

Die Aktivität des ACTH im Plasma bestimmten wir in vitro nach den Angaben von Takeshi Shinko und Shozo Tsuji (*15*): Schnitte von Rindernebennieren wurden nach 1stündiger Vorinkubation in Krebs-Ringer-Bicarbonatpuffer und Glucosezusatz bei 37° nach Wechseln des Mediums mit Plasmazusatz übei 90 min bebrütet. Die Aktivität des ACTH wird an der Freisetzung von Corticosteron und Hydrocortison in das Medium gemessen. Diese Steroide wurden fluorometrisch

---

[1] Wir danken den Firmen Ciba und Organon für die Überlassung der ACTH-Chargen, die wir bei unseren Versuchen verwendeten.

modifiziert nach SWEAT und DE MOOR bestimmt. Es besteht eine lineare Beziehung zwischen dem Logarithmus der ACTH-Konzentration im Inkubationsmedium und der gebildeten Corticoidmenge. Die Empfindlichkeit der Methode reicht bis zu einer ACTH-Konzentration von 0,125 mE/ml Inkubationsmedium herab. Jeder Plasmawert wurde dreifach bestimmt. In methodischen Vorversuchen hatte sich bei Sechsfachbestimmungen eine Streubreite der ermittelten Corticoidwerte bei gegebener ACTH-Konzentration von im Mittel ($\pm$ 8%) ergeben.

In unseren Kurven geben wir die ACTH-Aktivität des Plasma als „Gesamt-freigesetzte-Corticoidmenge pro g Nebennierengewebe" an. Die Errechnung der t/2 des ACTH erfolgte nach den Angaben von DOST (*4*).

Ergebnisse

1. In einer ersten Versuchsreihe bestimmten wir die t/2 des extraktiven und des synthetischen ACTH nach einer intravenösen Injektion von 50 IE (Abb. 1). Erwartungsgemäß fand sich die t/2 der beiden ACTH-Chargen im gleichen Größen-

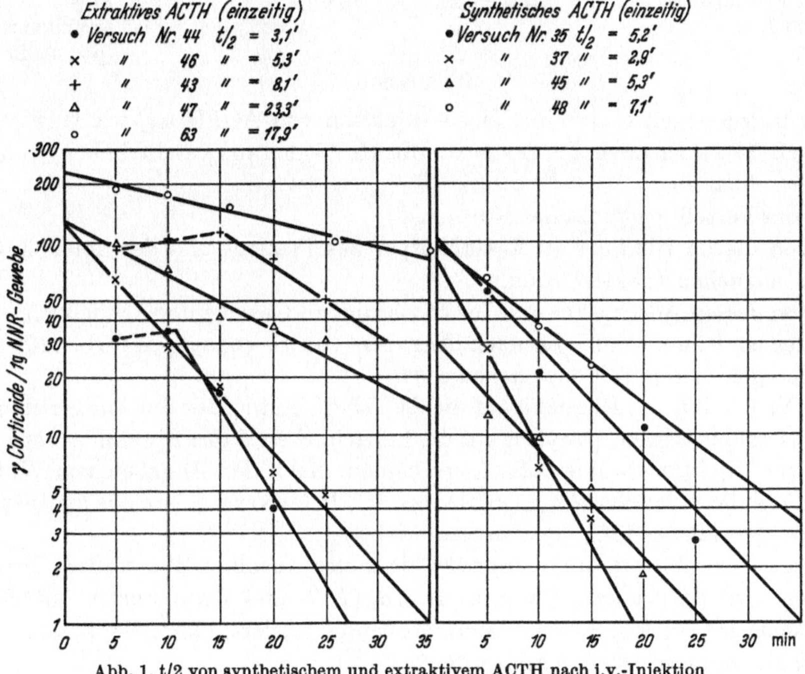

Abb. 1. t/2 von synthetischem und extraktivem ACTH nach i.v.-Injektion

bereich, wenn auch die Werte des extraktiven ACTH mehr schwankten als die des synthetischen. Im Mittel betrug die Halbwertzeit bei je vier Versuchen 12,4 min für das extraktive und 5,1 min für das synthetische Hormon. Die Werte stimmen mit denen aus der Literatur überein. Auffällig war in zwei Versuchen mit dem Schweinehormon, daß die ACTH-Aktivität im Plasma in den ersten Minuten nach der Injektion anstiegen, um dann erst geradlinig abzufallen. Eine Erklärung für diesen Befund haben wir nicht.

2. In einer weiteren Untersuchungsserie verabreichten wir nach einer halb-stündigen Infusion von 50 IE ACTH nochmals in einer Einzelinjektion 50 IE und

bestimmten daran anschließend in 5-min-Abständen bis zur 35 min die Plasma-. aktivitäten des Hormons. Unter diesen Versuchsbedingungen ist die $t/2$ des synthetischen ACTH mit 12,0 min gegenüber der des extraktiven Hormons mit 29,6 min signifikant kürzer. Bei der statistischen Auswertung der Mittelwerte von je vier Versuchen war p kleiner als 0,02.

Tabelle 1. *Halbwertszeit verschiedener Corticotropine*
(Angaben in Minuten)

Versuchsanordnung	ACTH		Differenz a—b
	a extraktiv	b synthetisch ($\beta_{1\text{-}24}$ Corticotropin)	
Injektion (einzeitig) 50 J. E.	$12,4 \pm 9,7$	$5,1 \pm 1,7$	7,3' nicht signifikant
Infusion 30'—50 J. E. + Inj. 50 J. E.	$29,6 \pm 7,5$	$12,0 \pm 2,2$	17,6' signifikant ($p < 0,02$)

Diskussion

Die Halbwertzeit einer einmaligen Injektion von ACTH ist, wie Greenspan u. Mitarb. (5), aber auch Pfeiffer u. Mitarb. (6) herausgestellt haben, von vier Faktoren abhängig:

a) vom Verteilungsraum des Hormons,

b) von dessen Bindung an Eiweißkörper des Plasmas und der dabei stattfindenden möglichen Inaktivierung,

c) von dessen Adsorption und Inaktivierung an Gewebe und schließlich

d) dessen Elimination, die nach Angaben von Sayers u. Mitarb. (10) allerdings den geringsten Teil ausmachen dürfte.

Die Vielzahl dieser Einflüsse auf die ACTH-Aktivität läßt die Auswertung von Versuchsergebnissen im Hinblick auf die tatsächliche $t/2$ des Eiweißhormons nach einmaliger Injektion problematisch erscheinen. Nach den Angaben von Wolf u. Mitarb. (14) liegt der Verteilungsraum des ACTH (er verwendete das synthetische Tetracosapeptid) bei 43% des Körpergewichtes.

Dieser Verteilungsraum entspricht dem des Insulin. Wie andere Proteinhormone wird ACTH nach Cats u. Mitarb. (1, 2) und Richards u. Mitarb. (9) sofort nach der Injektion in der Niere großenteils fixiert, ohne allerdings in einer aktiven Form ausgeschieden zu werden.

Die $t/2$ des ACTH wird daher günstiger nach einer vorausgehenden Absättigung des Verteilungsraums vorgenommen. Dabei fand sich denn auch ein Unterschied in der biologischen Halbwertzeit der extraktiven und der synthetischen Charge des Hormons.

Walser u. Mitarb. (12, 13) hatten 1963 vermutet, daß das β_{1-24}-ACTH kurzlebiger sein müsse als das extraktive Hormon der Firma Organon, weil die Ausscheidung von Corticoiden nach einem 8-Std-intravenös-Test bei beiden Corticotropinen nicht übereinstimmte. Nach unseren Untersuchungen darf eine unterschiedliche $t/2$ von β_{1-24}-Corticotropin und extraktivem ACTH tatsächlich angenommen werden.

Zusammenfassung

Die Halbwertzeit synthetischen und extraktiven ACTH nach einmaliger Injektion liegt im Mittel bei 5,1 bzw. 11,5 min. Nach, wie wir glauben, Auffüllen des Verteilungsraumes im Organismus durch eine halbstündige Hormoninfusion ließ sich eine kürzere t/2 des kurzkettigen β_{1-24}-Corticotropins gegenüber natürlichem extraktiven ACTH vom Schwein in vivo nachweisen.

Literatur

1) CATS, A., and A. A. H. KASSENAAR: The distribution of J-131 labelled corticotrophin-preparations on proteins in rats after intravenous injection. Acta endocr. (Kbh.) **24**, 35 (1957).

2) — — Influence of the kidney on the disappearence rate of labelled corticotrophin from blood stream. Acta endocr. (Kbh.) **24**, 43 (1957).

3) —, J. MEYER, and A. A. H. KASSENAAR: Radioactiv compunds in the urine of rats after administration of labelled corticotrophin. Acta endocr. (Kbh.) **31**, 419 (1959).

4) DOST, F. H.: Der Blutspiegel. Leipzig: Thieme 1953.

5) GREENSPAN, F. S., C. H. LI, and H. M. EVANS: Disappearence rate of adrenocorticotropic hormone from rats plasma after intravenous injection. Endocrinology **46**, 261 (1950).

6) PFEIFFER, E. F., F. GARMENDIA, E. VAUBEL und K. RETIENE: Exogene und endogene ACTH-Aktivitäten im nativen Plasma des Menschen. Ergebn. inn. Med. Kinderheilk. **20**, 127 (1963).

7) MEAKIN, J. W., J. E. BETHUNE, R. H. DESPOINTES, and D. H. NELSON: The rate of disappearence of ACTH activity from the blood of humans. J. clin. Endocr. **19**, 1491 (1959).

8) RETIENE, K., M. FISCHER, H. DITSCHUNEIT und E. F. PFEIFFER: Biologische Halbwertzeit von exogenem ACTH im menschlichen Blut. 9. Symposion detsch. Ges. Endokrinol. 1962, 95.

9) RICHARDS, J. B., and G. SAYERS: Fate and excretion of adrenocorticotrophic hormone. Proc. Soc. exp. Biol. (N.Y.) **77**, 87 (1951).

10) SAYERS, G., and TH. W. BURNS: Metabolic actions and fate of intravenously administered adrenocorticotropic hormone in man. J. clin. Endocr. **9**, 593 (1949).

11) SONENBERG, M., A. S. KESTON, and W. L. MONEY: Studies with labelled anterior pituitary preparations: adrenocorticotropin. Endocrinology **48**, 148 (1959).

12) WALSER, A., H. G. HAAS und F. KOLLER: Die adrenocorticotrope Wirkung von synthetischem β_{1-24}-Corticotropin. Helv. med. Acta **30**, 470 (1963).

13) —, u. F. KOLLER: Über die Wirkung von synthetischem ACTH (β_{1-24}-Corticotropin) beim Menschen. Experientia (Basel) **XIX**, 320 (1963).

14) WOLF, R. L., M. MENDLOWITZ, L. J. SOFFER, J. ROBOZ, and ST. E. GITLOW: Metabolism of Corticotropin in man. Proc. Soc. exp. Biol. (N.Y.) **119**, 244 (1965).

15) TAKESCHI SHINKO, u. SHOZO TSUJI: Clinical and experimental investigations of the plasma ACTH-like activity, estimated in vitro method. Vortr. a. d. asiatisch-oceanischen Endokrinol. Kongr., Sidney 1963. Pers. Mitt. Handmanuskr.

Diskussion

H. J. QUABBE (Berlin):

Die Bestimmung internationaler Einheiten in natürlichen und synthetischen ACTH-Präparaten führt je nach Applikationsart zu sehr unterschiedlichen Ergebnissen. Da in den angegebenen Versuchen nach I. E. dosiert wurde, können sich in die Mengenangaben erhebliche Fehler eingeschlichen haben, die die Halbwertszeit beeinflussen.

Das kleinere synthetische ACTH wird intravasculär (und extravasculär ?) durch Peptidasen schneller abgebaut werden, als das größere natürliche Molekül. Dieser Faktor wird zusätzlich die Halbwertszeit der Abwanderung des synthetischen ACTH aus dem Blut verkürzen.

Die extrahypophysären corticotropen Geschwülste

J. Kracht und R. Pfotenhauer

Aus dem Pathologischen Institut der Universität Hamburg
(Direktor: Prof. Dr. G. Seifert)

Unter den ACTH-abhängigen Varianten des Cushing-Syndroms hat das von Liddle u. Mitarb. (*11*) sog. ektopische ACTH-Syndrom an Interesse gewonnen. Es beinhaltet die Abhängigkeit des Rindenüberfunktionszustandes von einem extrahypophysären corticotrop aktiven Tumor. Die Erstbeschreibung des Syndroms erfolgte durch Brown (*1*) 4 Jahre vor der Arbeit von Cushing (*3*) über den hypophysären Basophilismus. Seine Häufigkeit läßt sich nur grob abschätzen. McCullagh (*4*) sah in seinem Patientengut vier unter insgesamt 85 Fällen mit Cushing-Syndrom (5%); Ross (*15*) gibt 2% an. Wir verfügen über zwei Fälle unter insgesamt 37 Fällen von M. Cushing und Cushing-Syndrom im Erwachsenenalter (Operations- und Sektionsmaterial). Dies entspricht einem Prozentsatz von 4,5%, der sich jedoch auf 12,5% erhöht, wenn nur das Sektionsmaterial von Cushing-Syndrom zugrunde gelegt wird (16 Fälle) bzw. 22% beträgt, wenn man die Werte lediglich auf Sektionsfälle mit bilateraler Nebennierenrindenhyperplasie bezieht. Hieraus resultiert, daß das ektopische ACTH-Syndrom zwar selten ist, aber anteilsmäßig an einem Cushing-Kollektiv nicht unterschätzt werden sollte. Aus der Literatur konnten wir bis Ende 1965 180 Fälle mit ektopischem ACTH-Syndrom zusammenstellen. Hierbei wurden erstens die klinische Symptomatik, Elektrolytstoffwechselstörungen, besonders hypokaliämische Alkalose, diabetische Stoffwechsellage und Angaben über den Steroidstoffwechsel, zweitens Tumorlokalisation und Typ, Nebennierengewicht, Rindenstruktur und Nachweis von Crooke-Zellen im Hypophysenvorderlappen sowie drittens Befunde über den biologischen und immunhistochemischen ACTH-Nachweis im Tumorgewebe herangezogen. Es zeigte sich, daß in die Literatur 37 Fälle eingegangen sind, die bei Anlegung der zu fordernden Maßstäbe als unsicher bewertet werden müssen. Sie sind entweder nicht detailliert publiziert worden oder ließen wesentliche klinische bzw. pathologisch-anatomische Kriterien vermissen. In einigen Fällen mußte das Zusammentreffen von Cushing-Syndrom und Tumorleiden auf Grund der Krankengeschichte mit überwiegender Wahrscheinlichkeit als zufällig angesehen werden. Diese Fälle blieben unberücksichtigt. Das restliche Kollektiv von 143 Beobachtungen wurde unter verschiedenen Gesichtspunkten aufgeschlüsselt, um die wesentlichen Unterschiede zwischen den beiden Cushing-Varianten mit bilateraler Nebennierenrindenhyperplasie, dem hypothalamisch-hypophysären und dem extrahypophysären Typ zu differenzieren.

Am häufigsten liegt dem ektopischen ACTH-Syndrom ein Bronchialcarcinom zugrunde. Histologisch überwiegt der oat-cell-Typ. In 55 Fällen lag eine typische klinische Cushing-Symptomatik vor, in 27 Fällen fehlte sie. Die Diagnose stützte sich in diesen foudroyant verlaufenden Fällen auf die Steroidausscheidung, Hyperpigmentierung, Diabetes und hypokaliämische Alkalose. Zu dieser Gruppe rechnet auch eine zusammen mit Tamm (*16*) mitgeteilte Beobachtung bei einer 57jährigen Frau mit einer Krankheitsdauer von nur wenigen Wochen. Pathologisch-anatomisch fanden sich ein kleines peripheres oat-cell-Carcinom des linken Lungenoberlappens mit regionalen Lymphknotenmetastasen, erhebliche diffuse Nebennierenrindenhyperplasie beiderseits (Gewicht 28,8 g), Hyperpigmentierung der Haut, Hirsutismus und Osteoporose. Im Hypophysenvorderlappen wurden Crooke-Zellen nachgewiesen. Der ACTH-Nachweis im Tumor und in den Lymphknotenmetastasen mit der Methode nach van der Wries ergab erhöhte Werte. Der immunhistochemische ACTH-Nachweis war im Tumorgewebe positiv, methodisch aber unzureichend, da er mit nicht fraktionierten ACTH-Antiseren erzielt wurde, so daß sich möglicherweise spezifische und unspezifische Phänomene trotz des negativen Befundes im umliegenden Lungengewebe überlagern konnten. An zahlenmäßig zweiter Stelle bei ektopischem ACTH-Syndrom sind Thymus- bzw. Mediastinalgeschwülste zu nennen (19 Fälle). Hierher gehört ein mit Hantschmann (*9*) mitgeteilter Fall von kleinzelligem Carcinom des Mediastinums bei einer 35jährigen Frau, bei dem wir allerdings die Möglichkeit eines bronchogenen Ursprungs offenlassen mußten. Im Hinblick auf die weitgehende strukturelle Übereinstimmung kleinzelliger Bronchial- und Thymuscarcinome erscheint es symptomatisch, daß seit 1963 keine Fälle von ektopischem ACTH-Syndrom auf dem Boden von Thymus- oder mediastinalen Tumoren mitgeteilt worden sind. Fast gleich groß ist die Zahl der sich besonders seit 1964 häufenden Mitteilungen von Cushing-Syndrom bei Pankreastumoren (15 Fälle), wobei Inselzellcarcinome überwiegen. Eine weitere Untergruppe umfaßt Fälle von Cushing-Syndrom in Verbindung mit Geschwülsten differenter Lokalisation (Ovar, Prostata, Schilddrüse, Nebennierenmark, Mamma, Cervix, Leber, Gallenblase, Oesophagus, Magen, Niere, Parotis, Trachea) und Histologie, in denen der Tumor für den Hypercortisolismus als ursächlich angesehen werden muß. In Carcinomen von Mamma, Ovar, Prostata, Leber, Parotis, Oesophagus bzw. in deren Metastasen, aber auch in Paragangliomen und in einem Phäochromocytom ist ACTH nachgewiesen worden (*14*). Bisher liegt keine Beobachtung über einen ACTH-bildenden gut- oder bösartigen mesenchymalen Tumor vor.

Beim ektopischen ACTH-Syndrom überwiegt durchschnittlich das männliche Geschlecht, während vom hypophysären oder adrenalen Cushing-Syndrom in erster Linie Frauen befallen werden. Eine Ausnahme bildet lediglich das über Pankreascarcinom vermittelte Cushing-Syndrom, wo die üblichen Geschlechtsrelationen etwa gewahrt sind. Im Vergleich zum komplikationslosen Bronchialcarcinom muß besonders der hohe Anteil des weiblichen Geschlechts beim ACTH-sezernierenden Bronchialcarcinom hervorgehoben werden. Dies gilt speziell für Bronchialcarcinome mit voll ausgeprägter klinischer Symptomatik, wo die Relation männlich:weiblich 1:0,9 beträgt, während beim Bronchialcarcinom ohne klinischen Cushing-Aspekt das männliche Geschlecht bevorzugt befallen ist. Das Erkrankungsalter schwankt beim ektopischen ACTH-Syndrom, liegt aber häufig diesseits des sog. Carcinomalters und, wenn man Thymus- und Mediastinalgeschwülste mit Cushing-Syndrom ausklammert, über dem Durchschnittsalter beim konventionellen Cushing-Syndrom (Tab. 1). Das Gewicht der nicht metastatisch

18*

befallenen Nebennieren ist beim ektopischen ACTH-Syndrom durchschnittlich
höher als beim M. Cushing hypothalamisch-hypophysärer Genese. Mikroskopisch
liegt als Ausdruck eines ACTH-Mehrangebots bei beiden Formen eine diffuse oder
diffus-knotige Nebennierenrindenhyperplasie vor. In diesem Zusammenhang ist
zu erwähnen, daß eine mäßiggradige Rindenhyperplasie beim Bronchialcarcinom

Tabelle 1. *Geschlechtsverteilung, Alter und Nebennierengewicht beim ektopischen ACTH-Syndrom*

	Fallzahl	$\male : \female$	Mittl. Alter	Mittl. Nebennierengewicht in Gramm (Fälle ohne Nebennierenmetastasen)
Bronchialcarcinome (-adenome) mit klinischer Cushing-Symptomatik	55	1:0,9	47	34
Bronchialcarcinome ohne klinische Cushing-Symptomatik	27	1:0,2	59	38
Thymus- und Mediastinaltumoren	19	1:0,9	32	33
Pankreascarcinome	15	1:5,5	42	30
Carcinome verschiedener Lokalisation	27	1:1,7	44	30
	143	1:0,8	46	33

ohne manifesten Hypercortisolismus häufig ist. Das Gewicht metastasenfreier
Nebennieren betrug in einer entsprechenden Vergleichsgruppe 13,8 g, bei Carcinomen anderer Organe 12,9 g, bei tumorfreien Fällen 11,4 g. Dieser Befund stützt
biochemische Befunde über eine Erhöhung der basalen Rindensekretionsrate bei
malignen Geschwülsten, wobei das Bronchialcarcinom eine Sonderstellung ein-

Tabelle 2. *Differentialdiagnose zwischen ektopischem ACTH-Syndrom und M. Cushing*

	Ektopisches ACTH-Syndrom	M. Cushing
Durchschnittsalter	46	36
$\male : \female$	1:0,8	1:3 bis 4
Krankheitsdauer	Wochen — Monate	etwa 5 Jahre
ACTH-Quelle	Extrahypophysärer Tumor	Hypophyse
ACTH-Gehalt d. Hypophyse	Vermindert	Erhöht
ACTH-Konz./Plasma	Stark erhöht	Erhöht
Hypophysenvorderlappen	Crooke-Zellen	Crooke-Zellen häufig R-Zellenadenom
Nebennierengewicht	33 g	etwa 20 g
Nebennierenstruktur	Bilat. Rindenhyperplasie	Bilat. Rindenhyperplasie
Hyperpigmentierung	Häufig	Selten
Hypokaliämische Alkalose	Häufig	Selten
Dexamethasontest	Negativ	Positiv

nimmt (*7, 17, 18*). Wir äußerten die Ansicht, daß bei dieser Geschwulst eine
gleitende Skala von der Erhöhung der basalen Sekretionsrate über einen klinisch
nicht manifesten Hypercortisolismus bis zum voll ausgeprägten Cushing-Syndrom
existiert (*9*). Einige wesentliche Unterschiede zwischen dem ektopischen ACTH-
Syndrom und dem M. Cushing hypothalamisch-hypophysärer Genese sind in
Tab. 2 aufgeführt. Es zeigt sich, daß der ACTH-Gehalt der Hypophyse beim
ektopischen Syndrom vermindert ist. Die Bedeutungslosigkeit der Hypophyse

in der Pathogenese dieser Variante wird dadurch unterstrichen, daß durch Hypophysektomie keine Besserung des Rindenüberfunktionszustandes erzielt wird (*12*). Auf der anderen Seite wurde in Einzelfällen durch Exstirpation der extrahypophysären ACTH-Quelle Remission oder Heilung erreicht (*2, 5, 11, 13*). Es kann als gesichert gelten, daß die corticotrope Aktivität vom Tumorgewebe selbst gebildet wird. LIDDLE u. Mitarb. haben in 21 Testsystemen festgestellt, daß sich hypophysäres und Tumor-ACTH nicht voneinander unterscheiden. Eine Identifizierung erscheint aber verfrüht, zumal die Analyse der Aminosäuresequenzen von Tumor-ACTH noch aussteht. Immunologische Befunde mit ACTH-Antiseren weisen einerseits auf eine chemisch ähnliche Struktur beider Corticotropine hin (*11*). FELBER u. Mitarb. (*6*) erörtern andererseits die Möglichkeit immunologischer Unterschiede zwischen hypophysärem und Tumor-Corticotropin [s. auch (*8*). Es ist zu berücksichtigen, daß bereits die ersten 13 Aminosäuresequenzen des ACTH corticotrop aktiv sind, so daß immunologische Abweichungen zwischen niedermolekularen Tumor-ACTH-Sequenzen und hypophysärem ACTH grundsätzlich möglich erscheinen. Da die meist undifferenzierte Tumorzelle offenbar sehr verschiedenartige Polypeptidkomplexe bildet, ist die Bildung kürzerkettiger corticotrop aktiver Aminosäuresequenzen wahrscheinlich häufiger als die als extremer Zufall anzusehende Synthese der vollen Sequenz. Es sind 15 Fälle mitgeteilt worden, in denen vom gleichen Tumor außer ACTH weitere hormonal aktive Polypeptide wie z. B. MSH, Gastrin, Serotonin oder ADH gebildet worden sind (*10*). Unter diesen Bedingungen resultieren Mischendokrinopathien.

Das biologisch zweifellos interessanteste Phänomen an dem Syndrom ist die Bildung hormonal aktiver Polypeptide durch extraendokrine Geschwulstzellen. Man neigt dazu, sie als zufällig anzusehen. Die Basis hierfür liegt in dem pathologischen Eiweißstoffwechsel der Tumorzellen. Für die Zukunft sollte sich das Hauptinteresse an ektopisch hormonsezernierenden Carcinomen auf die Aufklärung des Zusammenhangs zwischen Fehlinformation, Fehlproduktion und Sekretion auf dem Boden der Molekularbiologie und besonders neuer Erkenntnisse über Genregulation und -mutation konzentrieren. Ektopisch-hormonsezernierende Geschwülste würden damit über ihren endokrinologisch interessanten Rahmen hinaus als Naturmodell für Fragen des Geschwulststoffwechsels von Bedeutung sein.

Literatur

1) BROWN, W. H.: Case of pluriglandular syndrome: „Diabetes of bearded women". Lancet **1928**, II, 1022.

2) COHEN, R. B., G. D. TOLL, and B. CASTLEMAN: Bronchial adenomas in Cushing's syndrome: their relation to thymomas and oat-cell carcinomas associated with hyperadrenocorticism. Cancer **13**, 812 (1960).

3) CUSHING, H.: Basophil adenomas of the pituitary body and their clinical manifestations (pituitary basophilism). Bull. Johns Hopk. Hosp. **50**, 137 (1932).

4) McCULLAGH, E. P.: Some endocrinological aspects of carcinoma. Amer. Practit. **12**, 647 (1961).

5) ENGEL, F. L., and L. KAHANA: Cushing's syndrome with malignant corticotropin-producing tumor. Amer. J. Med. **34**, 726 (1963).

6) FELBER, J.-P., A. J. MOUDY, A. VILLANUEVA et A. VANOTTI: Détermination radioimmunologique de l'insuline et de l'ACTH en clinique. Bull. schweiz. Akad. med. Wiss. **21**, 261 (1965).

7) HYMES, A. C., and R. P. DOE: Adrenal function in cancer of the lung, with and without Cushing's syndrome. Amer. J. Med. **33**, 398 (1962).

8) Jarett, L., P. E. Lacy, and D. M. Kipnis: Characterization by immunofluorescence of an ACTH-like substance in nonpituitary tumors from patients with hyperadrenocorticism. J. clin. Endocr. 24, 543 (1964).

9) Kracht, J., u. N. Hantschmann: Tumorsyntropien des Cushing-Syndroms. Acta endocr. (Kbh.) 38, 490 (1961).

10) Law, D. H., G. W. Liddle, H. W. Scott, and St. D. Tauber: Ectopic production of multiple hormones (ACTH, MSH and Gastrin) by a single malignant tumor. New Engl. J. Med. 273, 292 (1965).

11) Liddle, G. W., J. R. Givens, W. E. Nicholson, and P. D. Island: The ectopic ACTH-syndrome. Proc. 2nd Int. Congr. of Endocrinology. Excerpta Med. Int. Congr. Series 83, part II. Excerpta med. Found., Amsterdam, New York and London 1965.

12) Mattingley, D., P. M. Keane, C. F. McCarthy, and A. E. Read: Zit. n. Stovin, P. G. I.: Syndromes of ectopic hormone production associated with pulmonary neoplasms. Amer. Rev. resp. Dis. 93, 484 (1965).

13) Micic, R., and M. Arsenijevic: Cushing's syndrome caused by mediastinal tumor. Lancet 1963, II, 436.

14) Pfotenhauer, R.: Die extrahypophysären corticotropen Geschwülste. Inaug. Diss., Hamburg 1966.

15) Ross, E. J.: Cancer and the adrenal cortex. Proc. roy. Soc. Med. 59, 335 (1966).

16) Tamm, J., u. J. Kracht: Akuter Hypercortisolismus bei einer Patientin mit ACTH-bildendem Bronchialcarcinom. Kongr. ber. Nordwestdtsch Ges. inn. Med. 64, 50 (1965).

17) Werk, E. E., and L. J. Sholiton: Adrenocortical function in carcinoma of the lung. Cancer 13, 469 (1960).

18) — —, and R. T. Marnell: Further studies of adrenocortical function in patients with carcinomas of the lung. Amer. J. Med. 34, 192 (1963).

Diskussion

F. Schenetten (Berlin):

Wie oft haben Sie unter den extrahypophysären corticotropen Carcinomen (bzw. dem sog. ektopischen ACTH-Syndrom) das sog. Conn-Syndrom gesehen?

Könnten Sie den funktionellen Hyperaldosteronismus bzw. Hyperkortizismus therapeutisch auch durch Hormongaben beeinflussen, etwa durch Cyren?

Ich gelange zu dieser Frage auf Grund von günstigen Erfahrungen beim Plasmocytom und würde eine diesbezügliche Hormonbehandlung auch bei nicht operablen extrahypophysären corticotropen Carcinomen bzw. als Intervallbehandlung vorschlagen.

E. F. Pfeiffer (Frankfurt a. M.):

Hinweis auf Differenzen zwischen biologisch (Corticosteronanstieg im NNV-Blut hypophysektomierter Ratten) und radioimmunologisch gemessenem ACTH (Serum und Tumorextrakt) bei einem eigenen Fall von ektopischem ACTH-Syndrom (Bronchial-Ca) und übersandtem Material eines Falles aus Kopenhagen (Beobachtung zusammen mit Koch, Retiene Melani und T. Debkert). Während (im Gegensatz zum Insulin) immunologisch ACTH im Serum und Gewebe immer etwas über biologisch gemessenen Werten liegen, war das bei den eigenen Fällen umgekehrt. Damit wird eine strukturelle Abnormalität des Tumor-ACTH wahrscheinlich, im Gegensatz zu Liddle et al. (1964). Trotzdem Hemmung des abnormen ACTH in vivo durch gleichzeitige Injektion eines Antiserums als Hinweis darauf, daß immunologische Hemmung der Hormonaktivität nicht mit radiochemischer Messung des Hormons identifiziert werden kann.

J. Kracht:

Ich danke Herrn Pfeiffer für seine ergänzenden Bemerkungen. Wir stimmen darin überein, daß nicht nur chemische, sondern auch immunologische Unterschiede zwischen Tumor-ACTH und hypophysärem Corticotropin wahrscheinlicher sind als die Identität beider corticotroper Aktivitäten.

Zur Frage von Herrn Schenetten bezüglich der Differentialdiagnose der hypokaliämischen Alkalose bei extrahypophysären corticotropen Geschwülsten und dem hypokaliämischen primären Aldosteronismus ist festzustellen, daß eine Unterscheidung durch eine Reihe von klinischen Symptomen und klinisch-chemische Untersuchungsbefunde möglich sein sollte. Die Aldosteronausscheidung ist beim ektopischen ACTH-Syndrom in der Regel nicht erhöht. Pathologisch-anatomisch ergibt sich beim letzteren eine bilaterale Nebennierenrindenhyperplasie; dem Conn-Syndrom liegt in der Regel ein Rindenadenom zugrunde.

Im Hinblick auf Befunde von Comsa muß erwähnt werden, daß in den von uns zusammengestellten 19 Fällen mit corticotrop aktiven Thymus- oder Mediastinaltumoren ein ACTH-Nachweis nicht geführt worden ist. Wir betonten die strukturelle Ähnlichkeit dieser Geschwülste mit dem kleinzelligen Bronchialcarcinom und weisen darauf hin, daß seit 1963 keine Fälle von ektopischem ACTH-Syndrom auf dem Boden von Thymus- oder mediastinalen Tumoren mehr mitgeteilt worden sind.

Biogenese der drei Oestriolmonoglucuronide

H. Breuer und K. Dahm

Aus der Abteilung für Klinische Biochemie der Chirurgischen Universitätsklinik Bonn
(Direktor: Prof. Dr. A. Gütgemann)

Mit 1 Abbildung

Oestriol gilt als das wesentliche Endprodukt des Oestrogenstoffwechsels beim
Menschen und wird fast ausschließlich in wasserlöslicher Form als Glucuronid im
Urin ausgeschieden. Bereits vor 30 Jahren gelang Cohen und Marrian (1) die
Isolierung einer Oestriolglucuronidfraktion aus dem Schwangerenurin. Inzwischen
konnten Oestriol-3-monoglucuronid (2), Oestriol-16-Alpha-monoglucuronid (3, 4, 5)
und Oestriol-17-Beta-monoglucuronid (3) mit Sicherheit im Urin der schwangeren
Frau nachgewiesen werden. Dagegen ist über die Biogenese der drei isomeren
Oestriolmonoglucuronide bisher kaum etwas bekannt. Grundsätzlich bestehen drei
Möglichkeiten der Bildung von Oestriolmonoglucuroniden:

1. Reduktion der 17-Ketogruppe von 16-Alpha-Hydroxyoestron-3-mono-
glucuronid (Bildung von Oestriol-3-monoglucuronid) oder 16-Alpha-Hydroxy-
oestron-16-Alpha-monoglucuronid (Bildung von Oestriol-16-Alpha-monoglucu-
ronid).

2. Hydroxylierung in Position 16-Alpha von 17-Beta-Oestradiol-3-mono-
glucuronid (Bildung von Oestriol-3-monoglucuronid) oder 17-Beta-Oestradiol-
17-Beta-monoglucuronid (Bildung von Oestriol-17-Beta-monoglucuronid).

3. Direkte Glucuronidierung des Oestriolmoleküls in Position 3, 16-Alpha oder
17-Beta.

Die Versuche zur Reduktion der 17-Ketogruppe der 16-Alpha-Hydroxyoestron-
monoglucuronide haben zu folgendem Ergebnis geführt. Weder 16-Alpha-Hydroxy-
oestron-3-monoglucuronid noch 16-Alpha-Hydroxyoestron-16-Alpha-monoglucu-
ronid konnten enzymatisch zu den entsprechenden Oestriolmonoglucuroniden
reduziert werden; bei diesen Versuchen wurden eine gereinigte 17-Beta-Hydroxy-
steroid-Dehydrogenase der menschlichen Placenta (6) sowie die entsprechenden
Enzyme aus dem Dünndarm des Menschen und der Ratte verwendet. Dieses
negative Ergebnis läßt sich auf Grund einer sterischen Behinderung der 17-Beta-
Hydroxysteroid-Dehydrogenase durch den Glucuronsäurerest erklären, da *freies*
16-Alpha-Hydroxyoestron durch die verwendeten Enzyme in guter Ausbeute zu
Oestriol reduziert wird.

Auch die Versuche zur Hydroxylierung der beiden 17-Beta-Oestradiolmono-
glucuronide führten nicht zur Bildung der entsprechenden Oestriolmonoglucuronide. Als Enzyme für die Hydroxylierung wurden die 16-Alpha-Hydroxylasen
der Leber des Menschen und der Leber der Ratte herangezogen. Dieser negative
Befund dürfte ebenfalls durch eine sterische Behinderung der 16-Alpha-Hydroxy-

lasen bedingt sein; denn in Versuchen mit *freiem* 17-Beta-Oestradiol konnte Oestriol als Metabolit nachgewiesen werden.

Bevor als dritte Möglichkeit die direkte Glucuronidierung von Oestriol in Position 3, 16-Alpha und 17-Beta geprüft werden konnte, erwies es sich notwendig, Methoden zur gleichzeitigen Bestimmung der drei isomeren Oestriolmonoglucuronide auszuarbeiten. Nach Extraktion der Glucuronide gelang die Trennung der drei Isomeren durch Papierchromatographie im System Eisessig-Wasser-tert. Butanol-Dichloräthan (6:14:5:15) nach 20stündiger Laufzeit (Wanderungsgeschwindigkeiten für Oestriol-3-monoglucuronid 19 cm/20 Std, für Oestriol-16-Alpha-monoglucuronid 35 cm/20 Std und für Oestriol-17-Beta-monoglucuronid

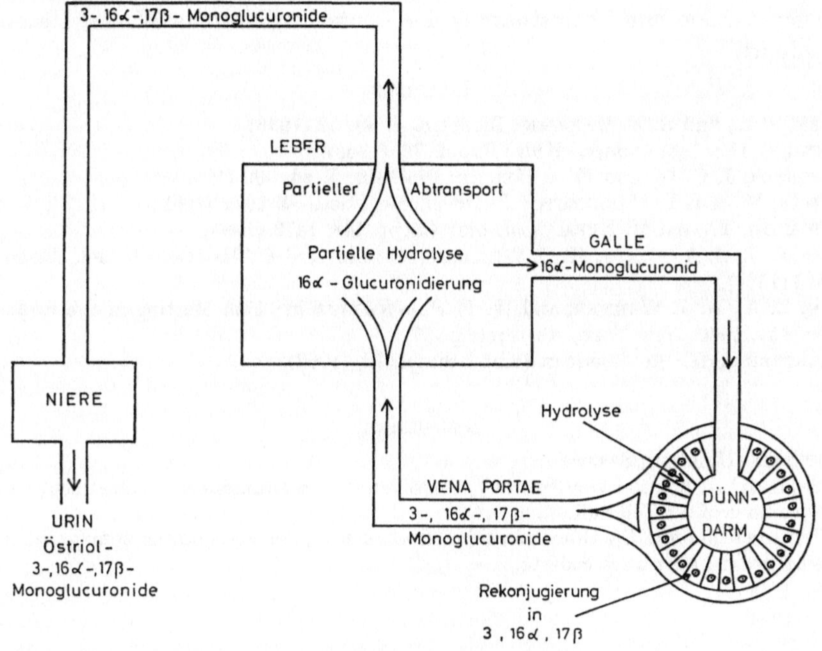

Abb. 1. Schematische Darstellung des enterohepatischen Kreislaufes von Oestriolmonoglucuroniden

42,5 cm/20 Std). Nach Inkubation von radioaktiv markiertem [16-^{14}C] Oestriol mit der Mikrosomenfraktion des menschlichen Dünndarmes in Gegenwart von Uridin-5′-diphosphatglucuronsäure konnten Oestriol-3-monoglucuronid, Oestriol-16-Alpha-monoglucuronid und Oestriol-17-Beta-monoglucuronid in unterschiedlicher Ausbeute nachgewiesen werden; Oestriol-16-Alpha-monoglucuronid entstand als Hauptmetabolit, gefolgt von Oestriol-17-Beta-monoglucuronid und Oestriol-3-monoglucuronid. Diese Befunde zeigen, daß beim Menschen der Dünndarm zur Biogenese aller drei isomeren Oestriolmonoglucuronide befähigt ist, während die menschliche Leber offenbar nur Oestriol-16-Alpha-monoglucuronid bilden kann (7).

Die hier gewonnenen Ergebnisse sind von Bedeutung für den enterohepatischen Kreislauf der Oestrogene (vgl. Abb. 1). Demnach wird Oestriol in der Leber des Menschen in Position 16-Alpha glucuronidiert und mit der Galle in den Dünndarm sezerniert (8). Nach den heutigen Vorstellungen findet in der Mucosa des

Dünndarmes eine Spaltung des 16-Alpha-Glucuronides statt. Das so freigesetzte Aglykon wird im weiteren Verlauf der Resorption erneut konjugiert. Dabei entstehen nunmehr die drei isomeren Oestriolmonoglucuronide, die über die vena portae der Leber zugeführt werden. Dort findet eine partielle Hydrolyse der Oestriolmonoglucuronide statt, während der überwiegende Teil der Monoglucuronide über das Blut in die Nieren gelangt und im Urin ausgeschieden wird. Auf Grund der vorliegenden Untersuchung kann die Biogenese der drei, im Urin vorkommenden Oestriolmonoglucuronide beim Menschen als weitgehend aufgeklärt gelten.

Wir danken Herrn Dr. R. Knuppen, Bonn, für die Überlassung von [16-^{14}C]-Oestriol und Fräulein Monika Lindlau für ihre wertvolle Mitarbeit. Die Untersuchungen wurden mit Unterstützung der Deutschen Maizena Werke, Hamburg, durchgeführt.

Literatur

1) Cohen, S. L., and G. F. Marrian: Biochem. J. **30**, 57 (1936).
2) Beling, C. G.: Acta endocr. (Kbh.) Suppl. **79**, (1963).
3) Carpenter, J. G. D., and E. A. Kellie: Biochem. J. **84**, 303 (1962).
4) Neeman, M., and Y. Hashimoto: J. Amer. chem. Soc. **84**, 2972 (1962).
5) Hashimoto, Y., and M. Neeman: J. biol. Chem. **238**, 1273 (1963).
6) Jarabak, J., J. A. Adams, H. G. Williams-Ashman, and P. Talalay: J. biol. Chem. **237**, 345 (1962).
7) Boon, D. A., N. J. Wahner, and W. R. Slaunwhite jr.: 47th Meeting of the Endocrine Society, 1965, New York, Abstracts p. 57.
8) Adlercreutz, H.: Acta endocr. (Kbh.) Suppl. **72**, (1962).

Diskussion

P. Knapstein (Homburg/Saar):

1. Bei in-vivo-Injektion von freien C_{19}-Steroiden in den Dünndarm von Meerschweinchen entstehen zum größten Teil Sulfate.

2. Bei Injektion von C_{19}-Glucuronosiden erscheinen in der vena portae zum größten Teil C_{19}-Glucuronoside, aber auch Sulfate.

Steroidanalysen im Harn und Plasma
bei Frauen mit Genitalmißbildungen
und polycystisch veränderten Ovarien

E. Kaiser, H. Schmidt-Elmendorff und R. Elert

Aus der Endokrinologischen Abteilung (Leiter: Dr. E. Kaiser) der
Universitäts-Frauenklinik Düsseldorf (Direktor: Prof. Dr. R. Elert)

Mit 1 Abbildung

Stein und Leventhal beschrieben 1935 ein nach Ihnen benanntes Syndrom (*1*). Während zur damaligen Zeit die klinischen Aspekte im Vordergrund standen, die zur Beschreibung des „Stein-Leventhal-Syndroms" führten, so sind es in den letzten Jahren besonders biochemische Befunde bei gleichzeitig vorhandenen polycytisch veränderten Ovarien, die, wenn auch oft widerstrebend, diese Diagnose letztlich bedingen.

Die biochemischen Parameter des „adrenogenitalen Syndroms", das immer wieder in eine Art verwandtschaftliche Beziehung auf Grund seiner Steroidbefunde zum Stein-Leventhal-Syndrom gebracht wird, sind heute klar umrissen. Dagegen ist die Variabilität biochemischer und klinischer Befunde beim sog. Stein-Leventhal-Syndrom so groß, daß man mit Recht an der Einheitlichkeit zweifelt und feste, verbindliche Parameter aufgestellt sehen möchte.

Drei im letzten Jahr beobachtete Fälle scheinen in diesem Zusammenhang einer Betrachtung wert zu sein, da sie die Vielfalt der Befunde beim Stein-Leventhal-Syndrom nur unterstreichen können.

An 3 aufeinanderfolgenden Tagen wurden jeweils im 24-Std-Harn und im heparinisierten Blutplasma Steroidanalysen zur Bestimmung der Ausgangslage vorgenommen. Weitere Harn und Plasmaanalysen erfolgten an weiteren Tagen unter ACTH-Dauertropfinfusionen (80 E), unter Ausschaltung der endogenen ACTH-Ausschüttung mittels Dexamethason (5 mg/die über 3 bis 4 Tage appliziert) und schließlich unter Stimulation der Ovarien durch Choriongonadotropin bei weitgehender Drosselung der Nebennierenrindenfunktion.

Bestimmt wurden im Harn die neutralen 17-Ketosteroide, total (17-KS), nach der Methode von Norymberski, Stubbs und West bzw. nach Zimmermann (*2, 3*), die totalen 17-Alpha-Hydroxycorticosteroide (17-OHCS) nach Appleby, Gibson, Norym Berski und Stubbs (*4*), Pregnan-3-Alpha, 20-alpha-diol (PD) und Pregnan-3-Alpha, 17 Alpha, 20-Alpha-triol (PT) nach der Methode von Nocke und Nocke (*5*), die Oestrogene mit der Methode von Brown (*6, 7*) in der Modifikation von Brown, Bulbrook und Greenwood (*8*) unter Benutzung der von Nocke modifizierten Kober-Reaktion (*9*) sowie schließlich Pregnantriolon (Pregnan-3-Alpha, 17 Alpha, 20-Alpha-triol-11-on) nach der von Lohmeyer und Brosswitz angegebenen Methode unter Anwendung der Dünnschichtchromatographie (10).

Im Plasma gelangten Testosteron nach der Methode von Wotiz unter Verwendung der Gaschromatographie (11), die fraktionierten 17-Ketosteroide mittels der Mikro-Zimmermann-Methode nach Oertel und Kaiser (12) und schließlich freies Cortisol nach der von Eik-Nes modifizierten Porter-Silber-Reaktion (13) zur Bestimmung.

Die Gonadotropine, total, im Harn wurden nach der Methode von Albert, Kelly, Silver und Kobi (14) mittels des Maus-Uterus-Tests (15) bestimmt.

Alle drei Patientinnen kamen wegen einer primären Amenorrhoe zur stationären Aufnahme.

Die erste Patientin, 19 Jahre alt, zeigte keinerlei Anzeichen einer Virilisierung. Die Urethralmündung war lagerichtig, der Hymen war nicht perforiert, der Hymenalsaum war regelrecht angelegt. Der Uterus erschien gut hühnereigroß, Tube und Ovar waren nur links tastbar. Anläßlich der Operation fand man nach Spaltung des Hymens und nach stumpfer Dehnung des dahinter befindlichen lockeren Bindegewebes normale Größenverhältnisse der Scheide und Portio. Aus dem sondierten Cervicalkanal entleert sich reichlich altes Blut. Uterus Tube und Ovar waren nur linksseitig angelegt. Das Ovar war laut histologischer Untersuchung polycystisch verändert.

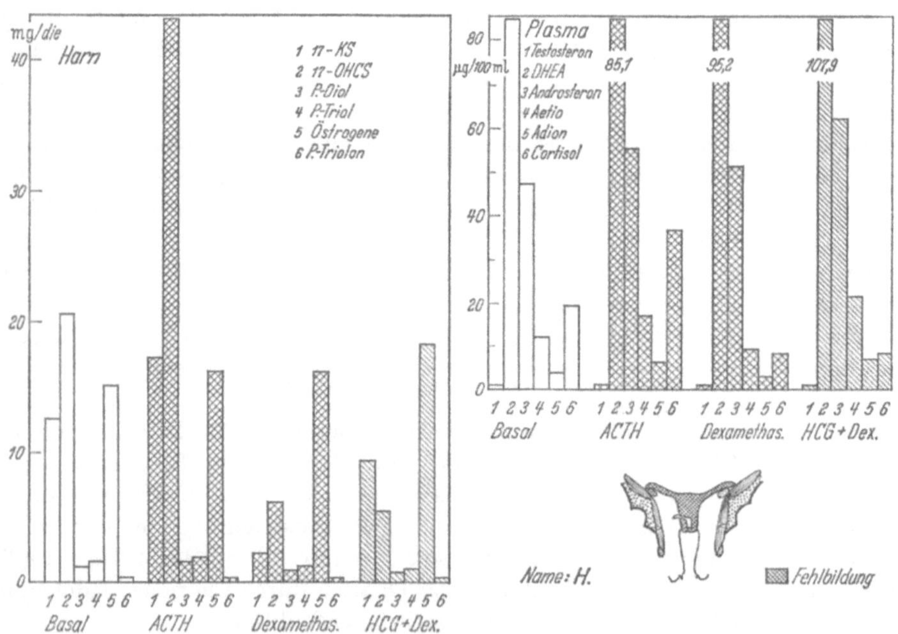

Abb. 1. Steroidanalysen im Harn und Plasma sowie Abbildung der Genitalfehlbildungen bei drei Patientinnen mit polycystisch veränderten Ovarien

Im Harn waren die 17-Ketosteroide ausgangs über die Norm erhöht, Pregnantriol lag an der oberen Grenze der Norm, die Oestrogene waren erniedrigt. Pregnantriolon ließ sich im Harn nachweisen. Der ACTH-Test führte zu einer überschießenden Ausscheidung von 17-Ketosteroiden. Unter Drosselung der Nebennierenrinde kam es zu einem Anstieg der Oestrogene. Bei gleichzeitiger Zufuhr von Choriongonadotropin zeigte sich eine extraadrenale Ausschüttung von 17-Keto-

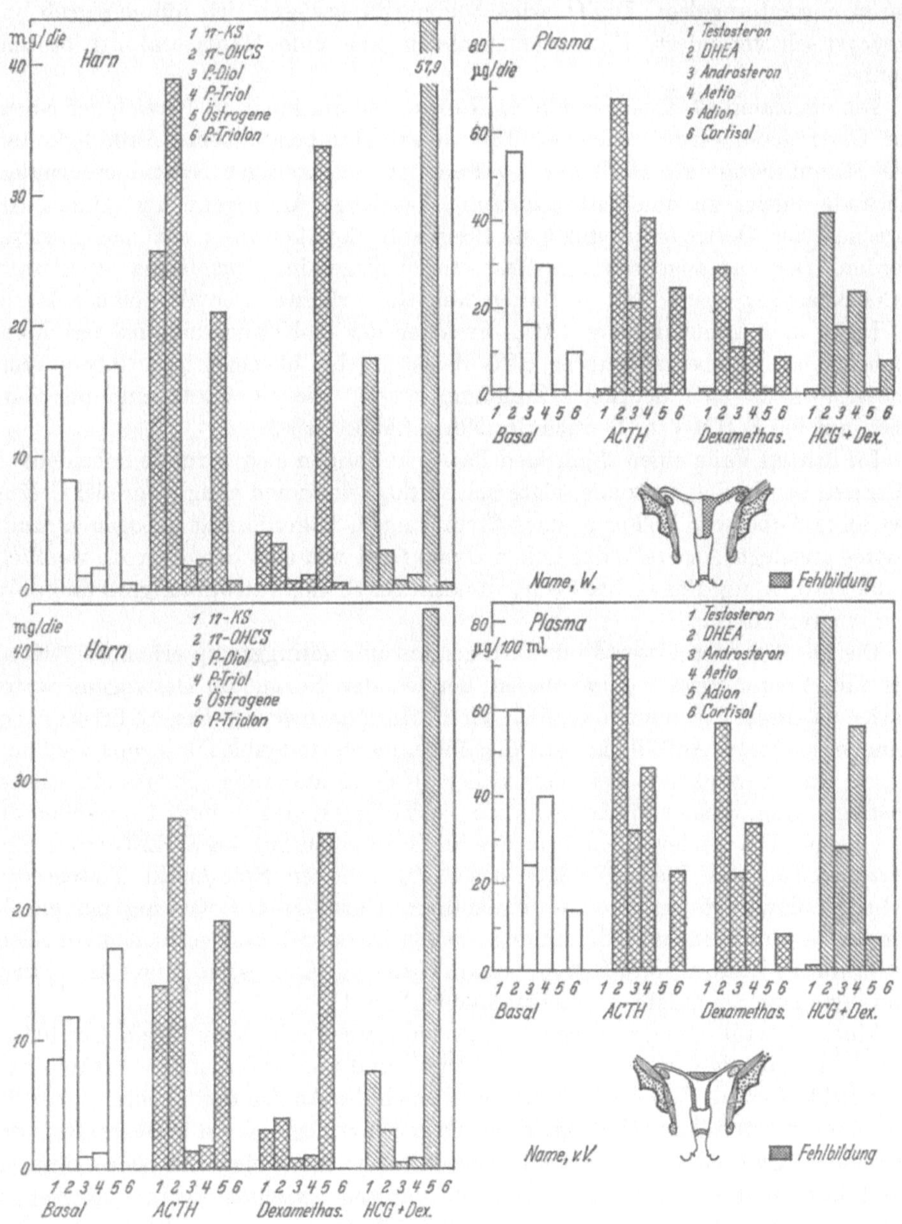

Abb. 1

steroiden sowie ein weiterer Anstieg der Oestrogene. Die totalen Gonadotropine
lagen unter 1 E HMG. Im Plasma mit seinem erhöhten Testosteron- und Andro-
stendionspiegel kam es unter HCG-Belastung zu einer vermehrten Ausschüttung vor allem von Testosteron und Androstendion (Abb. 1).

Bei der nun folgenden 21jährigen Patientin ließ sich operativ eine 3 cm vom
Hymen entfernte Scheidenatresie und dahinter befindliches Bindegewebe durch-
trennen. Der Uterus mit langem Collum war kleinhühnereigroß. Beide Tuben

waren normal angelegt. Die Ovarien beiderseits erwiesen sich hühnereigroß und polycystisch verändert. Eine Hämatometra oder eine Hämatosalpinx bestand nicht.

Die neutralen 17-Ketosteroide im Harn waren ausgangs im Bereich der Norm. Die Oestrogene waren erniedrigt. Der ACTH-Test zeigte keine Auffälligkeiten. Die Stimulierung mit HCG der Ovarien bei gleichzeitiger Nebennierenrindenblockade führte zu einer Ausschüttung ovarieller Androgene und einem Ansprechen der Oestrogenproduktion. Pregnantriolon konnte nicht nachgewiesen werden. Der ausgangs normale Testosteronspiegel im Blutplasma stieg unter HCG-Belastung stark an. Auffällig war die erhöhte Dehydroepiandrosteron (DHEA)- und Ätiocholanolon (Ätio)-Fraktion der 17-Ketosteroide im peripheren Blutplasma, die ebenfalls unter HCG-Belastung bei gleichzeitiger Nebennierenrindenblockade eine deutliche Zunahme zeigte. Die Gonadotropine im Harn lagen mit 9,9 E HMG im Bereich der Norm (Abb. 1).

Im dritten Falle einer 23jährigen Patientin fanden sich normale Scheidenverhältnisse. Bei der Laparatomie zeigte sich ein doppeldaumen-endgliedgroßer Uterus. Die linke Tube war in Form eines 2 cm langen, hakenförmig gebogenen Rudimentes angelegt. An Stelle des linken Ovars fand sich eine bohnengroße weißlichderbe Verdickung. Das rechte Ovar, an normaler Stelle, war walnußgroß und polycystisch verändert.

Die basalen Steroidwerte im Harn zeigten nur geringgradig erhöhte 17-Ketosteroide, Pregnantriol lag im oberen Bereich der Norm, die Oestrogene waren stark erniedrigt. Pregnantriolon ließ sich im Harn nachweisen. Der ACTH-Test bot keine besonderen Auffälligkeiten, die Nebennierenrindenblockade mit Dexamethason war ausreichend. Bei zusätzlicher HCG-Stimulierung erfolgte ein starker Anstieg extraadrenaler 17-Ketosteroide. Auffällig war das geringe Ansprechen der Oestrogene. Die totalen Gonadotropine im Harn lagen mit 4,6 E HMG unter dem Normbereich. Das Plasma zeigte basal einen hohen Spiegel an Testosteron, Dehydroepiandrosteron und Androstendion. Unter HCG-Belastung bei gleichzeitiger Nebennierenrindendrosselung mittels Dexamethason verdienen vor allem die erhöhten Testosteron-, Dehydroepiandrosteron-, Androsteron- und Androstendionwerte eine besondere Aufmerksamkeit (Abb. 1).

Eine Vielzahl biochemischer Untersuchungsbefunde beim Stein-Leventhal-Syndrom — in-vivo oder in-vitro erhoben — sind von bedeutenden Autoren veröffentlicht worden. Ebenso groß ist sicher auch die Anzahl der Theorien über die Ursache der Entstehung polycystischer Ovarien. Sei es daß ein Mißverhältnis der Enzyme im Ovar sich negativ auf die Steroidbiosynthese auswirkt, oder daß interglanduläre Modulationen der Steroidbiosynthese zwischen Ovar und Nebennierenrinde verantwortlich gemacht werden müssen oder daß schließlich Unstimmigkeiten in der Gonadotropinsekretion bzw. in der Hypothalamusfunktion bestehen, immer bleibt es bisher nur bei Hypothesen, denen die letzte Beweiskraft fehlt, die richtungsweisend für weitere Untersuchungen oder die klinische Diagnosestellung sein könnte.

Vorliegende Befunde sollen nicht einer Theorie widersprechen oder eine neue begründen, vielmehr soll ein Beitrag zu der großen Variabilität der Befunde beim Stein-Leventhal-Syndrom geliefert werden.

Da sich biochemisch kein Anhalt für das Vorliegen eines AGS finden ließ, sondern die Befunde denen anderer Autoren beim Stein-Lebenthal-Syndrom entsprechen, möchten wir der Theorie von LEVENTHAL und SCOMMEGNA (*16*) den Vorrang geben, die besagt, daß primär ein Mißverhältnis in der ovariellen Androgenbiosynthese besteht und daß erhöhte Mengen Androstendions competativ die Cortisolsekretion der Nebennierenrinde beeinflussen, so daß es zu einer vermehrten Ausscheidung von Dehydroepiandrosteron kommt, welches wiederum im Ovar zu dem mehr aktiven Androstendion und Testosteron umgewandelt wird. Das würde heißen, daß eine gewisse Nebennierenrinden-Überfunktion parallel dem Grad des Mißverhältnisses der Steroidbiosynthese im Ovar verläuft (*17*).

Man darf wohl auf Grund der geschilderten Mißbildungen vermuten, daß die Enzymstörung schon in der Embryonalzeit zur Entstehung polycystischer Ovarien führte. Daß sie primär ovariell bedingt sind, kann man wohl daraus folgern, daß die Mißbildungen nicht in typischer Weise den adrenalbedingten, z. B. beim adrenogenitalen Syndrom entsprechen. Jedenfalls geben die geschilderten Fälle zur Diskussion Anlaß.

Literatur

1) STEIN, I. F., and M. L. LEVENTHAL: Amer. J. Obstet. Gynec. **29**, 181 (1935).

2) NORYMBERSKI, J. K., R. D. STUBBS, and H. F. WEST: Lancet **1953**, I, 1276.

3) ZIMMERMANN, W., H. U. ANTON und D. PONTIUS: Hoppe-Seylers Z. physiol. Chem. **289**, 91 (1952).

4) APPLEBY, J. I., G. GIBSON, J. K. NORYMBERSKI, and R. D. STUBBS: Biochem. J. **60**, 453 (1955).

5) NOCKE, L., u. W. NOCKE: Pers. Mitteilung.

6) BROWN, J. B.: Biochem. J. **60**, 185 (1955).

7) —, and H. A. F. BLAIR: J. Endocr. **20**, 331 (1960).

8) —, R. D. BULBROOK, and F. G. GREENWOOD: J. Endocr. **16**, 49 (1957).

9) LOHMEYER, H., u. E. BROSSWITZ: Z. Geburtsh. Gynäk. **152**, 270 (1964).

10) NOCKE, W.: Biochem. J. **78**, 593 (1961).

11) WOTIZ, H. H.: Pers. Mitteilung.

12) OERTEL, G. W., and E. KAISER: Clin. chim. Acta **7**, 221 (1962).

13) EIK-NES, K. B.: J. clin. Endocr. **17**, 502 (1957).

14) ALBERT, A., S. KELLY, L. SIVER, and S. KOBI: J. clin. Endocr. **18**, 600 (1958).

15) LORAINE, J. A., and J. B. BROWN: J. clin. Endocr. **16**, 1180 (1956).

16) LEVENTHAL, M. L., and A. SCOMMEGNA: Amer. J. Obstet. Gynec. **87**, 445 (1963).

17) SHEARMAN, R. P., and R. I. COX: Obstetric. and Gynecologic. Survey **21**, 1 (1966).

Klinische Untersuchungen über die Glucosetoleranz sowie Bestimmungen von Insulin, Trijodthyronin-Bindung und der 11-Hydroxycorticosteroide im Serum unter einer Gestagen-Oestrogen-Therapie *

P. Bottermann, K. Kopetz, P. Dieterle, P. C. Scriba, W. Hochheuser, K. Schleypen, K. Horn, M. Dambacher und K. Schwarz

Aus der II. Med. Klinik der Universität München (Direktor: Prof. Dr. Dr. G. Bodechtel)

Mit 1 Abbildung

Gestagene und Oestrogene werden kombiniert als sog. Ovulationshemmer in zunehmendem Maße verabreicht. Die Diskussion über mögliche Nebenwirkungen ist im Gange (1). So berichteten Gershberg u. Mitarb. über die diabetogene Wirkung eines sog. Ovulationshemmers (2). Die breite Anwendung dieser Hormontherapie fordert zur Nachprüfung dieser Untersuchungsbefunde mit bewährten und spezifischen Methoden auf.

Wir führten intravenöse Glucosetoleranzteste vor und während Gabe zweier verschiedener Gestagen-Oestrogenpräparate bei zwei Personengruppen durch. Der ersten Gruppe wurde ein Kombinationspräparat mit 2,5 mg Lynestrenol und 0,075 mg Mestranol, der zweiten Gruppe ein Kombinationspräparat mit 3,0 mg Chlormadinonacetat und 0,1 mg Mestranol gegeben. Wir ermittelten jeweils den sog. Glucoseassimilisationskoeffizienten k_G (3). Gleichzeitig bestimmten wir die Konzentrationsänderungen der nicht veresterten Fettsäuren (NFS) (4) im Serum nach intravenöser Glucosebelastung. Diese Methoden haben sich uns zur Erfassung eines latenten Diabetes mellitus besonders bewährt (5, 6). Außerdem verfolgten wir das Verhalten des Seruminsulinspiegels [radioimmunologisch meßbares Insulin (7)]. Alle Patientinnen wurden am Vorabend stationär aufgenommen und am nächsten Morgen unter Grundumsatzbedingungen untersucht.

In einer ersten Untersuchungsreihe mit Lynestrenol + Mestranol[1] wurde zu einem beliebigen Zeitpunkt vor Medikation eine intravenöse Glucosebelastung durchgeführt. Dann wurden zu irgendeinem Zeitpunkt während des ersten und des dritten Cyclus weitere Glucosebelastungen vorgenommen. Bei der zweiten Untersuchungsreihe mit Chlormadinonacetat + Mestranol[2] wurde ebenfalls zu einem beliebigen Zeitpunkt vor Medikation eine Glucosebelastung durchgeführt. Weitere Glucosebelastungen folgten am 7. und 21. Tag des ersten Cyclus sowie am 20. Tag des dritten Cyclus. Unter beiden Präparaten fanden wir geringfügige Änderungen der k_G-Werte, die teilweise zurückgingen, teilweise aber auch zunahmen. Statistisch signifikante Differenzen ließen sich jedoch nicht ermitteln. In der Abbildung ist

---

* Mit Unterstützung der Deutschen Forschungsgemeinschaft.
[1] Lyndiol 2,5 ®, Organon. — [2] Aconcen ®, Merck.

der über 2 Std verfolgte Abfall des Blutzuckers nach intravenöser Glucosebelastung vor und während Behandlung mit den beiden Ovulationshemmern dargestellt. Natürlich zeigten sich auch hier keine signifikanten Differenzen zwischen den einzelnen Mittelwertskurven. Der Seruminsulinspiegel (Abb.) steigt nach Glucosegabe in üblicher Weise steil an und fällt dann wieder ab. Signifikante

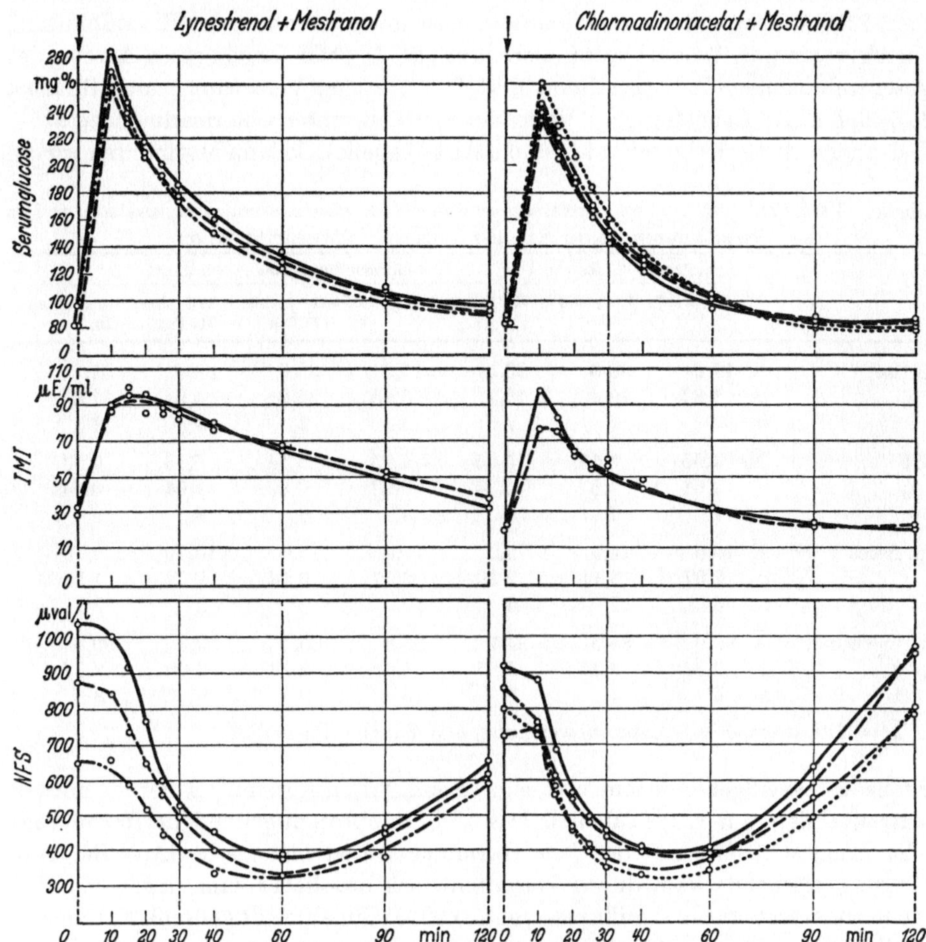

Abb. 1. Verhalten von Serumglucose, Insulin (IMI) und nicht veresterten Fettsäuren (NFS) im Serum nach intravenöser Glucosegabe (0,33 g/kg KG) unter Lynestrenol und Mestranol sowie Chlormadinonacetat und Mestranol. Pfeil kennzeichnet Glucosegabe. ·——· Vorperiode, ·—··—· erster Cyclus, ·————· dritter Cyclus bei Lynestrenol und Mestranol. ·——· Vorperiode, ········ erster Cyclus, 7. Tag., ·—·—·—· erster Cyclus, 21. Tag, ·————· dritter Cyclus, 20. Tag bei Chlormadinonacetat und Mestranol

Differenzen zwischen den Mittelwertskurven wurden auch hier nicht gefunden. Die NFS zeigen den charakteristischen Abfall nach Glucosegabe mit nachfolgendem Wiederanstieg (Abb.). Hier differierten die Einzelbeobachtungen auf Grund der ausgeprägten individuellen Schwankungen der NFS zwar stärker, doch waren ebenfalls keine signifikanten Differenzen zwischen den Mittelwertskurven festzustellen. Schließlich zeigte sich keine Verzögerung des Wiederanstieges der NFS, wie er beim latenten Diabetes mellitus gesehen wird (5, 6). In dem von uns beobachteten Zeitraum war eine diabetogene Wirkung der Ovulationshemmer unter unseren Versuchsbedingungen also nicht festzustellen.

Welchen Einfluß haben Ovulationshemmer auf die der Schilddrüsendiagnostik zugänglichen Parameter? Eine Zunahme der Eiweißbindung von Hormonen unter Oestrogeneinfluß ist bekannt. So steigen Serumcortisolspiegel und proteingebundenes Jod während einer Schwangerschaft an (8, 9). Vereinzelt wurde über einen PBI-Anstieg unter Ovulationshemmern sowie Zunahme der Eiweißbindung von Thyroxin und Trijodthyronin berichtet (10, 11). Wir fanden einen Anstieg des proteingebundenen Jods [bestimmt mittels alkalischer Veraschung nach Barker (12)], der unter Lynestrenol + Mestranol deutlich, unter Chlormadinonacetat + Mestranol statistisch signifikant (p < 0,01) ist (Tabelle). Sodann bestimmten wir die

Tabelle. *Verhalten von Cortisol, proteingebundenem Jod, eiweißgebundenem und sog. freiem Trijodthyronin im Serum unter Gestagen-Oestrogenmedikation*

		Lynestrenol + Mestranol			Chlormadinonacetat + Mestranol			
		Vorperiode	1. Cyclus	3. Cyclus	Vorperiode	1. Cyclus 7. Tag	1. Cyclus 21. Tag	3. Cyclus 20. Tag
Cortisol	$\overline{X}$	17,2	30,6	23,5	17,3	33,6	35,0	51,1
γ-%	σ	1,89	10,4	13,3	6,96	22,2	5,9	11,8
	n	7	7	7	8	8	8	8
PBI	$\overline{X}$	4,55	5,17	5,55	4,95	5,44	6,13	6,53
γ-%	σ	2,61	1,67	1,34	0,93	0,89	1,04	0,54
	n	7	7	7	8	8	8	8
sog. freies T_3-^{125}	$\overline{X}$	16,5	14,9	15,2	16,8	15,6	10,5	9,75
	σ	2,07	3,11	2,20	2,97	3,14	2,22	1,34
	n	4	7	6	10	9	9	9
eiweißgebund.	$\overline{X}$	83,0	85,6	84,1	83,8	85,4	89,3	90,8
T_3-^{125}	σ	2,04	3,24	2,85	3,00	2,98	2,60	1,87
	n	4	7	6	10	9	9	9

$\overline{X}$ = Mittelwert, σ = Standardabweichung, n = Zahl der Patienten

Anteile an eiweißgebundenem und sog. freiem Trijodthyronin im Serum mittels Dextrangelfiltration (13) (Tabelle). Das an Serumprotein gebundene Hormon ist nicht direkt wirksam; nur der freie Hormonanteil ist biologisch aktiv. Bei Verdrängungsversuchen kam dieses Verhalten noch deutlicher zum Ausdruck. Wir fanden eine statistisch signifikante (p < 0,0005) Zunahme des eiweißgebundenen Anteils bei entsprechender Abnahme des prozentualen Anteiles an sog. freiem Trijodthyronin. Es sei jedoch betont, daß es sich nur um eine prozentuale Abnahme des sog. freien Anteiles handelt. Nur der eiweißgebundene Anteil nimmt absolut zu. Trotz erhöhter PBI-Werte liegt also eine Euthyreose vor. Für die tägliche Praxis ist es daher wichtig, vor Bestimmung des proteingebundenen Jods die Patientinnen zu fragen, ob sie Ovulationshemmer einnehmen. Auf die Fehldiagnose einer Hyperthyreose bei erhöhten PBI-Werten unter Einnahme entsprechender Medikamente wurde bereits von mehreren Autoren hingewiesen (10, 11, 14).

Neben der Eiweißbindung von Schilddrüsenhormonen ändert sich auch die Eiweißbindung der Corticosteroide unter Oestrogeneinfluß. Der fluorimetrisch bestimmte Serumcortisolspiegel (15) steigt unter Ovulationshemmern an. Metcalf und BEAVEN (*16*) beschrieben eine Abhängigkeit des Anstieges vom Cyclustag, nicht aber von der Dauer der Medikation. Gegen Ende eines Cyclus fanden sie signifikant höhere Cortisolwerte als zu Beginn. Wir sahen ebenfalls einen Anstieg des Serumcortisolspiegels (Tabelle). Unter Lynestrenol + Mestranol lagen die Cortisolwerte während des ersten Cyclus deutlich über dem Ausgangswert. Während des dritten Cyclus beobachteten wir geringfügig niedrigere Werte im Vergleich zum ersten Cyclus unter Behandlung. Jedoch lagen fast alle Werte höher als der Ausgangswert. Unter Chlormadinonacetat + Mestranol fanden wir dagegen einen nahezu linearen Anstieg des Serumcortisols (p < 0,001). Die Unterschiede zwischen beiden Präparaten sind vielleicht dadurch bedingt, daß in der ersten Serie (Lynestrenol + Mestranol) nicht genau an definierten Cyclustagen untersucht wurde. Möglicherweise spielen auch die unterschiedlich hohen Oestrogendosen beider Präparate eine Rolle. Auch bei Bestimmung des Serumcortisolspiegels ist also nach Einnahme von Ovulationshemmern zu fragen, um Fehldiagnosen zu vermeiden.

Zusammenfassung

Von einer diabetogenen Wirkung cyclisch verabreichter Ovulationshemmer konnten wir uns nicht überzeugen. Dagegen fanden wir in Übereinstimmung mit der bisher vorliegenden Literatur unter dieser Behandlung eine Erhöhung des proteingebundenen Jods mit einer Zunahme des eiweißgebundenen Anteiles an Trijodthyronin sowie einen Anstieg des Serumcortisolspiegels.

Literatur

1) HALLER, J.: Ovulationshemmung durch Hormone. Stuttgart: Thieme 1965.

2) GERSHBERG, H., Z. JAVIER, and M. HULSE: Diabetes **4**, 378 (1964).

3) SCRIBA, P. C., u. K. SCHWARZ: Münch. med. Wschr. **106**, 1522 (1964).

4) DOLE, V. P., and H. MEINERTZ: J. biol. Chem. **235**, 2595 (1960).

5) SCRIBA, P. C., K. SCHWARZ und G. HOFMANN: Dtsch. med. Wschr. (Im Druck).

6) DIETERLE, P., K. P. EYMER, P. KIEFHABER, P. C. SCRIBA und K. SCHWARZ: 2. Tagung der Deutschen Diabetes-Gesellschaft 1966.

7) HALES, C. N., and P. J. RANDLE: Biochem. J. **88**, 137 (1963).

8) OPPENHEIMER, J. H., R. SQUEF, M. I. SURKS, and H. HAUER: J. clin. Invest. **42**, 1769 (1963).

9) MOLLIE BOOTH, P. F., DIXON, C. H. GRAY, J. M. GREENAWAY, and N. J. HOLNESS: J. Endocr. **23**, 25 (1961).

10) FLORSHEIM, W. H., and M. A. FAIRCLOTH: Proc. Soc. exp. Biol. (N.Y.) **117**, 56 (1964).

11) HOLLANDER, CH. S., A. M. GARCIA, S. H. STURGIS, and H. A. SELENKOW: New. Engl. J. Med. **269**, 501 (1963).

12) BARKER, S. B., M. J. HUMPHREY, and M. H. SOLEY: J. clin. Invest. **30**, 55 (1951).

13) SCRIBA, P. C., R. LANDGRAF, H. G. HEINZE und K. SCHWARZ: Klin. Wschr. **44**, 69 (1966).

14) LARSSON-COHN, U.: Lancet **1965**, I, 317.

15) MATTINGLY, D.: J. clin. Path. **15**, 374 (1961).

16) METCALF, M. G., and D. W. BEAVEN: Lancet **1963**, II, 1095.

Diskussion

H. J. QUABBE (Berlin):

Oestrogene beeinflussen den HVL in dem Sinne, daß er unter bestimmten Bedingungen leichter STH ausschüttet. Wir konnten diese Tatsache in eigenen Untersuchungen über die STH-Sekretion bestätigen.

Der Einfluß einer kurzdauernden Therapie mit Ovulationshemmern auf diese Sensibilisierung verdient eine Untersuchung, auch in Hinsicht auf die eventuelle diabetogene Wirkung verstärkter STH-Ausschüttung.

In-vivo-Perfusion der Meerschweinchenleber mit Dehydroepiandrosteron und seinen Sulfoconjugaten*

W. Rindt, K. Weinand und G. W. Oertel

Aus der Endokrinologischen Abteilung, Institut für Hygiene und Mikrobiologie der Universität des Saarlandes, Homburg/Saar

Die Leberperfusion hat sich als wertvolle Methode zur Erforschung des Steroidmetabolismus erwiesen, insbesondere auch für Androgene (*6, 9, 13, 14, 15*). Vorliegende Ergebnisse berichten über je drei Perfusionen mit DHEA, DHEA-Sulfatid und DHEA-Sulfat. Unter Belassen der arteriellen Versorgung wurde die Perfusion der Leber in situ vorgenommen mit dem Vorteil apparativer Einfachheit. Im einzelnen wurde folgendermaßen vorgegangen: nach Abklemmen der V. cava inf. unter- und oberhalb der Leber und Katheterisieren des Zwischenstückes ließen sich jeweils 30 ml frischen Meerschweinchenblutes über die V. portae perfundieren. Die Hälfte des gewonnenen Perfusates wurde reinfundiert und gesondert aufgefangen. Das Infusatblut war mit 0,009 μg 7-Alpha-^{3}H-DHEA, 0,0176 μg 7-Alpha-^{3}H-DHEA-Sulfat bzw. 0,058 μg 7-Alpha-^{3}H-DHEA-Sulfatid versetzt. Die Infusionsgeschwindigkeit betrug 5 ml/min, woraus sich eine Perfusionsdauer von max. 10 min ergab. 3 ml des jeweiligen Infusats, die beiden Perfusate und die homogenisierte Leber wurden wie folgt aufgearbeitet: Die Extraktion der freien Steroide erfolgte mit Chloroform, das Ausfällen des Eiweißes mit Äthanol:Aceton. Zur Abtrennung der Sulfate wurden die gesamten Conjugate an DEAE-Sephadex chromatographiert. Die Lösungsmittelverteilung zwischen Chloroform und Bicarbonat diente zur Trennung von Glucuronosiden und Sulfatiden. Die Reinigung der Conjugate erfolgte dünnschichtchromatographisch. Nach Solvolyse und enzymatischer Hydrolyse ließen sich nach mehrfacher Chromatographie und Lokalisation mit Hilfe des Dünnschichtscanners LB 2720 (Lab. Prof. Berthold, Wildbad) die einzelnen Metaboliten im Packard Tricarb Spectrometer 314 EX quantitativ bestimmen. Die Charakterisierung wurde durch Verdünnung, Chromatographie und Messung der spezifischen Aktivität vorgenommen (17).

Bei der Perfusion von freiem DHEA konnten 53% der eingesetzten Radioaktivität wiedergefunden werden. Im Infusat lag DHEA hauptsächlich in freier Form vor, aber auch zu einem beträchtlichen Teil als DHEA-Sulfatid.

Dieser Befund entspricht einer kürzlichen Mitteilung von Oertel und Wurie (*12*), die im Meerschweinchenblut eine Conjugation feststellen konnten. In den Perfusaten dagegen fanden sich verschiedene Metaboliten als freie oder conjugierte Steroide: Androstentriol, Substanz C, die nicht ausreichend charakterisiert werden konnte, aber möglicherweise 16-Keto-Androstendiol darstellt, Ätio-

---

* Mit Unterstützung der Deutschen Forschungsgemeinschaft, Bad Godesberg.

cholanolon und Androsteron. Weiterhin zeigte sich eine Zunahme der Steroidsulfate in Perfusat 2. Die Hauptmenge der Aktivität isolierte man allerdings aus
dem Leberhomogenat. Hierbei zeigte sich, daß mit Ausnahme der Sulfoconjugate
Androstendiol bei weitem DHEA überwiegt. Daneben treten zwei weitere Metaboliten auf: Testosteron und Androstendion. Da in den folgenden Versuchen
weder Androstendiol in derartigen Mengen, noch Spuren von Testosteron vor-
kamen, liegt die Annahme nahe, daß Androstendiol den Präcursor von Testosteron darstellte. Es läßt sich jedoch an Hand dieses Befundes nichts endgültiges
über die Bildungsrate von Testosteron sagen (5, 8), da für die Bildung größerer
Mengen eine längere Versuchsdauer nötig ist (6).

Bei der Perfusion mit DHEA-Sulfatid betrug die Ausbeute 74% der eingesetzten
Aktivität. Hierbei treten bereits im Infusat Metaboliten auf, insbesondere Androstentriol, das aber nicht durch Metabolismus im Blut entstanden sein muß, sondern vielleicht im Verlauf der biosynthetischen Herstellung von DHEA-Sulfatid
mittels Lebermikrosomen. Die Ausbeute an markierten Substanzen in den Perfusaten war in diesem Fall wesentlich höher als im vorangegangenen Versuch.
Deutliche Unterschiede zwischen beiden Perfusaten bestanden nur hinsichtlich
einer Zunahme freien DHEAs im Perfusat 2. Im Leberhomogenat fand man hauptsächlich DHEA-Sulfatid, daneben aber auch größere Mengen Androstendiol. Bei
der neu hinzukommenden Substanz I handelt es sich möglicherweise um ein
$C_{19}O$-Steroid, welches als solches nicht ausreichend charakterisiert werden konnte.
Die geringe Ausbeute an Sulfaten unterstreicht die Bedeutung der Sulfatide für
deren Transport. Außerdem scheint in der Leber die Spaltung des DHEA-Sulfa-
tids hauptsächlich in Steroid- und Sulfatidsäure vorzuherrschen, im Gegensatz zu
der bei Aufarbeitung beobachteten Spaltung in Diglycerid und DHEA-Sulfat.

Bei der Perfusion mit DHEA-Sulfat ließen sich 50% der eingesetzten Radioaktivität wiederfinden. Im Infusat treten auch hier wieder Metaboliten auf. Bei
dem gleichzeitig minimalen Gehalt an freien Steroiden sprechen diese Resultate
für eine Umwandlung von Steroiden ohne Abspaltung des Sulfats (1, 2, 3,). Der
relativ niedrige Gehalt an DHEA-Sulfat im Infusat im Vergleich zu dem Gehalt der
anderen Ursprungssubstanzen in den entsprechenden Infusaten mag mit ein
Grund für die kurze biologische Halbwertszeit des DHEA-Sulfats gegenüber
freiem DHEA und DHEA-Sulfatid sein (16). Auffällig ist der Anstieg von DHEA-
Sulfat und DHEA-Sulfatid in Perfusat 2. Bei Aufarbeitung der Leber ergab sich
im Vergleich zu den vorangegangenen Versuchen eine sehr geringe Ausbeute an
Metaboliten. Neben DHEA-Sulfat erhielt man nur noch DHEA-Sulfatid in
größeren Mengen. Es scheint demnach die Leber einen wesentlichen Beitrag zur
Bildung von Sulfatiden aus Sulfaten zu liefern, wie auch in Bebrütungsversuchen
festgestellt (11). Zusammenfassend läßt sich sagen, daß der Metabolismus in der
Leber deutlich von der jeweiligen Conjugationsform abhängt, wobei die Möglichkeit, Steroide in der Galle zu sezernieren, sicherlich eine wesentliche Rolle spielt
(7, 10). Allen drei Versuchen gemeinsam war eine beträchtliche Speicherung der
im Blut anfallenden Steroide seitens der Leber bei entsprechend geringer Ausbeute
in den kurzzeitigen Perfusaten. Angesichts einer gleichzeitig bedeutenden Conjugation im Blut, scheint der Leber eine wesentliche Bedeutung für die Feinregu-
lation der Plasmasteroide zuzukommen.

Tabelle 1. *Prozentuale Ausbeute der infundierten Radioaktivität bezogen auf 1 ml Plasma bzw. auf das gesamte Leberhomogenat*

		Perfusion mit freiem DHEA				Perfusion mit	
		freie Steroide	Sulfatide	Sulfate	Glucuronoside	freie Steroide	Sulfatide
Infusat	A	—	—	—	—	—	0,198
% inf. RA/ml	B	—	—	—	—	0,168	0,166
	D	—	—	—	—	—	—
	F	5,782	0,801	0,026	0,003	1,335	3,243
	G	—	—	—	—	—	—
	H	—	—	—	—	0,017	—
Perfusat 1	A	—	—	—	—	—	0,015
% inf. RA/ml	B	—	—	—	—	0,057	0,134
	D	0,005	0,013	—	0,023	0,021	0,057
	F	0,033	0,025	0,051	—	0,122	0,517
	G	0,001	0,006	—	0,033	0,009	0,062
	H	—	—	—	—	—	—
Perfusat 2	A	0,141	—	—	0,006	0,001	0,021
% inf. RA/ml	B	—	—	—	—	0,113	0,061
	C	0,019	—	—	—	0,021	0,049
	D	0,051	0,015	0,001	0,032	0,042	0,050
	F	0,018	0,038	0,141	0,018	0,290	0,460
	G	0,053	0,009	0,001	0,030	0,060	0,061
	H	—	—	—	—	0,021	—
Leber	A	2,039	1,330	0,869	1,269	0,864	0,447
% inf. RA im	B	16,426	1,482	0,030	4,082	3,096	6,432
ges. Organ	C	3,671	1,755	0,020	1,651	0,016	1,305
	D	0,498	0,697	0,091	1,051	0,128	1,723
	E	0,357	0,668	—	—	—	—
	F	0,760	3,399	1,273	0,355	5,021	18,934
	G	0,555	0,964	0,031	0,713	0,447	3,200
	H	0,508	—	—	—	0,348	—
	I	—	—	—	—	0,113	—

A	Androst-5-en-3-Beta, 16 Alpha, 17 Beta-triol	Androstentriol
B	Androst-5-en-3 Beta, 17 Beta-diol	Androstendiol
C	nicht charakterisiert	
D	3 Alpha-Hydroxy-5 Beta-androstan-17-on	Ätiocholanolon
E	17 Beta-Hydroxy-androst-4-en-3-on	Testosteron
F	3 Beta-Hydroxy-androst-5-en-17-on	Dehydroepiandrosteron DHEA
G	3 Alpha-Hydroxy-5-Alpha-androstan-17-on	Androsteron
H	Androst-4-en-3,17-dion	Androstendion
I	nicht charakterisiert	

Literatur

1) Baulieu, E. E., C. Corpechot, and R. Emiliozzi: Steroids **2**, 429 (1963).
2) — Proc. II. Int. Congr. Endocrinology, London 1964, Excerpta med. Found. (Amst.) Internat. Congr. Ser. **83**, 1116 (1965).
3) —, C. Corpechot, F. Dray, R. Emiliozzi, M. C. Lebeau, P. Mauvais-Jarvis, and P. Robel: Recent Progr. Hormone Res. **21**, 411 (1965).
4) Dorfman, R.I., and F. Ungar: Metabolism of Steroid Hormones, p. 199. New York-London: Acad. Press 1965.
5) Horton, R., and J. F. Tait: Proc. II. Symp. Steroid Hormones, Gent 1965, Excerpta med. Found. (Amst.) Internat. Congr. Ser. **101**. 199 (1966).

Tabelle 1 (Fortsetzung)

DHEA-Sulfatid		Perfusion mit DHEA-Sulfat			
Sulfate	Glucu-ronoside	freie Steroide	Sulfatide	Sulfate	Glucu-ronoside
0,099	—	—	0,007	0,012	—
0,320	—	0,014	0,143	0,559	—
0,027	—	—	0,013	0,198	—
0,347	—	0,027	0,231	2,793	0,014
0,049	—	—	—	—	—
—	—	—	0,023	0,008	—
—	—	—	0,020	0,014	0,005
0,034	0,013	0,005	0,037	0,030	—
0,008	0,017	—	0,008	0,010	0,004
0,068	0,005	0,020	0,322	0,248	0,012
0,008	0,022	—	—	—	—
—	—	—	0,009	0,005	0,005
—	—	—	0,095	0,044	0,024
0,049	0,027	0,009	0,081	0,101	—
0,045	—	—	—	—	—
0,006	0,042	—	0,036	0,019	0,022
0,144	0,078	0,024	1,082	0,690	0,033
0,009	0,042	—	—	—	—
—	—	—	0,007	0,044	0,017
0,045	0,876	—	0,770	0,333	0,273
0,404	1,406	0,048	1,335	0,812	—
0,113	—	—	—	—	—
0,217	0,525	0,011	0,385	0,903	0,020
—	—	—	—	—	—
0,544	3,533	0,190	7,187	13,630	0,106
0,320	0,684	—	—	—	—
—	—	0,012	0,154	0,250	0,011
—	0,436	—	—	—	—

6) KLEMPIEN, E. J., K. D. VOIGT, and J. TAMM: Acta endocr. (Kbh.) 36, 239 (1961).
7) KNAPSTEIN, P., W. RINDT und G. W. OERTEL: 12. Symp. Dtsch. Ges. Endokrinologie, Wiesbaden 1966.
8) KOREMAN, S. G., and M. B. LIPSETT: Steroids 5, 509 (1965).
9) LENORMANT, H., Y. LEFEBVRE, H. BERNARD, A. CRUZ-HORN et A. SEEMAN: C. R. Soc. Biol. (Paris) 152, 892 (1958).
10) NEISER, J., W. RINDT, P. KNAPSTEIN, and G. W. OERTEL: Europ. J. Steroids 1, 15 (1966).
11) OERTEL, G. W.: Biochem. Z. 339, 214 (1963).
12) —, and A. WURIE: J. Endocr. 33, 337 (1965).
13) STAIB, W., G. ALBAUM, and K. DÖNGES: Proc. II. Symp. Steroid Hormones, Gent 1965, Excerpta med. Found. (Amst.) Internat. Congr. Ser. 101, 153 (1966).
14) UNGAR, F., A. M. MILLER, and R. I. DORFMAN: J. biol. Chem. 206, 597 (1954).
15) VOIGT, K. D., J. TAMM, U. VOLKWEIN, and H. SCHEDEWIE: Acta endocr. (Kbh.) 49, 427 (1965).
16) WEINAND, K., W. RINDT, and G. W. OERTEL: Acta endocr. (Kbh.) 51, 210 (1966).
17) — — — Endokrinologie 15, 145 (1966).

Über den Metabolismus
von 7-Alpha-³H-markiertem freiem DHEA, DHEA-Sulfat und DHEA-Sulfatid in Plasma, Galle und Urin beim Meerschweinchen

P. KNAPSTEIN, W. RINDT und G. W. OERTEL

Aus der endokrinologischen Abteilung des Hygieneinstitutes der Universität des Saarlandes, Homburg/Saar

Einleitung

Bei früheren Untersuchungen hatte sich für freies Dehydroepiandrosteron (DHEA), DHEA-Sulfat und DHEA-Sulfatid eine verschiedene Plasmahalbwertszeit ergeben (1). Außerdem hatte man bei Leberperfusionsversuchen zumindest quantitative Unterschiede im Metabolismus obengenannter Verbindungen sowie verschiedene Wiederauffindungsraten der infundierten Aktivität im Lebervenenblut gefunden (2). Deshalb sollte in weiteren in-vivo-Experimenten geklärt werden, inwieweit sich Differenzen in Metabolismus, Conjugation oder Exkretion dieser drei Substanzen feststellen ließen. Dazu injizierte man männlichen Meerschweinchen jeweils 7-Alpha-³H-markiertes freies DHEA, DHEA-Sulfat oder biosynthetisch gewonnenes DHEA-Sulfatid (3) intravenös und untersuchte in zeitlichen Abständen Plasma, Galle und Urin auf freie und conjugierte Metaboliten.

Aufarbeitung des Materials

Die Aufarbeitung des Untersuchungsmaterials geschah jeweils in gleicher Weise: Nach Extraktion der freien Steroide mittels Methylenchlorids gewann man die gesamten Conjugate durch Behandlung mit Äthanol/Aceton (4) und trennte sie in zweimaliger Dünnschichtchromatographie in lipophile Conjugate und in Sulfate und Glucuronoside (5). Die conjugierten Metaboliten wurden durch Solvolyse bzw. Bebrütung mit Beta-Glucuronidase freigesetzt und anschließend in vierfacher Dünnschicht- oder Papierchromatographie charakterisiert (6). Die radioaktiven Substanzen konnten bei der Chromatographie mit einem „Berthold"-Scanner Nr. LB-2720 lokalisiert und dann mit einem „Packard"-Liquid-Szintillations-Spektrometer, Mod. 314-EX, quantitativ erfaßt werden.

Ergebnisse und Diskussion

Die Ergebnisse sind in zwei Tabellen zusammengefaßt; Tab. 1 informiert über die in Plasma, Galle oder Urin gefundenen Conjugate, Tab. 2 über die einzelnen DHEA-Metaboliten.

Im Plasma nahm die Konzentration freier Steroide beim ersten Versuch stetig ab; im zweiten und dritten stieg sie zunächst an, um dann erst wieder abzu-

Tabelle 1. *Freie und conjugierte Steroide in Plasma, Galle und Urin, angegeben in Prozent der injizierten Aktivität*

Die Plasmawerte beziehen sich auf 1 ml, die Galle- und Urinwerte geben die Gesamtausscheidung an. Das Plasma wurde in Zeitabständen von 15 min aus der Vena jugularis entnommen, die Galle wurde in 10-min-Portionen durch einen Katheter im Ductus choledochus gesammelt, der Urin am Ende jedes Versuches durch Punktion der Blase. Versuch I: Injektion von 0,122 µg (= 4300000 Ipm) freiem 7-Alpha-³H-DHEA, Versuch II: Injektion von 0,045 µg (= 1566000 Ipm) 7-Alpha-³H-DHEA-Sulfat, Versuch III: Injektion von 0,001 µg (= 36500 Ipm) 7-Alpha-³H-DHEA-Sulfatid)

Versuch Nr.	Untersuchungsmaterial		Freie Steroide	Sulfatide	Hydrophile Conjugate	Sulfate	Glucuronoside	Sulfate/ Glucuronoside
	Plasma	1	0,240	0,018	0,030	0,030	0,000	—
		2	0,085	0,070	0,120	0,080	0,038	2,10
		3	0,040	0,110	0,100	0,060	0,030	2,00
I	Galle	1	0,189	0,000	17,300	13,950	3,080	4,25
		2	0,175	0,000	12,900	8,680	1,870	3,90
		3	0,180	0,000	5,740	2,775	1,350	1,70
		4	0,075	0,000	3,140	1,510	0,710	1,93
		5	0,020	0,000	1,600	0,995	0,658	1,15
		6	0,020	0,000	1,350	0,703	0,295	1,90
		7	0,010	0,000	0,530	0,297	0,130	1,77
	total		0,669	0,000	42,560	28,910	8,093	3,60
	Urin		2,89	0,000	1,720	1,100	0,720	1,53
	Plasma	1	0,020	0,020	0,270	0,270	0,000	> 100
		2	0,040	0,030	0,100	0,100	0,000	> 100
		3	0,010	0,020	0,040	0,040	0,000	> 100
II	Galle	1	0,266	0,000	12,200	6,490	0,011	> 100
		2	0,276	0,000	11,200	6,230	0,034	> 100
		3	0,100	0,000	5,510	2,500	0,051	> 50
		4	0,128	0,000	3,390	1,820	0,000	> 100
		5	0,068	0,000	1,480	0,822	0,044	> 50
		6	0,060	0,000	0,770	0,548	0,000	> 100
		7	0,090	0,000	0,329	0,257	0,000	> 100
	total		0,988	0,000	34,879	18,667	0,140	> 100
	Urin		1,120	0,000	11,790	8,250	0,000	> 100
	Plasma	1	0,020	0,060	0,300	0,300	0,000	> 100
		2	0,115	0,050	0,180	0,180	0,000	> 100
		3	0,165	0,025	0,110	0,110	0,000	> 100
		4	0,115	0,020	0,060	0,080	0,000	> 100
III	Galle	1	0,390	0,000	0,875	—	—	—
		2	0,242	0,000	1,270	—	—	—
		3	0,246	0,000	4,400	—	—	—
		4	0,316	0,000	5,610	—	—	—
		5	0,990	0,000	3,060	—	—	—
		6	0,066	0,000	2,030	—	—	—
		7	0,033	0,000	0,765	—	—	—
	total		2,283	0,000	18,010	6,810	0,520	13,20
	Urin		0,137	0,000	2,450	1,160	0,085	13,65

fallen: offenbar wurden hier die Steroide durch Hydrolyse aus den Sulfoconjugaten freigesetzt, und zwar aus dem Sulfatid in stärkerem Maße als aus dem Sulfat. Dies steht im Einklang mit jüngeren Ergebnissen, als wir im Humanexperiment den Metabolismus von ^{3}H-^{35}S-doppeltmarkierten Sulfoconjugaten untersuchten (7). Das Sulfatid wurde auch nach den vorliegenden Ergebnissen aus dem freien und aus dem DHEA-Sulfat gebildet, wie der initiale Plasmaanstieg im ersten und zweiten Versuch zeigte. Im dritten Versuch fiel seine Konzentration stetig ab. Steroidsulfat ließ im zweiten Versuch einen raschen Abfall erkennen, im dritten

Tabelle 2. *Die aus Gesamtplasma, -Galle oder -Urin isolierten 7-Alpha-^{3}H-DHEA-Metaboliten, angegeben in Prozent der injizierten Aktivität*

Die Identifizierung der Substanzen geschah in vierfacher Dünnschicht- oder Papierchromatographie.

A = 3 Beta, 16-Alpha-dihydroxy-Androst-5-en-17-on (16-Alpha-hydroxy-DHEA),
B = 3-Beta, 17-Beta-dihydroxy-Androst-5-en (Androstendiol),
C = unbekannt, (in zwei Systemen ähnlich Testosteron),
D = unbekannt, (Polarität zwischen Testosteron und E),
E = 3-Beta-hydroxy-Androst-5-en-17-on (Dehydroepiandrosteron, DHEA),
F = 3-Alpha-hydroxy-5-Beta-Androstan-17-on (Ätiocholanolon),
G = 3-Alpha-hydroxy-5-Alpha-Androstan-17-on (Androsteron).

Versuch Nr.	Material	Conjugat	Steroid A	B	C	D	E	F	G
	Plasma	Sulfat	0,015	0,010	0,000	0,000	0,026	0,059	0,000
		Glucuron.	0,000	0,000	0,000	0,000	0,000	0,000	0,000
I	Galle	Sulfat	1,721	7,797	0,000	0,000	0,000	0,675	5,591
		Glucuron.	1,928	0,000	0,000	0,000	0,000	0,000	0,120
	Urin	Sulfat	0,000	0,000	0,000	0,000	0,000	0,210	0,078
		Glucuron.	0,036	0,000	0,000	0,000	0,000	0,000	0,120
	Plasma	Sulfat	0,000	0,000	0,000	0,000	0,170	0,000	0,000
		Glucuron.	0,000	0,000	0,000	0,000	0,000	0,000	0,000
II	Galle	Sulfat	0,574	0,573	0,390	0,087	5,960	1,285	0,000
		Glucuron.	0,025	0,028	0,000	0,030	0,014	0,029	0,000
	Urin	Sulfat	0,000	1,563	0,000	0,000	5,580	0,000	0,000
		Glucuron	0,000	0,000	0,000	0,000	0,000	0,000	0,000

einen sehr viel langsameren. Aus diesem verschiedenen Verhalten schließen wir, daß es sich im dritten Versuch um solches Sulfat handelte, welches sich bei der Aufarbeitung aus dem labilen Sulfatid durch Abspaltung des Diglycerids künstlich gebildet hatte. Im ersten Versuch ließ sich verfolgen, wie ein Teil der freien Steroide ebenfalls in die Sulfatform übergeführt wurde. Glucuronoside konnten im Plasma nur im ersten Versuch nachgewiesen werden. Die Plasmahalbwertszeit war am kürzesten beim Sulfat, am längsten beim Sulfatid.

Betrachtet man den zeitlichen Verlauf der Exkretion durch die Galle, so erschien nach Injektion von freiem oder von DHEA-Sulfat die meiste Aktivität in den ersten 10 min, um dann ständig abzunehmen. Die in Form von Sulfatid verabreichte Aktivität wurde dagegen verzögert mit einem Maximum zwischen 30 und 40 min ausgeschieden.

Eine zeitliche Fraktionierung der Ausscheidung durch die Nieren war wegen der zu geringen Urinproduktion beim Meerschweinchen nicht möglich. Die Gesamturinausscheidung war im ersten und dritten Versuch mit 2 bzw. 3% der injizierten Aktivität gegenüber 12% im zweiten Versuch deutlich geringer. Die Gesamtausscheidung von Galle plus Urin betrug im ersten Versuch 45%, im zweiten Versuch 46,5%, im dritten dagegen nur 20,5% der Aktivität.

Der Hauptanteil der Radioaktivität wurde in allen drei Versuchen sowohl in der Galle als auch im Urin mit der Sulfatfraktion ausgeschieden. Im ersten Versuch ließ sich aber auch ein deutlicher Anteil in der Glucuronosidfraktion nachweisen, was im dritten, noch weniger im zweiten, nur in geringem Maße möglich war: Das Verhältnis Sulfat/Glucuronosid betrug im ersten Versuch 3,42:1, im zweiten Versuch 180:1, und im dritten Versuch 13,2:1. Wenig Aktivität fand sich in allen drei Versuchen auch in den Methylenchlorid-Extrakten des Ausscheidungsmaterials, während Sulfatide hier nicht nachgewiesen wurden.

Bei quantitativer Gegenüberstellung der isolierten Metaboliten aus Versuch 1 erkennt man, daß das in freier Form injizierte DHEA im Plasma weitgehend, in Galle und Urin vollständig metabolisiert aufgefunden wurde. Es konnten Androstendiolon, Androstendiol, DHEA, Ätiocholanolon und Androsteron ausreichend identifiziert werden (Tab. 2). (Im Plasma vermißten wir Androsteron). Das injizierte DHEA-Sulfat wurde in geringerem Maße abgebaut: Zum größten Teil erschien es sowohl im Plasma als auch in Galle und Urin unverändert als DHEA-Sulfat. Die erwähnten Versuche mit doppeltmarkiertem DHEA-Sulfat (7) lassen vermuten, daß keine Umesterung stattgefunden hat. Als Metaboliten fanden sich in geringer Konzentration in der Galle Androstendiolon und Androstendiol sowie die unbekannten Substanzen C und D, und im Urin Androstendiol.

Leider war die injizierte Aktivität von DHEA-Sulfatid zu gering, als daß sich eine hinreichende Charakterisierung entstandener Metaboliten durchführen ließ.

Zusammenfassung

Die hier vorgelegten Ergebnisse lassen sich folgendermaßen zusammenfassen: Beim Meerschweinchen zeigen freies DHEA und DHEA-Sulfat deutliche Unterschiede in Metabolismus, Conjugation und Exkretion: Während freies DHEA praktisch völlig metabolisiert und zum größten Teil in der Galle sowohl als Sulfat wie auch als Glucuronosid ausgeschieden wird, erscheint DHEA-Sulfat weitgehend unverändert in der Galle und in einem relativ hohen Prozentsatz auch im Urin.

DHEA-Sulfatid weist die längste Halbwertszeit auf und die geringste Ausscheidungsgeschwindigkeit.

Literatur

1) WEINANDT, K., W. RINDT, and G. W. OERTEL: Acta endocr. (Kbh.) 51, 210 (1966).
2) — — — Endokrinologie 1966 (Im Druck).
3) OERTEL, G. W., u. K. GROOT: Hoppe-Seylers Z. physiol. Chem. 341, 204 (1965).
4) —, u. A. WURIE: Hoppe-Seylers Z. physiol. Chem. 342, 81 (1965).
5) —, u. P. KNAPSTEIN: Hoppe-Seylers Z. physiol. Chem. 1966 (Im Druck).
6) NEISER, J., W. RINDT, P. KNAPSTEIN, and G. W. OERTEL: Europ. J. Steroids, 1966 (Im Druck).
7) OERTEL, G. W., u. P. KNAPSTEIN: Hoppe-Seylers Z. physiol. Chem. 1966 (Im Druck).

Mosaikstruktur bei Patienten
mit echtem Klinefelter-Syndrom und deren Relation zum Intelligenzdefekt

H. Nowakowski, D. von Zerssen, S. Bergman und J. Reitalu

Aus der II. Med. Universitätsklinik und -Poliklinik, Hamburg-Eppendorf, der Psychiatrischen Abt. der Deutschen Forschungsanstalt für Psychiatrie, Max-Planck-Institut, München, dem Bakteriologischen Institut Umeå (Schweden) und dem Genetischen Institut der Universität Lund (Schweden)

Mit 1 Abbildung

1959 haben Jacobs und Strong (*6*) zeigen können, daß Patienten mit echtem, d. h. chromatinpositivem Klinefelter-Syndrom 47 Chromosomen anstatt der normalen Zahl von 46 besitzen und daß es sich bei dem überzähligen Chromosom um ein X-Chromosom handelt. Die Geschlechtschromosomenkonstitution dieser Patienten wäre demnach also XXY.

```
A    XYYY
     XYY

     XY

     XXY     XXYY        XY/XXY         XY/XXY/XXXY
B    XXXY    XXXYY       XY/XXXY        XY/XXY/XXYY
     XXXXY               XXY/XY         XY/XXY/XXxY
                         XXY/XX         XX/XY  /XxY
                         XXY/XXxY       XX/XXY/XXYYY
                         XXY/XXYY       XO/XY  /XXY
                         XXXY/XXXXY     XXXY/XXXXY/XXXXXY
                         XXX/XY
                         XXXX/XXXXY
                         XXXXY/XXXY
```

Abb. 1. YX-Polysomien; A: „YY-Syndrom"; B: Echtes chromatinpositives Klinefelter-Syndrom

Seit dieser Entdeckung sind aber eine Vielzahl von Varianten dieses Karyotyps beschrieben worden, die in Abb. 1 (B) zusammengestellt sind. Sie lassen sich in drei Gruppen einteilen:

1. Fälle ohne Mosaikstruktur,
2. Fälle mit doppelter Mosaikstruktur und
3. Fälle mit dreifacher Mosaikstruktur.

In der ersten Gruppe enthalten alle Körperzellen den gleichen abnormen Chromosomensatz, bei den Mosaikfällen dagegen findet man zwei oder sogar drei verschiedene Zellpopulationen nebeneinander, wobei der prozentuale Anteil der einzelnen sehr verschieden sein kann.

Man hat sich seit langem die Frage vorgelegt, welche klinische Bedeutung diese vielen Varianten des Karyotyps beim echten Klinefelter-Syndrom besitzen. Mit Sicherheit weiß man, daß Anomalien der X-Chromosomenzahl häufig mit intellektueller Minderbegabung einhergehen, und zwar um so häufiger und um so schwerer, je mehr X-Chromosomen vorhanden sind. Das ist für die Gruppe mit 3 und 4 X-Chromosomen eindeutig erwiesen (7). Hierbei können zum Intelligenzdefekt noch andere Mißbildungen hinzutreten.

Eine Verdoppelung oder gar Verdreifachung des Y-Chromosoms allein (sog. „YY-Syndrom", s. Abb. 1), ohne Vermehrung der X-Chromosome, führt klinisch zu einem anderen Bild als beim echten Klinefelter Syndrom: es fehlt vor allem die für letzteres obligate Gonadenstörung. Beim YY-Syndrom sind der Intelligenzdefekt, bestimmte psychopathologische Züge und die Tendenz zum Hochwuchs charakteristisch. Es findet sich unter inhaftierten Kriminellen zehnmal häufiger als in der Durchschnittsbevölkerung (1).

Bei einer Vermehrung von X- *und* Y-Chromosomen (XXYY und XXXYY) steht klinisch das Bild des chromatinpositiven Klinefelter-Syndroms im Vordergrund, hinzu treten die genannten Symptome des YY-Syndroms (8).

Den Extremfall von Klinefelter-Syndrom stellt der schon 1960 von ANDERS u. Mitarb. beschriebene Fall eines 8jährigen idiotischen Knaben mit multiplen Mißbildungen, wie Mikrocephalie, bilateraler radioulnarer Synostose, extremer Myopie und bilateralem Kryptorchismus dar, der ein komplexes Triplemosaik aufwies (2).

Wir haben uns schon vor einigen Jahren die Frage nach der klinischen Bedeutung der Mosaikstruktur beim echten Klinefelter-Syndrom gestellt (*9* bis *11*). Ausgangspunkt war für uns die Beobachtung, daß viele der von uns beobachteten Patienten in der Fibroblasten- und Blutkultur in einem gewissen Prozentsatz der Körperzellen Abweichungen von der für Klinefelter-Syndrom typischen Zahl von 47 Chromosomen aufwiesen (*3, 4, 10*). Wir äußerten daher die Vermutung, daß diese Abweichungen der Chromosomenzahl in einem Teil der Körperzellen mit dem unterschiedlichen Grad des Intelligenzdefekts der Patienten in einem ursächlichen Zusammenhang stehen müßten (9). Das Material war damals jedoch zu klein, um diese Hypothese eindeutig beweisen zu können.

Wir haben diese Untersuchungen in den letzten Jahren jedoch systematisch fortgesetzt, um eine größere Zahl von Patienten zu gewinnen, die für eine biostatistische Analyse geeignet wären. Bis heute haben wir bei insgesamt 42 Patienten mit echtem Klinefelter-Syndrom den Intelligenzquotienten nach dem Hawie (Hamburg-Wechsler-Intelligenztest) bestimmt. Chromosomenanalysen in Haut- und/oder Blutkulturen konnten bei 20 der Probanden gleichzeitig erfolgen.

Für die Chromosomenanalysen wurden vorzugsweise Patienten mit hochnormalem I Q (über 100) oder sehr niedrigem I Q (weniger als 80) ausgewählt. Durch diese Selektion von Fällen mit sehr weit voneinander differierendem I Q hofften wir die vermutete Relation zu den erwarteten Chromosomenveränderungen zu akzentuieren, um auf diesem Wege mit einer verhältnismäßig kleinen Fallzahl Ergebnisse von statistischer Signifikanz zu gewinnen.

Die Technik der Chromosomenanalysen entsprach der in früheren Publikationen von uns beschriebenen. Im Mittel wurden pro Patient 74 Zellen analysiert. Der prozentuale Anteil an Zellen mit 48 Chromosomen war das Kriterium der Abweichungen vom klassischen Typ XXY mit 47 Chromosomen.

Ein Paar eineiiger Zwillinge wurde wegen der genetischen Identität als *ein* Fall gerechnet (*12*). In diesem Fall wurden von beiden Patienten die Mittelwerte des prozentualen Anteils an Zellen mit 48 Chromosomen und des IQ berechnet. Auf diese Weise reduzierte sich die Zahl der Fälle für die Korrelationsrechnung auf 19 Patienten.

Da der Anteil von Zellen mit 48 Chromosomen eine sehr große Variationsbreite aufwies, schien der Vergleich der mittleren IQ in beiden Gruppen mit hoher und niedriger Intelligenz unzweckmäßig. Daher wurde eine spezielle Korrelationstechnik für die Rechnung benützt, um eine Relation zwischen IQ und Chromo-

Tabelle. *Spearmans Rang Korrelation zwischen prozentualer Häufigkeit eines 48. Chromosoms in Fibroblasten- und/oder Blutkulturen bei 19 Patienten mit echtem (chromatinpositivem) Klinefelter-Syndrom*

Name	Alter	Kultur	n	%-48	IQ	R_1	R_2	d	d^2
H.-P. K.	15 (16)	s	53	0,0	78	2,5	5	— 2,5	6,25
G./W. v. R.	18 (18)	s	76	10,5	75	17	4	13	169,00
F. K.	20 (17)	b	74	0,0	100	2,5	15	—12,5	156,25
K. K.	20 (18)	s/b	150	0,7	97	5	12,5	— 7,5	56,25
U. v. G.	21 (21)	s	62	9,7	80	16	7	9	81,00
K. L.	21 (20)	s	72	26,4	89	19	9,5	9,5	90,25
H. M.	21 (21)	s	51	2,0	97	11	12,5	— 1,5	2,25
P. C.	22 (19)	b	54	0,8	115	6	19	—13	169,00
H. T.	26 (24)	b	73	1,4	89	9	9,5	— 0,5	0,25
F. L.	27 (26)	b	86	0,0	99	2,5	14	—11,5	132,25
G. W.	29 (24)	b	68	1,5	79	10	6	4	16,00
G. G.	29 (31)	s	75	6,7	90	14	11	3	9,00
W. Sch.	30 (28)	b	100	1,0	61	8	2	6	36,00
H. W.	36 (34)	s/b	119	5,0	112	12	18	— 6	36,00
F. B.	37 (38)	s	86	9,3	60	15	1	14	196,00
W. H.	39 (37)	b	48	0,9	102	7	16	— 9	81,00
H. P.	39 (38)	b	73	0,0	105	2,5	17	—14,5	210,25
W. J.	43 (45)	s	32	6,3	88	13	8	5	25,00
B. P.	53 (54)	s	56	14,3	71	18	3	15	225,00

$$N = 19 \quad \overline{X}_a = 28{,}7, \quad \overline{X}_n = 74{,}1, \quad \overline{X}_{IQ} = 88{,}8, \quad \Sigma\, d^2 = 1697{,}00$$

$$df = 17, \quad \varrho = -.49, \quad P < 0{,}05, \quad \varrho = 1 - \frac{6\,\Sigma\, d^2}{N\,(N^2-1)} = 1 - \frac{10182}{6840} = 1 - 1{,}49 = -.49$$

somenbefund zu erweisen. Hierfür schien die nichtparametrische Methode von Spearmans Rang-Korrelation am geeignetsten.

In der Tabelle sind die Ergebnisse aufgezeichnet. Die Patienten sind dem Alter nach aufgeführt. Die erste Ziffer bezeichnet das Alter um Zeitpunkt der Chromosomenanalyse, die in Klammern stehende das Alter bei der Intelligenzprüfung; s bedeutet Hautkultur, b = Blutkultur. In der folgenden Kolumne ist die Anzahl der analysierten Zellen pro Patient vermerkt, im Mittel sind es 74 Zellen. Es folgt der prozentuale Anteil an Zellen mit 48 Chromosomen, der von 0 bis 26,4% schwankte. Die Varianz des IQ ergibt sich aus der folgenden Kolumne. R_1 bezeichnet den Rang des prozentualen Anteils an Zellen mit 48 Chromosomen, R_2 den Rang des IQ; d entspricht der Differenz von R_1 und R_2.

Aus diesen Daten läßt sich ersehen, daß die vermutete Korrelation von IQ und dem Auftreten des 48. Chromosoms auf dem 5%-Niveau statistisch zu sichern ist.

Der mittlere IQ der gesamten Gruppe (= 89) wird in sieben von zehn Fällen erreicht oder sogar überschritten, die in weniger als 2% der Körperzellen ein 48. Chromosom aufweisen. Auf der anderen Seite wird er nur in vier von neun Fällen erreicht, die in den Körperzellen einen höheren Anteil von Zellen mit 48 Chromosomen besitzen.

Bei dem 48. Chromosom handelt es sich nicht um ein einheitliches Gebilde. In einem Teil der Fälle ist es eindeutig ein überzähliges Y-Chromosom, die genetische Konstitution dieser Patienten entspricht also einem Doppelmosaik XXY/XXYY. BERGMAN und REITALU (5) haben bei zwei schwedischen Patienten das gleiche Doppelmosaik beobachtet, diese hatten eine subnormale Intelligenz. Bei den anderen Fällen dagegen handelt es sich um ein abnormes X-Chromosom, diese Patienten besitzen also die doppelte Mosaikstruktur XXY/XXxY. Autoradiographische Studien dieses Extrachromosoms durch REITALU (13) haben ergeben, daß es die gleichen Eigenschaften wie das heterochromatische X besitzt.

Zusammenfassend läßt sich also sagen, daß die vorgelegten Befunde die von uns früher geäußerte Hypothese bestätigen, wonach der Grad des Intelligenzdefekts bei Patienten mit echtem Klinefelter-Syndrom durch das Auftreten einer Zellpopulation mit einem 48. Chromosom eindeutig akzentuiert wird. Diese Fälle sind also das „missing link" zu jenen eingangs erwähnten mit höhergradigen Formen des Schwachsinns infolge alleiniger Vermehrung der X-Chromosome.

Literatur

1) Lancet **1966**, I, 583.

2) ANDERS, G., A. PRADER, E. HASCHTECK, K. SCHÄRER, R. E. SIEBENMANN und R. HELLER: Helv. paediat. Acta **15**, 515 (1960).

3) BERGMAN, S., J. REITALU, H. NOWAKOWSKI, and W. LENZ: Ann. hum. Genet. **24**, 81 (1960).

4) — —, W. LENZ, and H. NOWAKOWSKI,: Acta path. microbiol. scand. **51**, 175 (1961).

5) BERGMAN, A., u. J. REITALU: Pers. Mitteilung.

6) JACOBS, P. A., and J. A. STRONG: Nature (Lond.) **183**, 302 (1959).

7) LENZ, W.: Fortschr. Med. **79**, 645 (1961).

8) MULDAL, S., C. H. OCKEY, M. THOMPSON, and L. L. R. WHITE: Acta endocr. (Kbh.) **39**, 183 (1962).

9) NOWAKOWSKI, H., W. LENZ, S. BERGMAN, and J. REITALU: Acta endocr. (Kbh.) **34**, 483 (1960).

10) — — — — In Human Chromosomal Abnormalities. London: Staples Press 1961.

11) — — Recent Progr. Hormone Res. **17**, 53 (1951).

12) — —, S. BERGMAN et J. REITALU: Path. et Biol. **11**, 1239 (1963).

13) REITALU, J.: Hereditas 1967, im Druck.

Diskussion

C. OVERZIER (Mainz):

Die schönen Zahlen Ihrer Statistik kann ich nur bewundern. Wir (meine Mitarbeiter Dr. Ax und Dr. SACHSSE) konnten bisher zwischen Blut und Gewebekulturen und auch bei Kontrollen zahlenmäßig keine volle Übereinstimmung erzielen. Nicht selten wiesen wir sogar das Mosaik erst bei der zweiten Untersuchung nach oder fanden wir dann erst seine Vielgestaltigkeit. Die Bewertung zahlenmäßiger Differenzen stößt zudem auf die Schwierigkeit, daß man technisch nur eine begrenzte Zahl von Mitosen auszählen kann. — Dann möchte ich noch darauf hinweisen, daß es lokale Mosaike gibt und daß mit Verschiebungen der Mosaike im Laufe des Lebens durch Verlust weniger lebensfähiger Zellen zu rechnen ist.

F. Bahner (Heidelberg):

Bei zwei unserer Chromosomanomalien fehlte der Intelligenzdefekt. Der eine Fall war ein sehr intelligentes Mädchen mit XO/XX-Mosaik. Der andere war ein Klinefelter-Syndrom, bei dem sich herausstellte, daß seine Geschwister wesentlich intelligenter waren als er.

F. Schenetten (Berlin):

In Ergänzung hierzu ergab sich auf Grund der Untersuchungen von Hohlweg und Zahler der Hinweis auf die Möglichkeit therapeutischer Beeinflussung des Klinefelter-Syndroms durch hohe Testosteron-Oenanthatgaben (250 mg) mit dem erwünschten Rebound-Effekt. (Als Oenanthat ist übrigens am wenigsten eine Leberschädlichkeit im Vergleich zu anderen Testosteronpräparaten zu erwarten).

Hormonbehandlung der Oligospermie
Beobachtung an 500 Patienten

H. Niermann und S. Nolting

Aus der Hautklinik der Westfälischen Wilhelms-Universität Münster
(Direktor: Prof. Dr. P. Jordan)

Es soll hier über eigene therapeutische Erfahrungen bei 500 Männern mit Oligospermien berichtet werden, die von 1961 bis 1965 die Universitäts-Hautklinik Münster wegen seit mehreren Jahren bestehender Kinderlosigkeit in der Ehe aufsuchten. 100 Patienten wurden ausschließlich mit gonadotropem Hormon (Serumgonadotropin) und 100 weitere Patienten mit diesem Hormon nach Vorbehandlung mit Vitamin E behandelt. Eine dritte Gruppe von 100 Männern erhielt in Anlehnung an Kimmig und Schirren Serumgonadotropin in anschließender Kombination mit männlichen Keimdrüsenhormon. 100 weitere Patienten bekamen intramuskulär zu gebendes männliches Keimdrüsenhormon und eine fünfte Gruppe von 100 Männern ein neues oral zu verabfolgendes Androgen (1-Alpha-methylandrostan-17-beta-ol-3-on = Mesterolon).

Methodik

Vor Einleitung einer Therapie erfolgte stets eine zweimalige Voruntersuchung des Ejaculats bei Einhaltung einer 5tägigen sexuellen Karenzzeit nach der bei Jordan und Seipp (1955) angegebenen Methodik. Danach wurden Oligospermien ersten Grades bei Werten zwischen 60 bis 30 Mill./ml, zweiten Grades bei Werten zwischen 10 bis 30 Mill/ml und dritten Grades bei Zahlen unter 10 Mill. unterschieden. Es wurden vor allem Volumen des Ejaculats und Zahl der Samenfäden im Gesamtejaculat bestimmt und nach den angegebenen Behandlungen verglichen. Bei einem Teil der Patienten wurden weitere diagnostische Maßnahmen wie Bestimmung der Fructose im Ejaculat, Untersuchung der 17-Ketosteroide und Gonadotropine im Urin sowie Hodenbiopsie mit herangezogen.

Ergebnisse

Der Vergleich der Samenfadenzahl bereitet bekanntlich stets Schwierigkeiten, da man mit nicht unerheblichen physiologischen Schwankungsbreiten rechnen muß. Hier wurden nur Zunahmen der Samenfadenzahl über 50% der Ausgangszahl nach zwei Kontrolluntersuchungen als verwertbare Zunahme angesehen. Der Anteil von Patienten mit Oligospermien ersten, zweiten bzw. dritten Grades verhielt sich unter den fünf behandelten Patientengruppen ziemlich gleich. Annähernd 40% der Patienten hatten eine Oligospermie dritten, 35% eine zweiten und 25% eine ersten Grades. Nur bei den mit Mesterolon behandelten Männern war der Anteil von Oligospermien dritten Grades mit 54% höher.

Die erste Patientengruppe erhielt *Serumgonadotrcpin* (zweimal wöchentlich je 1000 IE Anteron der Fa. Schering, insgesamt 12000 IE). Bei 35 von 100 Männern zeigte sich eine über 50%ige Zunahme der Samenfadenzahl im Gesamtejaculat, zwölf von ihnen (33%) hatten eine Normospermie. Bei 55 blieb die Samenfadenzahl unverändert und zehn wiesen eine über 50%ige Verminderung ihrer Samenfadenzahl auf.

100 weitere Patienten erhielten ebenfalls in der gleichen Dosierung *Serumgonadotropin* (Anteron). Es war aber bereits eine *Vorbehandlung* mit *Vitamin E* erfolgt. Hier wiesen nur 22 Männer eine über 50%ige Vermehrung der Samenfadenzahl auf, elf von ihnen (50%) hatten eine Normospermie. Bei 73 war die Spermienzahl mehr oder weniger unverändert und bei fünf über 50% erniedrigt.

Die dritte Gruppe wurde kombiniert mit *serumgonadotropem Hormon* (in der oben angegebenen Dosierung) und anschließend mit einem intramuskulär zu gebenden *männlichen Keimdrüsenhormon* (einmal wöchentlich je 10 mg, insgesamt 60 mg Testoviron) behandelt. Hier zeigten 45 von 100 Männern eine über 50%ige Zunahme und zwölf von ihnen (25%) eine Normospermie. 13 hatten eine über 50%ige Abnahme ihrer Samenfadenzahl, während sie bei 42 Männern im wesentlichen unverändert blieb.

Die vierte Gruppe wurde nur mit intramuskulär zu verabfolgendem *Testosteronpropionat* (einmal wöchentlich je 10 mg, insgesamt 60 mg Testoviron) behandelt. 18 von 100 Männern hatten eine über 50%ige Zunahme, aber nur drei von ihnen (17%) eine Normospermie. 9 zeigten eine über 50%ige Abnahme ihrer Samenfadenzahl, bei 73 Patienten blieb die Spermienzahl innerhalb dieser Breite unverändert.

Die letzte Gruppe wurde mit einem neuen *Androgenpräparat* der Fa. Schering behandelt. Es handelte sich um das oral zu verabfolgende 1-Alpha-methyl-androstan-17-beta-ol-3-on (Mesterolon). Es wurden dreimal täglich je 10 mg, insgesamt 630 mg gegeben. 53 von 100 Patienten zeigten eine über 50%ige Zunahme, allerdings nur sechs (12%) eine Normospermie. Neun hatten eine über 50%ige Abnahme ihrer Spermienzahl, bei 38 Männern blieb die Samenfadenzahl innerhalb dieser Schwankungsbreite.

Eine wesentliche Besserung der *Spermienmotilität* zeigte sich bei keiner der durchgeführten Behandlungen.

Besprechung

Es soll nicht übersehen werden, daß bei dem Vergleich der Samenfadenzahl nach verschiedenen Behandlungen eine Reihe von Fehlermöglichkeiten auftreten können. Bei hochgradigen Oligospermien von z. B. 5 Mill. Spermien/ml ist eher eine über 50%ige Zunahme der Spermienzahl zu erreichen als bei höheren Werten von z. B. 40 Mill. Spermien/ml. Andererseits wird man bei Oligospermien ersten Grades eher eine Normospermie erzielen können als bei denen dritten Grades. Bei einer Krankengruppe, die mit Mesterolon behandelt wurde, war der Anteil von Oligospermien dritten Grades mit 54% höher als bei den übrigen Patientengruppen mit 40%.

Von weiterer Bedeutung kann sein, daß nur bei einem Teil der behandelten Patienten weitere wünschenswerte Untersuchungen wie u. a. Bestimmung der Fructose, 17-Ketosteroide, Gonadotropine und Hodenbiopsie erfolgten. Bei den entsprechend Untersuchten waren aber Hormonanalysen und Fructosewerte normal. Hodenhistologisch entsprach meist der Grad der Tubulusatrophie der Herabsetzung der Samenfadenzahl.

Hier wurden nun in erster Linie zur Beurteilung der Therapie die *Zunahme* von *Samenfadenzahl* und *Ejaculatsvolumen* beachtet. Bei 173 der 500 hormonal behandelten Männer (34,6%) war eine über 50%ige Zunahme ihrer Samenfadenzahl im Gesamtejaculat zu beobachten. 40 dieser 173 Patienten (23,1%) hatten eine Normospermie. Beweisend für einen Behandlungserfolg ist aber nicht allein die Verbesserung der Samenfadenzahl, sondern vor allem die erfolgte Konzeption und die *Geburt* eines gesunden Kindes. Es muß aber berücksichtigt werden, daß nur ein kleiner Anteil der behandelten Männer die Geburt eines Kindes mitteilt. Lediglich von 62 der 500 behandelten Männer (12,4%) ist bekannt, daß die Geburt eines Kindes erfolgte. Wenn man die Zahl der 62 Geburten zu den 173 erfolgreich behandelten Patienten in Beziehung setzt, so lag bei 35,8% von ihnen ein Behandlungserfolg vor. Mutmaßt man nun noch, daß bei einem gewissen Anteil erfolgter Geburten eine Benachrichtigung ausbleibt, so könnte nach einer Erhöhung der Samenfadenzahl über 50% vielleicht bei der Hälfte der behandelten Männer oder bei 20% der 500 Ausgangspatienten mit Geburt eines Kindes gerechnet werden.

Hier sollte aber auch der Frage nachgegangen werden, welche *Art hormonaler Therapie* am erfolgreichsten ist. Bei einem derartigen Vergleich sind außer den oben bereits genannten Bedenken noch weitere zu erwähnen. Wie weit ist z. B. eine Behandlung mit serumgonadotropem Hormon mit einer Behandlung mit dem gleichen Medikament nach Vorbehandlung mit Vitamin E bzw. mit dem gleichen Medikament in Kombination mit männlichem Keimdrüsenhormon überhaupt vergleichbar ? Die Dosierung mit dem neuen Mesterolon ist bei dreimal täglich 10 mg sicher wesentlich höher als bei Testosteronpropionat mit einmal wöchentlich 10 mg. Unter Berücksichtigung aller dieser Fehlerquellen erscheint für eine entsprechende Erhöhung der Samenfadenzahl die Behandlung mit Mesterolon im Vergleich zu den sonstigen Behandlungsweisen am wirksamsten zu sein. Aber auch die Kombinationstherapie mit serumgonadotropem Hormon und männlichem Keimdrüsenhormon ging bei 45 von 100 behandelten Männern mit einer über 50%igen Erhöhung einher. Der Anteil der Geburten war nach dieser Behandlung etwas höher als bei den anderen Patientengruppen. Für die Zukunft erscheint eine kombinierte Behandlung mit serumgonadotropem Hormon und Mesterolon an Stelle von Testosteronpropionat besonders geeignet.

Zusammenfassung

Von 500 seit Jahren kinderlos verheirateten Patienten mit Oligospermien verschiedenen Grades wurden je 100 Männer mit serumgonadotropem Hormon, mit diesem Hormon und Vitamin E bzw. männlichem Keimdrüsenhormon, mit intramuskulär zu injizierendem männlichen Keimdrüsenhormon oder mit oral zu gebendem Mesterolon behandelt. Bei 173 der 500 behandelten Männer (34,6%) ließ sich eine Erhöhung der Samenfadenzahl erzielen, die über 50% des Durchschnittswertes zweier vorhergegangener Kontrolluntersuchungen betrug. 40 dieser 173 Patienten hatten nach der hormonalen Therapie eine Normospermie (23,1%). 62 der 500 behandelten (12,4%) bzw. 35,8% der 173 erfolgreich behandelten Männer teilten die Geburt eines Kindes mit. Am wirkungsvollsten für die Erhöhung der Samenfadenzahl war die Behandlung mit Mesterolon oder die Kombinationstherapie von Serumgonadotropin und männlichem Keimdrüsenhormon.

Wirkung eines Androgen-Antagonisten auf die Struktur der Hypophysenvorderlappenzellen von männlichen Ratten

F. Neumann

Aus dem Hauptlaboratorium der Schering AG, Berlin West

Mit 2 Abbildungen

Etwa vor 3 Jahren fanden wir Steroide, die die Wirkung von Testosteron aufheben konnten, z. B. die Wirkung von Testosteron auf die akzessorischen Geschlechtsdrüsen, auf die Hodenfunktion und Spermiogenese, die Libido usw. Es

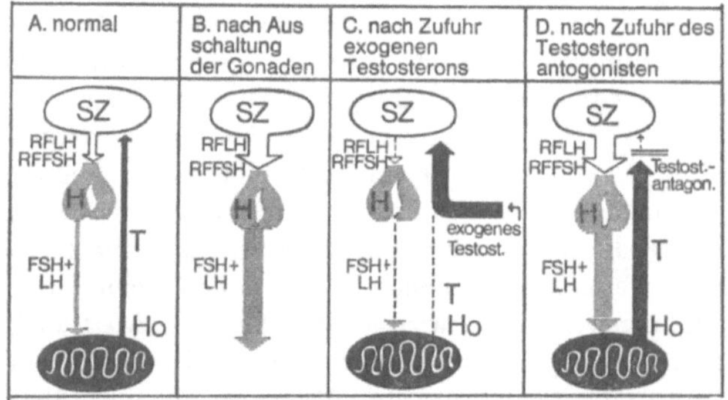

Abb. 1. „Feed-back"-Mechanismus bei männlichen Induvidien. *SZ* Sexualzentrum; *Ho* Hoden; *RFFSH* Releaser-Faktor für FSH; *LH* Luteinisierungshormon; *H* Hypophyse; *RFLH* Releaser-Faktor für LH; *FSH* Follikelstimulierendes Hormon; *T* Testosteron

handelt sich dabei um einen kompetitiven Antagonismus (NEUMANN und KRAMER, 1964; NEUMANN, 1965; NEUMANN und VON BERSWORDT-WALLRABE, 1966; TRÄGER und WACKER, 1966).

Die ersten von uns gefundenen Testosteron-Antagonisten waren zwei Pregnenderivate oder Hydroxyprogesteronderivate, 1,2-Alpha-Methylen-6-chlor-$\Delta^{4,\,6}$ pregnadien-17-Alpha-ol-3,20-dion-17-Alpha-acetat = Cyproteronacetat und 1,2-Alpha-Methylen-6-chlor-$\Delta^{4,\,6}$-pregnadien-17-Alpha-ol-3,20-dion = Cyproteron[1].

Es erschien uns interessant, zu prüfen, ob der Testosteron-Antagonismus auch am sog. Sexualzentrum in Erscheinung tritt, das in Abhängigkeit von der Höhe der Hormonproduktion der Gonaden die Gonadotropinproduktion und -sekretion kontrolliert. Bereits vor etwa 30 Jahren wurde ein solcher Rückkopplungsmechanismus von HOHLWEG und JUNKMANN (1932) postuliert, wobei ein im Hypothalamus gelegenes Sexualzentrum vermutet wurde, das ähnlich wie ein Thermostat arbeitet und in Abhängigkeit vom Testosteron-Blutspiegel die Gonadotropinproduktion und -sekretion stimuliert oder hemmt.

---

[1] Diese Verbindungen wurden von Dr. R WIECHERT, Schering AG, Berlin, synthetisiert.

Abb. 1a zeigt die heute allgemein gültige Vorstellung des „feed-back"-Mechanismus. Die Bremswirkung auf das Sexualzentrum wird bei männlichen Individuen durch das Testosteron der Hoden ausgeübt, nach Ausschaltung der Gonaden, d. h. nach Wegfall des Testosterons, kommt es bekanntlich zu einer gesteigerten Gonadotropinproduktion und -sekretion (vgl. Abb. 1 b), bei Zufuhr exogener Keimdrüsenhormone sinkt die Gonadotropinproduktion und -sekretion ab (vgl. Abb. 1 c).

Ein geänderter Funktionszustand der Hypophyse spiegelt sich im Zellbild wider. Bei kleinen Laboratoriumstieren wie Ratten und Mäusen ist dabei am auffälligsten das Auftreten von sog. Kastrationszellen nach Ausschaltung der Gonaden. Das Auftreten der Kastrationszellen gilt als sicheres Zeichen für eine erhöhte Gonadotropinproduktion und -sekretion.

Hier soll nun über den Einfluß eines Testosteron-Antagonisten (Cyproteron) auf die Struktur des Hypophysenvorderlappens bei männlichen Ratten berichtet werden. Wir gingen bei unseren Untersuchungen von der Hypothese aus, daß der Testosteron-Antagonist auch am Sexualzentrum angreift und daß das Testosteron dann nicht mehr oder nurmehr in geringem Ausmaße seine Bremswirkung auf das Zentrum ausüben kann, d. h. die Gabe des Androgen-Antagonisten müßte auf die Struktur und damit auf die Funktion der Hypophyse einen ähnlichen Einfluß ausüben wie die Ausschaltung der Gonaden (vgl. Abb. 1 d).

Wir haben infantile männliche Ratten (Sprague-Dawley) 3 Wochen lang mit täglich 10 mg/Tier/Cyproteron behandelt. Nach 3 Wochen wurden die Tiere getötet und die Hypophysen histologisch untersucht. Folgende Färbemethoden wurden angewandt: HE-Färbung, Cresazanfärbung, Trichromfärbung und PAS-Färbung.

Die histologische Untersuchung ergab folgendes: Bei der Tiergruppe, die mit dem Testosteron-Antagonisten behandelt wurde, war die Zahl der cyanophilen (basophilen) Zellen stark vermehrt. Am auffälligsten war jedoch das Auftreten sog. Kastrationszellen ganz ähnlich wie nach einer Kastration (vgl. Abb. 2 a und b).

Bei den Kastrationszellen handelt es sich um sehr große cyanophile Zellen, die auf Sagittalschnitten durch die Hypophyse besonders in der Peripherie und in dem der Pars intermedia benachbarten Teil des Hypophysenvorderlappens auftreten. Dieser Bereich des Hypophysenvorderlappens wird im anglo-amerikanischen Schrifttum auch als sog. „Sex-Zone" bezeichnet. Charakteristisch für die sog. Kastrationszellen ist ihre bevorzugte Anordnung in der Nähe der Gefäße. Mitunter ordnen sie sich dabei zu förmlichen Zellsträngen an, wie aus Abb. 2 a deutlich ersichtlich wird.

Bei der Anwendung der PAS-Färbung, mit der sich unter anderem auch Glykoproteide, also auch die gonadotropen Hormone FSH und LH darstellen lassen, fiel bei den Tieren, die mit dem Testosteron-Antagonisten behandelt worden waren, die geringe Farbreaktion in den basophilen und vor allem in den Kastrationszellen auf (vgl. Abb. 2 c und d).

Wir glauben, mit dieser Untersuchung den Beweis erbracht zu haben, daß der untersuchte Testosteron-Antagonist auch an jenen Receptoren des Sexualzentrums angreift, das in Abhängigkeit von der Höhe des Testosteronspiegels die Gonadotropinproduktion und -sekretion reguliert. Offensichtlich kann unter dem Einfluß des Testosteron-Antagonisten das Testosteron seine Bremswirkung nicht mehr oder nur noch in geringem Maße ausüben, so daß das Sexualzentrum ähnlich reagiert wie bei einem Mangel an Keimdrüsenhormonen, beispielsweise wie nach der Kastration. Es kommt somit zur verstärkten Freisetzung von Releaser-Faktoren für Gonadotropine, was im Hypophysenvorderlappen zu einer Stimulation jener Zellelemente führt, in denen Gonadotropine produziert werden. Durch die Antiandrogenbehandlung wurde also der „feed-back"-Mechanismus auf ein quasi höheres Niveau eingestellt. Offensichtlich ist durch die Behandlung mit dem Testosteron-Antagonisten auch die Gonadotropinsekretion erhöht worden. Dafür sprechen die Befunde bei Anwendung der PAS-Färbung. Im Gegensatz zu unbe-

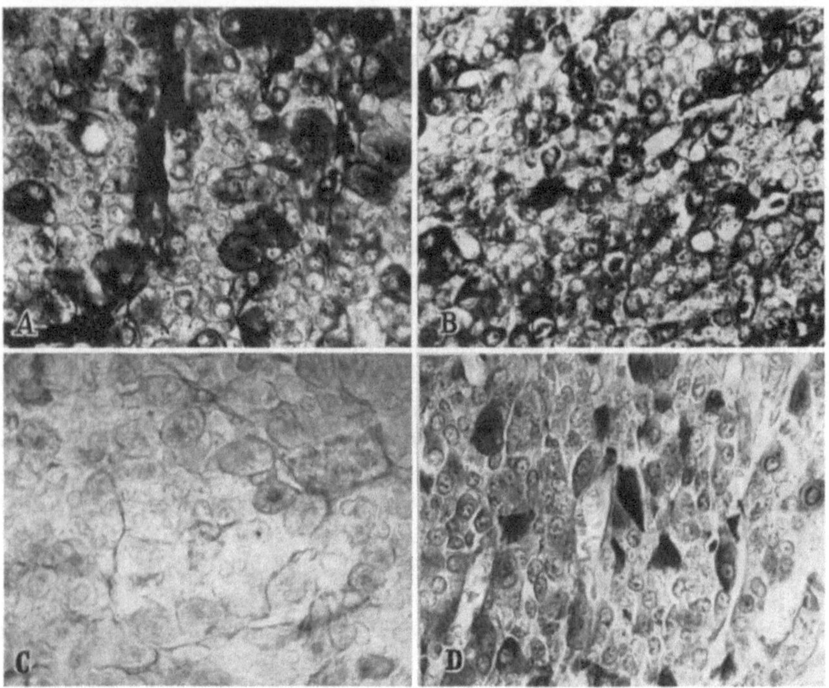

Abb. 2. Sagittalschnitt von Hypophysenvorderlappen infantiler männlicher Ratten. a und b Kresazanfärbung; c und d PAS-Färbung. Vergrößerung etwa 350fach. a 3wöchige Behandlung mit täglich 10 mg/Tier/Cyproteron s.c. (beachte das Auftreten von Kastrationszellen). b unbehandelte Kontrolle (rel. kleine cyanophile Zellen). c wie a (beachte die geringe Farkreaktion in den Kastrationszellen). d unbehandelte Kontrolle mit starker Tingierung der cyanophilen Zellen

handelten Kontrolltieren sind die Kastrationszellen nur schwach oder überhaupt nicht angefärbt. Das spricht für eine starke Ausschüttung gonadotroper Hormone (Leavitt, 1965).

In anderen Untersuchungen konnten wir dann auch den direkten Nachweis einer erhöhten Gonadotropinsekretion unter der Behandlung mit einem Androgen-Antagonisten erbringen.

Die Gabe eines Testosteron-Antagonisten wirkt bei männlichen Individuen auf die Hypophysenfunktion also ganz ähnlich wie die Gabe von Releaser-Faktoren für Gonadotropine selbst. Soweit uns bekannt, ist es bei männlichen Individuen bisher noch nie möglich gewesen, durch eine synthetische Substanz die Ausschüttung von Releaser-Faktoren und damit die Gonadotropinproduktion und -sekretion zu stimulieren.

Für die Mithilfe bei der Ausführung der Versuche danke ich Frl. BÖHNISCH, Frl. SPERLING und Frl. BLANK.

Literatur

HOHLWEG, W., u. K. JUNKMANN: Klin. Wschr. **1932, 321.**
LEAVITT, W. W.: Endocrinology 77, 247 (1965).
NEUMANN, F.: Symp. for Methods on Drug Evaluation, Mailand 1965.
—, and R. VON BERSWORDT-WALLRABE: J. Endocr. **35,** 363 (1963).
—, and M. KRAMER: Endocrinology 75, 428 (1964).
TRÄGER, L., u. H. WACKER: 1966 (Im Druck).

Diskussion

J. R. BIERICH (Hamburg):

In Ihren Abbildungen haben Sie das hypothalamische Sexualzentrum als ein offenbar homogen gedachtes Zentrum aufgezeichnet. Dies entspricht nicht den Vorstellungen, wie sie sich in der letzten Zeit aus tierexperimentellen und humanpathologischen Beobachtungen ergeben haben. Den zwei Zentren, die die Releasing Factors für FSH und LH produzieren, scheint vielmehr eine höher gelegene Regulation übergeordnet zu sein, von der in dem hier gegebenen Zusammenhang des Rückkoppelungsmechanismus vor allem das Hemmzentrum von Bedeutung ist, das epithalamisch in der Gegend der Zirbeldrüse gelegen ist. Erkrankungen oder Entfernungen dieses Zentrums führen zur Enthemmung der nachgeordneten Zentren (z. B. im Tuber cinereum) und damit zur Frühreife.

Ihre Ausführungen über die die Nebennierenrinde hemmenden Eigenschaften der anti-androgenen Substanz, die ja offenbar ihren cortisonartigen Wirkungen entsprechen, haben mich außerordentlich interessiert. Hinsichtlich der Wirkung auf den Thymus wäre aber nicht nur eine cortisonartige Funktion zu diskutieren, sondern auch eine Depression der endogenen Sekretion von Wachstumshormon; das Wachstumshormon ist am Thymus offenbar der Antagonist der Nebennierensteroide.

E. KAISER (Düsseldorf):

Wir können die Befunde von NEUMANN unterbauen: Bei mehreren Patientinnen mit Hirsutismus wurde der o. a. Androgenantagonist über einige Wochen verabfolgt. Dabei kam es zu einem Anstieg der Gonadotropine im Harn bis auf Menopausenwerte. Die 17-Ketosteroide im Harn nahmen unter der Dosierung von 100 mg/die um ein Drittel bis die Hälfte der Aus-gangsmenge ab.

Wirkung von antiandrogen wirksamen Steroiden auf die Funktion und Morphologie der Nebennieren von Ratten

A. Doménico und F. Neumann

Aus dem Hauptlaboratorium der Schering AG, Berlin West

Mit 2 Abbildungen

In unserem Hause wurden Substanzen synthetisiert, die die Eigenschaft besitzen, die Wirkung von endogenem und exogenem Testosteron an allen in ihrer Funktion androgenabhängigen Organen und Organsystemen kompetitiv zu hemmen (Junkmann und Neumann, 1964; Neumann, 1965; Neumann und Elger, 1965; Neumann und von Berswordt-Wallrabe, 1966; Neumann und Elger, 1966; Neumann et al., 1966 a, b).

Es handelt sich um zwei Pregnenderivate, 1,2-Alpha-Methylen-6-chlor-$\Delta^{4,6}$-pregnadien-17-Alpha-ol-3,20-dion = Cyproteron und den Essigsäureester dieser Verbindung = Cyproteronacetat[1]. Während der Essigsäureester außer den antiandrogenen Eigenschaften unter anderem auch stark gestagen wirksam ist, ist die freie Verbindung nur antiandrogen wirksam. Mit einer Einschränkung allerdings: Unter der Behandlung mit diesen Verbindungen kommt es zu einer Atrophie der Nebennieren und des Thymus. Darüber soll hier berichtet werden.

In Abb. 1 A wird das Verhalten der Nebennierengewichte nach 14tägiger Behandlung mit Cyproteronacetat veranschaulicht. Die Dosis betrug 3 mg/100 g Körpergewicht/täglich. Wie aus dieser Abbildung ersichtlich wird, kommt es unter der Behandlung mit Cyproteronacetat zu einer Abnahme der Nebennierengewichte unter diesen Versuchsbedingungen um etwa 50%.

Bei der histologischen Untersuchung zeigte sich, daß in erster Linie die Zona fasciculata von der Nebennierenatrophie betroffen wird. Dieser Effekt von Antiandrogenen auf die Nebennieren ist deshalb überraschend, weil diese Verbindungen andere Corticoideigenschaften nicht oder nur in sehr geringem Ausmaße besitzen, wie die Tabelle zeigt.

In dieser Tabelle sind links die einzelnen Wirkungen aufgeführt, rechts die relativen Wirkungsstärken bezogen auf Hydrocortisonacetat. Aus der Tabelle

Tabelle. *Corticoidwirkungen von Cyproteronacetat bezogen auf Hydrocortisonacetat*

	relative Wirkung
Thymolyse	0,3
Nebennierenatrophie	0,3 bis 1
Antiphlogistische Wirkung	
(Granuloma-Pouch) lokal	< 0,003
subcutan	< 0,1
Eosinophilensenkung	< 0,02
Glykoneogenese	< 0,01

---

[1] Diese Verbindungen wurden von Dr. R. Wiechert, Schering AG, Berlin synthetisiert.

wird ersichtlich, daß eine Eosinophilen-senkende Wirkung und glykoneogenetische Wirkung nicht vorhanden ist oder zumindest völlig in den Hintergrund tritt, während die Hemmwirkung auf die Nebennieren ähnlich stark ist wie bei Gabe gleicher Dosen Hydrocortisonacetat. Auch die thymolytische Wirkung ist mit 30% der Wirkung von Hydrocortisonacetat relativ stark ausgeprägt. Am Thymus kommt es dabei zu einer Reduktion des lymphatischen Gewebes.

Wir haben nun untersucht, ob es sich bei der Beeinflussung der Nebennieren um einen direkten Effekt des Antiandrogens auf dieses Organ handelt oder um eine Beeinflussung der corticotropen Partialfunktion der Hypophyse, d. h. um eine Hemmung der ACTH-Produktion und/oder Sekretion.

Zur Klärung dieser Frage bedienten wir uns hypophysektomierter Ratten. Eine Gruppe blieb ohne Behandlung, die andere Gruppe wurde 14 Tage lang täglich mit 800 m.E./100 g Körpergewicht ACTH behandelt, die dritte Gruppe erhielt außer ACTH noch täglich 3 mg/100 g Körpergewicht Cyproteronacetat s.c. Nach der

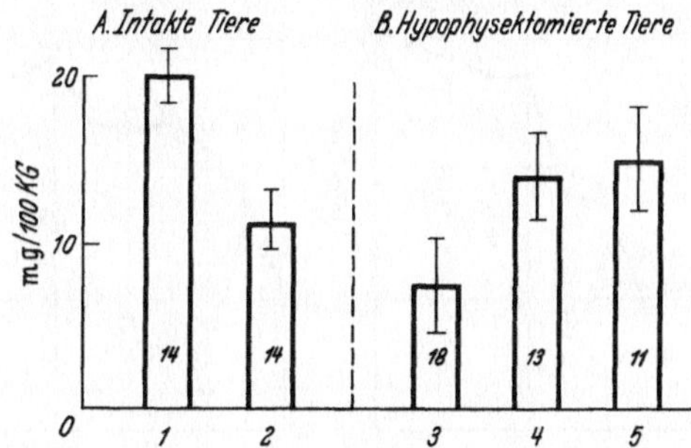

Abb. 1. Beeinflussung der Nebennierengewichte männlicher Ratten durch Cyproteronacetat (3 mg/100 g kg/tgl. sc. und ACTH (800 m. E.) 100 g kg/tgl. sc.) (Behandlungsdauer 14 Tage). 1 Intakte Kontrolle; 2 Cyproteronacetat; 3 Hypophysektomierte Kontrolle; 4 Hypophysektomiert + ACTH; 5 Hypophysektiomiert + ACTH + Cyproteronacetat; ( ) Zahl der Versuchstiere; I mittlere Fehler

Hypophysektomie kommt es, wie bekannt, zu einer starken Atrophie der Nebennieren. Durch Gabe von ACTH läßt sich diese Atrophie mehr oder weniger beheben. Die gleichzeitige Gabe von Cyproteronacetat beeinflußt die Wirkung von ACTH nicht (vgl. Abb. 1 B).

Danach scheint sicher zu sein, daß es sich bei der Wirkung von Antiandrogenen auf die Funktion der Nebennieren nicht um eine direkte Wirkung auf dieses Organ handelt, sondern um eine Hemmung der corticotropen Funktion der Hypophyse.

Auch die Histologie der Nebennieren unterstützt diese Aussage. Zwischen den Nebennieren der Tiere, die nur ACTH erhielten und den Tieren, die zusätzlich mit Cyproteron behandelt wurden, bestanden keinerlei Unterschiede, d. h. die Wirkung von ACTH auf die Nebennieren wird durch die gleichzeitige Gabe von Cyproteronacetat nicht behindert.

Da diese Verbindung unter anderem auch zu einer Stimulierung der gonadotropen Partialfunktion des Hypophysenvorderlappens führt, worüber NEUMANN an anderer Stelle berichtet hat, hatten wir als Ursache der ACTH-Hemmung zunächst ein Shift-Phänomen vermutet. Da indessen die Gabe von Antiandrogenen an weibliche Tiere nicht zu einer Stimulierung der gonadotropen Partialfunktion des Hypophysenvorderlappens führt, jedoch ganz ähnliche Auswirkungen auf die

Nebennieren hat, scheidet ein Shift-Phänomen als Ursache der ACTH-Hemmung aus.

Zum Schluß noch einige Worte zur Reversibilität der Nebennieren und Thymusatrophie nach 5wöchiger Behandlung mit Cyproteronacetat.

Unter der Behandlung wachsender männlicher Ratten mit täglich 1 mg/100 g Körpergewicht/Cyproteronacetat s.c. kommt es zu einer Atrophie sowohl der Nebenniere als auch des Thymus (Kontrollgruppe: ausgezogene Linie, behandelte Gruppe: gestrichelte Linie). 3 Wochen nach Absetzen der Behandlung sind die Gewichte unbehandelter Kontrollen jedoch wieder erreicht, d. h. die Atrophie dieser Organe ist relativ rasch reversibel, was im Hinblick auf eine eventuelle klinische Anwendung solcher Verbindungen von Wichtigkeit erscheint (vgl. dazu Abb. 2).

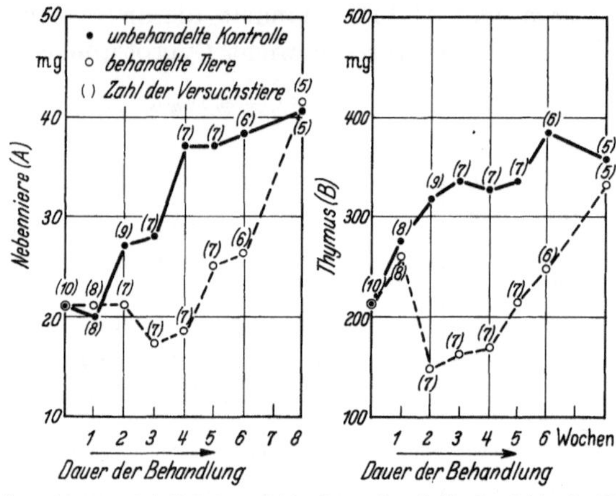

Abb. 2. Wirkung von Cyproteronacetat (tgl. 1 mg/100 g kg. sc.) auf die Gewichte der Nebennieren (A) und des Thymus (B) wachsender ♂ Ratten (Anfangsgewicht 100 g. Dauer der Behandlung 5 Wochen. Versuchsdauer 8 Wochen)

Mit den berichteten Ergebnissen stimmen Untersuchungen von WINKLER und HARKNESS (1964) mit dieser Verbindung überein. Sie fanden nach Gabe von Cyproteronacetat an Meerschweinchen eine herabgesetzte 17-Hydroxy-Corticosteroidausscheidung.

Literatur

JUNKMANN, K., and F. NEUMANN: Acta endocr. (Kbh.) Suppl. **90**, 139 (1964).
NEUMANN, F.: Symp. Methods on Drug Evaluation, Mailand 1965.
—, and R. VON BERSWORDT-WALLRABE: J. Endocr. **35**, 363 (1966).
—, and W. ELGER: Proc. 2nd Symp. on Steroid Hormones „Androgens-Secretion and Metabolism in Normal and Pathological Conditions", Ghent. Excerpta med. (Amst.) Int. Congr. Series **101**, 168 (1965).
— — Acta endocr. (Kbh.). **52**, 54 (1966).
— —, and R. VON BERSWORDT-WALLRABE: Acta endocr. (Kbh.). **52**, 63 (1966 a).
— —, and M. KRAMER: Endocrinology. **78**, 628 (1966 b).
WINKLER, G. K., u. R. A. HARKNESS: Klin. Wschr. **42**, 922 (1964).

Über die biochemische Spezifität
der immunologischen Gonadotropinbestimmung

U. Laschet und L. Laschet*

Aus der Psychoendokrinologischen Abteilung (Dr. U. Laschet) der Pfälzischen Nervenklinik
Landeck (Direktor: Prof. Dr. Dr. G. Mall)

Immunologische Nachweisverfahren für Proteohormone erlangten während der
letzten Jahre zunehmende Bedeutung. Die Überkreuzimmunisierung gegen HCG
und Human-ICSH macht im Hämagglutinationshemmtest die immunologische
Reaktion auch für die quantitative ICSH-Bestimmung aus dem Harn brauchbar,
allerdings unter der Voraussetzung, daß ein standardisierter Testsatz verwendet
werden kann und ein schonendes, streng schematisiertes Extraktionsverfahren
benutzt und eingehalten wird.

Sporadische vergleichende Untersuchungen über die immunologische und
biologische Aktivitätsveränderung von Proteohormonen, insbesondere von STH,
TSH, Schafs-ICSH, HCG und Insulin durch verschiedene andere Untersucher veranlaßten uns, Temperatur- und pH-Einflüsse, die Bedeutung des Kohlenhydrat-
anteils, den Einfluß von proteolytischen Fermenten, Oxydantien und Harnstoff
auf die immunologische und biologische Aktivität von HCG und zum Teil auch
von HMG in wäßrigen Lösungen systematisch zu untersuchen, besser gesagt, mit
den Untersuchungen zu beginnen.

Die immunologische Aktivität wurde mit dem Pregnosticontest zur qualitativen und quantitativen HCG-Bestimmung ermittelt. Die Testsätze wurden uns
ebenso wie HCG und HMG in dankenswerter Weise von der N.V. Organon, Oss,
überlassen. Die biologische Aktivität ermittelten wir im Mausuterusgewichtstest
an NMRI-Mäusen eigener Zucht.

Den Temperatureinfluß auf die Aktivität von HMG in wäßriger Lösung zeigt
Tab. 1a.

Inkubierten wir 60 min bei 50, 60, 70 oder 80°, so kam es immunologisch nur
zu einem Aktivitätsverlust von maximal 32%, während nach einer Std bei 70°
biologisch bereits weniger als 20% der eingesetzten Aktivität und bei 80° eine vollständige Inaktivierung gefunden wurde.

Die unter pH-Veränderungen ermittelten Ergebnisse sind in Tab. 1b zusammengestellt.

Wir inkubierten HCG in einer Konzentration von 500 IE/ml mit 0,01 n HCl,
pH 2,1, 2 Std bei 25°, 4 Std bei 40° und mit Acetatpuffer pH 4,6 30 Std bei 40°.
Am Ende der Reaktionszeit wurde mit Alkali neutralisiert.

* Der N. V. Organon danken wir für die Überlassung des benötigten immunologischen
Testmaterials (Pregnosticon-Test zum qualitativen und quantitativen HCG-Nachweis) sowie
für HCG und HMG.

Selbst die 4stündige Behandlung bei pH 2,1, 40°, führte zu keinem immunologischen Aktivitätsverlust. Biologisch kam es bereits dann zu einer 33%igen Inaktivierung, wenn unmittelbar nach Lösen des HCG bei pH 2,1 neutralisiert wurde. Nach 4stündiger Inkubation bei pH 2,1, 40°, sank die biologische Aktivität auf $^1/_{400}$, bei pH 4,6, 30 Std, 40°, um 70% ab, während immunologisch keine Veränderung zu finden war.

Wurde in Boratpuffer, pH 9,22, sofort nach Lösen neutralisiert, war immunologisch kein Aktivitätsverlust festzustellen. Nach 4 Std bei 25° war ein 25%iger, nach 4 Std bei 40° ein 50%iger immunologischer Aktivitätsverlust bei unveränderter biologischer Aktivität zu finden. Unter pH 8, 30 Std, 40°, kam es weder immunologisch noch biologisch zu Veränderungen, während pH 10,3 über 4 Std bei 40° immunologisch zu einer 50%igen Inaktivierung bei biologisch voller Aktivität führte.

Von den proteolytischen Fermenten untersuchten wir bisher die Wirkung von Pepsin und Chymotrypsin. Die mit Pepsin gewonnenen Ergebnisse enthält die Tab. 1c, die Chymotrypsinresultate die Tab. 1d.

500 IE HCG wurden mit 10 μg Pepsin/ml zunächst bei pH 2,1 1 und 2 Std bei 25° und 4 Std bei 40° inkubiert. Immunologisch war keine Inaktivierung nachzuweisen; biologisch unterschieden sich die pepsinbehandelten Lösungen nicht von der pH 2,2-Kontrolle. Inkubierten wir bei pH 4,6 in Acetatpuffer 30 Std bei 40°, so zeigte sich immunologisch ebenfalls keine Veränderung, während biologisch, bezogen auf die pH 4,6-Kontrolle, eine 50%ige Inaktivierung nachzuweisen war.

Inkubierten wir 500 IE HCG mit 5 μg Chymotrypsin/ml bei pH 9,22 oder 8 2 oder 4 Std bei 25°, 4 Std bei 40° oder bei pH 8 30 Std bei 40°, so war gegenüber den pH-9,22-Kontrollen immunologisch keine weitere Inaktivierung, bei pH 8 überhaupt keine Inaktivierung festzustellen. Auch biologisch kam es zu keinen Veränderungen. Erhöhung der Chymotrypsinkonzentration auf 100 μg/500 IE/ml führte zu einer 97,5%igen biologischen Inaktivierung ohne immunologische Veränderung.

Bei den Fermentversuchen wurde eine Inaktivierung des Antikörpers durch die im Ansatz ohnehin sehr stark verdünnte Fermentkonzentration ausgeschlossen.

Die Bedeutung der Kohlenhydratanteile im Glykoproteinmolekül für die immunologische Aktivität wurde nach Abspaltung der biologisch wichtigen Neuraminsäure mit Neuraminidase und nach Perjodatoxydation untersucht.

HMG und HCG wurden mit der sehr hohen Neuraminidasekonzentration von 50 Einheiten /10 IE ICSH respektive HCG in Maleinsäure-NaOH-Puffer, pH 6,4, 15, 30, 60 und 120 min sowie 25 Std bei 37° inkubiert; die Fermentaktivität wurde durch schnelles Tieffrieren gestoppt. Während bereits nach 15 min Inkubation die biologische Aktivität völlig zerstört wurde, war selbst nach 25 Std keinerlei immunologische Aktivitätsveränderung festzustellen (Tab. 1c).

Zur Perjodatoxydation inkubierten wir 100 IE HCG/ml mit 10 mmol. Kaliumperjodat in 0,1 m Natriumbicarbonat pH 8,5 5 min und 30 min bei 25° ohne immunologischen Aktivitätsverlust, während die biologische Aktivität nach 5 min um 35%, nach 30 min um 70% vermindert war. Inkubation mit Natriumperjodat in gleicher Konzentration in 0,2 m Ammonacetat bei pH 6,75 führte nach 30 min bei 25° ebenso wie nach 20 Std bei 25° zu einem 50%igen immunologischen, aber zu einem 70 bzw. 98%igen biologischen Aktivitätsverlust (Tab. 1f).

Tabelle 1 a—f. *Inaktivierung von HMG bzw. HCG durch Hitze, Säure, Alkali, Pepsin, Chymotrypsin, Perjodat und Harnstoff*

a. *Hitzeinaktivierung von HMG*

Aktivitätsverlust nach 1 Std in %	50°	60°	70°	80°
immunologisch	$\varnothing$	15	23	32
biologisch	33	50	>80	100

b. *HCG-Inaktivierung durch Säure und Alkali*

Lösungsmittel	pH	Zeit (h)	Temperatur	Säure-Inaktivierung % immunologisch	biologisch
0,01 n HCl	2,1	0	21°	$\varnothing$	33
0,01 n HCl	2,1	2	25°	$\varnothing$	50
0,01 n HCl	2,1	4	40°	$\varnothing$	99,75
Acetatpuffer	4,6	30	40°	$\varnothing$	70

Lösungsmittel	pH	Zeit (h)	Temperatur	Alkali-Inaktivierung % immunologisch	biologisch
0,01 m Boratpuffer	9,22	0	21°	$\varnothing$	$\varnothing$
0,01 m Boratpuffer	9,22	4	25°	25	$\varnothing$
0,01 m Boratpuffer	9,22	4	40°	50	$\varnothing$
0,01 m Boratpuffer	10,3	4	40°	50	$\varnothing$
0,01 m Boratpuffer	8	30	40°	$\varnothing$	$\varnothing$

c. *Pepsin-Inaktivierung von HCG*
Enzymkonz. 10µg/500 IE/ml

pH	Zeit (h)	Temperatur	Pepsin-Inaktivierung immunologisch	biologisch
2,2	1	25°	$\varnothing$	entsprechend pH 2,2
2,2	2	25°	$\varnothing$	
2,2	4	40°	$\varnothing$	
4,6	30	40°	$\varnothing$	50% mehr als pH 4,6 Kontrollen

d. *Chymotrypsin-Inaktivierung von HCG*

Enzymkonzentration	pH	Zeit (h)	Temperatur	Chymotrypsin-Inaktivierung immunologisch	biologisch
5 µg/500 IE/ml	9,22	2	25°	$\varnothing$	$\varnothing$
5 µg/500 IE/ml	9,22	4	25°	entsprechend pH 9,22	$\varnothing$
5 µg/500 IE/ml	9,22	4	40°		$\varnothing$
5 µg/500 IE/ml	8	30	40°	$\varnothing$	$\varnothing$
100 µg/500 IE/ml	8	22	40°	$\varnothing$	97,5%

e. *Perjodat-Inaktivierung von HCG*

	Zeit (min)	Temperatur	Perjodat-Inaktivierung % immunologisch	biologisch
KJO$_4$	5	25°	$\varnothing$	35
	30	25°	$\varnothing$	70
NaJO$_4$	30	25°	50	70
	20 h	25°	50	98

Tabelle 1 (Fortsetzung)

f. HCG-Inaktivierung durch Harnstoff
8 m Harnstofflösung, 40 °C

Aktivitätsverlust nach	12 Std	24 Std
immunologisch	∅	∅
biologisch	97,5%	99%

VISUTAKUL u. Mitarb. sowie SCHMIDT-ELMENDORFF u. Mitarb. berichteten über die biologische Gonadotropininaktivierung durch Harnstoff. Wir inkubierten HCG in der Konzentration von 100 IE/ml in Phosphatpuffer pH 7,0 mit 8 mol Harnstofflösung für 12 und 24 Std bei 40°. Biologisch fanden wir nach 12 Std eine Restaktivität von 2,5%, nach 24 Std von etwa 1%, ähnlich wie unsere Voruntersucher. Immunologisch ist kein Aktivitätsverlust festzustellen.

Die HCG-Oxydation nach LI, mit Perameisensäure hergestellt aus 9 Volumenteilen Ameisensäure und 1 Teil 30%igem H_2O_2, HCG-Konzentration 500 IE/ml, 1 Std bei Zimmertemperatur, führte immunologisch zu einem 50%igen Aktivitätsverlust, während biologisch keine Aktivität mehr nachzuweisen war. Perameisensäure greift an den schwefelhaltigen Aminosäuren an.

Aus den vorliegenden Ergebnissen läßt sich bisher nur mit Sicherheit sagen, daß die Kohlenhydratanteile im Gonadotropinmolekül, insbesondere auch die Neuraminsäure, für die immunologische Reaktion ohne jegliche Bedeutung sind, während insbesondere der Neuraminsäureverlust im Molekül zur völligen biologischen Inaktivierung führt, wie schon von SCHUMACHER u. Mitarb. und WHITTEN nachgewiesen wurde. Diese Resultate stehen in Einklang mit Ergebnissen von TRENKLE, LI u. Mitarb. an Schafs-ICSH und den Ergebnissen von NEUBERGER und YUILL über die immunologische Reaktion von Eialbumin und Ovomucoid nach Zerstörung der entsprechenden Kohlenhydratanteile. TRENKLE, LI u. Mitarb. zerstörten auch durch Perjodat bei Schafs-ICSH die immunochemische Aktivität nicht, während es biologisch fast vollständig inaktiv wurde.

Schafs-ICSH, von TRENKLE und LI in gleicher Weise wie bei uns mit Perameisensäure behandelt, reagierte mit dem Antikörper nicht mehr, während HGH nach Perameisensäurebehandlung immunologisch nicht völlig inaktiv wurde. In unserem Fall reagierte HCG nach Perameisensäure immunologisch noch gut.

Die Tatsache, daß biochemische und physikochemische Eingriffe am Gonadotropinmolekül zu differenten immunologischen und biologischen Aktivitätsänderungen führen, unterstreicht die Notwendigkeit der strikten Einhaltung eines sehr schonenden Extraktions- und Testschemas, wenn vergleichbare und reproduzierbare Werte mit der immunologischen ICSH-Bestimmung erzielt werden sollen, die insbesondere auch der biologischen Aktivität entsprechen. Unter diesen Bedingungen haben wir allerdings bei mehr als 2000 immunologischen ICSH-Bestimmungen gute immunologisch-biologische Übereinstimmungen gefunden, wobei allerdings zu bemerken ist, daß bei Vergleich mit dem internationalen HCG-Standard die immunologisch ermittelten Werte meist höher als die biologisch ermittelten sind.

Von einer Lokalisierung der immunologischen Aktivität im Gonadotropinmolekül sind wir weiter entfernt als beim Insulin, da wir bei den Gonadotropinen noch nicht einmal die Primärstruktur kennen.

Unseren Assistentinnen Frl. A. Frühmesser und Frl. B. Mühleck sind wir für zuverlässige Mitarbeit dankbar.

Literatur

Li, Ch. H.: J. biol. Chem. **229**, 157 (1957).

Neuberger, A., and M. E. Yuill: Biochem. J. **34**, 109 (1940).

Schmidt-Elmendorff, H., J. A. Loraine, and E. T. Bell: J. Endocr. **24**, 153 (1962).

Schumacher, G., H. Uhlig, R. Blobel, E. Mohr und H. D. Schlumberger: Naturwissenschaften **47**, 517 (1960).

Trenkle, A., Ch. H. Li, K. K. Sadri, and H. Robertson: Arch. Biochem. **99**, 288 (1962).

Visutakul, P., E. T. Bell, J. A. Loraine, and R. B. Fischer: Acta endocr. (Kbh.) Suppl. **100**, 114 (1965).

Whitten, W. K.: Austr. J. biol. Sci. **6**, 300 (1953).

Die Gonadotropinausscheidung bei Frauen während des normalen mensuellen Cyclus

H. Schmidt-Elmendorff

Aus der Universitäts-Frauenklinik Düsseldorf (Direktor: Prof. Dr. R. Elert)

Mit 2 Abbildungen

In den letzten 3 Jahren haben sich mehrere Untersuchergruppen mit der Harnausscheidung von follikelstimulierendem Hormon (FSH) und luteinisierendem Hormon (LH) während des mensuellen Cyclus beschäftigt. Dabei wurden übereinstimmend niedrige LH-Ausscheidungswerte in der Proliferations- und in der Corpus luteum-Phase gefunden, während um den Zeitpunkt der Ovulation ein Anstieg der LH-Sekretion vermerkt wurde. Ähnliche Befunde wurden mit Bestimmungsmethoden für Gonadotropine erhalten, die nicht spezifisch für LH-Aktivität sind, sondern auch auf ein Gemisch von FSH und LH ansprechen, wie z. B. der Maus-Uterustest.

Jedoch widersprachen sich die Befunde der verschiedenen Untersucher hinsichtlich der FSH-Ausscheidung und des Sekretionsverhältnisses von FSH und LH.

So fanden Fukushima, Stevens u. Mitarb. (1964) die höchsten FSH-Ausscheidungswerte zu Beginn und zum Ende des Cyclus, während umgekehrt in der Cyclusmitte die FSH-Sekretion besonders niedrig war.

Auch Leone u. Mitarb. (1965) beobachteten zum Zeitpunkt der Menstruation eine besonders hohe FSH-Ausscheidung, die im weiteren Verlauf des Cyclus abnahm, ohne einen Gipfel am Ovulationstermin erkennen zu lassen.

Schließlich fanden Loraine und seine Gruppe (1965) in drei untersuchten Cyclen die FSH-Ausscheidung während des Mittcyclus höher als zu irgendeinem anderen Zeitpunkt. Es zeigte sich jedoch kein klarer Zusammenhang zwischen FSH und LH oder zwischen der FSH-Ausscheidung und dem Eintritt der Ovulation.

Als Ursache für die unterschiedlichen Befunde sowie überhaupt für die Schwierigkeiten bei der Untersuchung dieser Frage kommen in Betracht:

1. der niedrige Gonadotropingehalt im Harn der geschlechtsreifen Frau und

2. die unzureichenden Zuverlässigkeitskriterien der angewandten Extraktions- sowie der biologischen Bestimmungsmethoden.

Um die genannten Schwierigkeiten zu umgehen, verwandten wir eine besondere Methodik der Poolung von Harnextrakten.

Methodik

1. Extraktion der 24-Std-Harne von 20 kompletten biphasischen Cyclen nach der Kaolin-Acetonmethode von Albert u. Mitarb. (1958).

2. Poolung der entsprechenden 48-Std-Harnextrakte von allen 20 Cyclen. Als Orientierungspunkte der Poolung dienten:

a) der 1. Tag des Cyclus als Beginn der Proliferationsphase,

b) der Basaltemperaturtiefpunkt als ungefährer Hinweis für den Ovulationstermin,

c) der letzte Tag des Cyclus als Abschluß der Lutealphase.

3. Bestimmung der gonadotropen Aktivität der Extraktpools mit:

a) Maus-Uterustest (gesamtgonadotrope Aktivität),

b) Augmentationtest in Ratten (FSH-Aktivität),

c) Prostatatest in hypophysektomierten Ratten (LH-Aktivität).

4. Berechnung der Resultate in i.E. HMG/24 Std Bezugsstandard: II. I.R.P. für HMG.

Die Experimente wurden nach den Angaben von BORTH, DICZFALUSY und HEINRICHS (1957) durchgeführt, und zwar überwiegend als 6-Punktebestimmung mit je sechs Tieren pro Gruppe.

Resultate

Das erste Bild zeigt die Gonadotropinausscheidung während des normalen mensuellen Cyclus.

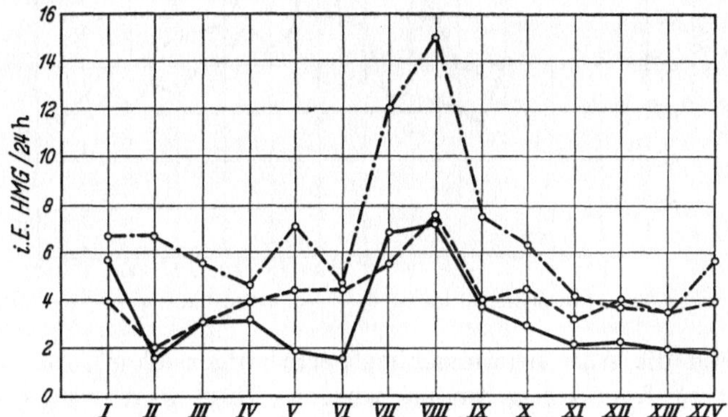

Abb. 1. Gonadotropinausscheidung während des normalen mensuellen Cyclus x————x gesamtgonadotrope Aktivität; x—·—·—x FSH-Aktivität; x—————x LH-Aktivität

Die als ausgezogene Linie dargestellte Ausscheidungskurve der gesamtgonadotropen Aktivität zeigt neben einem verhältnismäßig hohen Sekretionswert zu Beginn des Cyclus einen deutlichen mittcyclischen Gipfel der Gonadotropinausscheidung, der das übrige Niveau um mehr als das Doppelte übersteigt. Dieser Befund ist insofern keine Überraschung, als er auch von anderen Untersuchern gefunden wurde.

Andererseits jedoch zeigt diese Ausscheidungskurve, daß es auch nach Poolung von 20 Cyclen noch möglich ist, eine typische Gesamtgonadotropin-Ausscheidungskurve zu erhalten.

Der gleichzeitig durchgeführte FSH-Test zeigt ebenfalls einen mittcyclischen Gipfel, der die übrigen Werte um das Zweieinhalbfache übersteigt. Schließlich zeigt auch die LH-Kurve den erwarteten mittcyclischen Gipfel.

Der überraschende Befund eines mittcyclischen Gipfels der FSH-Ausscheidung und der somit gleichförmige Verlauf der drei untersuchten Kurven könnte zu der

Vermutung führen, daß vielleicht die hier verwandte Methode der Poolung mehrerer Cyclen als Ursache für die Gleichförmigkeit der FSH-Kurve mit den beiden übrigen anzusehen ist.

Aus diesem Grunde führten wir noch eine Reihe von Untersuchungen an individuellen Cyclen durch. Von besonderem Interesse erschien uns wegen der widersprüchlichen Untersuchungsbefunde verschiedener Autoren die FSH-Ausscheidung während des Mittcyclus.

Insgesamt untersuchten wir zwölf Individualcyclen. Davon wurde bei sieben Cyclen die FSH-Aktivität jeweils in 12-Std-Harnportionen mit Hilfe von 3-Punkte-bestimmungen und vier Tieren pro Gruppe untersucht, während bei fünf Cyclen das FSH im 24-Std-Harn mit sechs Tieren pro Gruppe bestimmt wurde.

Auf dem zweiten Bild sind die Mittelwerte der beiden Gruppen von Individualcyclen als Kurven dargestellt.

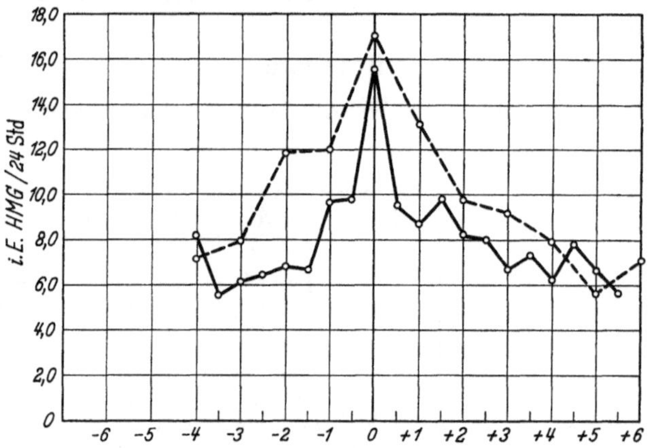

Abb. 2. FSH-Ausscheidung während des Mittcyclus; o———o 12-Std-Harn; o———————o 24-Std-Harn

Unter 0 sind die Ausscheidungsmittelwerte aufgezeichnet, die während des Basaltemperaturtiefpunktes gefunden wurden. Hier wird wiederum deutlich sichtbar, daß es zu diesem Zeitpunkt zu einer signifikanten Mehrausscheidung von FSH-Aktivität kommt.

Der 12-Std-Harnkurve nach zu urteilen, scheint das Phänomen der mitt-cyclischen FSH-Mehrausscheidung auf den Tag des Basaltemperaturtiefpunktes beschränkt zu sein.

Zusammenfassung

Während des normalen mensuellen Cyclus zeigen die Ausscheidungskurven der FSH-, LH- und gesamtgonadotropen Aktivität einen typischen Verlauf mit relativ niedrigen Ausscheidungswerten während der Proliferations- nud der Corpus luteum-Phase und einer deutlichen Mehrausscheidung während des Mitt-cyclus, zum Zeitpunkt des Basaltemperaturtiefpunktes. Eine leicht gesteigerte Ausscheidung der drei untersuchten gonadotropen Aktivitäten fand sich zu Beginn des Cyclus, also zum Zeitpunkt der Menstruation.

Trotz des gleichförmigen Verlaufs der FSH- und LH-Ausscheidungskurve läßt sich jedoch kein konstantes Ausscheidungsverhältnis zwischen den beiden gonado-tropen Aktivitäten feststellen.

Literatur

ALBERT, A., S. KELLY, L. SILVER, and S. KOBI: J. clin. Endocr. 18, 600 (1958).

BELL, E. T., S. MUKERJI, J. A. LORAINE, and S. F. LUNN: Acta endocr. (Kbh.) Suppl. 100, 104 (1965).

BORTH, R., E. DICZFALUSY und H. D. HEINRICHS: Arch. Gynäk. 188, 597 (1957).

FUKUSHIMA, M., V. G. STEVENS, C. L. GANTT, and N. VORYS: J. clin. Endocr. 24, 205 (1964).

LEONE, U., A. FRANCESCHELLI e A. FERRERI: Monit. ostet.-ginec. 36, 11 (1965).

Der Einfluß von ovulationshemmenden Steroiden auf die Gonadotropinausscheidung bei Frauen im geschlechtsreifen Alter

H. Schmidt-Elmendorff und H. Kopera

Aus der Frauenklinik der Universität Düsseldorf (Direktor: Prof. Dr. R. Elert) und der Klinischen Forschungsabteilung von N. V. Organon, Oss (Leiter: Dr. H. Kopera)

Mit 2 Abbildungen

Zur Empfängnisverhütung werden derzeit meist Präparate verwendet, die ein Gestagen und ein Oestrogen enthalten. Es gilt als erwiesen, daß diese hauptsächlich durch Hemmung der Ovulation wirken. Auf welche Weise die Unterdrückung der Ovulation zustande kommt, ob über zentrale oder periphere Effekte, wurde noch nicht eindeutig geklärt. Für beide Möglichkeiten liegen Untersuchungsergebnisse vor. Buchholz, Nocke und Nocke (1962, 1964), Demol und Ferin (1964), Heller (1957), Walser c.s. (1964) u. a. fanden, daß der mittcyclische Gonadotropingipfel unter Gestageneinfluß wegfällt, was für eine zentrale Hemmung der Gonadotropinbildung oder -ausschüttung spricht. Loraine und seine Gruppe (1962, 1964), Brown c.s. (1962) u. a. konnten jedoch keine wesentliche Änderung der Gonadotropinausscheidung feststellen. Loraine schloß daraus, daß die Wirkung ovulationshemmender Steroide eher durch direkten Einfluß auf das Ovar zustande kommt.

Alle genannten Untersucher benutzten jedoch zum Nachweis der gonadotropen Aktivität den Maus-Uterustest, eine Bestimmungsmethode, die weder spezifisch für follikelstimulierende Aktivität oder FSH noch für luteinisierende Aktivität oder LH ist, sondern nur als unspezifischer Nachweis für gonadotrope Aktivität verwendet werden kann.

Die Tatsache, daß Frauen im geschlechtsreifen Alter eine verhältnismäßig niedrige Gonadotropinausscheidung im Harn aufweisen, somit für zuverlässige quantitative Bestimmungen im 24-Std-Harn sehr wenig gonadotrope Aktivität zur Verfügung steht, muß als zusätzliche Ursache für unterschiedliche Befunde in Betracht gezogen werden.

Wir haben nun versucht, mit Hilfe einer besonderen Methodik und durch gleichzeitige Bestimmung der FSH-, LH- und der gonadotropen Aktivität, die der Maus-Uterustest anzeigt, neuere Anhaltspunkte für den Wirkungsmechanismus von ovulationshemmenden Steroiden zu gewinnen.

Material

Folgende Präparate wurden hinsichtlich ihres Einflusses auf die Gonadotropinausscheidung im geschlechtsreifen Alter untersucht: Lynestrenol (5 mg und

15 mg), 6-Methyl-Lynestrenol (2 mg und 5 mg), 5 mg Lynestrenol + 150 γ Mestranol[1] und 2,5 mg Lynestrenol + 75 γ Mestranol[2].

Jeweils sechs Frauen erhielten eine der obengenannten Tagesdosen vom 5. bis 25. Cyclustag, so daß uns Harne von 36 Cyclen zur Verfügung standen.

Methodik

1. Extraktion der 24-Std-Harne nach der Kaolin-Acetonmethode von ALBERT u. Mitarb. (1958).

2. Poolung der Extrakte zweier aufeinanderfolgender Cyclustage von je sechs Frauen.

3. Bestimmung der gonadotropen Aktivität des Extraktpools mit: Maus-Uterustest (unspezifisch), Augmentationtest (FSH) und Pregnosticontest (LH).

4. Berechnung der Resultate in iE HMG/24 Std. Bezugsstandard: II. I.R.P. für HMG.

Die Tierexperimente wurden nach den Angaben von BORTH, DICZFALUSY und HEINRICHS (1957) durchgeführt, und zwar überwiegend als 6-Punktebestimmungen mit je sechs Tieren, bzw. 6 Pregnosticonreaktionen pro Gruppe.

Resultate

Auf Grund eingehender Voruntersuchungen (SCHMIDT-ELMENDORFF, 1965, 1966) möchten wir annehmen, daß bei Frauen im fertilen Lebensalter als regelmäßige spontane cyclische Veränderung um die Cyclusmitte (zum Zeitpunkt des

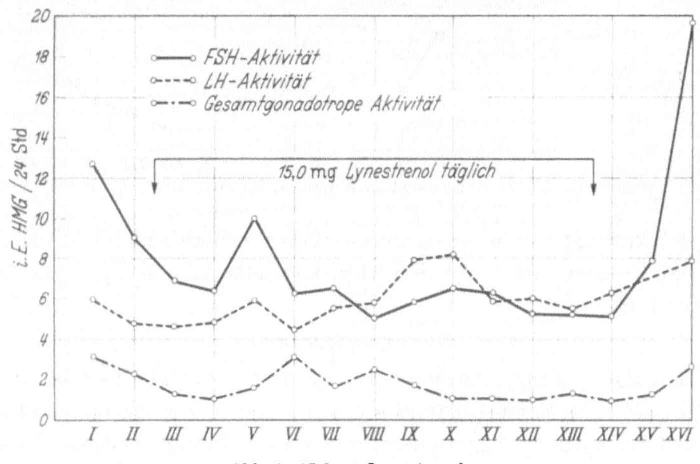

Abb. 1. 15,0 mg Lynestrenol

Basaltemperaturtiefpunktes) eine deutliche Mehrausscheidung aller gonadotropen Aktivitäten erfolgt.

Die tägliche Gabe von 5 mg Lynestrenol bzw. von 5 mg oder 2 mg 6-Methyl-Lynestrenol war ohne wesentlichen Einfluß auf die von uns (SCHMIDT-ELMENDORFF, 1966) angenommene normale FSH-Ausscheidung (mittcyclischer Gipfel erhalten, während der 6-Methyl-Lynestrenol-Behandlung etwas verspätet).

---

[1] Handelspräparat Lyndiol.

[2] Handelspräparat Lyndiol 2,5.

Unter 15 mg Lynesternol pro Tag sank die Grundausscheidung von FSH und fehlte der Ausscheidungsgipfel um die Cyclusmitte.

Bei gleichzeitiger Behandlung mit 5 mg Lynestrenol und 0,15 mg Mestranol bzw. 2,5 mg Lynestrenol und 0,075 mg Mestranol kam es zu einem eindrucksvollen, kontinuierlichen Abfall der FSH-Ausscheidung und zum Ausbleiben einer Gipfelbildung in der Mitte des Cyclus.

Die in unseren Versuchen gefundenen Änderungen der Ausscheidungswerte für die LH-Aktivität und die unspezifische gonadotrope Aktivität entsprachen einander in etwa:

Unter allen eingangs erwähnten Behandlungen blieb die für den normalen Cyclus typische mittcyclische Mehrausscheidung aus. Eine allgemein verminderte

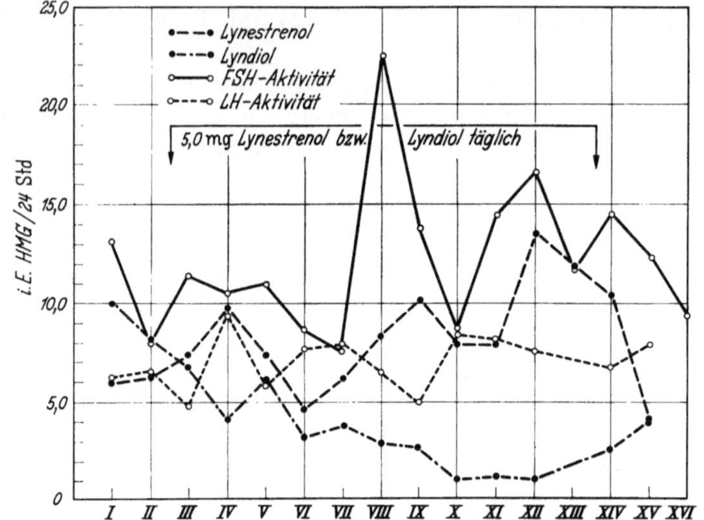

Abb. 2. Vergleich von 5,0 mg Lynestrenol ohne und mit Methoxyäthinyl-Oestradiol (Lyndiol)

gonadotrope Aktivität sahen wir einigermaßen deutlich nur im Maus-Uterustest, und zwar bei Frauen, die 5 mg 6-Methyl-Lynestrenol, 15 mg Lynestrenol oder Lyndiol erhielten.

Zusammenfassung

Die FSH-Ausscheidung wurde durch die tägliche Gabe von 5 mg der progestativen Steroide Lynestrenol bzw. 6-Methyl-Lynestrenol nicht beeinflußt. Unter Zusatz eines Oestrogens (5 mg Lynestrenol plus 0,15 mg Mestranol, bzw. 2,5 mg Lynestrenol plus 0,075 mg Mestranol) kam es jedoch zu einer eindrucksvollen Unterdrückung der FSH-Ausscheidung. Eine tägliche Gabe von 15 mg Lynestrenol hemmte die im Harn gemessene FSH-Aktivität gleichfalls signifikant.

Die kontinuierliche Ausscheidung von LH wurde weder von den untersuchten Gestagenen allein noch von der Kombination mit einem Oestrogen merkbar verändert; die verwendeten Steroide unterdrückten hingegen den mittcyclischen LH-Gipfel.

Literatur

Albert, A., S. Kelly, L. Silver, and S. Kobi: J. clin. Endocr. 18, 600 (1958).
Borth, R., E. Diczfalusy und H. D. Heinrichs: Arch. Gynäk. 188, 497 (1957).

BROWN, J. B., and G. D. MATTHEW: Recent Prog. Hormone Res. 18, 385 (1962).
BUCHHOLZ, R., L. NOCKE und W. NOCKE: Geburtsh. u. Frauenheilk. 22, 923 (1962).
— — — Int. J. Fertil. 9, 189 (1964).
DEMOL, R., and J. FERIN: Int. J. Fertil. 9, 197 (1964).
HELLER, C. G.: Proc. 19-Nor Progestational Steroids, p. 97 Searle Res. Lab. Chicago, 1957.
LORAINE, J. A.: Int. J. Fertil. 9, 155 (1964).
—, and E. T. BELL: Hormonal Steroids, Vol. 2, 281. New York: Acad. Press 1965.
SCHMIDT-ELMENDORFF, H.: Tagung d. Mittelrhein. Ges. f. Gynäk. 1965.
— 12. Tagung d. Dtsch. Ges. f. Endokrinologie 1966.
WALSER, H. R., J. MARGULIS, and J. LADD: Int. J. Fertil. 9, 189 (1964).

Ansprechbarkeit der Gonaden hypophysektomierter männlicher und weiblicher Ratten auf extrahypophysäre gonadotrope Hormone nach einjähriger Involutionsperiode

F. Neumann und R. von Berswordt-Wallrabe

Aus dem Hauptlaboratorium der Schering AG., Berlin

Mit 1 Abbildung

Erwachsene Ratten wurden nach erfolgreicher Hypophysektomie 1 Jahr lang beobachtet und am Tage vor dem Beginn der Gonadotropininjektionen hemigonadektomiert. Die entfernte Gonade diente als Kontrolle.

Ein PMS-Präparat wurde sodann 6, 12, 18, 24 und 30 Tage lang, ein (FSH-freies) HCG-Präparat 30 Tage lang täglich subcutan verabfolgt. Zusätzlich wurde der identische Versuch mit männlichen Tieren nach einer verkürzten Involutionsperiode von 21 Tagen nach der Hypophysektomie durchgeführt.

Bereits nach 6tägiger Applikation des PMS-Präparates reagierte das Interstitium des Hodens mit deutlicher Hypertrophie. Das Keimepithel normalisierte sich progressiv und nach 18- bis 24tägiger PMS-Applikation war die Spermiogenese wieder annähernd normalisiert.

Im Gegensatz hierzu wirkte das HCG fast nur selektiv auf das Interstitium. Spermien wurden nur sehr selten beobachtet.

Die Hodengewichte untermauern diese histologischen Befunde: Das Gewicht des kontralateralen Hodens stieg gegenüber dem vor Beginn der Therapie entfernten Kontrollhoden bei allen Tieren bis zum 24. Tag der PMS-Therapie kontinuierlich an. Es erreichte damit auf Körpergewichtsbasis annähernd jene Werte, die bei intakten Kontrolltieren gefunden werden.

Schließlich steigt das Prostatagewicht unter dem PMS, das heißt primär unter dem Einfluß der interstitiellen Androgene, kontinuierlich an, um nach 24 Tagen maximale Werte zu erreichen. Diese übersteigen sogar das Prostatagewicht normaler unbehandelter Kontrolltiere (Tabelle).

Bei den weiblichen Tieren war die Involutionsperiode nach der Hypophysektomie in allen Fällen 365 Tage. Die maximal atrophierten Ovarien reagierten unter dem PMS zunächst nur zögernd mit einem limitierten Gewichtsanstieg. Nach dem 16. Tag der PMS-Therapie stieg dann aber das Gewicht außergewöhnlich stark an, um in einem Fall den Wert von 788 mg zu erreichen. Im Gegensatz hierzu blieb die HCG-Therapie praktisch wirkungslos (Tabelle).

Im histologischen Bild überraschten trotz der extrem langen Involutionsperiode vor Therapiebeginn zahlreiche kleine Corpora lutea. Sie hatten ein durchaus aktives Aussehen (Abbildung).

Tabelle. *Effekte extra hypophysärer Gonadotropine auf die Gonaden, Prostata und Uteri, erwachsener hypophysektomierter Ratten*

Erfaßte Organe	HE Ratten Insgesamt	Durchschn.-Gewicht einer Gonade vor Beginn der Therapie	HCG 60 IE	PMS 0,5 mg						Substanz mg/100 g KG s.c. tägliche Dosis
	n	mg	30	6	12	18	24	30		Applikationsdauer in Tagen
Testes	23	252 ± 43	167 ± 83	141 ± 23	380 ± 25	494 ± 62	817 ± 116	833 ± 53	mg	Gewichtszunahme der kontralateralen Testis bis zum Ende der Injektionsperiode
		Völlige Atrophie	Interstitium hypertrophisch		Spermatiden		Spermiogenese			Histologischer Befund
			keine Spermiogenese	Tubuli vergrößern sich						
Prostata		—	371 ± 171	89 ± 17	319 ± 25	589 ± 53	762 ± 83	762 ± 42	mg	Frischgewichte
Ovarien	15	5,8 ± 0,5	1,9 ± 0,6	21	14	21	129	451 ± 118	mg	Gewichtszunahme des kontralateralen Ovars bis zum Ende der Injektionsperiode
		Zahlreiche kleine Corpora lutea	Selten Sekundärfollikel	Follikelwachstum		Cystische Follikel				Histologischer Befund
				Keine Ovulationen						
Uterus		—	85 ± 4	275	336	464	370	310 ± 33	mg	Frischgewichte

Therapiebeginn: 365 Tage nach dem Entfernen der Hypophyse

HCG = Human Chorionic Gonadotropin, ein FSH-freies Präparat mit bekannter LH-Potenz
PMS = Pregnant Mare Serum, ein Präparat mit FSH- plus LH-Potenzen; 0,5 mg entsprechen etwa 300 IE
IE. = Internationale Einheiten
KG = Körpergewicht

Mit fortschreitender PMS-Therapie läßt sich ein zunächst normales Follikel-wachstum verfolgen, jedoch wurden keine Ovulationen beobachtet. Nach dem 18. Injektionstag treten plötzlich sehr große Cysten auf (Abbildung).

Da nicht ein einziger Gelbkörper entdeckt werden konnte, dürften keine Ovu-lationen stattgefunden haben.

Der Einfluß des HCG veränderte die Histologie der Ovarien nur wenig. Tertiärfollikel wurden nicht angetroffen.

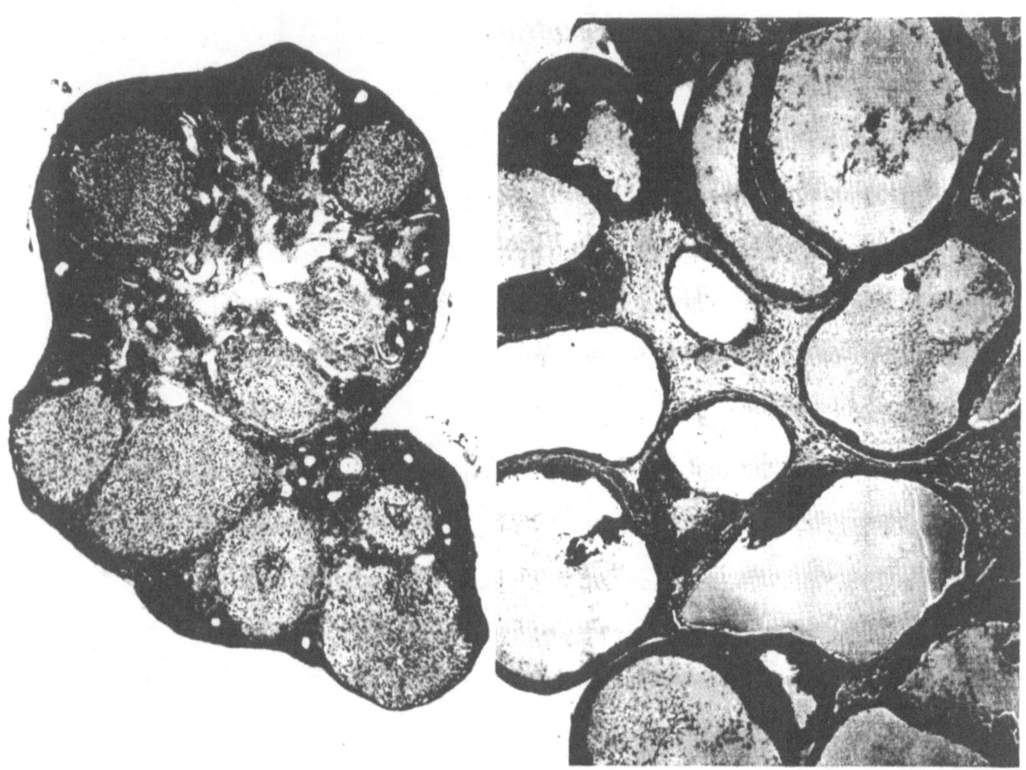

Abbildung. Effekt einer 30tägigen PMS-Therapie auf die Histologie des Rattenovars nach einjähriger Involutions-periode im Anschluß an die Hypophysektomie. a) Unbehandeltes Kontrolltier, maximale Atrophie. Ovar ist sehr klein, etwa 5 mg schwer. Nur Primärfollikel, jedoch zahlreiche relativ kleine Corpora lutea. b) Ovar nach 30tägiger PMS-Therapie (0,5 mg/100 g KG/d, s.c.; 0,5 mg entsprechen etwa 300 IE PMS. Das gesamte Ovar besteht aus großen cystischen Follikeln. Keine Corpora lutea. Das Interstitium tritt völlig in den Hintergrund

Schließlich deutet das Uterusgewicht an, daß das PMS bereits nach 6 Tagen eine Oestrogensynthese ermöglicht haben muß, während dem HCG eine solche Potenz wohl kaum zugesprochen werden darf, denn die Uterusgewichte bleiben unter der HCG-Therapie sehr niedrig (Tabelle).

Zusammenfassend läßt sich sagen: Ganz gleich, ob die männlichen Tiere 3 Wochen oder 1 Jahr vor Beginn der Gonadotropintherapie hypophysektomiert worden waren, die Hodenfunktion normalisiert sich ohne Verzug unter dem PMS kontinuierlich. Nach 24tägiger Applikation kann eine normale Spermiogenese beobachtet werden. Im Gegensatz hierzu stimulierte die gewählte PMS-Dosis die Ovarien zunächst nur zögernd, sodann nach 18tägiger Therapie anomal, weil an Stelle von Ovulationen riesige cystische Follikel auftraten.

Diese Ergebnisse deuten an, daß alle Strukturen der Gonaden — selbst nach einer extrem langen Involutionsperiode im Anschluß an die Hypophysektomie — wieder normal stimuliert werden können, sofern ein Präparat angewandt wird, das sowohl FSH- als auch ICSH-Potenzen enthält. Allerdings gelang es im vorliegenden Fall nicht, durch PMS allein Ovulationen auszulösen, die wohl eine cyclische Gonadotropinsekretion erfordern. Fehlt das FSH, wie es beim HCG der Fall war, so werden lediglich Effekte innerhalb des Interstitiums beobachtet, ferner jene Reaktionen, die durch die interstitiellen Androgene im männlichen Tier hervorgerufen werden. Im weiblichen Tier scheint eine am Uterusgewicht erkennbare Oestrogenproduktion der Ovarien unter dem Einfluß von HCG allein, das heißt ohne parenterales FSH, in Abwesenheit der Hypophyse nicht stattzufinden.

Der Stoffwechsel von ^{131}J-Humanalbumin
bei Kranken mit Hypophysenvorderlappen-Insuffizienz

D. Glaubitt und H. Frahm

Aus der I. Med. Universitätsklinik (Direktor: Prof. Dr. H. Bartelheimer)
und der II. Med. Universitätsklinik und -Poliklinik (Direktor: Prof. Dr. A. Jores)
Hamburg-Eppendorf

Mit 2 Abbildungen

An dem Einfluß des Endokriniums auf den Eiweißstoffwechsel besteht kein Zweifel. Erinnert sei nur an die Wirkung des STH, der Glucocorticoide sowie der Androgene und Oestrogene. Die qualitative und quantitative Hormonproduktion der von der Stimulierung durch den Hypophysenvorderlappen (HVL) abhängigen endokrinen Organe und der Funktionszustand des HVL stehen in einer engen Wechselbeziehung. Es scheint daher naheliegend, den Einfluß der Hirnanhangs-drüse auf den Eiweißstoffwechsel zu untersuchen.

Hinweise auf den Eiweißstoffwechsel lassen sich nach den heutigen Kenntnissen mit Hilfe radioaktiv markierter Eiweißkörper gewinnen. Diese Proteine, z. B. ^{131}J-Albumin, sind vorerst als Modellsubstanzen zu betrachten, da sie durch die Isolierung und die radioaktive Markierung notwendigerweise verändert werden und sich daher in mancher Hinsicht von den nativen Eiweißkörpern unterscheiden können. Aus methodischen Gründen läßt sich nicht ausschließen, daß z. B. ^{131}J-Humanalbumin in seinem Stoffwechsel von dem des nativen Albumins abweicht. Mit schonend isoliertem und radioaktiv markiertem menschlichen Albumin er-zielten wir jedoch Resultate, die den auf Grund der klinischen Untersuchung und der Laboratoriumsergebnisse erwarteten Befunden entsprechen (Glaubitt, 1965; Glaubitt und Klippel, 1965; Glaubitt und Overzier, 1964, 1965a, 1965b).

Mit der Frage, in welchem Umfange Erkrankungen des HVL den Stoff-wechsel von ^{131}J-Humanalbumin beeinflussen, haben wir das Verhalten von intravenös zugeführtem ^{131}J-Humanalbumin bei Kranken mit HVL-Insuffizienz nach Entfernung der Hypophyse wegen Adenoms bzw. bei nicht operiertem HVL-Tumor untersucht. Die hormonale Substitution wurde in dieser Zeit beibehalten.

Methodik

Es handelte sich um vier Patienten im Alter von 44 bis 63 Jahren und drei Patientinnen im Alter von 31 bis 48 Jahren, bei denen wegen eines chromophoben Adenoms des HVL eine Hypophysektomie erfolgt war. Ein 36 Jahre alter Patient war wegen eines Mischtyptumors des HLV mit eosinophilem Einschlag hypophysektomiert worden. Eine 20jährige Patientin hatte sich wegen eines Mischtyptumors des HVL mit Rezidiv zweimal einer Operation im Bereich der Hypophyse unterzogen. Bei einer 45 Jahre alten Patientin mit einem HVL-Adenom war eine Hypophysektomie noch nicht erforderlich geworden. Sämtliche Kranken standen unter einer Substitutionstherapie mit täglich 0,10 bis 0,15 g Thyreoidea sicca sowie täglich 10 bis

15 mg Prednison. Zum Vergleich dienten je vier gesunde männliche und weibliche Personen im Alter von 21 bis 30 Jahren.

Wir injizierten allen Personen intravenös 15 μCi ^{131}J-Humanalbumin (Farbwerke Hoechst, Frankfurt a. M.-Höchst). Die physikalische Halbwertzeit des ^{131}J beträgt 8,08 Tage. Am Tage vor der Injektion und täglich während der Umsatzuntersuchung erhielten sämtliche Personen Lugolsche Lösung oral, um die Aufnahme von Jod oder jodhaltigen Verbindungen durch die Schilddrüse einzuschränken. Möglichst täglich wurde die Plasmaradioaktivität in einem Bohrlochkristall (Frieseke & Hoepfner GmbH., Erlangen-Bruck; Packard Instruments Comp. Inc., Downers Grove/Ill., USA) gemessen. Außerdem wurde das Plasmavolumen mit Hilfe ^{51}Cr-markierter Erythrocyten und des Hämatokrits bestimmt. Wir ermittelten die biologische Halbwertzeit $T_{1/2}^{III}$ graphisch für die Zeit vom 6. bis 18. Tag nach der Injektion von ^{131}J-Humanalbumin und berechneten die Poolgröße des intravasculären und des gesamten austauschbaren ^{131}J-Humanalbumins sowie seine absolute Umsatzgeschwindigkeit nach KOBLET (1964).

Ergebnisse

Mit einer Ausnahme zeigen sämtliche Kranken eine Verkürzung der biologischen Halbwertzeit $T_{1/2}^{III}$ des radioaktiv markierten Albumins. In Abb. 1 ist der Normalbereich der biologischen Halbwertzeit $T_{1/2}^{III}$ (8,0 bis 12,5 Tage) eingezeichnet. Die Meßpunkte einer gesunden Person, deren biologische Halbwertzeit $T_{1/2}^{III}$ 10,8 Tage beträgt. liegen in diesem Bereich. Die gleiche Abbildung enthält die Kinetik der Plasmaradioaktivität von zwei Kranken mit HLV-Insuffizienz nach

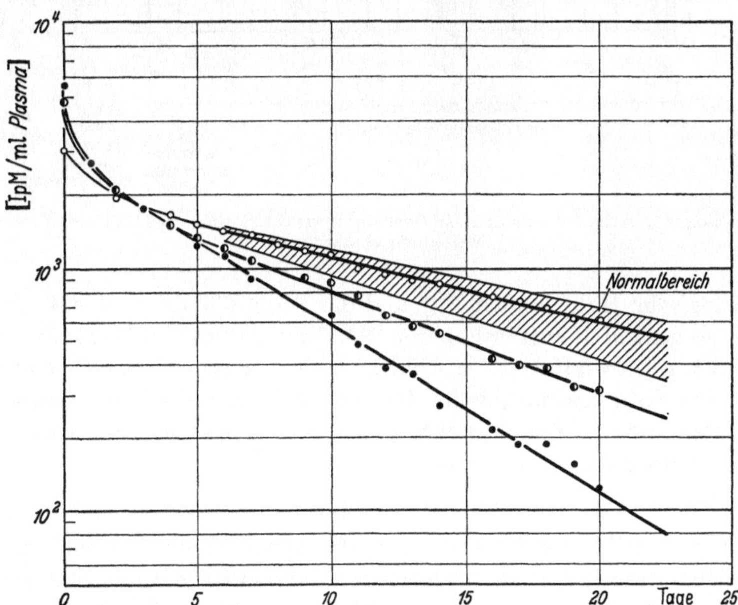

Abb. 1. Kinetik der Plasmaradioaktivität bei Gesunden und Patienten mit HVL-Insuffizienz unter Substitutionsbehandlung

15 μCi ^{131}J-Humanalbumin i. v.

Gesunde Person $T_{1/2}^{III}$ = 10,8 Tage o———o

Pat. S., E. $T_{1/2}^{III}$ = 7,0 Tage ◐———◐

Pat. P., A. $T_{1/2}^{III}$ = 4,3 Tage ●———●

Hypophysektomie wegen eines chromophoben Adenoms. Die biologische Halbwertzeit beträgt hier 7,0 bzw. 4,3 Tage. Bei dem Patienten P. verläßt demnach ^{131}J-Humanalbumin mehr als doppelt so schnell das Plasma als bei den gesunden Menschen.

Die biologische Halbwertzeit $T_{1/2}^{III}$ von neun der zehn Kranken ist deutlich verkürzt. Demgegenüber ist das Plasmavolumen (mit einer geringfügigen Ausnahme) normal. Bei diesem Befund ist bemerkenswert, daß der Pool des intravasculären ^{131}J-Humanalbumins bei sämtlichen Patienten mehr oder weniger stark vermindert ist. Die Poolgröße des gesamten austauschbaren ^{131}J-Humanalbumins liegt bei allen Kranken gleichfalls unterhalb des normalen Bereiches.

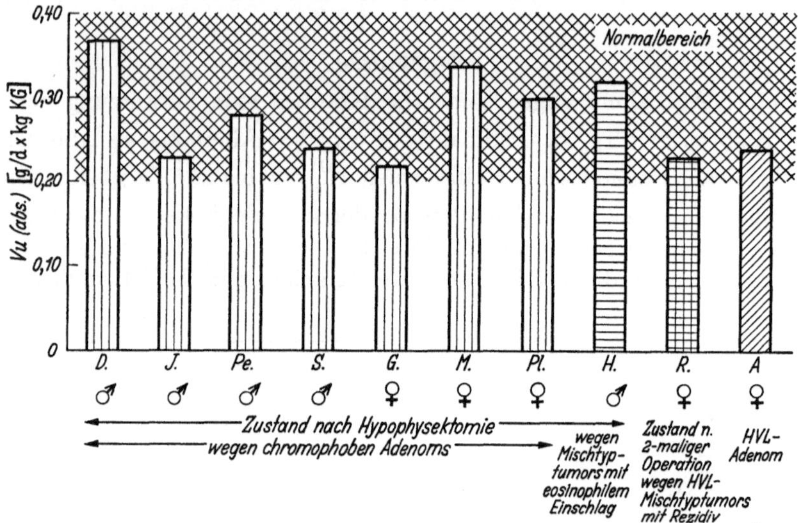

Abb. 2. Absolute Umsatzgeschwindigkeit bei Gesunden sowie bei Patienten mit HVL-Insuffizienz unter Substitutionsbehandlung.

Die biologische Halbwertzeit $T_{1/2}^{III}$ und die Poolgröße des intravasculären und besonders des gesamten austauschbaren ^{131}J-Humanalbumins beeinflussen die absolute Umsatzgeschwindigkeit. In Abb. 2 ist die absolute Umsatzgeschwindigkeit bei sämtlichen Kranken dargestellt. Bei einem Kranken ist sie hochnormal; bei zwei Patienten und drei Patientinnen, u. a. der nicht operierten Patientin, liegt sie im unteren Bereich der Norm.

Diskussion

Kranke mit HVL-Insuffizienz nach Hypophysektomie wegen eines HVL-Tumors zeigen unter der Substitutionsbehandlung mit Prednison und Thyreoidea sicca eine normale absolute Umsatzgeschwindigkeit. Dieser Befund beruht auf der Verkürzung der biologischen Halbwertzeit $T_{1/2}^{III}$ und der gleichzeitigen Verminderung der Poolgröße des intravasculären und des gesamten austauschbaren ^{131}J-Humanalbumins. ^{131}J-Humanalbumin verschwindet rascher aus dem Plasma als bei Gesunden; es verteilt sich in einem vergleichsweise kleineren Pool oder in mehreren Pools, deren Gesamtgröße geringer ist als bei Gesunden. Die Verkürzung der biologischen Halbwertzeit $T_{1/2}^{III}$ und die Verringerung der Poolgröße des intravasculären und des gesamten austauschbaren ¹³¹J-Humanalbumins bei den Kranken mit HVL-Insuffizienz könnten auf die HVL-Insuffizienz oder auf die Substitutionsbehandlung oder auf beide Einflüsse zurückgeführt werden.

Es muß zunächst dahingestellt bleiben, inwieweit diese Befunde auf den Stoffwechsel des nativen Albumins übertragen werden können. Sie liefern jedoch die Möglichkeit zu Modellvorstellungen und bieten einen Ansatz für weitere Untersuchungen in dieser Richtung.

Zusammenfassung

Fünf Patienten und drei Patientinnen mit HVL-Insuffizienz nach Hypophysektomie wegen eines HVL-Tumors sowie eine zweimal wegen eines HVL-Mischtyptumors mit Rezidiv operierte Patientin und eine noch nicht hypophysektomierte Patientin mit HVL-Tumor zeigen nach intravenöser Injektion von ¹³¹J-Humanalbumin eine Verkürzung der biologischen Halbwertzeit $T_{1/2}^{III}$ (mit einer Ausnahme) und eine erhebliche Verminderung der Poolgröße des intravasculären und des gesamten austauschbaren ¹³¹J-Humanalbumins. Die absolute Umsatzgeschwindigkeit des ¹³¹J-Humanalbumins liegt bei allen Kranken im Normalbereich.

Literatur

GLAUBITT, D.: 2. Internationales Symposion über die Anwendung radioaktiver Isotope in der Tuberkuloseforschung, Forschungsinstitut Borstel, 1965 (Im Druck).
—, u. H.-G. KLIPPEL: 11. Tagung der Deutschen Hämatologischen Gesellschaft, Innsbruck 1965. (Im Druck).
—, u. C. OVERZIER: 2. Jahrestagung der Gesellschaft für Nuclearmedizin, Heidelberg, 1964. In HOFFMANN, G., u. K. E. SCHEER: Radionuklide in der klinischen und experimentellen Onkologie. Stuttgart: F. K. Schattauer 1965.
— — XIII. Coll.: Prot. Biol. Fl., Brügge 1965. Amsterdam: Elsevier Publishing Company 1966 (a).
— — V. Acta-Endocrinologica-Kongress, Hamburg 1965. (Suppl. Acta endocr. (Kbh.) 1965 (b).
KOBLET, H.: Physikalische Begriffe in der klinischen Biochemie. Stuttgart: Thieme 1964.

Immunhistologischer Nachweis von Oxytocin im Hypophysenhinterlappen*

U. Hachmeister

Aus dem Pathologischen Institut der Universität Hamburg (Direktor: Prof. Dr. G. Seifert)

Die experimentelle Erzeugung von Antikörpern gegen Oxytocin beim Kaninchen wurde erstmalig 1965 von Gilliland und Prout (4) mitgeteilt.

In Weiterführung immunhistologischer Untersuchungen über die Hormonbildungsstätten im Hypophysenvorderlappen (3, 6, 7) versuchten wir, auch Hinterlappenhormone mit markierten Antikörpern im Gewebe zu lokalisieren.

Kaninchen wurden nach einer von Berglund (2) angegebenen für kurzkettige Polypeptide besonders geeigneten Methode immunisiert. Synthetisches Oxytocin (Syntocinon®, Sandoz)[1] wurde an Polymethacrylatpartikel (Bofors AB, Schweden)[2] adsorbiert und Kaninchen wechselnd intravenös oder mit komplettem Freundschen Adjuvans intramuskulär injiziert. Über 11 Monate lang wurden wöchentlich zweimal 10 V.E. intravenös und 10 V.E. intramuskulär appliziert.

Die Gamma-Globuline wurden entsprechend den Angaben von Rinderknecht (8) mit Fluoresceinisothiocyanat (FITC) gekoppelt und die optimal gekoppelten Fraktionen [Goldstein u. Mitarb. (5)] auf der DEAE-Cellulosesäule isoliert. Radioaktiv markiertes Oxytocin für eine Radioimmunelektrophorese stand nicht zur Verfügung. Es wurde behelfsweise ein Modell hergestellt. Synthetisches Oxytocin wurde auf Celluloseacetatfolien aufgetragen und nach elektrophoretischer Auftrennung oder nach radiärer Diffusion mit Bouinscher Flüssigkeit fixiert. Nach Auswaschen des Fixans wurden die Streifen halbiert und jeweils eine Hälfte mit Amidoschwarz gefärbt, die andere Hälfte mit FITC-markiertem Antioxytocinserum inkubiert. Die gefärbten und die fluorescierenden Partien stimmen jeweils überein. Bei Anwendung eines Oxytocin-Vasopressingemisches fluorescierte nach Auftrennung stets nur die Oxytocinbande.

Zur Darstellung des Hormons im Gewebe wurde formalinfixiertes und in Paraffin eingebettetes Material verwendet. Die Beschichtung erfolgte in der direkten Form. Als Spezifitätskontrollen dienten folgende Verfahren:

1. Inkubation der Schnitte mit unmarkiertem Antioxytocin gefolgt von markiertem Antioxytocin. Die spezifische Fluorescenz wurde regelmäßig gehemmt.

2. Versuch der Antikörperneutralisierung mit Oxytocin, Vasopressin, β^{1-24}-Corticotropin (Synacthen, Ciba) und Insulin. Die Antikörper wurden nur durch Oxytocin neutralisiert.

3. Inkubation der Schnitte mit markiertem Kaninchennormalserum. Normal-

---

* Mit Unterstützung der Deutschen Forschungsgemeinschaft.

[1] Der Sandoz AG, Nürnberg, danken wir für die Überlassung von Syntocinon®.

[2] Der Bofors AB, Schweden, danken wir für die Überlassung von Polymethacrylatpartikeln.

serum mit vergleichbarem Fluorescein/Proteinquotienten ergab stets negative Resultate bei gleicher Eiweißkonzentration wie das verwendete Antikörperserum.

Nach Inkubation mit markiertem Antioxytocin ergab sich an der Schweinehypophyse folgendes Bild: Im Vorder- und Mittellappen war ausschließlich bläulich weiße Autofluorescenz festzustellen. Im Hinterlappen heben sich apfelgrün fluorescierende perivasculär gelegene Gebiete aus der bläulich weiß leuchtenden Umgebung hervor. Bei starker Vergrößerung ist die Struktur dieser Gebiete deutlich fein granulär. Über die Schnittfläche verstreut finden sich weitere rundliche, homogen apfelgrün fluorescierende Körper (etwa 10 bis 15 μ) in unregelmäßiger Verteilung. Diffus über die Fläche verteilt sind daneben noch kleinere, teilweise perlschnurartig angeordnete, mit dem markierten Antiserum reagierende Granula zu erkennen.

Nach Umfärbung der Schnitte mit Chromhämatoxylin-Phloxin nach GOMORI oder mit der Perameisensäure-Alcianblau-PAS-Orange-G-Färbung nach ADAMS und PEARSE (1) erweisen sich die fluorescierenden Elemente als ein Teil der nach Gomori oder mit Alcianblau dargestellten Strukturen. Die rundlichen Körper entsprechen einem Teil der Herringkörper, die übrigen Strukturen entsprechen wechselnden Anteilen körniger Neurosekretansammlungen. Im Nucleus paraventricularis des Hundes ist bei dem größten Teil der Ganglienzellen und ihrer Fortsätze eine in der Intensität variierende, stets homogene Fluorescenz festzustellen. Nach Umfärbung sind ein Teil dieser Zellen als Gomori-positiv zu erkennen. Ein anderer Teil läßt sich nicht anfärben. Außerdem werden einige in der Fluorescenz negative Ganglienzellen mit Chromhämatoxylin angefärbt. Mit Phloxin reagieren regelmäßig nur solche Zellen, welche in der Fluorescenz eindeutig als negativ eingestuft werden mußten. Aus früheren Untersuchungen wissen wir, daß gerade diese mit Phloxin färbbaren Zellen zu unspezifischen Reaktionen mit überkoppeltem Normalserum neigen. Die fehlende Reaktion in den beschriebenen Schnitten kann deshalb als Stütze für die Spezifität der immunhistochemischen Darstellung von Oxytocin mit herangezogen werden.

Zusammenfassend können die Befunde von GILLLIAND und PROUT hinsichtlich der Antigenität von synthetischem Oxytocin bestätigt werden. Eigene Befunde haben ergeben, daß Oxytocin prinzipiell der immunhistologischen Darstellung im Gewebe zugänglich ist. Die Darstellung feinerer Details ist zur Zeit noch nicht möglich. Es kann festgestellt werden, daß Neurosekretfärbungen und Immunhistologie in den Grundzügen übereinstimmen, daß aber erwartungsgemäß qualitative und quantitative Unterschiede bestehen.

Frl. THEA WENDT danke ich für die Mitarbeit.

Literatur

1) ADAMS, C. W. M., and A. G. E. PEARSE: J. Endocr. 18, 147 (1959).

2) BERGLUND, G.: Nature (Lond.) 206, 523 (1965).

3) BREUSTEDT, H.-J., M. APOSTOLAKIS, and J. KRACHT: Acta endocr. (Kbh.) Suppl. 100, 163 (1965).

4) GILLIAND, P. F., and T. E. PROUT: Metabolism 14, 912 (1965).

5) GOLDSTEIN, G., I. S. SLIZYS, and M. W. CHASE: J. exp. Med. 114, 89 (1961).

6) HACHMEISTER, U., u. J. KRACHT: Virchows Arch. path. Anat. 339, 254 (1965).

7) KRACHT, J., U. HACHMEISTER, K. FISCHER und H.-J. BREUSTEDT: Verh. dtsch. Ges. Path. 49, 324 (1965).

8) RINDERKNECHT, H.: Nature (Lond.) 193, 167 (1962).

Autoradiographische Untersuchungen zum Wirkungs-mechanismus des Hypophysen-Schilddrüsensystems

H.-A. von Schweinitz und M.-Th. Brauns

Aus der 2. Med. Klinik und Poliklinik der Universität Düsseldorf
(Direktor: Prof. Dr. K. Oberdisse)

Mit 1 Abbildung

Die Einflußnahme des Hypothalamus auf die Hypophyse und das übrige Endokrinium kann als sicher gelten. Hierfür sprechen physiologische, anatomische wie auch klinische Untersuchungen (*1, 2, 8*). Dabei kann der Hypothalamus als regulierender wie auch als regulierter Teil des Systems gelten. Die Wege der Einflußnahme dieses neurohumoralen Systems aufeinander, die Art der Übertragung auf die Adenohypophyse und die Lokalisation der für die hormonale Regulation verantwortlichen Areale im Hypothalamus werden unterschiedlich beurteilt (*9, 15*).

Zur Abgrenzung einzelner für die hormonellen Funktionen verantwortlichen Hypothalamusbereiche wurden an experimentellen Maßnahmen in erster Linie örtliche Reizungen und operative Läsionen des Hypothalamus angewandt, also Maßnahmen, die mit einer Zerstörung oder einem unphysiologischen Eingriff in diesem Bereich einhergehen, und deren Lokalisation nicht immer ausreichend möglich ist (*6, 7, 9, 10*). Vor allem erscheint ein Nachweis von funktionellen Stoffwechseländerungen im Hypothalamus auf diese Weise nicht möglich.

Durch die Autoradiographie erhält man quantitative Aufschlüsse über die Größe des Stoff- bzw. Zellumsatzes in histologisch definierten, intakten Arealen. Man erhält also einen Einblick in die Dynamik der cellulären Synthesevorgänge. Ihre Anwendung auf die Untersuchung des Wirkungsmechanismus des Hypothalamus-Hypophysen-Schilddrüsensystems erscheint daher sinnvoll (*12, 13, 14*).

Methodik

Verwandt wurden 120 bis 150 g schwere Albinoratten und etwa 600 g schwere Kaninchen gleichen Alters und Geschlechts sowie gleicher Haltung (Temperatur, Fütterung u. a.). Die Tötung der Tiere erfolgte zu jeweils gleichen Tageszeiten. Von den Organen wurden 5 μ dicke Gewebsschnitte hergestellt, die in üblicher Weise über die Paraffineinbettung gewonnen wurden. Von diesen Gewebsschnitten wurden einerseits nach der sog. Strippingmethode (Spezialfilm Kodak AR 10) und andererseits durch Bedecken mit gelartiger Filmemulsion (Ilford G 5) Autoradiogramme hergestellt, die nach 10 bis 30 Tagen entwickelt wurden. Die Präparate wurden durch den Film hindurch mit Hämatoxylin-Eosin gefärbt, zum Teil erfolgte eine vorhergehende PAS-Färbung.

Angewandt wurden erstens eine Tritium-markierte Aminosäure, H_3-Phenylalanin, spez. Aktivität 0,6 C in Dosen von 2 mC pro 100 g Körpergewicht, und zweitens H_3-markiertes Thymidin, spezifische Aktivität 8 C pro mMol in Dosen von 0,1 mC pro 100 g Körpergewicht.

Bei Verwendung von H_3-Phenylalanin wird durch die Markierung der Zellen der Aminosäureumsatz bestimmt. Die geringe Energie der Beta-Strahlung erlaubt eine fast punktförmige Auflösung (maximale Reichweite der Beta-Strahlung im histologischen Präparat weniger als 1 mμ). Es werden die Silberkörner pro Zelle ausgezählt und der Mittelwert mehrerer Zählungen bei verschiedenen Tieren auf μ^2 der Zellen (= Dichte der Silberkornzahl) und Gesamtvolumen der Zellen als Maß der relativen Aktivität (A) umgerechnet. Berücksichtigt werden die möglichen Änderungen des Aminosäurestoffwechsels durch die Versuchsanordnung selbst mit der Bestimmung des Aminosäureumsatzes in den sog. Referenzorganen (3) und teilweise durch die Bestimmung der spezifischen Aminosäureaktivität mit dem Flüssigkeitsscintillationszähler (5).

Bei der Verwendung des H_3-Thymidins werden im Gegensatz zur Verwendung von H_3-Phenylalanin nur einzelne Zellen der Gewebe markiert. Es sind die Zellen, in denen eine Chromosomenverdoppelung stattfindet, da es sich beim Thymidin um eine selektive Vorstufe der DNS-Synthese handelt. Bestimmt wird der Prozentsatz der markierten Kerne zu den Gesamtkernen (= H_3-Index). Daneben wird auch teilweise der Mitoseindex festgestellt.

Die Hypophysektomie erfolgt durch das Rachendach. Bei Hypophysenstieldurchtrennung wurde ein Kunststoffplättchen eingelegt zur dauernden Unterbrechung der nasalen und nervösen Verbindungen zum Hypothalamus.

Zur Schilddrüsenausschaltung wird neben der operativen Thyreoidektomie eine Monate vorausgehende Radiojodbehandlung mit 1 bis 2 mC J^{131} durchgeführt.

Die Stress-Wirkung wird mit Fesselung und Formalininjektionen erreicht.

Die Behandlung mit Methylthiouracil (MTU), täglich 2 bis 4 mg per os und mit Thyroxin, 1 bis 2 mg Thyreoidin Merck täglich erfolgte über Tage und Wochen.

Ergebnisse

In der Tabelle sind die Ergebnisse der autoradiographischen Untersuchungen mit H_3-Phenylalanin dargestellt. Es ist die Silberkorndichte pro μ^2 der Zellen und die Aktivität des Gesamtvolumens der Zellen (A) als relatives Maß des

Tabelle

	Normal, Kontrolle		Hypophysektomie		Thyreodektomie		Thyroxin		Stress	
	D	A	D	A	D	A	D	A	D	A
Hippocampus	0,59	315,8	0,60	323,8	0,58	302,0	0,60	323,8	0,60	323,8
N. supraopticus	1,04	1037,0	0,68	683,2	1,46	1460,0	0,80	800,0	1,76	1760,0
N. paraventricularis	1,12	1028,0	0,56	559,8	0,87	1057,0	0,85	848,0	1,82	1823,0
Infundibularbereich	0,60	64,3	1,36	146,9	0,46	49,7	0,56	60,7	1,58	171,2
N. ventromedialis	0,77	290,4	1,02	387,0	0,59	64,2	0,58	217,1	1,25	468,7
N. dorsomedialis	0,43	75,4	0,49	85,5	0,89	150,4	0,48	82,8	0,45	84,1
N. tuberolateralis	0,69	257,0	1,00	374,0	1,08	40,4	0,58	218,9	1,30	486,6
N. tuberomamillaris	0,42	694,7	0,50	833,5	0,61	1013,0	0,43	494,4	0,73	843,9
Corpus mamillare	0,39	202,8	0,34	176,2	0,45	235,4	0,41	211,4	0,41	212,7

Werte für Silberkorndichte pro μ^3 (SKZ/μ^2 D) und der relativen Aktivität A des Gesamtvolumens der Zellen einzelner Areale des Hypothalamus sowie des Hippocampus unter verschiedenen Versuchsbedingungen nach Gaben von H_3-Phenylalanin.

Aminosäureumsatzes und damit des Stoffwechselgeschehens der Zelle angegeben. Es sind einige der Kernareale des Hypothalamus aufgeführt und zum Vergleich ein extrahypothalamischer Hirnanteil, der Hippocampus, der durch die Versuchsmaßnahmen nicht beeinflußt wird.

Der stärkste Aminosäureumsatz findet sich bei den Kontrolltieren im Bereich des N. paraventricularis und N. supraopticus, also den Kernen, in denen auch eine ausgeprägte Neurosektion nachzuweisen ist und deren Zerstörung mit bestimmten hormonellen Ausfällen einhergehen.

Diese beiden Kernareale sind auch bei den angeführten experimentellen Maßnahmen deutlich beteiligt, und zwar mit einer Steigerung des Aminosäureumsatzes nach Stresseinwirkung und einer Minderung nach Hypophysektomie und Thyroxinbehandlung. Gleichsinnig, wenn auch geringer sind Wirkungen nach Stress und

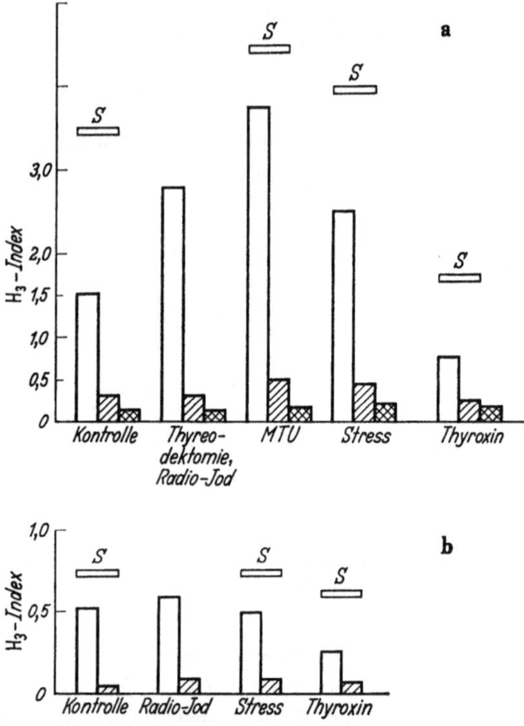

Abb. 1. H₃-Index der Parenchymzellen von Hypophysen und Schilddrüsen. a) intaktes Hypophysen-Hypothalamussystem; b) Hypophysenstielunterbrechung nach Gaben von H₃-Thymidin. ☐ Hypophysenvorderlappen, ▨ Hypophysenmittellappen, ▦ Hypophysenhinterlappen, ☐ Schilddrüse

Thyroxinbehandlung am N. ventromedialis und N. tuberolateralis festzustellen. Gegensinnig im Sinne einer Steigerung des Aminosäureumsatzes verhalten sich diese beiden Kernareale nach Hypophysektomie. Ähnlich reagieren die Zellen im Bereich des Infundibulum, deren Stoffwechselsteigerung nach Hypophysektomie und Stress besonders eindrucksvoll erscheint, während die Minderung nach Thyroxingaben nicht signifikant ist. Von den experimentellen Maßnahmen sind der N. dorsomedialis und der N. tuberomamillaris sowie das corpus mamillare nicht signifikant betroffen, lediglich unter Stresseinwirkung zeigt der N. tuberomamillaris eine Steigerung des Aminosäureumsatzes.

In der ersten Abbildung ist der H₃-Index der Parenchymzellen der Schilddrüse und Hypophyse nach Gaben von H₃-Thymidin aufgeführt.

Die Hypophyse hat unter physiologischen Bedingungen wie die meisten parenchymatösen Organe einen geringen Zellumsatz, jedoch kommt es unter funktioneller Mehrbelastung zu einer Änderung des physiologischen Regenerationsmodus. Deutlich ist im Bereich der Hypophyse der unterschiedliche Zellumsatz der einzelnen Anteile der Hypophyse erkennbar. Er ist am höchsten im Hypophysenvorderlappen (HVL). Auch unter den angeführten experimentellen Maßnahmen ändert sich dies nicht. Zu einer deutlichen Steigerung der Zellneubildung im HVL kommt es unter Stresseinwirkung und MTU-Behandlung sowie Ausschaltung der Schilddrüse durch Radiojod oder Thyreodektomie, bei letzteren Maßnahmen nur dann, wenn diese mindestens 6 bis 8 Wochen vorhergehen (4). Lediglich unter Thyroxinbehandlung mindert sich der H_3-Index; nicht betroffen durch die angeführten Maßnahmen sind Hypophysenzwischen- und -hinterlappen. Damit ist eine unmittelbare oder mittelbare Wirkung des Hypophysenhinterlappens auf den Hypophysenvorderlappen bei funktionellen Belastungen nicht wahrscheinlich.

Nach Hypophysenstieldurchtrennung ist der Zellumsatz der Gesamthypophyse deutlich vermindert. Im HHL ist kein Zellumsatz festzustellen. Unter den experimentellen Maßnahmen wie Schilddrüsenausschaltung und Stresseinwirkung ist keine signifikante Änderung des H_3-Indexes zu beobachten. Lediglich unter der Thyroxinbehandlung kommt es zu einer Minderung des Zellumsatzes, möglicherweise liegt hier eine direkte Wirkung des Thyroxins auf die Hypophyse vor.

Erwartungsgemäß ist nach Unterbrechung der Hypothalamus-Hypophysenverbindung der zentrale Einfluß des Hypothalamus auf die Hypophyse durch Stresseinwirkung nicht mehr festzustellen.

Die Schilddrüse verhält sich in jedem Fall gleichsinnig wie der Hypophysenvorderlappen.

Es bestehen keine Parallelen zwischen der Steigerung des Aminosäureumsatzes in den Arealen des Hypothalamus und einer Zunahme des H_3-Indexes im HHL, obwohl neurale Verbindungen mit dem HHL nachgewiesen sind. Dies spricht gegen die Transporthypothese des Neurosekrets vom Hypothalamus über die Nervenbahnen zum HHL wie auch gegen eine indirekte Wirkung des Hypothalamus über den HHL auf den HVL.

Die Wege der Einflußnahme des Hypothalamus auf den HVL verlaufen nach diesen und weiteren in diesem Zusammenhang durchgeführten Untersuchungen vermutlich über das Pfortadersystem des Hypophysenstiels.

Zusammenfassung

1. Nach den autoradiographischen Untersuchungen mit H_3-Phenylalanin lassen sich quantitative Unterschiede des Aminosäureumsatzes in verschiedenen Kernarealen des Hypothalamus feststellen. Diese Befunde bestätigen und erweitern die Beobachtungen für die Neurosekretion sowie die Versuche mit Reizungen und Läsionen des Hypothalamus.

2. Der Aminosäureumsatz ist in einzelnen Kernarealen des Hypothalamus in unterschiedlicher Weise abhängig von Änderungen im Gesamtendokrinium. Es sind bestimmte für das Hypophysen-Schilddrüsensystem bedeutsame Hypothalamusbereiche festzustellen.

3. Nach den Bestimmungen des Zellumsatzes der Hypophyse mit H_3-Thymidin findet sich eine Erhöhung des H_3-Indexes im HVL nach MTU und Stress sowie nach Thyreodektomie, eine Erniedrigung nach Thyroxinbehandlung.

4. Bei Hypophysenstieldurchtrennung ist der Gesamtzellumsatz aller Teile der Hypophyse deutlich herabgesetzt. Von den experimentellen Maßnahmen führt lediglich die Thyroxinbehandlung zu einer weiteren Minderung des Zellumsatzes.

5. Aus den autoradiographischen Untersuchungen ergeben sich Schlüsse über die Wege der Einflußnahme des Hypothalamus auf die Hypophyse.

Literatur

1) D'Angelo, S. A.: Role of the Hypothalamus in Putuitary Thyreoid interplay. J. Endocr. **17**, 286 (1958).

2) Bargmann, W.: Das Zwischenhirn-Hypophysensystem. Berlin-Göttingen-Heidelberg: Springer 1954.

3) Busanny-Caspari, W., u. M. Deimel: Untersuchungen mit H_3-markierten Aminosäuren zur Proteinsynthese in der regenerierenden Rattenleber. Z. ges. exp. Med. **136**, 456 (1963).

4) Dhom, G., u. E. Stöcker: Die DNS-Synthese im Hypophysenvorderlappen der Ratte bei funktioneller Belastung. Verh. dtsch. Ges. Endokr. **1965**, 298.

5) Eastham, J., H. Westbrook, and D. Gonzales: Liquid scintillation detection of tritium in insoluble or quenching organic samples International Atomic Energie agency Vol. I, 203—209, Wien 1962.

6) Engelhardt, F., u. R. Diepen: Die Veränderungen am supraoptico-hypophysären System nach Coagulation im Tubercinerium der Ratte. Verh. dtsch. Ges. Endokr. **1957**, 246.

7) Greer, M. A.: The influence of the central nervous system on the control of the thyreotropic secretion. Ciba Found. Coll. Endocr. **10**, 34 (1957).

8) — Hypothalamus und Schilddrüse. Verh. dtsch. Ges. Endokr. **1964**, 141.

9) Harris, G. W.: Neutral Control of the Pituitary Gland. London: Publ. E. Arnold 1955.

10) —, and W. J. Woods: Hypothalamus-pituitary-thyreoid relationships. Cib. Found. Coll. Endokr. **10**, 3 (1956).

11) Knigge, K. M.: Neural regulation of TSH Secretion Effect of diencephalic lesions and intercerebral injection of Thyroxin and Thyreotropin upon Thyreoid activity in the cat. In Major Problems in Neuroendocrinology, 261—285. Basel: Karger 1964.

12) Koburg, E., u. W. Maurer: Untersuchungen mit H_3-Thymidin über die Dauer der DNS-Synthese und den zeitlichen Verlauf der DNS-Synthese bei verschiedenen Zellarten der Maus. In Radioaktive Isotope in Klinik und Forschung, Bd. 5, 502, Hrsg. Fellinger, K., u. R. Hofer. München: Urban und Schwarzenberg 1963.

13) Oehlert, W., B. Schultze und W. Maurer: Autoradiographische Untersuchungen zur Frage der Eiweißsynthese innerhalb des Kerns und des Cytoplasmas der Zelle. Beitr. path. Anat. **122**, 284 (1960).

14) Schultze, B., W. Oehlert und W. Maurer: Autoradiographische Untersuchungen zum Mechanismus der Eiweißneubildung in Ganglienzellen. Beitr. path. Anat. **120**, 58 (1959).

15) Spatz, H.: Neues über die Verknüpfung von Hypophyse und Hypothalamus. Acta neuroveg. (Wien) **3**, 1 (1951).

Die Bedeutung der Schilddrüsenantikörper im Säuglings- und Kindesalter

F. Péter und L. Szécsényi-Nagy

Aus der Universitäts-Kinderklinik Debrecen und dem Laboratorium
des Krankenhauses Budapest, Péterfy S.-Straße, Ungarn

In den letzten Jahren sind in der Schilddrüsenpathologie besonders die Probleme der Immunologie in den Vordergrund getreten. Wir haben uns in der deutschen Literatur vor allem nach den Arbeiten von Heimpel und Müller (1963), Federlin u. Mitarb. (1965) bzw. Uthgenannt u. Mitarb. (1966) richten können. Das Kindesalter enthält in diesem Gesichtspunkt spezielle Züge. Wenn wir daran denken, daß bei Kindern seltener eine Strumektomie oder Sektion vorgenommen wird, ist es erklärlich, daß die Möglichkeit zur Untersuchung von Schilddrüsengewebe nicht so häufig gegeben ist, wie im Erwachsenenalter. Ebenso sind die in der Einheit von Mutter und Frucht ablaufenden Immunvorgänge schwerer zu erfassen. — Seit den Mitteilungen von Witebsky bzw. Roitt und Arbeitsgruppe aus dem Jahre 1956 bis 1957 werden die Schilddrüsen-Antikörperuntersuchungen auch in der Diagnostik der subakuten und chronischen Thyreoiditis angewandt. Auf Grund einer großen Anzahl von Untersuchungen hat sich herausgestellt, daß der Antikörpernachweis nicht spezifisch für Schilddrüsenerkrankungen ist, und daher nur im Zusammenhang mit dem morphologischen Bild ausgewertet werden kann.

Nach Lehrbuchangaben ist die subakute und chronische Entzündung der Schilddrüse im Kindesalter eine extreme Seltenheit. Seit der Einführung der Antikörperuntersuchungen häuft sich die Zahl der mitgeteilten Fälle, in den letzten Jahren erschienen auch wiederholt zusammenfassende Artikel (Leboeuf u. Mitarb., 1964; Doniach und Nilsson, 1964-65). Die von Leboeuf und Ducharme im Jahre 1966 verfaßte Monographie mit dem Titel „Thyroiditis in Children" stellt die diese Frage betreffende neueste Literatur dar. Daraus möchten wir hervorheben, daß gemäß den Ergebnissen einer amerikanischen Arbeitsgruppe sowie einer schwedisch-englischen Kollaborativarbeit in etwa der Hälfte aller Fälle der Präpubertäts- und Pubertätskropf einer lymphocytären Thyreoiditis entspricht.

Seit 1961 befassen wir uns mit Schilddrüsenantikörperuntersuchungen bei Kindern. Das Antigen haben wir laut Derrien u. Mitarb. durch fraktioniertes Aussalzen mit Ammoniumsulfat gewonnen. In der Literatur sind kaum Feststellungen zu finden, ob die Stärke des Antigens streng von der Qualität des Schilddrüsengewebes, aus dem es hergestellt wird, abhängig ist und ob die Erfahrungen betreffs der Aussalzung anzuwenden sind, bzw. wie wird die Aussalzung durchgeführt. Zur Zeit nutzen wir das 7. Antigen, dessen Standardisierung auch vorgenommen wird. Die Untersuchungen werden nach Oakley in der Modifikation nach Goudie in Präcipitationsröhrchen durch eine Agargelschicht vorgenommen. — In Hinsicht auf die Auswertung der Ergebnisse halten wir es für nötig, auf diese Einzelheiten der Methode hinzuweisen — obwohl die Zeit sehr bemessen ist.

Die erste Tabelle zeigt, daß bei 114 Kindern mit Kropf insgesamt 140 Untersuchungen vorgenommen wurden, d. h. also 26 Kinder davon kamen zu Wiederholungsuntersuchungen. Bei den 36 mit zwei bis vier Kreuzen positiven Befunden wurden in zwei Fällen wiederholte Untersuchungen durchgeführt. Die übrigen

Tabelle 1. *Ergebnisse der Schilddrüsenantikörperuntersuchungen*

Untersuchungsgruppe	Zahl der untersuchten Fälle	Zahl der Untersuchungen	++ +++ ++++ Positiv	Neg., + Positiv	%
Endemische Struma	79	96	22 /1/	74	26,6
Sporadische Struma	35	44	14 /1/	30	37,1
Gesamt Strumen	114	140	36	104	
Hypothyreose	8	8	4	4	—
Hyperthyreose	2	2	—	2	—
Diabetes mellitus	12	13	4	9	33,3
Sonstige Endokrino- pathien	6	6	1	5	—
Rheumatoide Arthritis	2	2	—	2	—
Mütterliche Blut- untersuchungen	20	20	4	16	20,0
Nabelschnurblut- untersuchungen	14	14	4	10	28,6
Säuglinge	5	8	4 /1/	4	—
Gesamt:	183	213	57 /3/	156	29,5

24 Wiederholungsuntersuchungen zeigten bei der zweiten Untersuchung ein negatives Ergebnis, obwohl elf Kinder davon bei der ersten Untersuchung einen ausgesprochenen positiven Befund aufwiesen, was wir in der Tabelle nicht angegeben haben. Von den letztgenannten elf Kindern standen vier während der Zeit von einem halben bis einem Jahr bis zur Nachuntersuchung nicht unter Thyreoidea sicca-Therapie, sondern erhielten ausschließlich eine Jodbehandlung. Auf obengenannte elf Fälle entfallen sechs mit sporadischem Kropf. Wir möchten noch hinzufügen, daß es sich bei der Gruppe mit sporadischem Kropf ausschließlich um Fälle mit Pubertätsstruma handelt. Mehrere Mädchen im Pubertätsalter zählten wir zur endemischen Gruppe, bei denen in der unmittelbaren Umgebung keine Kropferkrankungen zu finden waren, die aber in Gegenden mit gehäuft auftretender endemischer Struma wohnten. Von den Hypothyreosen zeigte die Hälfte ein positives Ergebnis, bei der Basedowschen Krankheit hingegen kein einziger Fall. Interessant ist bei diabetischen Kindern die verhältnismäßig große Immunisierung, worüber Pettit u. Mitarb. (1961) schon berichtet haben (aus unserem Untersuchungsmaterial jedes dritte Ergebnis positiv). — Bei Wachstumsstö-

rungen, Fällen von Adiposität fanden wir ein, bei rheumatischer Arthritis dagegen kein positives Ergebnis. Die zweitgrößte Gruppe stellt 34 Untersuchungen von mütterlichem- und Nabelschnurblut dar, dazu zählen wir auch noch die Säuglingsuntersuchungen (zusammen ergibt das 42 Untersuchungen). Bei Säuglingen mit positiven mütterlichen- oder Nabelschnurblutbefunden führten wir im Alter von 4 und 7 Monaten Kontrolluntersuchungen durch, bei der letzten Kontrolle blieb nur ein Fall positiv.

In der zweiten Tabelle vergleichen wir die morphologischen und serologischen Befunde. Aus der Reihe der sich widersprechenden Daten (positive Biopsie und negativer Antikörper, und umgekehrt) wird das schlechte Ergebnis von DONIACH u. Mitarb. ersichtlich (zehn negative serologische Befunde bei Fällen mit Rundzellinfiltraten). Abweichend von den zwei vorstehend angeführten Autoren führten sie nur einige Biopsien durch, meist verwendeten sie durch Aspiration mit dünner Kanüle gewonnenes Material zur cytologischen Analyse. Wenn wir die bisher

Tabelle 2. *Ergebnisse von Biopsie- und Schilddrüsenantikörperuntersuchungen*

Autoren	Positive Biopsie		Negative Biopsie		Gesamt
	↙ + Antikörper ↘ −		↙ + Antikörper ↘ −		
SAXENA-CRAWFORD (1962)	14	1	1	—	16
LEBOEUF-BONGIOVANNI (1964)	10	—	2	4	16
DONIACH-NILSSON-ROITT (1965)	20	10	—	25	55
Eigene Ergebnisse:	13/1/	2/7/	2/1/	13/3/	30
Histologie	2	—/1/	2/1/	6/1/	10
Cytologie	11/1	2/6/	—	7/2/	20

durchgeführten 20 Untersuchungen betrachten — die wiederholten serologischen Befunde mit einbegriffen, welche in Klammern angegeben sind —, so finden auch wir in einer großen Prozentzahl Widersprüche.

Auswertung unserer Ergebnisse: Wir haben bereits jene Literaturangaben erwähnt, nach welchen der positive Ausfall des Schilddrüsenantikörpers bei Erkrankungen der Schilddrüse oder durch andere Ursache bedingt beim männlichen Geschlecht nur selten, beim weiblichen Geschlecht dagegen sehr häufig vorkommt. — PARKER u. Mitarb. (1961) konnten den Schilddrüsenantikörper während der Schwangerschaft im Serum nachweisen, zur Zeit der Geburt war er aber in zwei Drittel der Fälle nicht mehr zu finden. Der im Nabelschnurblut nachzuweisende positive Antikörper wird während des Säuglingsalters negativ. Diese Feststellungen konnten auch wir treffen. Bei Frauen im Klimakterium ist häufig eine fokale Thyreoiditis zu finden. Diese Angaben lenken die Aufmerksamkeit auf die weiblichen Geschlechtshormone hin.

In den letzten Jahren wurden in den Mitteilungen, die in Verbindung mit der Pubertätsstruma und der lymphocytären Thyreoiditis erschienen, die neueren Fälle zu den bisherigen hinzugenommen. Dies ist nach unseren Erfahrungen unrichtig. Sowohl klinisch, als auch experimentell ist hier von zwei verschiedenen Dingen die Rede; erstens vom Vorkommen der Hashimoto-Thyreoiditis im

Kindesalter, welche häufiger als früher erkannt wird, aber dennoch selten ist. Zum anderen handelt es sich um im Pubertätsalter auftretende Immunthyreoiditis-ähnliche Prozesse, in welchen bei Mädchen eine Änderung des Oestrogenspiegels eine maßgebende Rolle spielt (auf direkte oder indirekte Weise). Diese Prozesse können immer ausgesprochener werden oder den Charakter einer Übergangserscheinung tragen.

Um diese Frage weiter zu klären, bedarf es aber noch einer längeren Beobachtung und zahlreicher Untersuchungen.

Literatur

Derrien, Y., R. Michel, and J. Roche: Biochim. biophys. Acta 2, (Amst.) 454 (1948).

Doniach, D., L. R. Nilsson, and J. M. Roitt: Acta paediat. (Uppsala) 54, 260 (1965).

Federlin, K., W. Oppermann und E. F. Pfeiffer: Dtsch. med. Wschr. 90, 247 (1965).

Goudie, R. B., J. R. Anderson, K. G. Gray, D. H. Clark, I. P. C. Murray, and G. P. McNicol: Lancet 1957, II, 976.

Heimpel, H., u. W. Müller: Ergebn. inn. Med. Kinderheilk. 19, 380 (1963).

Leboeuf, G., and A. M. Bongiovanni: Advanc. Pediat. 13, 183 (1964).

—, and R. Ducharme: Pediat. Clin. N. Amer. 13, 19 (1966).

Nilsson, L. R., and D. Doniach: Acta paediat. (Uppsala) 53, 255 (1964).

—, and P. S. Persson: Acta paediat. (Uppsala) 53, 333 (1964).

Oakley, C. L., and A. J. Fulthrope: J. Path. Bact. 65, 49 (1963).

Parker, F. H., and W. H. Beierwaltes: J. clin. Endocr. 21, 792 (1961).

Pettit, M. D., B. H. Landing, and G. M. Guest: J. clin. Endocr. 21, 209 (1961).

Roitt, J. M., D. Doniach, P. N. Campbell, and R. V. Hudson: Lancet 1956, II, 820.

Uthgenannt, H., W. Müller und J. Weinreich: Dtsch. med. Wschr. 91, 437 (1966).

Witebsky, E., N. R. Rose, K. Terplan, J. R. Paine, and R. W. Egan: J. Amer. med. Ass. 165, 1439 (1957).

Die Bestimmung des „Long Acting Thyroid Stimulator" nach säulenchromatographischer Serumfraktionierung *

H. Schleusener und K. Schimmelpfennig**

Aus der II. Med. Klinik und Poliklinik (Direktor: Prof. Dr. M. Schwab)
und der Schilddrüsenberatungsstelle der Freien Universität Berlin
(Leiter: Priv. Doz. Dr. Freyschmidt)

Mit 2 Abbildungen

Seit den Untersuchungen von Adams und Purves 1956 (*1*) ist bekannt, daß im Serum von Patienten mit einer bestehenden oder behandelten Hyperthyreose und endokrinen Ophthalmopathie eine dem Thyreotropin nicht identische Substanz (*2, 4, 10*) gefunden wird, die Schilddrüsen von Versuchstieren stimuliert und sich — im Vergleich zum TSH — durch eine verspätet einsetzende und gelegentlich besonders hohe Aktivität unterscheidet.

Die pathogenetische Bedeutung dieses Long Acting Thyroid Stimulators (L.A.T.S.) ist noch nicht geklärt. Nach neueren Untersuchungen handelt es sich um ein Gamma-2-(7-S-Gamma)-Globulin (*5*). Die Zugehörigkeit zu den Gamma-2-Globulinen und andere Untersuchungsergebnisse (*3, 5, 6, 9, 13*) sprechen dafür, daß es sich bei dem L.A.T.S. möglicherweise um einen Antikörper handelt, der zugleich eine hormonelle Wirkung besitzt (*12*). Es darf als gesichert gelten, daß L.A.T.S. nicht in der Hypophyse gebildet wird (*8*) und auch nicht die Eigenschaften eines Thyreotropin-releasing-Faktors hat (*11*).

Methodik

Zum Nachweis einer L.A.T.S.-Aktivität in Patientenseren wurde die 1958 von McKenzie (*7*) angegebene Versuchsanordnung benutzt: Mäusen, deren Schilddrüsen vorher mit 131 J angereichert wurden, wird die endogene TSH-Produktion durch Thyroxingaben geblockt. Die Basissekretion der Schilddrüse wird durch die 131-PBJ-Aktivität im Serum gemessen und $= 100\%$ gesetzt; der nach der Injektion eines thyreotropen Materials erfolgende Aktivitätsanstieg wird in Prozenten ausgedrückt. Ein Serum galt als L.A.T.S.-positiv, wenn der 8-Std-Wert in t-(Student)-Test bei mindestens sechs Tieren mit einer Vertrauensgrenze von 95% signifikant ($p < 0,05$) über $190 \pm 9\%$ lag und gegenüber dem 2-Std-Wert nicht abfiel. Die $PB^{131}J$-Aktivität im Blut der Versuchstiere wurde in einem Szintillationszähler zwischen 2 NaJ-Kristallen von je 5 Zoll Durchmesser und

* Mit Unterstützung der Deutschen Forschungsgemeinschaft.
** Gastarzt der Univ. Klinik (Ludolf-Krehl Klinik), Heidelberg.

4 Zoll Dicke gemessen. Der background betrug 120 Impulse pro min. Bei der Messung von einem nCi 131 J wurden 1120 Impulse registriert. Der „Wirkungsgrad" des Gerätes betrug demnach 63%.

Die säulenchromatographische Fraktionierung der Seren erfolgte in einer Säule von 40 cm Höhe und 2,5 cm Durchmesser mit Sephadex G 200.

Ergebnisse

Wir untersuchten 45 Seren eines ausgewählten Patientengutes. Bei zehn Normalpersonen und bei elf Patienten mit verschiedenen Schilddrüsenerkrankungen ohne bestehende oder behandelte Hyperthyreose fanden wir keine L.A.T.S.-

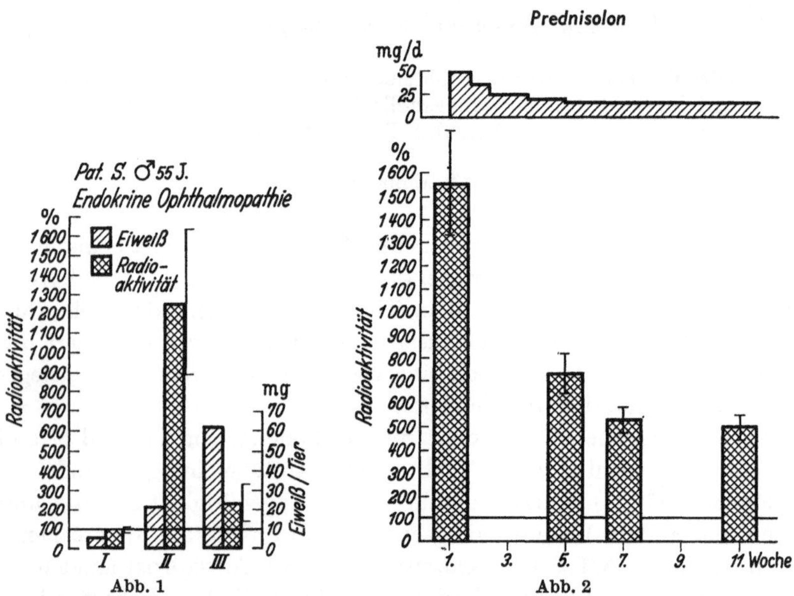

Abb. 1. L.A.T.S.-Aktivität der Fraktionen I, II und III eines Serums nach Auftrennung mit Sephadex G 200. Säulen : Mittelwert der PB 131 J-Aktivität im Serum von je sechs Mäusen 8 Std nach intravenöser Injektion von Eiweiß der Fraktionen I. II und III. Senkrechte Linien an den Säulen mit Haken: $s_{\bar{x}}$ Schraffierte Säulen : Eiweißmenge in mg, die pro Tier injiziert worden ist. Der Anstieg in F II ist hochsignifikant ($p < 0,001$), in F III nicht signifikant ($p < 0,2$)

Abb. 2. Abfall von L.A.T.S. im Serum unter Corticoidtherapie. Säulen: Mittelwert der PB^{131}I-Aktivität; senkrechte Linien an den Säulen mit Haken: $s_{\bar{x}}$

Reaktion. Die 8-Std-Werte lagen in diesen Gruppen im Mittel bei 130% (Schwankungen von 75 bis 175%). Bei zehn Tiergruppen, die physiologische Kochsalzlösung, Plasmaexpander oder Mäusealbumin injiziert bekamen, betrug der 8-Std-Wert im Mittel 93% (Schwankungen von 62 bis 127%).

10 von 24 Patienten mit einer bestehenden oder behandelten Hyperthyreose zeigten eine signifikante L.A.T.S.-Reaktion, wobei die Höhe der L.A.T.S.-Aktivität nicht mit dem Grad der Schilddrüsenüberfunktion parallel ging. Bei fünf besonders schweren Hyperthyreosen ohne endokrine Ophthalmopathie fand sich keine L.A.T.S.-Reaktion. 9 der 10 Patienten mit einer L.A.T.S.-Reaktion hatten eine progressive Exophthalmopathie, 6 von 10 Patienten deutliche prätibiale Myxödeme. 6 von 10 Patienten waren früher — einige mehrmals — radiojodrese-

ziert worden; 3 dieser Patienten waren vorübergehend hypothyreot. Patienten ohne endokrine Ophthalmopathie oder ein prätibiales Myxödem zeigten keine L.A.T.S.-Reaktion.

Bei der säulenchromatographischen Fraktionierung der L.A.T.S.-haltigen Seren mit Sephadex G 200 fanden wir fast die gesamte Aktivität in der zweiten Fraktion, zu der u. a. die Gamma-2-Globuline gehören und die etwa 30% des Gesamtserumeiweißes enthält. Die säulenchromatographische Fraktionierung der Seren bietet den Vorteil, daß die Versuchstiere das Untersuchungsmaterial komplikationslos vertragen. Bei Injektion von Nativseren hingegen sind die Tierverluste gelegentlich sehr hoch. In den Fraktionen I und III fanden sich nur sehr geringe Aktivitäten (s. Abb. 1).

An drei Patienten beobachteten wir den Abfall der L.A.T.S.-Aktivität im Serum unter der Behandlung mit Glucocorticoiden: Eine 18jährige Patientin mit einer Hyperthyreose und gleichzeitig bestehender endokrinen Ophthalmopathie und prätibialen Myxödemen wurde 2 Jahre erfolglos mit thyreostatischen Medikamenten behandelt. Erst unter einer dann eingeleiteten Therapie mit Glucocorticoiden besserte sich das klinische Bild sehr schnell. Nach dieser Behandlung war die vorher vorhandene L.A.T.S.-Aktivität im Serum nicht mehr nachweisbar.

Bei einer anderen Patientin mit einer euthyreoten malignen Exophthalmopathie mit hohen L.A.T.S.-Werten besserte sich die Augensymptomatik deutlich unter gleichzeitigem Rückgang der L.A.T.S.-Aktivität während der Therapie mit Corticoiden. Aus Abb. 2 ist ersichtlich, daß zum völligen Verschwinden des L.A.T.S. in diesem Fall unsere Therapie mit anfangs 50 mg Prednisolon mit einem langsamen Abfall auf 18 mg Prednisolon täglich nicht ausreichend war, da unter dieser Dosierung die L.A.T.S.-Aktivität nicht weiter abfiel. — Bei einem dritten Patienten erfolgte nach Absetzen der Glucocorticoide ein starker Wiederanstieg der L.A.T.S.-Aktivität.

Wir dürfen aber die Besserung der klinischen Symptome und des L.A.T.S.-Abfalles nicht zu eng korrelieren, da die Corticoide in ihrer Wirkung polyvalent sind und auch hier möglicherweise auf verschiedenen Wegen in die Pathogenese eingreifen.

Zusammenfassung

Die dieser Arbeit zugrunde liegenden Versuche zeigten folgende Ergebnisse:

1. L.A.T.S. konnte nur in den Seren von Patienten mit einer endokrinen Ophthalmopathie oder einem prätibialen Myxödem nachgewiesen werden. Besonders stark war die L.A.T.S.-Aktivität häufig — nicht immer — bei Patienten, die radiojodreseziert worden waren. Eine Korrelation zwischen der Schilddrüsenfunktion und der L.A.T.S.-Aktivität konnte nicht festgestellt werden.

2. Glucocorticoide in hohen Dosen senken den L.A.T.S.-Spiegel.

3. Bei der Fraktionierung des Serums mit Sephadex G 200 findet sich fast die gesamte L.A.T.S.-Aktivität in der zweiten Fraktion, die ungefähr 30% des Serumeiweißes enthält und zu der die Gamma-2-Globuline gehören.

Literatur

1) ADAMS, D. D., and H. D. PURVES: Proc. Univ. Otago med. Sch. 34, 11 (1956).
2) — Endocrinology 66, 658 (1960).
3) BEALL, G. N., and D. H. SOLOMON: Clin. Res. (Abstract) 13, 240 (1965).

4) Dorrington, K. J., and D. S. Munro: Clin. Sci. **28**, 165 (1965).
5) Kriss, J. P., V. Plehaskow, and J. R. Chien: J. clin. Endocr. **24**, 1005 (1964).
6) — —, A. Rosenblum, and J. R. Chien: In Current topics in thyroid research (V. Int. Thyroid Conference Rom 1965) p. 435. New York: Academic Press 1965.
7) McKenzie, J. M.: Endocrinology **63**, 372 (1958).
8) — Proc. roy. Soc. Med. **55**, 539 (1962).
9) —, and J. Gordon: Aus Current topics in thyroid research (V. Int. Thyroid Conference Rom 1965) p. 445. New York: Academic Press 1965.
10) — J. clin. Invest. (Abstract) **42**, 955 (1963).
11) Munro, D. S.: J. Endocr. **19**, 64 (1959).
12) Noguchi, A., S. Sato, M. Kurihara, and Y. Ozeki: Folia endocr. Jap. **38**, 954 (1962).
13) Snyder, N. S., D. E. Green, and D. H. Solomon: J. clin. Endocr. **24**, 1129 (1964).

Das Verhältnis von ^{131}J-Thyroxin zu ^{131}J-Trijodthyronin im Plasma bei Schilddrüsenfunktionsstörungen

D. Emrich

Aus der Medizinischen Universitätsklinik Freiburg i. Brsg.
(Direktor: Prof. Dr. Dr. h. c. L. Heilmeyer)
und der Med. Universitätsklinik Göttingen (Direktor: Prof. Dr. W. Creutzfeldt)

Mit 2 Abbildungen

Aus der Existenz von zwei Schilddrüsenhormonen ergeben sich Fragen nach biologischen Unterschieden und Beziehungen zwischen ihnen. Tierexperimentelle Untersuchungen, in denen wir mit Hilfe der Radiojodmarkierungstechnik das Verhältnis von ^{131}J-Thyroxin/^{131}J-Trijodthyronin in Schilddrüse und Plasma bestimmten (*3*), veranlaßten uns zu folgenden Schlüssen:

1. Das Verhältnis von ^{131}J-Thyroxin/^{131}J-Trijodthyronin ist TSH-abhängig.

2. Es kann sich mit steigendem TSH-Spiegel zugunsten des Trijodthyronins verschieben.

Man könnte diese Befunde im Sinne eines TSH bedingten Regulationsmechanismus deuten: durch eine relativ vermehrte Bildung des im Vergleich mit Thyroxin schneller wirksamen Trijodthyronins wird ein peripheres Hormondefizit besser ausgeglichen.

Wir haben unter diesem Aspekt geprüft, ob sich Änderungen der Hormonrelation auch beim Menschen nachweisen lassen.

Das bereitete erhebliche Schwierigkeiten, die von der niedrigen Plasmakonzentration des ^{131}J-Trijodthyronins ihren Ausgang nehmen. Zur Bestimmung des Hormonverhältnisses bei euthyreoter Schilddrüsenfunktion mußten wir deshalb Patienten heranziehen, die zur Verkleinerung ihrer endemischen Struma therapeutische Radiojoddosen erhalten hatten. Bei ihnen konnten wir ^{131}J-Trijodthyronin während eines Untersuchungsraumes von 39 bis 72 Std nach der Radiojodapplikation in allen Fällen nachweisen. Seine relative Konzentration betrug im Mittel 5% bei einem Thyroxingehalt von durchschnittlich 80% der ^{131}J-Plasmagesamtaktivität (Abb. 1).

In Analogie zu unseren tierexperimentellen Untersuchungen haben wir geprüft, ob bei Euthyreosen die Hormonrelation im Plasma durch TSH ebenfalls beeinflußt wird. Aus ärztlichen Gründen war im Vergleich zum Tierexperiment eine Änderung der Untersuchungsanordnung notwendig. Denn eine der therapeutischen Radiojodgabe vorausgehende oder mit ihr verabreichte TSH-Dosis hätte die in der Schilddrüse freigesetzte Strahlenmenge unkontrollierbar verändert. Deshalb haben wir als Vergleichswert 24 Std nach der Radiojodgabe das Verhältnis der beiden markierten Hormone im Plasma bestimmt. Anschließend erfolgte die

Applikation von 500 MSE TSH und nach 4, 8, 16 und 24 Std die erneute Analyse von ^{131}J-Thyroxin und ^{131}J-Trijodthyronin. Es fand sich bei unveränderter relativer ^{131}J-Thyroxinkonzentration ein Anstieg des ^{131}J-Trijodthyronins um maximal 40% des Ausgangswertes 8 Std nach der TSH-Gabe (Abb. 1). Die Steigerung lag deutlich unter der des Tierexperimentes, bei dem wir nach TSH in Schilddrüse und Plasma eine ^{131}J-Trijodthyroninzunahme um das Zwei- bis Vierfache beobachteten (3). Der Grund hierfür liegt unseres Erachtens in den geänderten Untersuchungsbedingungen. Denn 24 Std nach der Radiojodgabe ist der Einbau von ^{131}J in die Schilddrüsenhormone weitgehend abgeschlossen. Ein dann einsetzender TSH-Reiz beeinflußt vorwiegend die Inkretion der markierten Hormone.

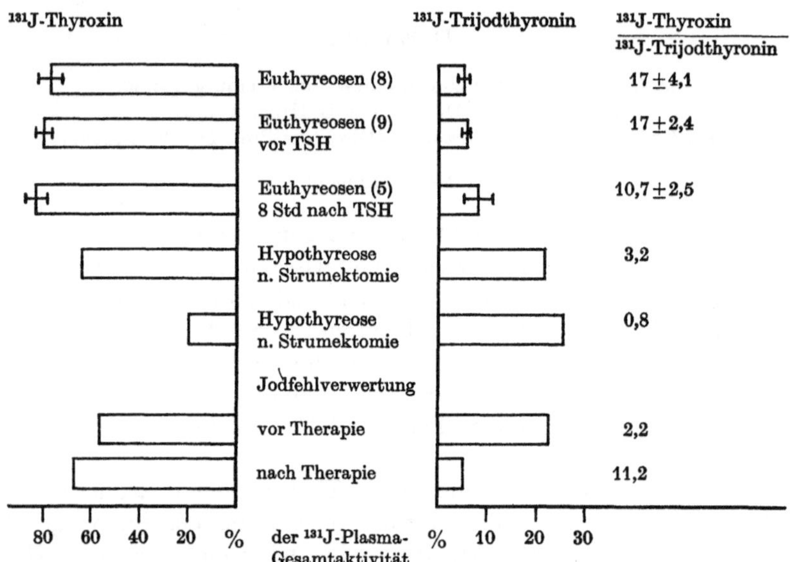

Abb. 1. Relativer Gehalt von ^{131}J-Thyroxin und ^{131}J-Trijodthyronin sowie ihr Verhältnis im Plasma 39 bis 72 Std nach oraler Radiojodapplikation bei Euthyreosen vor und nach TSH, bei zwei hypothyreoten Patienten mit funktionstüchtigen Schilddrüsenresten und bei einem Fall von Jodfehlverwertung vor und nach Therapie (bei Patientengruppen Standardabweichung des Mittelwertes eingezeichnet)

Diese Annahme würde auch das relativ frühe Einsetzen der TSH-Wirkung erklären, deren Maximum bei gleichzeitiger Gabe von Radiojod und TSH nicht vor 18 bis 24 Std eintritt (2).

Wir haben in diesem Zusammenhang nach Patienten gesucht, die eine starke Erhöhung der endogenen TSH-Produktion erwarten lassen. Es fanden sich in zwei Fällen, bei denen nach ausgedehnter subtotaler Strumektomie wegen einer euthyreoten Struma bzw. einer Struma maligna geringe funktionstüchtige Schilddrüsenreste vorhanden waren, 48 bis 72 Std nach einer Radiojoddosis von 300 μc relative ^{131}J-Trijodthyroninkonzentrationen, die das Vier- bis Fünffache des Vergleichswertes betrugen (Abb. 1). Beide Patienten wiesen ein absolutes Hormondefizit auf. Sie waren klinisch hypothyreot. Der Hormonmangel erschien im ersten Falle ausgeprägter als im zweiten, gemessen an der notwendigen Substitutionsdosis. Entsprechend lag die relative ^{131}J-Thyroxinkonzentration hier niedriger und der ^{131}J-Trijodthyroninanteil höher. Eine ähnliche Beobachtung gestattete uns ein Patient mit einer partiellen Jodfehlverwertung. Als Ausdruck einer vermehrten endogenen TSH-Produktion bestand eine Struma. Bei einem relativen Hormondefizit war das Verhältnis von [131]J-Thyroxin/[131]J-Trijodthyronin deutlich zugunsten des Trijodthyronins verschoben. Es glich sich nach einer Substitutionsbehandlung mit Schilddrüsenhormonen und Jodid unter Abnahme der Struma weitgehend wieder aus (Abb. 1).

Diese Beobachtungen liefern Hinweise dafür, daß auch beim Menschen eine solche Regulation möglich ist. 1963 berichteten HONETZ und KOTZAUREK (8) bei dem Symposion dieser Gesellschaft über zwei Patienten, bei denen sie nach TSH auf chemischem Wege eine Erhöhung des Trijodthyronins im Plasma gefunden hatten. In ähnlicher Richtung weisen Angaben von WELBY und HETZEL (16), die ebenfalls nach TSH eine stärkere Erhöhung des Trijodthyroninanteils im Plasma euthyreoter Patienten beobachteten. Der Arbeitskreis von FELLINGER (4) hat aus Veränderungen des [131]J-Aktivitätsverlaufes im Plasma nach Strumektomie auf eine relative Trijodthyroninerhöhung geschlossen, ohne diese allerdings auf eine vermehrte TSH-Produktion zu beziehen. Dagegen haben HYDOVITZ und ARONS 1957 (9) bei ähnlichen Untersuchungen wie wir nach TSH nur bei Hyperthyreosen eine Zunahme des Trijodthyronins beobachten können.

Bei der Schilddrüsenüberfunktion ist die Relation der beiden Hormone nach Untersuchungen mit der Radiojodmarkierungstechnik ebenfalls zugunsten des Trijodthyronins verschoben (Abb. 2), wie auch BENUA et al. (1) und KLEIN (10, 11) gezeigt haben. Beziehungen zwischen der Höhe des [131]J-Trijodthyroninanteils und dem klinischen Schweregrad der Schilddrüsenüberfunktion ließen sich bei den von uns untersuchten Patienten nicht nachweisen. Um den Einfluß der Therapie, die in einer subtotalen Strumektomie oder einer Radiojodbehandlung bestand, auf die veränderte Hormonrelation zu untersuchen, haben wir drei Patientengruppen miteinander verglichen: erstens unbehandelte Hyperthyreosen, zweitens behandelte Hyperthyreosen, die noch deutlich hyperthyreote Symptome aufwiesen und drittens behandelte Hyperthyreosen, bei denen nach klinischen Kriterien eine vollständige Rekompensation eingetreten war (Abb. 2). Die Analysen erfolgten 48 bis 72 Std nach Radiojoddosen von 300 μc. Während sich der relative [131]J-Trijodthyroninanteil in der zweiten Gruppe im Vergleich mit den unbehandelten Hyperthyreosen praktisch nicht veränderte, zeigte der der dritten eine abnehmende Tendenz, ohne die Werte bei Euthyreosen zu erreichen. Bei statistischer Prüfung war die relative [131]J-Trijodthyroninkonzentration der Gruppe 3 gegenüber den unbehandelten Hyperthyreosen und den Euthyreosen nur schwach signifikant ($p < 0,05$). Man könnte hieraus schließen, daß der pathogenetische Mechanismus, der die Schilddrüsenüberfunktion auslöst, zwar in seiner Wirkung zurückgedrängt aber nicht beseitigt wird. In dieser Richtung weist auch die fehlende Unterdrückung der Schilddrüsenfunktion durch Hormongaben bei einem Teil erfolgreich behandelter Hyperthyreosen (5—7, 17). Die Parallelität zwischen Verschiebung der Hormonrelation unter vermehrtem TSH-Reiz und bei Hyperthyreosen legt die Vermutung nahe, daß bei der Schilddrüsenüberfunktion ein stimulierender Reiz ähnlich dem des TSH eine pathogenetische Rolle spielen könnte. Das TSH selbst kommt hierfür weniger in Betracht, da die Mehrzahl der Untersucher bisher keine Erhöhung des TSH bei Hyperthyreosen nachweisen konnte (12, 13, 15).

Abschließend möchte ich noch über zwei Patienten berichten, bei denen wir

48 bis 72 Std nach der Radiojodgabe von 300 μc eine extreme Erhöhung des ^{131}J-Trijodthyronins bis zu 40% der ^{131}J-Plasmagesamtaktivität beobachteten. Sie waren klinisch Grenzfälle. Im ^{131}J-Funktionstest fand sich ein normaler Wert für die 48 Std ^{131}J-Plasmagesamtaktivität. Vielleicht können in Einzelfällen Hyperthyreosen auch dadurch zustande kommen, daß sich bei normaler Hormongesamtproduktion nur die Hormonrelation zugunsten des stärker wirksamen Trijodthyronins verschiebt.

Es ist zu betonen, daß die mitgeteilten Werte Verhältniszahlen darstellen und keine Rückschlüsse auf die absoluten Hormonkonzentrationen zulassen, deren mikrochemische Bestimmung noch nicht mit ausreichender Sicherheit gelingt. Erst

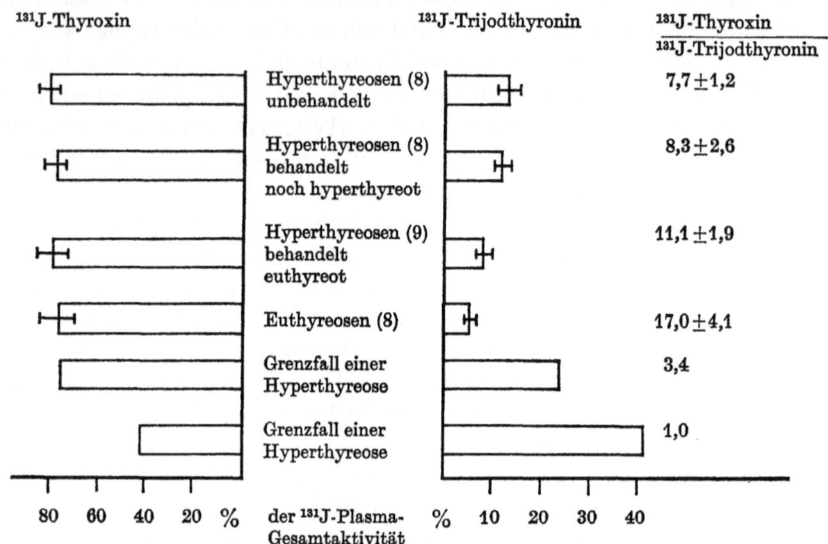

Abb. 2. Relativer Gehalt von ^{131}J-Thyroxin und ^{131}J-Trijodthyronin sowie ihr Verhältnis im Plasma 39 bis 72 Std nach oraler Radiojodapplikation bei Hyperthyreosen im Vergleich mit euthyreoten Patienten (bei Patientengruppen Standardabweichung des Mittelwertes eingezeichnet)

durch die Kombination von chemischer Bestimmung und Markierungstechnik werden sich die mitgeteilten Befunde endgültig sichern lassen. Dennoch erscheint es uns wertvoll, die Beziehungen zwischen Thyroxin und Trijodthyronin zu verfolgen, um weitere Argumente zur Erklärung der Existenz von zwei Schilddrüsenhormonen zu finden.

Literatur

1) Benua, R. S., B. N. Dobyns, and A. Nimmer: J. clin. Endocr. 15, 1367 (1955).
2) Einhorn, J.: Acta radiol (Stockh.) Suppl. 160 (1958).
3) Emrich, D., P. Pfannenstiel, W. Keiderling, and G. Hoffmann: Acta endocr. (Kbh.) 53, 151 (1966).
4) Fellinger, K., R. Höfer, and H. Vetter: J. clin. Endocr. 17, 483 (1957).
5) Friis, T.: Acta med. scand. 173, 569 (1963).
6) — Acta med. scand. 178, 667 (1965).
7) Hales, I. B., J. Myhill, T. Oddie, and F. F. Rundle: J. clin. Endocr. 21, 569 (1961).
8) Honetz, N., u. R. Kotzaurek: 10. Symp. dtsch. Ges. Endokr. 1964, 136.
9) Hydovitz, J. D., and W. L. Arons: J. clin. Endocr. 17, 1332 (1957).
10) Klein, E.: Acta endocr. (Kbh.) 34, 137 (1960).
11) — Klin. Wschr. 40, 3 (1962).

12) LEMARCHAND-BERAUD, TH., and A. VANNOTTI: In Current Topics in Thyroid Research. Proc. 5th internal. Thyroid Conf., p. 527. Rome 1965. New York-London: Academic Press 1966.

13) PINCHERA, A., M. G. PINCHERA, and J. B. STANBURY: J. clin. Endocr. 25, 189 (1965).

14) SCHNEIDER, P. B., J. ROBBINS, and P. G. CONDCLIFFE: J. clin. Endocr. 25, 514 (1965).

15) UTIGER, R. D.: In Current Topics in Thyroid Research. Proc. 5th internal. Thyroid Conf., p. 513. Rome 1965. New York-London: Academic Press 1966.

16) WELBY, M., L., and B. S. HETZEL: Nature (Lond.) **193**, 752 (1962).

17) WERNER, S. C.: J. clin. Invest. **35**, 57 (1956).

Der Jodumsatz der hyperthyreoten Struma bei exogen erhöhtem anorganischen Blutjodid

D. Reinwein und F. A. Horster

Aus der 2. Med. Klinik und Poliklinik der Universität Düsseldorf
(Direktor: Prof. Dr. K. Oberdisse)

Mit 2 Abbildungen

Jodid greift in die Hormonsynthese der Schilddrüse an zwei verschiedenen Reaktionsstufen ein. Es hemmt erstens den Konzentrationsmechanismus für Jodid und zweitens den Einbau von Jod in Tyrosin und die daran anschließende Koppelungsreaktion auf dem Wege zum Thyroxin (Wolff, 1964). Wie tierexperimentelle Untersuchungen der letzten Jahre ergaben, ist der Angriffspunkt des Jodids unmittelbar an der Schilddrüsenzelle, wobei seine Wirkung autoregulativ gesteuert wird. Bei Schilddrüsengesunden und Patienten mit blander Struma greift Jodid nur in den Jodkonzentrationsmechanismus ein, und zwar in der Weise, daß bei ansteigendem Jodangebot zunächst mehr, dann weniger und schließlich kein Jod mehr von der Schilddrüse aufgenommen wird (Reinwein und Klein, 1960; 1962). Fragestellung dieser Untersuchung ist, wie sich der Jodumsatz bei der Hyperthyreose unter erhöhtem Jodangebot ändert.

Krankengut und Methoden

24 Patienten mit einer nicht vorbehandelten Hyperthyreose erhielten 8 Tage lang regelmäßig verschieden große Mengen einer Lugolschen Lösung. Hierbei erreichte der Blutjodidspiegel Werte bis maximal 167 μg-%. Vor und während dieser Medikation erfolgten:

1. Zweiphasentest mit 50 μC trägerfreiem ^{131}J. Die Differenz zwischen Total-^{131}J und dem jeweiligen PB ^{131}J repräsentiert anorganisches ^{131}J.

2. Chemische Analysen der Hormonjodes (PB ^{127}I) und des anorganischen Jodids im Blut (Klein, 1952; 1954).

3. Grundumsatzbestimmung mit dem Knipping-Apparat von Dargatz, Hamburg.

Ergebnisse

Je nach der Höhe des durch Jodzufuhr erreichten Jodidspiegels im Blut wurden die Patienten in vier Gruppen mit je sechs Probanden unterteilt. In der Vorperiode zeigten die Gruppen gleiche Mittelwerte für die maximale ^{131}J-Aufnahme der Schilddrüsen (62% der Dosis), das PB^{131}I (1,80% der Dosis/L Serum), PB^{127}I (9,9%-μg), ^{131}J (0,45% der Dosis/L Serum), ^{127}J (0,9 μg-%) und für den Grundumsatz (+ 57% des Sollwertes). Die maximale ^{131}J-Aufnahme der Schilddrüse war durchschnittlich nach 16,7 Std erreicht.

Bei zunehmendem Blutjodid nimmt die ^{131}J-Aufnahme und das relative Jodkonzentrationsvermögen der Schilddrüse, ausgedrückt in T/S (= ^{131}J über der

Thyreoidea/^{131}J im Blut), ab. Die absolute Jodaufnahme dagegen, die sich durch Multiplikation des T/S-Quotienten mit der dazugehörigen ^{127}J-Konzentration des Blutes errechnet, nimmt mit steigendem Blutjodid bis zu 17,9 μg-% ähnlich wie bei blanden Strumen zu, um dann bei weiterem Anstieg den Ausgangswert zu unterschreiten. Gegenüber euthyreoten Schilddrüsen ergeben sich aber für Hyperthyreosen hinsichtlich der pro Std berechneten absoluten Jodaufnahme (AJA) sehr deutlich Unterschiede. Dies ist darauf zurückzuführen, daß Hyperthyreotiker

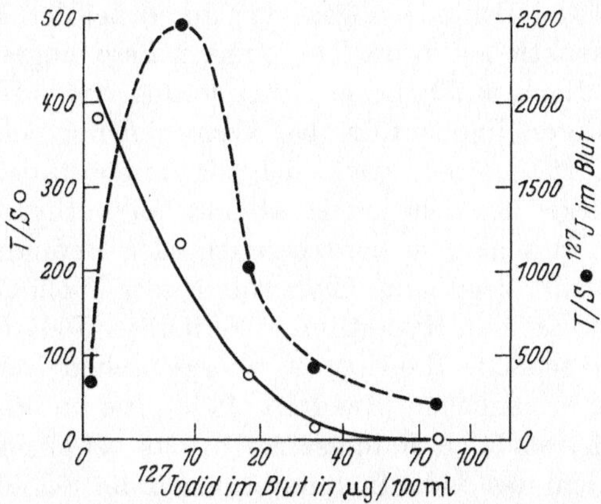

Abb. 1. Die Depression des Jodkonzentrationsvermögens (●—●) und die absolute Jodaufnahme (o—o) der hyperthyreoten Schilddrüse in Abhängigkeit vom Blutjodid

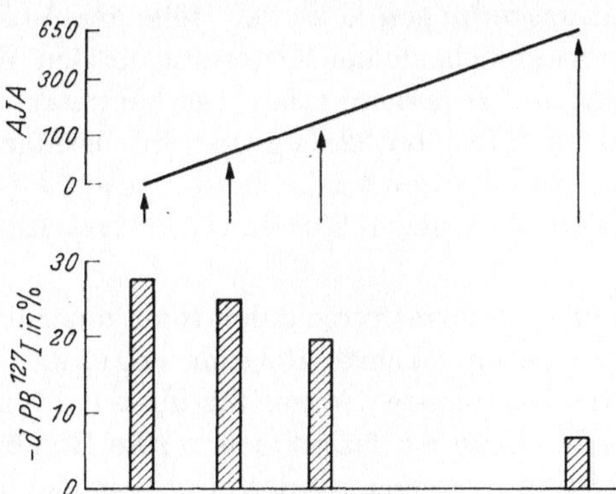

Abb. 2. Die Hemmung der Hormonsekretion in Abhängigkeit von der absoluten Jodaufnahme (AJA) der Schilddrüse

unter der Jodbelastung die maximale ^{131}J-Aufnahme ihrer Schilddrüse schneller erreichen als vorher. Dies ist bereits bei einem Serumjodid über 15,0 μg-% ausnahmslos nach 2 Std der Fall. In Abb. 1 sind die Mittelwerte der AJA den entsprechenden Werten bei Schilddrüsengesunden und blanden Strumen in Abhängigkeit vom Blutjodid gegenübergestellt. Bei physiologischem Jodidspiegel im Blut liegt die AJA der Hyperthyreose um das Dreifache, bei 17,9 μg-% Jodid sogar um das Zehnfache höher als bei euthyreoten Schilddrüsen.

Die Hormonphase des thyreoidalen Jodumsatzes (PB^{131}I) ist bereits bei einem Jodidzuwachs von 6,0 μg-% im Blut mit Werten unter 0,25% der Dosis/L Serum normalisiert. Nach der 8tägigen Jodzufuhr ist die Hormonsekretion (PB^{127}I) und die Höhe des Grundumsatzes ebenfalls im Normalbereich, wobei sich keine Relation zur Höhe des jeweiligen Jodidspiegels im Blut ergibt. Trägt man aber die Abnahme der Hormonsekretion in Relation zur individuellen AJA auf (Abb. 2), ergibt sich eine stärkere Hemmung der Hormonsekretion besonders dann, wenn die AJA niedrig ist. Die Unterschiede sind aber wegen der starken Streuung nicht signifikant.

Besprechung der Ergebnisse

Die hier mitgeteilten Befunde zeigen, daß Jodid bei der Hyperthyreose über zwei verschiedene Reaktionen in die Thyroxinsynthese eingreift. Erstens bei der Jodkonzentrierung. Nach anfänglicher Stimulierung der AJA auf extrem hohe Werte geht bei weiterer Jodidzufuhr das Vermögen der Schilddrüse, Jodid zu konzentrieren, verloren. Hierbei spielt sich die homöostatische Regulation bei einem höheren Niveau des Blutjodids ab als bei euthyreoten Schilddrüsen. Zweitens hemmt Jodid analog zu tierexperimentellen Befunden die Bildung von Jodthyrosinen auf dem Wege zum Thyroxin. Dieser Wolff-Chaikoff-Effekt läßt sich demonstrieren, wenn man Hyperthyreotikern unter Jodidbelastung Rhodanid verabreicht, um eine schnelle Effusion des anorganischen Jodids aus der Schilddrüse in das Blut zu ermöglichen (Stanley, 1949). Bei unseren Patienten ist die Hormonphase des thyreoidalen Jodumsatzes bereits bei einem Jodidzuwachs im Blut gehemmt, bei dem das Jodaufnahmevermögen der Schilddrüse noch keineswegs sein Maximum erreicht hat. Dieser nur bei Hyperthyreosen zu beobachtende Vorgang setzt eine hohe AJA bei physiologischem Jodidspiegel voraus. Da das relative Jodkonzentrationsvermögen (T/S) der Höhe der AJA nicht parallel geht, scheint nur die AJA das entscheidende Kriterium für den Wolff-Chaikoff-Effekt darzustellen (Reinwein und Horster, 1966). Der bei unseren Hyperthyreotikern gefundene Mittelwert der AJA von 32,6 μg Jod/Std beträgt etwa das dreifache euthyreoter Schilddrüsen und stimmt größenordnungsmäßig mit Angaben in der Literatur überein (Harden et al., 1965; Barakat und Ingbar, 1965; Wayne et al., 1964).

Zwischen der AJA und der intrathyreoidalen Jodidkonzentration besteht innerhalb gewisser Grenzen eine umgekehrte Relation (Barakat und Ingbar, 1965). Da die intrathyreoidale Jodidkonzentration für die autoregulative Wirkung des Jodids die entscheidende Größe ist, lassen sich unsere Ergebnisse über die Hemmung der Hormonsekretion zwanglos mit der hierbei erreichten intrathyreoidalen Jodidkonzentration erklären. Um bei der Plummerung das Adaptationsphänomen zeitlich hinauszuschieben, scheint daher eine Jodmedikation von weniger als 6 mg Jodid ratsam zu sein.

Bei der Wirkung des Jodids auf die Hormonsynthese spielt ein mittelbarer oder unmittelbarer Einfluß von TSH (Green und Ingbar, 1962) oder eine Einwirkung des Jodids auf die proteolytische Spaltung des Thyreoglobulins (Reinwein, 1964) keine Rolle. Der autoregulative Mechanismus des Jodids in der Schilddrüse hängt nur von der Dauer und Höhe der Jodmedikation und der Empfindlichkeit des Drüsengewebes ab.

Zusammenfassend läßt sich feststellen, daß schon ein geringes Jodangebot bei Hyperthyreotikern die intrathyreoidale Jodidkonzentration auf diejenige Höhe anhebt, bei der die Hormonbildung unterbrochen wird. Voraussetzung hierfür ist eine schon bei physiologischem Jodidspiegel hohe absolute Jodaufnahme der Schilddrüse. Das Jodaufnahmevermögen zeigt wie bei euthyreoten Schilddrüsen ein biphasisches Verhalten, wobei die Regulation auf einem erhöhten Niveau abläuft. Im Radiojodtest unter Jodid ist der einzige Hinweis für das Vorliegen einer Hyperthyreose das schon nach sehr kurzer Zeit erreichte Maximum der thyreoidalen ^{131}J-Aufnahme.

Literatur

BARAKAT, R. M., and S. H. INGBAR: J. clin. Invest. **44**, 1117 (1965).

GREEN, W. L., and S. H. INGBAR: J. clin. Invest. **41**, 173 (1962).

HARDEN, R. McG., D. K. MASON, and W. W. BUCHANAN: J. clin. Endocr. **25**, 957 (1965).

KLEIN, E.: Biochem. Z. **322**, 388 (1952); **326**, 9 (1954).

REINWEIN, D.: Acta endocr. (Kbh.) Suppl. **94**, (1964).

—, and F. A. HORSTER: Acta endocr. (Kbh.) **53**, 469 (1966).

—, and E. KLEIN: Acta endocr. (Kbh.) **35**, 485 (1960); **39**, 328 (1962).

STANLEY, M. M.: J. clin. Endocr. **9**, 941 (1949).

WAYNE, E. J., D. A. KOUTRAS, and W. D. ALEXANDER: In Clinical Aspects of Iodine Metabolism. Oxford: Blackwell Scientific Publications 1964.

WOLFF, J.: Physiol. Rev. **44**, 45 (1964).

Diskussion

K. OBERDISSE (Düsseldorf):

Was Herr REINWEIN unter der Zufuhr von Jodid bei Hyperthyreosen als Adaptationsvorgang bezeichnet, hat offenbar mit dem in der deutschen Literatur so viel zitierten Jodbasedow zu tun, der bei der präoperativen Plummerung auftreten kann, wenn zuviel Jodid verabreicht und die Operation nicht alsbald angeschlossen wird. Insofern würden diese Untersuchungen also eine Erklärung für diesen, allerdings selten beobachteten Vorgang darstellen. Aus Holland wurde über die Entstehung von echten Hyperthyreosen nach Jodidgaben berichtet, bei denen sogar der Suppressionstest negativ war.

Schwer zu erklären ist das gelegentliche Auftreten einer Hyperthyreose nach Verabfolgung von Glandulae thyreoideae siccatae, die als Entfettungspräparate verwendet wurden, während man etwas ähnliches nach Zufuhr von Thyroxin oder Trijodthyronin nicht beobachtet hat. Möglicherweise hängt dies damit zusammen, daß Jod in den Glandulae thyreoideae siccatae zum größten Teil nicht als Hormonjod, sondern als Jodid oder als Mono- und Dijodtyrosin vorliegt. So beschrieb KLEIN an unserer Düsseldorfer Klinik eine 15jährige Patientin mit einer blanden, mäßig jodaviden Struma, bei der sich unter langer Medikation von Glandulae thyreoideae siccatae eine Hyperthyreose entwickelte. Das Ansteigen des Grundumsatzes und des PBI sind exogen bedingt. Da das PB ^{131}I von 0 auf 1,61% der Dosis/l Serum anstieg, kann man diese Beschleunigung wohl nur als Ausdruck einer neu entstandenen Hyperthyreose ansehen. Die Hyperthyreose klang spontan wieder ab.

Histologisch-morphometrische, blutchemische und röntgenologische Skeletveränderungen bei Hyperthyreosen

M. Dambacher, H. P. Vittali, P. Scriba*, P. Bottermann und K. Schwarz

Aus der II. Med. Klinik der Universität München (Direktor: Prof. Dr. Dr. G. Bodechtel) und der Chirurgischen Universitätsklinik Köln-Merheim (Direktor: Prof. Dr. W. Schink)

Mit 2 Abbildungen

Von Skeletveränderungen bei Schilddrüsenüberfunktion sind nur wenige histologische Befunde — meist aus den 30er Jahren — vorhanden. Es handelt sich jedoch nicht um Biopsiematerial, sondern v. Recklinghausen, Askanazy, Hunter und Follis untersuchten Präparate, die autoptisch gewonnen worden waren. Das größte Untersuchungsgut stammt von Follis, der Präparate, auch entkalkte Präparate, aus den Jahren 1929 bis 1952 aufgearbeitet hat. Die erwähnten Autoren berichten insgesamt über 30 Autopsiefälle, sämtliche Protokolle beschreiben eine „Osteodystrophie" oder entsprechend dem Hyperthyreosefall von v. Recklinghausen aus dem Jahre 1891 eine „Ostitis fibrosa", teilweise kombiniert mit malacischen Bildern. Andererseits führen klinische Arbeiten, insbesondere Übersichtsarbeiten, die Hyperthyreose häufig als Ursache eines Osteoporose an; die Angaben über das Vorkommen einer röntgenologischen Osteoporose schwanken nach Klein jedoch zwischen 2,4 und 50%, wobei die Häufigkeit der hyperthyreoten Osteoporose bei klimakterischen Frauen auffällt.

Um Einblick in Art und Ausmaß der Skeletveränderungen zu bekommen, haben wir acht männliche und acht weibliche Patienten mit Hyperthyreosen unterschiedlicher Schwere und Dauer untersucht; das Durchschnittsalter betrug 46 Jahre. Die Diagnose einer Schilddrüsenüberfunktion war in allen Fällen gesichert; sie stützte sich auf die typischen klinischen Hyperthyreosesymptome, auf die Bestimmung des proteingebundenen Jods (PBI) im Serum, auf den Radiojodspeicherungstest[1] und auf den Suppressionstest. In Einzelfällen haben wir auch die Eiweißbindungsverhältnisse von Trijodthyronin im Serum untersucht (Scriba).

Mehrere Röntgenologen beurteilten unabhängig voneinander die Röntgenaufnahmen von Lendenwirbelsäule, Oberschenkel, Calcaneus, Hand, Schädel und Lamina dura der Schneidezähne. Außer den üblichen blutchemischen Routineuntersuchungen bestimmten wir im Serum Calcium flammenphotometrisch und die alkalische Phosphatase nach Huggins-Talalay, ferner im 24-Std-Urin bei calciumarmer Diät Calcium, Phosphor und Kreatinin.

* Mit Unterstützung der Deutschen Forschungsgemeinschaft.

[1] Herrn Dr. H. G. Heinze (Rieder-Institut der Universität München, Direktor Prof. Dr. H. v. Braunbehrens) danken wir für die Überlassung der Befunde.

Knochencylinder wurden nach der Methode von BURKHARDT aus dem Beckenkamm gewonnen, in Methacrylat eingebettet und unentkalkt geschnitten[1]. Die quantitative Bestimmung der einzelnen Parameter (der Osteoblasten, der Osteoklasten, des Osteoids und des Umfangs der Knochenbälkchen) erfolgte mit dem von uns modifizierten Verfahren von HENNIG. Der Mittelwert des Osteoblasten/Osteoklasten-Quotienten der bisher von uns ausgemessenen histologischen Knochenpräparate betrug 0,75 (2 σ 0,47) (Abb. 1).

Eine herabgesetzte Schattendichte des Skelets fanden wir bei unseren 16 Patienten nur ein einziges Mal, und zwar bei einer 70jährigen; trotz dieses Alters

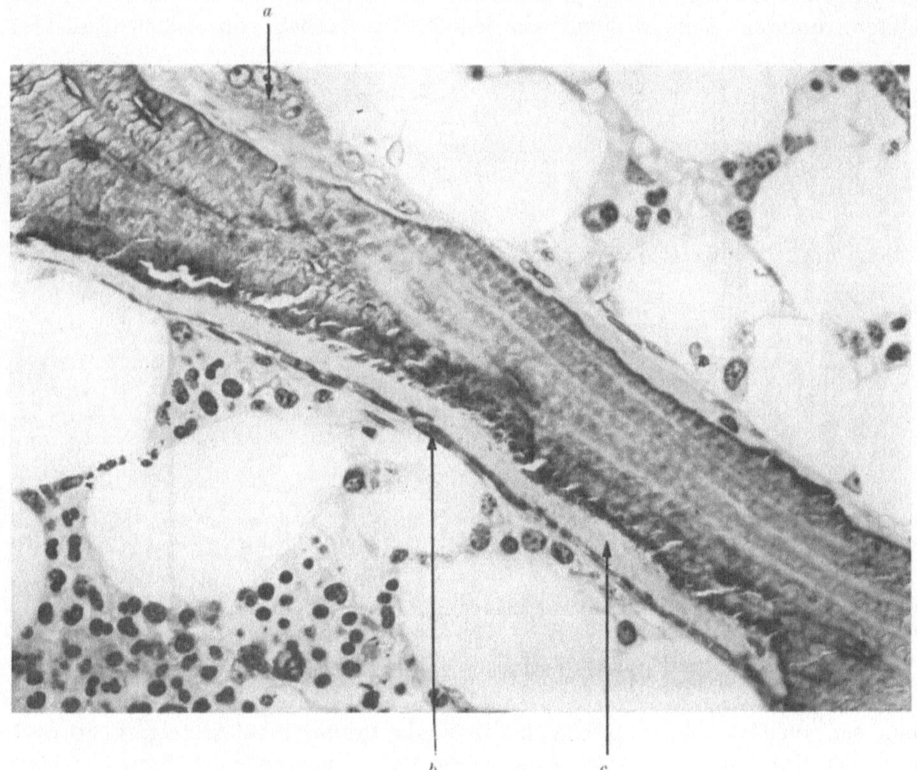

Abb. 1. *a* Osteoklast, *b* Osteoblasten, *c* Osteoidsaum

waren die röntgenologischen Veränderungen nur ganz geringgradig ausgeprägt.

Bei keinem Patienten ließ sich auch bei mehrmaliger Bestimmung eine Erhöhung des Serumcalciumspiegels erfassen. Auch beide Patienten, die das Bild einer thyreotoxischen Krise boten, zeigten keine Hypercalcämie.

Die Calciumausscheidung in 24 Std haben wir bei zehn Patienten gemessen. Nur ein Patient hatte auf 325 mg erhöhte Werte; die Calciumausscheidung aller übrigen Patienten schwankte um 100 mg in 24 Std.

Morphometrisch bestimmten wir das Verhältnis Osteoblasten/Osteoklasten als Maß der Knochenbilanz; da unser Patientengut — gemessen an dem klinischen

[1] Unser besonderer Dank für die erfreuliche Zusammenarbeit gilt Herrn Dr. BURKHARDT (I. Med. Klinik der Universität München, Direktor Prof. Dr. H. SCHWIEGK).

Bild und an der Höhe des PBI — alle Schweregrade der Hyperthyreose von leichten bis zu den schwersten komatösen Formen umfaßte, haben wir bei der Auswertung der histologischen Präparate auch keine einheitlichen morphometrischen Meßergebnisse erwartet (Abb. 2).

Unsere Patienten lassen sich in vier Gruppen einteilen.

Drei Patienten zeigten ein Osteoblasten/Osteoklastenverhältnis, das dem von uns errechneten Ruheumsatz entsprach. Der Knochenan- und -abbau war regelrecht und die Bilanz somit ausgeglichen.

Bei der größten Gruppe mit sieben Patienten fanden wir einen gesteigerten Abbau von Knochensubstanz, gemessen an der Zahl der Osteoklasten auf 100 mm Bälkchenumfang. Entsprechend war jedoch der Aufbau von Knochensubstanz,

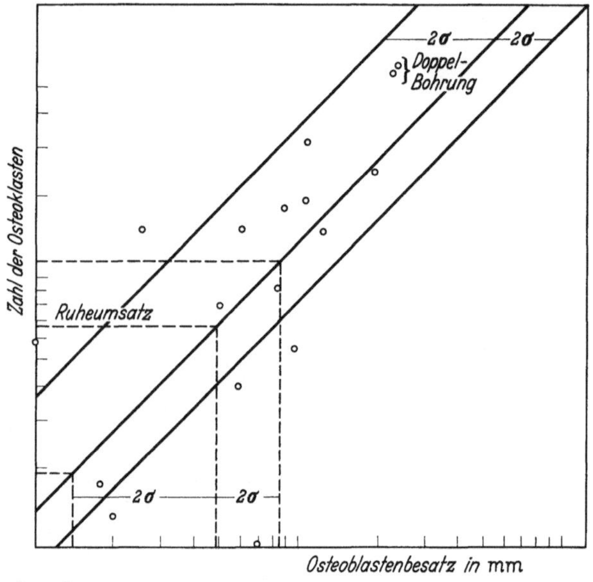

Abb. 2. $\dfrac{\text{Knochenanbau}}{\text{Knochenabbau}}$ bezogen auf 100 mm Bälkchenumfang bei 16 Hyperthyreosepatienten

gemessen am Osteoblastenbesatz des Osteoids, proportional gesteigert. So resultierte bei dieser Gruppe, trotz eines bis auf das Siebenfache erhöhten Umsatzes, ebenso wie bei der vorhergehenden Gruppe mit regelrechtem Umsatz, eine ausgeglichene Bilanz, also keine Verminderung der Skeletmasse; röntgenologisch war ebenfalls keine Osteopenie nachzuweisen. Bei einem dieser Patienten war eine Doppelbiopsie durchgeführt worden; die gute Übereinstimmung beider Werte — sie liegen dicht beieinander — zeigt ihre Unabhängigkeit von Schnittrichtung und tiefe. Diese morphometrischen Befunde stimmen sowohl mit den Stoffwechseluntersuchungen von Haas wie mit den Ergebnissen von Fraser und Krane überein; Krane konnte mit radioaktivem Ca^{45} (ebenso wie wir mit morphometrischen Messungen) einen gesteigerten Knochenabbau und einen gesteigerten Anbau nachweisen.

Nur zwei Patienten zeigten einen Knochenabbau ohne entsprechenden Anbau, so daß sich eine negative Skeletbilanz ergab. Beide Patienten hatten hohe PBI-Werte und einer eine erhöhte Ca-Ausscheidung im Urin.

Die Meßwerte dieser drei referierten Gruppen könnten auf eine kontinuierliche Zunahme der Hormonwirkung hinweisen: vom normalen Knochenab- und -anbau mit ausgeglichener Bilanz (Gruppe 1) über eine Steigerung des Umbaus bei ebenfalls ausgeglichener Bilanz (Gruppe 2) zum Überwiegen des Abbaus mit entsprechend negativer Bilanz (Gruppe 3). Als Endzustand sind dann die in den 30er Jahren von den eingangs erwähnten Autoren und später von FOLLIS beschriebenen Autopsiefälle zu betrachten; diese zeigten histologisch vor allem ausgeprägte Knochendestruktionen im Sinne einer Osteodystrophie.

Zusätzlich haben wir bei allen unseren 16 histologischen Knochenschnitten das Verhältnis der aktiven Osteoblasten (als Gradmesser des Knochenaufbaus) zu dem Gesamtosteoid bestimmt: zwei Fälle zeigten einen erniedrigten Quotienten, also eine verzögerte Verkalkung, eine Osteomalacie. Dieser Befund stimmt mit Untersuchungen von CLERKIN, HAAS u. Mitarb. überein. Diese Autoren konnten mittels einer abgekürzten Ca-Bilanz bei Hyperthyreosen eine osteomalacische Komponente nachweisen.

Eine vierte Gruppe (vier Fälle) läßt sich nicht in das eben skizzierte Bild einordnen. Wir fanden bei diesen Patienten eine positive Bilanz bei normalem oder gesteigertem Knochenanbau, jedoch ohne entsprechende Steigerung des Abbaus; die Werte von drei dieser vier Patienten liegen jedoch sehr nahe an der $2\,\sigma$-Grenze.

Neue Untersuchungen mit radioaktiven Isotopen und Calciumbilanzen weisen darauf hin, daß bei Hyperthyreose ein erhöhter Knochenab- und -anbau besteht; je nach dem Ausmaß dieser beiden Vorgänge (also des Knochenab- und -anbaus) resultiert eine ausgeglichene oder negative Bilanz. Diese Befunde, die an den Hyperparathyreoidismus erinnern, konnten wir mittels morphometrischer Messungen an histologischen Knochenschnitten bestätigen. Gleichartige Untersuchungen sind bisher nicht durchgeführt worden.

Literatur

ASKANAZY, M., u. E. RUTISHAUSER: Virchows Arch. path. Anat. **291**, 653 (1933).
BURKHARDT, R.: Klin. Wschr. **44**, 326 (1966).
— Blut (Im Druck).
CLERKIN, E. P., H. G. HAAS, D. H. MINTZ, C. R. MELONI, and J. J. CANARY: Metabolism **13**, 161 (1964).
FOLLIS, R. H.: Bull. Johns Hopk. Hosp. **92**, 505 (1953).
FRASER, R., M. HARRISON, and K. IBBERTSON: Quart. J. Med. **29**, 85 (1960).
HAAS, H.: Knochenstoffwechsel und Parathyreoiden-Erkrankungen. Stuttgart: Thieme 1966.
HENNIG, A.: Zeiss-Werkzeitschrift Nr. 30, Okt. 1958.
HUNTER, D.: Lancet **1930**, I, 947.
KLEIN, E.: Dtsch. med. Wschr. **88**, 1087 (1963).
KRANE, ST. M., G. L. BROWNELL, J. B. STANBURY, and H. CORRIGAN: J. Clin. Invest. **35**, 874 (1956).
v. RECKLINGHAUSEN, F. C.: Die fibröse oder deformierende Ostitis, die Osteomalacie und die osteoplastische Carcinose in ihren gegenseitigen Beziehungen. Festschrift für R. Virchow. Berlin 1891.
SCRIBA, P. C., H. G. HEINZE, R. LANDGRAF, K. W. FREY und K. SCHWARZ: Klin. Wschr. **44**, 131 (1966).

Der Einfluß einer Radiojodtherapie
auf die endokrinen Augensymptome der Hyperthyreose

F. A. Horster, E. Klein und D. Reinwein

Aus der 2. Med. Klinik und Poliklinik der Universität Düsseldorf
(Direktor: Prof. Dr. K. Oberdisse)

Mit 2 Abbildungen

Für die Therapie einer Schilddrüsenüberfunktion stehen drei Verfahren zur Verfügung: die Operation, die antithyreoidale Medikation und die Radiojodbestrahlung. Gemäß verbindlichen Kriterien (*9, 12, 14*) ist bei etwa zwei Drittel aller Patienten, die an einer Hyperthyreose leiden, eine Radiojodtherapie indiziert. Schwierigkeiten bereitet erfahrungsgemäß die Wahl der optimalen therapeutischen Radiojoddosis. Eine fraktionierte Radiojodtherapie wird meist dann durchgeführt, wenn die Provokation oder Progredienz endokriner Augensymptome droht (*1, 2, 3, 4, 5, 11, 12, 13, 16*). Da etwa die Hälfte der Hyperthyreosekranken unter endokrinen Augensymptomen leidet (*7*), liegt die Frage nahe, welchen Verlauf eine endokrine Ophthalmopathie bei einer fraktionierten Radiojodtherapie nimmt.

Im Verlauf der letzten 10 Jahre wurde bei 870 Patienten die Diagnose einer Hyperthyreose durch klinische Untersuchung, Zweiphasenstudium mit ^{131}J, chemische Analyse des Hormonjods im Serum und in-vitro-Test mit radioaktivem Trijodthyronin bestätigt. 560 dieser Patienten wurden mit Radiojod behandelt. 414 (74% von 560) konnten regelmäßig nachuntersucht werden, bis eine Euthyreose definitiv wurde. 229 (55% von 414) litten bei Therapiebeginn unter endokrinen Augensymptomen. Nach Abschluß der Radiojodtherapie und Eintritt der Euthyreose waren diese Augensymptome bei 138 Kranken (61% von 229) verschwunden oder hatten sich soweit gebessert, daß eine weitere Therapie nicht notwendig war. Bei 62 (27% von 229) blieb die Ophthalmopathie unverändert, bei 29 (12% von 229) hatte sie sich verschlechtert. 16 von 185 Patienten, die zu Beginn der Radiojodtherapie nicht unter endokrinen Augensymptomen litten, entwickelten im Verlauf oder nach Abschluß der Therapie Liedödeme, Exophthalmus oder Augenmuskellähmungen. Einige der möglichen Ursachen für diesen unterschiedlichen Verlauf der endokrinen Ophthalmopathie sollen kurz erörtert werden:

Vergleicht man die bis zum Eintritt der Euthyreose notwendigen Radiojodkonzentrationen, so zeigt sich, daß nach 3,0 mC ^{131}J etwa 25% der Hyperthyreosen mit Ophthalmopathie und 15% ohne Ophthalmopathie euthyreot wurden; nach Applikation von 6 mC verschwand die Schilddrüsenüberfunktion bei weiteren 33% der hyperthyreoten Ophthalmopathien und bei 45% der Hyperthyreosen ohne Ophthalmopathie. Nach insgesamt 12 mC heilte die Hyperthyreose bei 90% aller Patienten, unabhängig davon, ob sie mit einer endokrinen Ophthalmopathie verbunden war oder nicht.

Die Wahl der therapeutischen Radiojoddosis hängt u. a. auch von der Größe und Beschaffenheit der Schilddrüse ab. Wir untersuchten deshalb, ob die An- oder Abwesenheit endokriner Augensymptome einen Einfluß auf die Höhe der Radiojoddosis hatte, die bei den verschiedenen Strumaformen bis zum Eintritt der Euthyreose erforderlich wurde. Eine Gesamtdosis von 6,0 mC führte bei 80% der Hyperthyreosen ohne Struma und ohne Ophthalmopathie sowie bei 65% der hyperthyreoten Ophthalmopathien ohne Struma zu einer Remission. Diffuse hyperthyreote Strumen benötigten in 50% der Fälle 6,0, in weiteren 40% 12,0 mC und in den restlichen 10% noch mehr Radiojod, wobei sich keine signifikanten Unterschiede zwischen Patienten mit und ohne Ophthalmopathie zeigten. Knotige und Rezidivstrumen erforderten in der Mehrzahl der Fälle eine — stets fraktio-

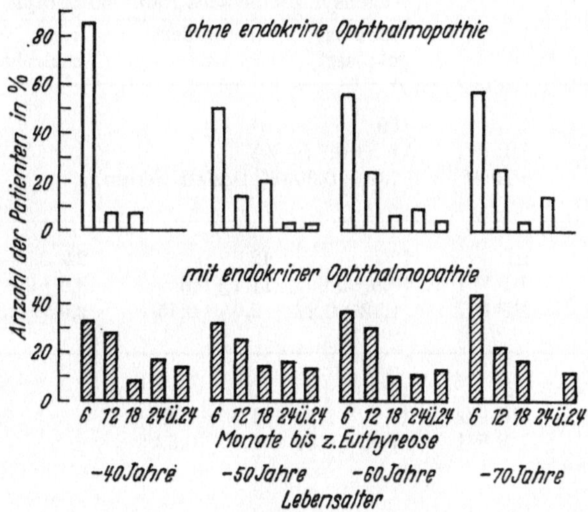

Abb. 1. Radiojodtherapie der Hyperthyreose. Einfluß des Lebensalters auf den Zeitraum zwischen Radiojodgabe und Eintritt der Euthyreose. Innerhalb der ersten 6 Monate nach Therapiebeginn werden — je nach Altersstufe — 50 bis 85% der Hyperthyreosen ohne Ophthalmopathie, aber nur 30 bis 45% der Hyperthyreosen mit Ophthalmopathie euthyreot

nierte — Applikation von 12 bis 18 mC, bis eine Euthyreose nachzuweisen war; auch bei diesen Patienten fanden wir keine prinzipiellen oder statistisch signifikanten Unterschiede bezüglich der An- oder Abwesenheit endokriner Augensymptome (Abb. 1).

Die erste Abbildung beantwortet die Frage, ob die Zeitspanne zwischen Radiojodgabe und Eintritt der Euthyreose Einfluß auf den Verlauf einer Ophthalmopathie hatte, d. h. ob bei gleicher Radiojodkonzentration Hyperthyreosen ohne Ophthalmopathie schneller euthyreot wurden als solche mit endokrinen Augensymptomen. Das Lebensalter bei der Manifestation der Hyperthyreose wurde deshalb berücksichtigt, weil wir in einer früheren Untersuchung feststellen mußten, daß eine medikamentöse Therapie der Hyperthyreose bei jüngeren Patienten länger währte als bei älteren, besonders wenn es sich um eine hyperthyreote endokrine Ophthalmopathie handelte (8). Die Abbildung zeigt, daß in allen Lebensaltern Hyperthyreosen ohne Ophthalmopathie schneller remissionierten als mit Ophthalmopathie. So wurden in den ersten 6 Monaten nach Therapiebeginn bis zu 85% der Hyperthyreosen ohne Augensymptome euthyreot, aber

nur — je nach Lebensalter — 30 bis 45% der Hyperthyreosen mit Ophthalmopathie. Bei etwa einem Drittel der hyperthyreoten endokrinen Ophthalmopathien
erstreckte sich die Radiojodtherapie über 2 Jahre und mehr.

Die zweite Abbildung nimmt zu der Frage Stellung, ob der Verlauf der Ophthalmopathie mit gewissen Jodstoffwechseldaten (PBI und PB^{131}I) korreliert
werden kann. Die klinischen ophthalmologischen Symptome wurden in drei
Schweregrade eingeteilt: I (186 Patienten) = Lidödeme oder milder Exophthalmus, II (38) = Lidödeme mit Exophthalmus und flüchtigen Plegien, III (5) =
Lidödeme, Exophthalmus und progrediente Plegien (Grad III wurde wegen der
kleinen Patientenzahl in der Abbildung nicht berücksichtigt; die Progredienz der

| | | | Augensymptome *nach* Radiojodtherapie | | | |
			keine bzw. gebessert	unverändert	ver- schlechtert	neu entstanden
	keine (185)	n:	169			
		PB ^{127}I	11,6 ± 0,7 (γ-%)			
		PB^{131}I	1,31 ± 0,30 (% Dosis/L Serum)			
	Grad I (186)	n:	120	42	24	8
		PB ^{127}I	10,8 ± 0,6	11,1 ± 0,8	8,6 ± 0,9	8,5 ± 1,3
		PB ^{131}I	1,72 ± 0,27	2,05 ± 0,45	2,92 ± 0,34	2,97 ± 0,47
	Grad II (38)	n:	18	20		8
		PB ^{127}I	10,6 ± 1,5	11,3 ± 1,4		8,8 ± 1,0
		PB ^{131}I	1,95 ± 0,61	1,86 ± 0,62		3,13 ± 0,50

(Zeilenbeschriftung links: Augensymptome *vor* Radiojodtherapie)

Abb. 2. Schweregrad der Augensymptome vor und nach Radiojodtherapie in Relation zu den vor Therapiebeginn
gemessenen PBI- und PB^{131}I-Werten: Patienten, bei denen Augensymptome neu entstanden oder schlechter
wurden, hatten nur gering erhöhte PBI- und auffällig erhöhte PB^{131}I-Werte

Augensymptome minderte sich unter der Radiojodtherapie nicht). Diese Schweregrade wurden zum Verlauf der Ophthalmopathie (gebessert, unverändert, verschlechtert oder neu entstanden) und zu dem vor Therapiebeginn bestimmten
Hormonjodspiegel des Serums (PBI) und dem Parameter der Hormonphase des
thyreoidalen Jodumsatzes (PB^{131}I) in Beziehung gesetzt. Diese Werte waren bei
Hyperthyreosen ohne Ophthalmopathie die gleichen wie bei Hyperthyreosen,
deren Ophthalmopathie sich besserte oder unverändert blieb. Hyperthyreosen,
die während der Radiojodtherapie eine Ophthalmopathie entwickelten oder deren
Augensymptome sich verschlechterten, hatten nur gering erhöhte PBI-Werte und
— im Vergleich zu den übrigen Hyperthyreosen — signifikant erhöhte PB^{131}I-
Werte; diese Relationen lassen vermuten, daß die Schilddrüsen dieser Patienten
vermehrt Trijodthyronin sezernieren (*10*), wodurch der Entwicklung und der
Progredienz endokriner Augensymptome Vorschub geleistet werden kann (*6*).

Zusammenfassung

Bei 414 Patienten, die an einer Hyperthyreose litten und fraktioniert mit
Radiojod behandelt wurden, konnten bis zum Eintritt der Euthyreose Kontroll-

untersuchungen durchgeführt werden. 229 dieser Patienten hatten bei Therapiebeginn endokrine Augensymptome verschiedener Schweregrade, die sich bei 61%
besserten, bei 27% unverändert blieben und bei 12% verschlechterten. Die Ophthalmopathie verzögerte den Eintritt einer Euthyreose nach Radiojodtherapie
(Abb. 1) und verschlechterte sich oder entwickelte sich neu bei Patienten, die bei
Therapiebeginn einen nur gering erhöhten Hormonjodspiegel des Serums (PBI)
und auffällig erhöhte PB^{131}I-Werte aufwiesen (Abb. 2). Bei Berücksichtigung von
Größe und Beschaffenheit der Schilddrüse unterschied sich die bis zum Eintritt der
Euthyreose erforderliche Radiojodkonzentration bei Hyperthyreosen mit und
ohne endokrine Ophthalmopathie nicht.

Literatur

1) ERNST, H., E. HAASNER, H.-P. HELLMANN und H. KUNZE: Radiologe 5, 67 (1965).
2) FRIDRICH, R., u. A. WALSER: Schweiz. med. Wschr. 95, 413 (1965).
3) GREEN, M., M. FISHER, H. MILLER, and G. M. WILSON: Brit. med. J. 2, 210 (1961).
4) HENNIG, K.: Dtsch. Gesundh.-Wes. 20, 822 (1965).
5) HORST, W.: Verh. dtsch. Ges. inn. Med. 81, 861 (1964).
6) HORSTER, F. A.: Habilitationsschrift, Düsseldorf 1965.
7) —, u. E. KLEIN: In 11. Symp. dtsch. Ges. Endokr. 1965.
8) — —, K. OBERDISSE und D. REINWEIN: Dtsch. med. Wschr. 90, 377 (1965).
9) KLEIN, E.: Dtsch. med. Wschr. 86, 15 (1961).
10) — Klin. Wschr. 40, 3 (1962).
11) — Nucl.-Med. (Stuttg.) 3, 251 (1963).
12) MEANS, J. H., L. J. DEGROOT, and J. B. STANBURY: Thy thyroid and its diseases. New
York, Toronto, London: McGraw-Hill Book Company 1963.
13) NEAL, F. E.: In HOFFMANN, G.: Radio-Isotope in der Endokrinologie. Stuttgart: Schat-
tauer-Verlag 1965.
14) OBERDISSE, K.: Internist 4, 305 (1963).
15) SCHNEIDER, C.: Strahlentherapie 127, 65 (1965).

Die Behandlung
der euthyreotischen endokrinen Ophthalmopathie mit D-Thyroxin

E. KLEIN und F. A. HORSTER

Aus der 1. Inneren Abteilung der Städt. Krankenanstalten Bielefeld
und der 2. Med. Universitätsklinik Düsseldorf

Mit 2 Abbildungen

Es kann heute als gesichert gelten, daß in der Pathogenese der endokrinen Ophthalmopathie der hypophysäre Exophthalmus produzierende Faktor (EPF) und das Vorhandensein von funktionstüchtigem Schilddrüsengewebe, möglicherweise in Zusammenhang mit dem LATS (Long Acting Thyroid Stimulator) genannten Faktor peripherer Herkunft, die wesentliche Rolle spielen (*2, 4, 5, 6, 11*). Darauf stützt sich auch die Diagnostik der endokrinen Natur von Augenveränderungen mit dem Nachweis des EPF im Blut sowie eines beschleunigten thyreoidalen J^{131}-Umsatzes, der durch die Medikation von Schilddrüsenhormonen nicht zu unterdrücken ist — sog. negativer Suppressionstest. Form und Ausmaß des endokrinen Augenleidens hingegen sind nur klinisch bzw. durch zusätzliche Laboratoriumsverfahren, insbesondere Hormonjodanalysen festzustellen. Aus Gründen der sehr unterschiedlichen Therapie ist dabei zu unterscheiden zwischen der a) euthyreotischen bzw. seltenen hypothyreotischen, und der b) hyperthyreotischen Verlaufsform sowie zwischen drei Schweregraden (*10*):

I. Nur Protrusio bulborum (bulbi) oder nur Lidödeme.

II. Protrusio bulborum (bulbi) und Lidödeme erheblichen Grades.

III. Wie I oder II, aber zusätzlich Ophthalmoplegie (Doppeltsehen) oder Komplikationen wie Hornhautulcera, Chemosis und Progredienz aller Symptome.

Die Häufigkeit der einzelnen Formen der endokrinen Ophthalmopathie im eigenen Krankengut geht aus folgender Zusammenstellung hervor:

820 Endokrine Ophthalmopathien
(1956 bis 1965)

Davon bei noch therapiebedürftiger florider Hyperthyreose	Davon eu- bzw. (*6*) hypothyreot 278 (34%)	
	u. z.	
542 (66%)	Rest-Ophthalmopathie nach früherer Hyperthyreose 158 (19%)	Primär euthyreot 120 (15%)
	(Von diesen 278 eu- und hypothyreoten endokrinen Ophthalmopatien wurden in den letzten 4 Jahren 102 mit D-Thyroxin behandelt)	

Im Verlauf der Beobachtung verschieben sich diese Zahlenverhältnisse naturgemäß zur euthyreotischen Verlaufsform hin, weil bei den meisten Hyperthyreosen trotz erfolgreicher Schilddrüsenbehandlung die endokrinen Augenveränderungen persistieren bzw. sich zwar bessern, aber nicht verschwinden.

Die Erfahrung hat gezeigt, daß eine Besserung sowohl der hyper- als auch der euthyreotischen endokrinen Ophthalmopathie allenfalls dann in gewissem Umfang zu erreichen ist, wenn spezielle Therapiemaßnahmen innerhalb der ersten 2 bis 3 Jahre einsetzen. Später kann es sich nur noch darum handeln, eine Progredienz zu verhüten bzw. zu korrigieren (*11*).

Voraussetzung für die hier zu erörternde Behandlung der euthyreotischen Form des Augenleidens ist, daß sich eine eventuell vorangegangene Hyperthyreose seit mindestens 4 bis 6 Monaten ohne antithyreoidale Maßnahmen in Remission befindet. Von diesem Zeitpunkt ab kommt es darauf an, die Euthyreose aufrechtzuerhalten, die lokalen Ansammlungen von Mucopolysacchariden und konsekutiven kollateralen Ödemen zu entquellen und nach Möglichkeit die Abgabe von EPF aus dem Hypophysenvorderlappen zu bremsen bzw. den EPF peripher nicht zur Wirkung gelangen zu lassen. Diesen Zwecken dienen seit längerem die Medikation von Prednison, die retrobulbäre Radiatio und gegebenenfalls Schilddrüsenhormone. Letztere üben jedoch infolge der auch bei der euthyreotischen endokrinen Ophthalmopathie vorhandenen Entkoppelung der homöostatischen Schilddrüsenregulation keine den Hypophysenvorderlappen hemmende Wirkung aus, und durch die angeführten Maßnahmen kommt es dementsprechend allenfalls zu einem Verschwinden des LATS, nicht aber des EPF aus dem Serum (*7, 8*). Auch bleibt der thyreoidale Jodumsatz unbeeinflußt (*10*).

Abweichend von den beiden Schilddrüsenhormonen selber und den meisten Hormonderivaten mit dissoziierten Wirkungen war bei Vergleichsuntersuchungen an endokrinen Ophthalmopathien das D-Thyroxin stets in der Lage, den thyreoidalen Jodumsatz zu supprimieren (s. Abb. 1). Da nach dem Verhalten von PBI und Blutjodid unter der Medikation entgegen den Befunden mit höheren Dosen (*1*) die Verbindung kaum stärker als L-Thyroxin dejodiert wird, kann der Suppressionseffekt nicht auf ein besonders hohes Jodidangebot an die Schilddrüse (*9*), sondern dürfte er am ehesten auf einen hypophysären Angriffspunkt zurückgeführt werden. Entsprechende Tierexperimente hatten ergeben, daß entgegen dem L-Thyroxin und L-Trijodthyronin dem D-Thyroxin eine exophthalmusverhütende Wirkung zukommt und überdies den EPF aus dem Blut verschwinden läßt (*3*).

Auf Grund dieser Beobachtungen und seiner von Fettstoffwechseluntersuchungen her bekannten sehr geringen Gesamtstoffwechselaktivität haben wir seit 4 Jahren das D-Thyroxin zur Behandlung der euthyreotischen endokrinen Ophthalmopathie herangezogen. Inzwischen wurden ermutigende Erfahrungsberichte über Einzelfälle mitgeteilt (*12, 13*). Allerdings wollten wir uns aus verständlichen Gründen in den meisten Fällen und insbesondere bei den Schweregraden II und III nicht auf seine alleinige Anwendung beschränken, so daß zusätzlich häufig Prednisonstöße und öfters eine retrobulbäre Röntgenbestrahlung appliziert wurden.

Im Vergleich zur Beschränkung auf diese Maßnahmen und die Medikation von Schilddrüsenhormonen hat sich das D-Thyroxin als wesentliche Bereicherung der von vornherein recht geringen Therapiemöglichkeiten erwiesen. Unsere Ergebnisse sind in der Abb. 2 zusammengestellt. Auch bei gebührender Berücksichtigung des subjektiven Charakters der Beurteilung des Therapieeffektes gerade bei Augenveränderungen ist die Frequenz der Besserungen nach mindestens 1jähriger Behandlungsdauer ungleich höher als ohne D-Thyroxin. In allen Fällen verschwand der EPF aus dem Serum! Ebenso sicher blieben unter der langdauernden Zufuhr von D-Thyroxin der thyreoidale Jodumsatz weitgehend supprimiert bzw. das PBI[131] signifikant niedriger als sein Ausgangswert.

Zur Praxis der hiermit empfohlenen Behandlung ist zu bemerken, daß die Tagesdosen 1 oder 2 mg D-Thyroxin (Dethyrona®) betragen und möglichst ohne

Mittelwerte von	I (n = 28) Trijodthyronin tgl. 60—80 Gamma		II (n = 32) Thyreoidea sicca tgl. 0,1 g		III (n = 40) D-Thyroxin tgl. 1—2 mg	
	vor	unter	vor	unter	vor	unter
Maximum der Jodid[131]-Phase (in % der Dosis)	55	59	58	56	54	31
PBI[131] (in % der Dosis p. L Serum)	1,3	1,1	1,4	1,5	1,7	1,0
PBI (in Gamma-%)	6,4	6,5	6,2	6,8	6,0	8,4
Blutjodid (in Gamma-%) soweit bestimmt	1,0	0,8	0,7	0,8	0,7	1,0

Abb. 1. Suppression des thyreoidalen Jodumsatzes bei der euthyreotischen endokrinen Ophthalmopathie

Unterbrechung ein bis mehrere Jahre beibehalten werden sollen. Höhere Dosen sind überflüssig, wenn nicht unangebracht. Nach durchschnittlich 5 Monaten ist der EPF im Blut nicht mehr nachweisbar, während der LATS unbeeinflußt bleibt und allenfalls unter Prednison verschwindet (8). Bei 8 von 102 Kranken kam es passager zu leichten Symptomen einer Hyperthyreosis factitia (nie zur Basedowifizierung!), die nach Reduktion der Dosis oder kurzdauernder Unterbrechung wieder abklangen. Eine solche Pause kann man zu einem Prednisonstoß (s. unten) nutzen. In zwei Fällen wurde die D-Thyroxinbehandlung wegen einer vermeintlichen Zunahme von vorher schon registrierten Herzrhythmusstörungen vorsichtshalber abgebrochen. Bezeichnenderweise war bei einem von ihnen der unter der Medikation von D-Thyroxin schon aus dem Serum eliminierte EPF später wieder nachweisbar.

Bei den sehr seltenen hypothyreoten endokrinen Ophthalmopathien und auch dann, wenn gleichzeitig eine von der früher absolvierten Hyperthyreose her persistierende oder primär blande Struma behandelt werden mußte, bewähren sich zusätzlich oder mit dem D-Thyroxin alternierend 0,1 g Thyreoidea sicca oder 20 bis 60 Gamma Trijodthyronin täglich. Wir sind inzwischen auch dazu übergegangen, in allen, also auch den leichtesten Fällen, zusätzlich etwa zwei bis vier Prednisonstöße pro Jahr in Dosen von je einer Woche lang täglich 30, 25, 20, 15, 10 und schließlich 5 mg etwa absolvieren zu lassen.

Die Indikationen zur retrobulbären und Hypophysenbestrahlung — extern oder mittels Implantation von radioaktiven Seeds — hängen vom Schweregrad bzw. der Progredienz einer Ophthalmopathie ab und haben sich durch die besseren

	Zahl der Fälle	davon gebessert	davon EPF negativ geworden
		% der Fälle	
Schweregrad I:			
Ohne D-Tx (SD-Hormone, Prednison)	52	35	10
Mit D-Tx	51	94	100
allein D-Tx	22	91	
+ Prednison	29	96	
Schweregrad II:			
Ohne D-Tx (SD-Hormone, Prednison, Rö. retrobulbär)	20	40	15
Mit D-Tx	36	83	100
+ Prednison	21	85	
+ Prednison + Rö. retrobulbär	15	80	
Schweregrad III:			
Ohne D-Tx (SD-Hormone, Prednison, Rö. retrobulbär)	10	50	40
Mit D-Tx (+ Prednison + Rö. retrobulbär)	15	80	100

Abb. 2. Vergleich des Therapieeffektes bei mindestens 1jähriger Kontrolle von 82 Patienten ohne und 102 Patienten mit Medikation von D-Thyroxin (D-Tx) 1961 bis 1966. (Fälle mit Hypophysenbestrahlung sind nicht berücksichtigt, die Besserung ist beurteilt nach klinischem Befund und Verhalten der Exophthalmometerwerte)

medikamentösen Möglichkeiten nicht geändert. Es ist aber damit zu rechnen, daß sie bei frühzeitiger und konsequenter Durchführung der Basistherapie mit D-Thyroxin und Prednisonstößen seltener werden.

Literatur

1) ALEXANDER, W. D., D. A. KOUTRAS, W. W. BUCHANAN, and J. CROOKS: Brit. med. J. 1961, I, 1194.
2) HORST, W., u. K. ULLERICH: In Fortschritte der Schilddrüsenforschung, S. 131. Hrsg. OBERDISSE, K. u. E. KLEIN: Stuttgart: Thieme 1962
3) HORSTER, F. A.: Naunyn Schmiedebergs Arch. exp. Path. Pharmak. 250, 260 (1965).
4) — Tierexperimentelle und klinische Befunde zur Pathogenese und Klinik der endokrinen Ophthalmopathie. Habilitationsschrift, Düsseldorf 1965.

5) Horster, F. A. u. E. Klein: In Schilddrüsenhormone und Körperperipherie. 10. Symposion der Dtsch. Ges. f. Endokrinologie, S. 126. Hrsg. E. Klein. Berlin-Göttingen-Heidelberg: Springer 1964.

6) — — In Wachstumshormon und Wachstumsstörungen. 11. Symposion der Dtsch. Ges. f. Endokrinologie, S. 243. Hrsg. E. Klein. Berlin-Göttingen-Heidelberg: Springer 1965.

7) — — In Current Topics of Thyroid Research, Proc. of the Fifth Internat. Thyroid Conference, p. 478. Ed. by Cassano, C., and M. Andreoli. New York-London: Academic Press 1965.

8) — — Acta endocr. (Kbh.), Suppl. **100**, 185 (1965).

9) Klein, E.: In Fortschritte der Schilddrüsenforschung, S. 81. Hrsg. Oberdisse, K., u. E. Klein. Stuttgart: Thieme 1962.

10) —, H. Zimmermann und H. Lins: Endokrinologie **39**, 44 (1960).

11) Lamberg, B.-A.: In Fortschritte der Schilddrüsenforschung, S. 142. Hrsg. Oberdisse, K., u. E. Klein: Stuttgart: Thieme 1962.

12) Skrom, J. H., R. Dowben, D. Shoch, and R. D. Dolhart,: J. Lab. clin. Med. **58**, 958 (1961).

13) Vail, D.: Amer. J. Ophthal. **52**, 145 (1961).

Eine Methode zur biologischen Bestimmung von Parathormon mit Hilfe der Ausscheidung von ^{32}P durch die parathyreodektomierte Ratte in Äthanolnarkose*

B. Lemmer, H. Minne, R. Ziegler und E. F. Pfeiffer

Aus der Abteilung für Klinische Endokrinologie (Leiter: Prof. Dr. E. F. Pfeiffer) an der I. Med. Klinik der Johann Wolfgang Goethe-Universität und der Stadt Frankfurt a. M.

Mit 2 Abbildungen

Parathormon entfaltet im Organismus zwei hervorstechende Wirkungen. Im Vordergrund steht die Erhöhung des Calciumspiegels im Serum, die seit Collip und Clark (1925) zur Testung von Epithelkörperchenextrakten herangezogen wird. Daneben fördert PTH die Ausscheidung von anorganischem Phosphat in der Niere. Mit Hilfe des Isotops ^{32}P konnten Tweedy et al. (1947) und Rubin und Dorfman (1953) sowie spätere Untersuchungsgruppen diesen Effekt zur quantitativen Hormonbestimmung verwerten. Wir selbst bemühten uns ebenfalls um eine phosphaturische PTH-Bestimmungsmethode, da sie eine niedrigere Empfindlichkeitsschwelle hat als die Hypercalciämie. Wertvolle Ratschläge, vor allem die Technik der Parathyreoidektomie verdanken wir Dr. Stoerk, New York. Alle Voruntersucher verwandten zur Urinsammlung Stoffwechselkäfige. Durch Harnblasenkatheterisierung der Einzeltiere in Äthanolnarkose konnten wir diesen Ungenauigkeitsfaktor einschränken.

Weibliche Sprague-Dawley-Ratten erhalten 3 Tage vor dem eigentlichen Versuch je 1 μC ^{32}P intraperitoneal injiziert. 18 Std vor Versuchsbeginn werden sie durch Elektrokauterisierung parathyreoidektomiert. Zum Versuch werden die Tiere mit 8 bis 10 ml einer 15%igen Äthanollösung via Magensonde narkotisiert. 1 Std später können sie auf einer Unterlage fixiert und dann auf urethralem Wege mit feinen PVC-Schläuchen katheterisiert werden, durch Heberwirkung werden die Blasen kontinuierlich in Sammelröhrchen geleert. Nun wird die Leerausscheidung von ^{32}P über 3 Std gemessen. Dann erhalten die Tiere in Gruppen zu zehn physiologische Kochsalzlösung, verschiedene PTH-Dosen bzw. Testpräparate subcutan injiziert. Erneut wird über 3 Std der Urin gesammelt (Meßwert). Die Radioaktivität jeder Harnprobe wird im Szintillationszähler ermittelt; als Parameter der Hormonwirkung wird die Differenz Meßwert minus Leerwert genommen (Methode: Ziegler et al., 1966).

Zur Standardisierung der Methode untersuchten wir PTH-Dosen des Präparates „Para-Thor-Mone" von Lilly zwischen 0,25 und 32 USP-Einheiten (5 USPE = 1 Collip-E). Die kleinste effektive Dosis waren 0,5 Einheiten, der

* Mit Unterstützung der Deutschen Forschungsgemeinschaft, Bad Godesberg.

Wert von 0,25 deckte sich genau mit dem von physiologischer Kochsalzlösung. Bis zu acht bis zehn Einheiten besteht eine exponentielle Dosis-Wirkungsbeziehung. PTH-Dosen über zehn Einheiten führten zu keiner weiteren Steigerung der Phosphaturie.

Abb. 1 zeigt die Regressionsgerade von zehn Standardversuchen im semilogarithmischen System.

Der Genauigkeitsindex λ, der ein Maß für die Präzision eines Bioassays dar-

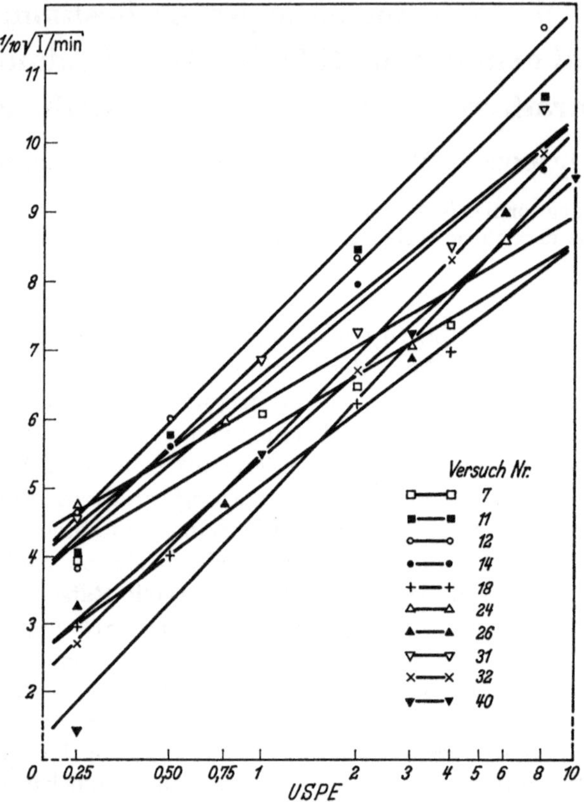

Abb. 1. Ausscheidung von ^{32}P nach PTH-Gaben zwischen 0,25 und 10 USPE durch die parathyreoidektomierte Ratte in Äthanolnarkose. Darstellung der Beziehung von Dosislogarithmus zur Quadratwurzel aus der Impulszahl (1/10 √Imp./min) bei zehn Standardversuchen im semilogarithmischen Koordinatensystem; Streuung der Einzelwerte um ihre Regressionsgeraden

stellt, ergibt für diese zehn Versuche einen Mittelwert $\pm$ SEM von 0,10 $\pm$ 0,01. Die Methode erreicht damit eine hohe Genauigkeit. Die Fehlerbreite beträgt 60 bis 166% mit einer Wahrscheinlichkeit von 95%.

Zur Abschätzung der hypercalciämischen Wirkung von Testsubstanzen wurde zusätzlich das Serum-Calcium der Tiere 18 Std nach Hormoninjektion flammenphotometrisch ermittelt.

Vergleichend untersuchten wir PTH-Handelspräparate auf ihre biologische Wirksamkeit. Abb. 2 zeigt den markanten Anstieg der Phosphaturie nach Gabe des Lilly-Präparates „Para-Thor-Mone". Die gleiche Dosis der Präparate „Parathorm" (Hormon-Chemie), „Parathormon" (A. Wolff) und „Paratotal" (Labopharma) erbrachte keinen Effekt, der sich von der Basalausscheidung nach Gabe von physiologischer Kochsalzlösung statistisch unterschieden hätte. Variationen der Dosen zwischen 2 und 32 USPE ergaben keine grundlegende Änderung dieses Bildes. Dagegen zeigten alle vier Präparate einen übereinstimmenden Effekt auf den Calciumspiegel der Tiere in annähernd gleicher Größenordnung.

Diese Resultate erhellen die Unsicherheit, die mit der Auswertung des „Ellsworth-Howard-Testes" in der Klinik verbunden ist. Die im Experiment gefundene

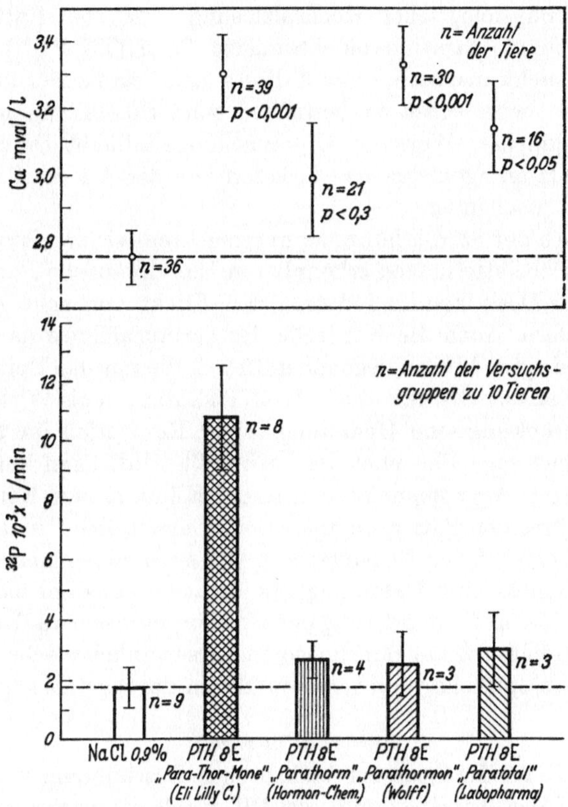

Abb. 2. Einfluß von je acht USP-Einheiten verschiedener pharmazeutischer Parathormonpräparate auf den Serumcalciumspiegel (mval/l; oben) und die Harnausscheidung von ^{32}P ($10^3 \cdot$ Impulse/min; unten) der parathyreoidektomierten Ratte

Unwirksamkeit für die Phosphatausscheidung findet in der Literatur ihre Bestätigung (vgl. KAISER, 1962; KESSLER und MARTINI, 1965).

Es ergibt sich, daß nicht alle PTH-Handelspräparate für den Ellworth-Howard-Test geeignet sind. Die mangelnde phosphaturische Wirkung läßt keinen sicheren Schluß auf die hypercalciämische zu; die Präparate mögen zur Hebung des Serumcalciums in der Therapie durchaus ihre Anwendung finden. Die quantitativen Unterschiede zwischen den beiden biologischen Hormoneffekten lassen sich nach RASMUSSEN (1961), MUNSON et al. (1963) u. a. auf ungenügende Reinigung der Extrakte zurückführen; gerade die höchstgereinigten PTH-Präparate rufen gleichbleibend beide Wirkungen hervor.

Systematisch untersuchten wir die Beeinflussung der Phosphaturie durch epithelkörperchenfremde Hormone. Von den Polypeptid- und Proteohormonen zeigten Insulin, ACTH, STH, ADH keinen Effekt im Hinblick auf den Uringehalt an ^{32}P, letzteres verminderte lediglich gering die Diurese. Dagegen verursachte das thyreotrope Hormon (wir testeten die Präparate „Thyratrop", Ferring sowie „Thyreostimulin", Organon) bei nebenschilddrüsenlosen Ratten (PTX) einen deutlichen Abfall der Phosphaturie. Dieser Abfall war ebenfalls bei völlig intakten Tieren zu demonstrieren. Keine Senkung der Phosphatausscheidung unter das Niveau nur mit physiologischer Kochsalzlösung injizierter Ratten zeigten im Gegensatz dazu thyreo-parathyreoidektomierte Tiere (TX-PTX). Da die letzte Gruppe auf TSH nicht ansprach, scheint dieses glandotrope Hormon die Senkung der Phosphaturie nicht selbst zu bewirken, sondern ein von ihm abhängiges Prinzip der Schilddrüse. Weiteren Untersuchungen bleibt es vorbehalten, zu klären, ob ein PTH-antagonistischer Wirkstoff von der Art des Calcitonins dafür verantwortlich zu machen ist.

Aus der Gruppe der Steroidhormone untersuchten wir den Einfluß von Cortison. 1,0 mg pro Tier hatte keinen erkennbaren Einfluß auf die Phosphatausscheidung. Die gleiche Dosis konnte indessen den Effekt von acht Einheiten PTH markant vermindern. Auch die Kontrolle des Serumcalciums nach 18 Std zeigt ein deutlich erniedrigtes Niveau gegenüber Tieren, die nur das Epithelkörperchenhormon erhalten hatten. Stoerk et al. (1963) diskutierten als Wirkungsmechanismus der Calciumsenkung eine Hemmung seiner Resorption im Intestinum. Da auch die PTH-abhängige Phosphaturie beeinflußt wird, kann der Darm zumindest nicht der einzige Angriffspunkt sein. In der Klinik fanden Eliel et al. (1965) beim hypoparathyreoiden Patienten unter Cortisongabe eine Minderung der durch PTH-Zufuhr hervorgerufenen Phosphaturie. Die Autoren nehmen für den antagonistischen Steroideffekt eine Hemmung des Parathormons am biologischen Wirkungsort oder auch eine Verminderung der Hormonsekretion an. Unsere Resultate können nur eine Hemmung am Wirkungsort wahrscheinlich machen, da wir unsere Untersuchungen an epithelkörperchenlosen Tieren durchgeführt haben.

Zusammenfassung

Es wurde über eine Methode zur biologischen Bestimmung von Parathormon berichtet, die auf der Ausscheidung von ^{32}P durch die parathyreoidektomierte Ratte beruht. Durch Harnblasenkatheterisierung der Tiere in Äthanolnarkose wurde ein hohes Maß an Präzision erreicht. Die Testung verschiedener pharmazeutischer PTH-Präparate erbrachte bei drei von vier einen völligen Mangel an phosphaturischer Wirkung; der hypercalcämische Effekt lag annähernd im gleichen Bereich. Mit TSH ließ sich die Phosphaturie deutlich hemmen, vermutlich über einen Wirkstoff der Schilddrüse (Thyreocalcitonin?). Die Hemmung der Wirkung des PTH durch Cortison wurde demonstriert; die Befunde sprechen für einen Antagonismus am Wirkungsort.

Literatur

Collip, J. B., and E. P. Clark: Further studies on the physiological action of a parathyroid hormone. J. biol. Chem. **64**, 485 (1925).
Eliel, L. P., C. Thomson, and R. Chanes: Antagonism between parathyroid extract and adrenal cortical steroids in man. J. clin. Endocr. **25**, 457 (1965).

KAISER, W.: Klinische Funktionsprüfungen der Nebenschilddrüse. Wiss. Z. Martin-Luther-Univ. Halle-Wittenberg **XI**, 1105 (1962).

KESSLER, G.-FR., u. G. A. MARTINI: Über den Pseudo-Pseudohypoparathyroidismus (Albrights hereditäre Osteodystrophie). Med. Klin. **60**, 725 (1965).

MUNSON, P. L., P. F. HIRSCH, and A. H. TASHJIAN: Parathyroid gland. Ann. Rev. Physiol. **25**, 325 (1963).

RASMUSSEN, H.: Parathyroid hormone. Nature and mechanism of action. Amer. J. Med. **30**, 112 (1961).

RUBIN, B. L., and R. I. DORFMAN: Bioassay of parathyroid hormone. Proc. Soc. exp. Biol. (N.Y.) **83**, 223 (1953).

STOERK, H. C., A. C. PETERSON, and V. C. JELINEK: The blood lowering effect of hydrocortisone in parathyroidectomized rats. Proc. Soc. exp. Biol. (N.Y.) **114**, 690 (1963).

TWEEDY, T. R., H. E. CHILCOTE, and M. C. PATRAS: Distribution, retention, and excretion of radiophosphorus following thyroparathyroidectomy, and administration of parathyroid extract. J. biol. Chem. **168**, 597 (1947).

ZIEGLER, R., H. MINNE, B. LEMMER und E. F. PFEIFFER: Über die biologische Bestimmung von ^{32}P durch die parathyreoidektomierte Ratte in Äthanolnarkose, Methodik, Empfindlichkeit, Genauigkeit. Endokrinologie (1966). (Im Druck).

Druck: Carl Ritter & Co., Wiesbaden